糖尿病
微生态机制探索

主编■袁慧娟

郑州大学出版社

图书在版编目(CIP)数据

糖尿病微生态机制探索 / 袁慧娟主编. — 郑州 :郑州大学出版社, 2022.12
ISBN 978-7-5645-9278-3

Ⅰ. ①糖… Ⅱ. ①袁… Ⅲ. ①糖尿病 – 关系 – 细菌群体 – 研究
Ⅳ. ①R587.1②Q939.1

中国版本图书馆 CIP 数据核字(2022)第 234879 号

糖尿病微生态机制探索
TANGNIAOBING WEISHENGTAI JIZHI TANSUO

策划编辑	张 霞		封面设计	苏永生
责任编辑	张 霞 张馨文		版式设计	苏永生
责任校对	吕笑娟		责任监制	李瑞卿

出版发行	郑州大学出版社		地 址	郑州市大学路 40 号(450052)
出版人	孙保营		网 址	http://www.zzup.cn
经 销	全国新华书店		发行电话	0371-66966070
印 刷	河南瑞之光印刷股份有限公司			
开 本	787 mm×1 092 mm 1 / 16			
印 张	17.5		字 数	396 千字
版 次	2022 年 12 月第 1 版		印 次	2022 年 12 月第 1 次印刷

书 号	ISBN 978-7-5645-9278-3		定 价	188.00 元

本书如有印装质量问题,请与本社联系调换。

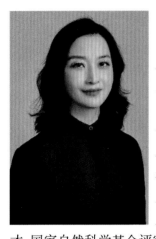

袁慧娟,河南省人民医院内分泌代谢病科主任,教授,主任医师,医学博士,博士研究生导师。国家临床重点专科学科带头人,河南省政府特殊津贴专家,河南省首席科普专家,河南省糖尿病微生态诊疗与转化工程研究中心主任,河南省肠道微生态与糖尿病防治医学重点实验室主任,河南省糖尿病与肥胖微生态诊疗中心主任,中华医学会内分泌学分会委员、免疫内分泌学组副组长,中华预防医学会糖尿病专委会委员,中国女医师协会糖尿病专委会常委,河南省医学会内分泌学分会主任委员,"中原千人计划"——中原科技创新领军人才,河南省学术技术带头人,河南省优秀青年科技专家,河南省优秀中青年科技创新人才,国家自然科学基金评审专家,《中华糖尿病杂志》《中华实用诊断与治疗杂志》等杂志编委,荣获全国"三八"红旗手称号。

袁慧娟教授长期致力于肠道微生态与代谢性疾病的机制研究,揭示了阻断母子代菌群垂直传递预防糖尿病代际遗传的潜在机制;首次提出了肠道菌群及其代谢产物参与胰岛 β 细胞自身免疫破坏的创新性理论,并建立了基于肠道生态功能群辅助糖尿病分型诊断新技术;发现了两个竞争关系的 guild 介导肠道菌群参与糖尿病周围神经病变的发病新机制,揭示了糖尿病周围神经病变的治疗新靶点;开创了集多元化菌群营养支持技术、中西降糖药与微生态融合防治技术、个性化菌群移植新技术为一体的"食–药–菌"多维度重塑肠道微生态精准治疗糖尿病及并发症的技术体系。

袁慧娟教授主持国家自然科学基金项目 3 项、省部级项目 8 项,参与国家重点研发项目 1 项。获省科学技术进步奖二等奖 2 项、三等奖 1 项。以通讯或第一作者先后在 *Cell Metabolism*,*Diabetes Care*,*Microbiome*,*Frontiers in Immunology*,*mBio*,*JCEM*,*World Journal of Gastroenterology* 等杂志发表 SCI 论文 40 余篇及中华等核心期刊 200 余篇。获授权发明专利 3 件。

糖尿病肆虐全球,已经成为严重的公共健康问题。目前中国患病人数约有 1.409 亿人,且糖尿病患病年龄趋于年轻化。多项研究显示国人糖尿病患者的综合控制达标率低,糖尿病及其并发症的致残、致死率居高不下,年医疗支出高达 1 653 亿美元,防控形势极其严峻。

糖尿病病因复杂,其爆发性增长难以用人群易感基因的变化解释,环境因素如何与遗传背景相互作用诱发糖尿病是一个悬而未决的科学问题。近年来,有关微生态与代谢异常的关联研究取得了一些突破,对微生态与糖尿病的关系研究为解决上述问题带来了希望。

袁慧娟教授所带领的团队紧密连接我国糖尿病疾病领域的需求,密切跟踪国际糖尿病疾病的前沿,近年来在微生态与糖尿病及并发症发生发展的关联方面进行了系统的、开创性的科学研究,取得了卓有成效的研究结果,其在糖尿病与微生态相关领域的部分研究已经处于国际先进水平。相关研究成果为应对我国在糖尿病的预防和治疗上的严重挑战提供了新策略,丰富和完善了糖尿病及其并发症发病机制,也为寻求新的糖尿病及并发症治疗靶点提供了参考。

这本《糖尿病微生态机制探索》是袁慧娟教授团队多年科学研究的结晶,汇总了相关的综述、基础及临床研究文章共 19 篇,融汇了袁慧娟教授团队精辟独到的学术观点和她们研究的科学结论。文笔流畅、内容翔实,观点鲜明、科学性强。在拜读本书后我深感受益匪浅。在此推荐给各位,希望本书的出版能够有助于大家了解糖尿病微生态的机制,开展相关的基础和临床研究,丰富糖尿病及并发症防治的证据,改进糖尿病患者的临床实践。

中华医学会内分泌学分会主任委员

山东省立医院院长

2022 年 10 月 16 日

糖尿病作为一个全球性重大的健康问题和公共卫生问题,一直备受关注。中国糖尿病患病人数居全球首位,患病率达 12.8%,呈井喷式增长。其高致残、致死率严重威胁人民群众的健康,社会负担极为沉重。糖尿病发病机制不清、防控防治体系不健全、患病人数及医疗负担激增难以遏制,创新糖尿病诊疗和防控技术是该领域内亟待解决的重大临床问题和技术难题,已列入"健康中国 2030"防治专项行动规划。

肠道微生物组是地球上结构最复杂的微生物群落之一,其细胞数量可以是人体细胞数量的 1~10 倍,其编码的基因数量可以是人体自身基因组的 50~100 倍,在漫长的"协同进化"过程中,与宿主形成了紧密的共生关系。近来研究发现,菌群在维持人类健康的稳态方面,尤其是糖尿病等代谢性疾病的发展过程中发挥着重要作用,充当人类的"第二基因组"。其相关领域进入科技最前沿,成为主流医学界关注的焦点,有望带来一场健康革命。

近几年,我们团队在糖尿病与菌群的研究进展、糖尿病及其并发症、糖尿病防治在微生态机制探索方面,做了一些研究工作,因此我们将近几年我们团队在糖尿病与菌群方面的文章进行了总结归纳,编为此书。我们编写这本书也只是抛砖引玉,希望利用已经建立的良好研究基础,帮助推动国内现有研究力量充分整合,推动我国糖尿病防治策略的科学研究,在国际上日益占据更多、更大的学术影响和地位。

在此,首先要感谢赵家军教授不辞辛劳地给本书撰写序言;感谢所有编委及论文的作者夜以继日地认真撰写及修改文章;还要感谢出版社的编辑一丝不苟地审校了每一篇文章。

我们编写本书,为进一步以菌群为靶点探索糖尿病等代谢性疾病的新的诊疗途径奠定基础、提供方向。可供从事糖尿病等代谢性疾病或微生物学的医务人员、研究人员、教师和研究生参考,旨在让读者深入了解糖尿病等代谢性疾病与菌群的关系,为他们的研究及临床诊疗提供新的思路。

袁慧娟

河南省医学会内分泌学分会主任委员

河南省人民医院内分泌代谢病科主任

2022 年 10 月 16 日

1　1型糖尿病与肠道菌群的研究进展

石宏彩　常田　袁慧娟*

（河南省人民医院内分泌代谢病科）

*为通讯作者（下同）

（本文已发表于《中华糖尿病杂志》2021年13卷第2期，收录时有改动）

摘要：

1型糖尿病（T1DM）的发病率在全球范围内呈上升趋势，发病年龄趋于年轻化。肠道菌群在自身免疫性疾病中的重要性越来越被认识。最近的数据表明，肠道菌群通过调节自身免疫系统和影响肠道屏障完整性，在T1DM发病中具有致病作用。对肠道菌群在T1DM发生机制的进一步了解，可能有助于制定新的干预策略，降低T1DM的发生率。

关键词：1型糖尿病；肠道菌群；自身免疫系统；肠道屏障

1型糖尿病（type 1 diabetes mellitus，T1DM）的发病率在全球范围内呈上升趋势，发病年龄趋于年轻化。随着各种分子生物学技术在肠道菌群研究中的广泛应用，关于肠道菌群与人类健康及疾病的关系受到越来越多的关注。近年来研究发现，T1DM的发生与肠道菌群存在密切关系，本文将阐述肠道菌群参与T1DM发生发展的相关机制，同时对围绕肠道菌群开展的T1DM潜在防治措施进行总结，期望有助于制定新的干预策略，降低T1DM的发生率。

1　T1DM与肠道菌群

T1DM是一种器官特异性的自身免疫性疾病，以胰岛β细胞特异性破坏、胰岛素绝对缺乏为主要发病原因。T1DM占所有糖尿病确诊病例的5%～10%，通常于儿童或青少年时期发病[1]。国际糖尿病联合会2019年估计全球共有1 110 100名20岁以下的儿童和青少年患有T1DM，每年约有98 200名15岁以下的儿童和青少年新诊断为T1DM，当年龄范围扩展到20岁以下时，这一估计数字将增加至128 900名[2]。然而人们对T1DM发病机制并未十分明确，目前认为其主要与遗传、免疫、环境等因素有关。

最近的研究表明基因多态性对 T1DM 发生起重要作用,然而,单靠遗传学不能解释 T1DM 的发病,因为只有不到 10% 的遗传易感性的儿童会患 T1DM[3]。因此环境因素在改变遗传易感人群对 β 细胞的自身免疫反应中起着至关重要的作用。与 T1DM 发病相关的环境影响因素包括妊娠相关因素和围产期因素、病毒、摄入牛奶和谷类食品以及抗生素和益生菌的使用[4]。

肠道菌群是人体内最密集的微生物群落,也是最多样化的微生物之一。肠道中约有 1.5 kg 细菌[5]。人类肠道菌群具有重要作用:一方面,肠道菌群参与宿主的能量代谢,为人体提供各种维生素、必需氨基酸和一些抗生素与多肽,并进行胆汁酸解偶联;另一方面,肠道菌群利用人体消化的食物残渣和胃肠道作为肠道菌群生存的条件和环境,为菌群自身提供每日 5%~10% 的能量需求[6]。此外,在正常结肠中,肠道菌群通过促进细胞增殖和分化来促进肠道修复,这对于维持肠道屏障的完整性至关重要[7]。越来越多的证据[8]表明,肠道菌群在宿主免疫系统的成熟和持续发育中起着关键作用。

2 肠道菌群介导 T1DM 发生的可能机制

2.1 改变肠道屏障功能

肠道屏障功能主要由机械屏障、化学屏障、免疫屏障及生物屏障组成,对于防止共生细菌、病原体、食物、抗原从肠腔进入肠道组织细胞和全身循环至关重要。

肠道的机械屏障主要由肠上皮细胞及细胞间的紧密连接组成。肠上皮细胞分泌大量的黏蛋白,阻止肠道菌群与宿主肠道组织细胞直接接触,紧密连接呈箍状围绕在细胞的周围以阻断细胞间隙,发挥类似"栅栏"的防御作用。Sorini 等[9]研究发现非肥胖糖尿病(non-obese diabetic,NOD)小鼠肠道中编码紧密连接蛋白(Tjp1 和 Claudin-1)的 mRNA 较对照组小鼠表达略有下降,NOD 小鼠肠道通透性增加,黏液屏障完整性丧失。因此,肠道屏障功能改变可能是 T1DM 发生的重要机制。

有研究[10]表明产丁酸盐菌与 T1DM 呈负相关性。丁酸盐属于短链脂肪酸(short-chain tatty acid,SCFA),是肠道菌群参与合成的主要代谢产物之一。Roop 等[11]研究表明,在健康的肠道中,产生乳酸和丁酸的肠道菌群可以诱导足够数量的黏蛋白合成来维持肠道的完整性;相反,在 T1DM 中发现,非产丁酸盐-乳酸利用菌阻止黏蛋白合成。

最近的一项蛋白质组学分析[12]还显示,新发 T1DM 患者体内与维持黏液屏障功能和微绒毛黏附有关的宿主蛋白相关的肠道菌群已被耗竭。此外,T1DM 高风险儿童肠道通透性增加,并与肠道菌群改变相关[13]。故肠道菌群及其代谢产物或许能通过改变肠道的屏障功能而影响 T1DM 的发生。

2.2 调节肠道免疫系统

2.2.1 影响天然免疫系统

Wen 等[14]在 NOD 小鼠中观察到,缺乏髓样分化因子 88(myeloid differentiation primary response protein 88,MyD88)的动物身上进行的研究突出了肠道菌群与先天免疫系统的相互作用是改变 T1DM 易感性的重要表观遗传因素,其中,MyD88 蛋白是 Toll 样受体(Toll-Like Receptor,TLR)的衔接蛋白,可识别微生物模式并调节先天免疫反应[14]。缺乏 MyD88 的 NOD 小鼠未发生 T1DM,表明 MyD88 在 T1DM 的发展中起重要作用。然而,在无菌 NOD 小鼠中 MyD88 缺失增加 T1DM 的风险[14]。因此,MyD88 缺乏症的保护作用是具有菌群依赖性的,证实肠道菌群通过天然免疫系统参与了 T1DM 的发病过程。Gülden 等[15]一项研究揭示了 T1DM 发育中肠道菌群影响的新型先天免疫途径。他们发现,敲除 β 干扰素 TIR 结构域衔接蛋白(TIR - domain - containing adaptor inducing interferon - β,TRIF),可以保护 NOD 小鼠免于糖尿病,TRIF 是 TLR 下游的另一个关键衔接子蛋白。重要的是,与野生型 NOD 小鼠相比,在 TRIF 缺乏的 NOD 小鼠中发现了不同的肠道菌群特征,这表明 TRIF 缺乏的保护作用是通过改变肠道菌群介导的。

2.2.2 影响适应性免疫系统

参与适应性免疫的主要是 T 细胞和 B 细胞,最近一项用恩诺沙星处理 A22Cα$^{-/-}$PI2$^-$// NOD 小鼠(一种转基因小鼠,这些小鼠自身免疫性糖尿病发病率低)的研究发现,这种治疗导致雄性 NOD 小鼠发展为 T1DM。其中发现恩诺沙星改变肠道菌群,增加了胰岛反应性 CD8$^+$ T 细胞的频率,并激活了 Peyer 斑和胰腺淋巴结中的细胞,诱导了对抗原呈递细胞群的免疫学作用[16]。

在胰岛炎症反应发生之前的早期实验性自身免疫性糖尿病中,机体的异常生长和免疫功能的改变与肠道屏障的异常是平行的,如杯状细胞数量减少和黏液分泌减少[9],导致肠道通透性增强。非肥胖耐药母鼠对 NOD 小鼠的交叉喂养纠正了黏液产生的缺陷,表明 NOD 小鼠肠道菌群在肠道屏障功能障碍中的关键作用[9]。NOD 小鼠肠系膜淋巴结中 CD103$^+$树突状细胞(dendritic cell,DC)减少、效应 Th17 细胞和 3 型固有淋巴细胞(innate lymphoid cell 3,ILC3)增加,小肠 Th2 细胞、ILC2 和调节性 T 细胞(regulatory T cell,Treg)减少。重要的是,这些大多数的肠道改变都是在胰腺炎发作之前发生的[9]。

慢性结肠炎的诱导改变了肠道屏障完整性和黏液层组成,触发了肠黏膜中胰岛反应性 T 细胞的激活,并导致 BDC2.5XNOD 小鼠(一种转基因小鼠,模拟 T1DM 高风险人群的动物模型)的自身免疫性糖尿病。此外,用抗生素治疗这些小鼠可以预防 T1DM,证实肠道菌群是诱导 β 细胞自身免疫所必需的[9]。

3 围绕肠道菌群开展的 T1DM 潜在防治措施

3.1 分娩方式

一项 Meta 分析表明,与阴道分娩相比,剖宫产出生的儿童发生 T1DM 的风险增加了 12%[17]。在 NOD 小鼠中的研究表明,与阴道分娩相比,成年剖宫产小鼠叉头状转录因子 P3+调节性 T 细胞(forkhead box P3+ regulatory T cells,Foxp3+ Tregs)、CD103+致耐受性 DC 和白细胞介素 10 基因表达的缺乏,剖宫产降低了后代的耐受性免疫应答[18]。若通过剖宫产分娩的婴儿在出生时可以暴露于母体阴道分泌物中,则可以使其菌群组成与阴道分娩的婴儿相当[19]。采取经阴道分娩或在剖宫产后及时进行干预或许能降低 T1DM 的发生风险。

3.2 喂养方式

喂养方式包括母乳喂养、人工喂养和混合喂养。母乳是婴儿生长发育最为理想的天然食物,含有丰富的营养素、维生素、免疫因子和益生菌,对促进和维持婴儿肠道内有益菌群的定植起重要作用。脂肪酸可能在 T1DM 相关自身免疫的发展中起作用,母乳喂养期间消耗的脂肪酸可提供针对 T1DM 相关自身免疫的保护作用[20]。一项动物实验发现,人乳寡糖通过诱导有益共生细菌产生代谢产物(主要是 SCFA)、改善肠屏障完整性、减少自身炎症反应,减低生命后期 NOD 小鼠胰岛炎症和 T1DM 发病率[21]。但是目前关于人类母乳成分对肠道菌群的影响及其和 T1DM 关系的研究仍较少。

3.3 益生菌

补充益生菌制剂的 NOD 小鼠通过促进致耐受性 CD103+ DC 的分化并减少肠道黏膜和自身免疫部位的 Th1 和 Th17 细胞的分化扩展来调节肠道免疫,降低 NOD 小鼠的 T1DM 发病率[22]。一项研究表明,高危人类白细胞抗原-DR3/4 基因型 T1DM 儿童在出生后第一个月服用益生菌可将胰岛自身免疫风险降低 60%[23]。

3.4 益生元

补充低甲氧基果胶膳食纤维已被证明能降低 NOD 小鼠的 T1DM 发病率。研究发现补充低甲氧基果胶使产生 SCFA 的细菌种类增多、炎症反应减轻、肠道屏障完整性改善和 Treg 细胞增加[24]。最近的一项随机对照研究表明,益生元低聚果糖的菊粉治疗 T1DM,3 个月可显著提高 C 肽水平并改善肠道通透性,益生元可能是改善 T1DM 血糖控制的新型、廉价、低风险的治疗药物,但需要进一步的大规模试验[25]。

3.5 合理应用抗生素

研究表明使用抗生素治疗可改变肠道菌群,调节免疫系统,降低小鼠 T1DM 发病率[26]。相反的,在早期间断使用大环内酯类药物治疗的 NOD 小鼠表现出胰腺炎增加,T1DM 发病率增加,先天免疫和 T 细胞分化异常[27]。但是,动物模型与人类并不完全符合,因此,抗生素的合理应用尤为重要。

3.6 补充 SCFA

T1DM 病情进展者观察到菌群 α 多样性及丰度显著下降,产丁酸盐菌减少[13],用醋酸盐和丁酸盐混合饲料喂养小鼠,通过影响 B 细胞及其扩增自身反应性 T 细胞群体的能力,醋酸盐可明显降低淋巴组织中自身反应性 T 细胞的频率;含丁酸盐的饮食可增加 Treg 细胞的数量和功能,而含乙酸盐和丁酸盐的饮食可增强肠道完整性,并降低糖尿病性细胞因子(如白细胞介素 21)的血清浓度,饮食中的高剂量丁酸盐通过扩增 Treg 细胞显著降低 NOD 小鼠的 T1DM 发病率[28]。

3.7 菌群移植

将 MyD88 缺陷型非肥胖糖尿病(MyD88$^{-/-}$NOD)小鼠菌群移植到野生型 NOD 小鼠中,结果发现可通过改善野生型 NOD 小鼠的肠道菌群来减轻胰岛炎症和延缓 T1DM 的发生[29],但目前尚缺乏与 T1DM 相关的临床研究,无法证实菌群移植在 T1DM 治疗中的有效性和安全性。

4 展望

尽管近年来有关 T1DM 肠道菌群的研究已越来越多,然而,在人类研究中,菌群失调与 T1DM 风险之间的因果关系尚未明确。虽然动物的干预研究已表明改善或逆转病态菌群的策略可降低 T1DM 的发生率,但在人类中仍缺乏该证据。肠道菌群的靶向治疗可能代表了一种针对 T1DM 一级预防的新颖治疗方法,并且已经提出了各种策略来重塑 T1DM 高危儿童的肠道菌群。

综上所述,肠道菌群与 T1DM 的发生发展关系密切,在精准医学时代,根据宿主的遗传背景和个体肠道菌群量身定制的个性化治疗有望降低患上 T1DM 的风险。希望今后有更多关于将肠道菌群深入研究,为 T1DM 的预测和防治提供更多新的手段。

参考文献

[1]American Diabetes Association. Classification and diagnosis of diabetes standards of medical care in diabetes−2021[J]. Diabetes Care,44(Suppl 1):S15−S33.

［2］PATTERSON C C,KARURANGA S,SALPEA P,et al. Worldwide estimates of incidence, prevalence and mortality of type 1 diabetes in children and adolescents:results from the International Diabetes Federation Diabetes Atlas, 9th edition［J］. Diabetes Res Clin Pract,2019,157:107842.

［3］DURAZZO M,FERRO A,GRUDEN G. Gastrointestinal microbiota and type 1 diabetes mellitus:the state of art［J］. J Clin Med,2019,8(11):1843.

［4］REWERS M, LUDVIGSSON J. Environmental risk factors for type 1 diabetes［J］. Lancet,2016,387(10035):2340-2348.

［5］LIPING Z. Genomics:the tale of our other genome［J］. Nature,2010,465:879-880.

［6］LEBLANC J G,CHAIN F,MART N R,et al. Beneficial effects on host energy metabolism of short-chain fatty acids and vitamins produced by commensal and probiotic bacteria［J］. Microb Cell Fact,2017,16(1):79.

［7］KRISHNAN S, ALDEN N, LEE K. Pathways and functions of gut microbiota metabolism impacting host physiology［J］. Curr Opin Biotechnol,2015,36:137-145.

［8］THAISS C A, ZMORA N, LEVY M, et al. The microbiome and innate immunity［J］. Nature,2016,535(7610):65-74.

［9］SORINI C,COSORICH I,LO CONTE M,et al. Loss of gut barrier integrity triggers activation of islet-reactive T cells and autoimmune diabetes［J］. Proc Natl Acad Sci USA, 2019,116(30):15140-15149.

［10］MIRANDA M C G,OLIVEIRA R P,TORRES L,et al. Frontline science:abnormalities in the gut mucosa of non-obese diabetic mice precede the onset of type 1 diabetes［J］. J Leukoc Biol,2019,106(3):513-529.

［11］ROOP R M, BROWN C T, DAVIS-RICHARDSON A G, et al. Gut microbiome metagenomics analysis suggests a functional model for the development of autoimmunity for type 1 diabetes［J］. PLoS ONE,2011,6(10):e25792.

［12］GAVIN P G,MULLANEY J A,LOO D,et al. Intestinal metaproteomics reveals host-microbiota interactions in subjects at risk for type 1 diabetes［J］. Diabetes Care,2018,41 (10):2178-2186.

［13］HARBISON J E,ROTH-SCHULZE A J,GILES L C,et al. Gut microbiome dysbiosis and increased intestinal permeability in children with islet autoimmunity and type 1 diabetes: a prospective cohort study［J］. Pediatr Diabetes,2019,20(5):574-583.

［14］WEN L,LEY R E,VOLCHKOV P Y,et al. Innate immunity and intestinal microbiota in the development of type 1 diabetes［J］. Nature,2008,455(7216):1109-1113.

［15］GÜLDEN E,CHAO C,TAI N,et al. TRIF deficiency protects non-obese diabetic mice from type 1 diabetes by modulating the gut microbiota and dendritic cells[J]. J Autoimmun, 2018,93:57-65.

[16]PEARSON J A,KAKABADSE D,DAVIES J,et al. Altered gut microbiota activate and expand insulin B15-23-Reactive CD8$^+$ T Cells[J]. Diabetes,2019,68:1002-1013.

[17]TANOEY J,GULATI A,PATTERSON C,et al. Risk of type 1 diabetes in the offspring born through elective or non-elective caesarean section in comparison to vaginal delivery: a meta-analysis of observational studies[J]. Curr Diab Rep,2019,19(11):124.

[18]HANSEN C H F,ANDERSEN L S F,KRYCH L,et al. Mode of delivery shapes gut colonization pattern and modulates regulatory immunity in mice[J]. J Immunol,2014,193(3):1213-1222.

[19]DOMINGUEZ-BELLO M G,DE JESUS-LABOY K M,SHEN N,et al. Partial restoration of the microbiota of cesarean-born infants via vaginal microbial transfer[J]. Nat Med,2016,22(3):250-253.

[20]NIINIST S,TAKKINEN H-M,ERLUND I,et al. Fatty acid status in infancy is associated with the risk of type 1 diabetes-associated autoimmunity[J]. Diabetologia,2017,60(7):1223-1233.

[21]XIAO L,VAN'T LAND B,ENGEN P A,et al. Human milk oligosaccharides protect against the development of autoimmune diabetes in NOD-mice[J]. Sci Rep,2018,8(1):3829.

[22]DOLPADY J,SORINI C,DI PIETRO C,et al. Oral probiotic VSL#3 prevents autoimmune diabetes by modulating microbiota and promoting indoleamine 2,3-dioxygenase-enriched tolerogenic intestinal environment[J]. J Diabetes Res,2016,2016:7569431.

[23]UUSITALO U,LIU X,YANG J,et al. Association of early exposure of probiotics and islet autoimmunity in the TEDDY study[J]. AMA Pediatr,2016,170(1):20-28.

[24]WU C,PAN L L,NIU W,et al. Modulation of gut microbiota by low methoxyl pectin attenuates type 1 diabetes in non-obese diabetic mice[J]. Front Immunol,2019,10:1733.

[25]HO J,NICOLUCCI A C,VIRTANEN H,et al. Effect of prebiotic on microbiota,intestinal permeability,and glycemic control in children with type 1 diabetes[J]. J Clin Endocrinol Metab,2019,104(10):4427-4440.

[26]HU Y,JIN P,PENG J,et al. Different immunological responses to early-life antibiotic exposure affecting autoimmune diabetes development in NOD mice[J]. J Autoimmun, 2016,72:47-56.

[27]LIVANOS A E,GREINER T U,VANGAY P,et al. Antibiotic-mediated gut microbiome perturbationaccelerates development of type 1 diabetes in mice[J]. Nat Microbiol, 2016,1(11):16140.

[28] MARI O E, RICHARDS J, MCLEOD K, et al. Gut microbial metabolites limit the frequency of autoimmune T cells and protect against type 1 diabetes[J]. Nat Immunol, 2017, 18(5):552-562.

[29] PENG J, NARASIMHAN S, MARCHESI J R, et al. Long term effect of gut microbiota transfer on diabetes development[J]. J Autoimmun, 2014, 53:85-94.

钠-葡萄糖共转运蛋白2抑制剂对糖尿病患者肠道菌群影响的研究进展

郑楠　袁慧娟*

（河南省人民医院内分泌代谢病科）

（本文已发表于《中华糖尿病杂志》2022年第14卷第7期,收录时有改动）

摘要：

肠道菌群与糖尿病密切相关,且口服降糖药物可通过肠道菌群发挥作用。钠-葡萄糖共转运蛋白2抑制剂(SGLT2i)作为新一代口服降血糖药物,可通过抑制肾脏近端小管对葡萄糖的重吸收,促进尿糖排泄,达到降糖目的。有研究显示,SGLT2i可能改变肠道菌群,该文就SGLT2i对糖尿病患者肠道菌群影响的研究进展进行综述。

关键词：糖尿病;钠-葡萄糖共转运蛋白2抑制剂;肠道菌群;机制

《2021 IDF全球糖尿病地图(第10版)》数据显示,全球已有5.37亿人患有糖尿病,预计到2045年糖尿病患者的人数将增至7.83亿[1]。人体内的肠道菌群数量众多、种类丰富,研究证实其在糖尿病的发生发展中起着重要作用[2]。钠-葡萄糖共转运蛋白2抑制剂(sodium-glucose cotransporter 2 inhibitor, SGLT2i)是一种口服降血糖药物,具有独特的作用机制,其将肾脏作为靶点,增强尿糖和尿钠的排出,从而改善血糖控制,且具有降低低血糖风险、减轻体重等优势[3]。研究发现,SGLT2i与肠道菌群存在关联,主要表现为改善菌群失调,使肠道有益菌增加,影响肠道菌群的丰度和多样性等[4-5]。我们就SGLT2i对糖尿病患者肠道菌群影响的研究进展进行综述。

1 肠道菌群与糖尿病及降糖药物

1.1 肠道菌群的概述

肠道菌群是生活在肠道中的数万亿个微生物,据报道,肠道中有500～1 000种不同的细菌,且分布在不同的门属,其中 *Firmicutes* 和 *Bacteroidetes* 占主导地位,其次是 *Proteobacteria*、*Actinobacteria* 和 *Verrucomicrobia*,它们占肠道菌群总数的90%[6]。肠道菌群会受到药物、生活方式和宿主基因等方面的影响,菌群的组成发生改变后可导致代谢性疾病的发生,如2型糖尿病、肥胖、非酒精性肝病、心血管疾病和营养不良等[7]。

1.2 肠道菌群与糖尿病的发生发展

2010 年,Ballan 等[2]首次开展对健康人群和糖尿病患者之间菌群组成差异的研究,他们对两组研究对象的粪便样本进行评估,发现糖尿病的发生与门水平的菌群失调相关,肠道菌群的 Chao1 多样性与糖尿病患者的体重指数呈正相关。Qin 等[8]首次利用宏基因组测序方法分析 345 例糖尿病患者的粪便样本,结果显示,糖尿病患者存在中等强度的肠道菌群失调和代谢紊乱。此外,一项针对糖尿病和非糖尿病小鼠的肠道菌群的研究发现,糖尿病小鼠肠道中 *Lactobacillus* 的丰度增加,而 *Lactobacillus* 与空腹血糖的浓度呈正相关[9]。因此认为肠道菌群的改变与糖尿病的发生发展相关联,需要更多的研究来探讨肠道菌群作为糖尿病预防和管理的潜在方向。

1.3 肠道菌群与降糖药物的关系

有研究表明,降糖药物可能会影响肠道菌群的组成,从而改善葡萄糖代谢。例如,二甲双胍可使 *Akkermansia muciniphila* 和产短链脂肪酸细菌的含量升高;阿卡波糖增加 *Lactobacillus* 和 *Bifidobacteriaceae* 的丰度;利拉鲁肽能够降低与肥胖相关的菌属丰度,减轻小鼠体重并降低其血糖水平;西格列汀可增加 *Bacteroidetes* 的丰度;吡格列酮可使 KKAy(肥胖型糖尿病模型)小鼠肠道内 *Bacteroidetes* 增多,其他菌群多样性降低[10]。目前,磺脲类和格列奈类降血糖药物与肠道菌群的相关研究尚不足。已有 SGLT2i 与肠道菌群相关的动物实验,但尚无临床研究发现两者之间的关系。

2 肠道菌群与 SGLT2i

目前国内被批准使用的 SGLT2i 主要包括达格列净、卡格列净、恩格列净和艾托格列净,其疗效依赖肾功能[11]。估算的肾小球滤过率<60 mL/(min·1.73 m^2)时,不建议使用达格列净;估算的肾小球滤过率<45 mL/(min·1.73 m^2)时,不建议使用卡格列净、恩格列净和艾托格列净。

Lee 等[4]研究发现,经达格列净治疗的糖尿病小鼠肠道中的 *Akkermansia muciniphila* 的丰度增加,*Enterococcus* 和 *lactobacillus* 的丰度下降,*Firmicutes* 与 *Bacteroidetes* 的比值下降。另一项实验表明[12],达格列净使糖尿病大鼠肠道中的多种细菌发生变化,如 *Proteobacteria*、*Desulfovibrionaceae* 和 *Ruminococcaceae* 增加,*Bifidobacteriaceae*、*Actinobacteria* 和 *Lactobacillaceae* 降低。对细菌丰度与血糖进行相关分析,发现 *Desulfovibrionaceae* 与血糖水平呈负相关。与之相反,接受二甲双胍的糖尿病大鼠的 *Bifidobacteriaceae* 和 *Actinobacteria* 的丰度增加,这意味着达格列净和二甲双胍对肠道有益菌具有互补作用,两者的联合治疗可能具有临床意义。此外,与单独应用达格列净或丁酸钠相比,经两者联合治疗的 2 型糖尿病小鼠,其肠道中 *Firmicutes* 与 *Bacteroidetes* 的比值下降,*Adlercreutzia*

和 *Alistipes* 的含量减少,*Streptococcus* 的含量增加;*Adlercreutzia* 和 *Alistipes* 的比例与肥胖呈正相关,*Streptococcus* 则呈负相关,因此,达格列净和丁酸钠联合治疗对肥胖小鼠减重有协同作用,这种现象与肠道菌群改变有关[13]。

Mishima 等[5]对小鼠的盲肠内容物进行 16S rRNA 基因测序,结果显示,与正常对照组相比,卡格列净可降低慢性肾衰竭小鼠尿毒症毒素的血浆水平,并产生肠道效应,例如增加 *Bifidobacterium* 的丰度,降低 *unclassified genus* 和 *Oscillospira* 的丰度。值得注意的是,*Bifidobacterium* 通常被认为是一种产生短链脂肪酸的有益细菌。然而,在正常小鼠中未检测到 *Bifidobacterium* 存在,其仅在肾衰竭条件下出现,因此,*Bifidobacterium* 的异常出现可认为是导致肾衰竭小鼠的肠道微生态失调的部分原因,之前的研究中也报道了相同的发现[14]。卡格列净消除了肾衰竭条件下 *Bifidobacterium* 数量的异常增加,可部分改善小鼠异常的肠道微生物组成。

在一项临床试验中,44 例 2 型糖尿病患者随机接受达格列净和格列齐特治疗,结果表明达格列净可减轻体重,降低空腹胰岛素,提高尿葡萄糖排泄量,但是并未影响肠道菌群的丰度和多样性[15]。需要强调的是,两组参与者都接受过相同剂量的二甲双胍治疗,目前已证实二甲双胍对肠道菌群具有强大的影响,这可能会掩盖达格列净对肠道菌群的潜在作用[10]。以上结果的不同,可能与小鼠和人类的模型、药物的用量以及观察时长存在差异有关,因此需要更多的科学证据来阐明 SGLT2i 与肠道菌群之间的关系。

3 SGLT2i 通过肠道菌群发挥降糖作用的可能机制

3.1 保护肠道黏膜屏障

正常的肠道屏障功能可防止肠道菌群和有效的免疫刺激分子进入循环系统,限制组织炎症的发生和微生物易位,避免多种疾病的肠道结构和功能紊乱[16]。然而,糖尿病可能导致肠道屏障通透性增加,减少紧密连接蛋白黏膜染色,增加荧光葡聚糖吸收,导致全身炎症的发生并加重糖尿病微血管并发症的发生发展[17]。

研究表明,达格列净增加 2 型糖尿病小鼠中 *Akkermansia muciniphila* 的含量,改善血糖升高的症状[6]。*Akkermansia muciniphila* 是一种位于黏膜层的降解黏蛋白的细菌,与胰岛素敏感性有关,健康人肠道中的 *Akkermansia muciniphila* 较糖尿病患者富集,其浓度与糖尿病的发生发展呈负相关[18]。*Akkermansia muciniphila* 通过减少脂多糖的易位改善肠道屏障的完整性。脂多糖可诱导肠道屏障功能衰竭,增加黏膜通透性,致使炎症性疾病发生代谢紊乱[19]。以上结果提示,*Akkermansia muciniphila* 具有维持黏膜层的完整性和肠道屏障的作用,可增强葡萄糖稳态,改善胰岛素抵抗。

卡格列净可增加 *Bacteroidetes* 的丰度,这种可能对糖尿病有益的菌群已被证明可以增加紧密连接蛋白的表达,增强肠道黏膜屏障,进而促进胃肠道的健康。此外,

Bacteroidetes 通过促进黏膜层的形成、分泌型免疫球蛋白 A 的分泌和与肠上皮细胞的竞争性黏附来调节肠上皮功能,促进肠道修复[20]。

3.2　降低炎症标志物

糖尿病患者表现出炎性标志物水平升高和胰岛素抵抗综合征的特征,且低度炎症与代谢紊乱有着广泛的联系[21]。炎性标志物被认为是驱动代谢性疾病的关键因素,因此降低炎性标志物的水平可以改善血糖控制和减缓糖尿病的发生发展。

糖尿病小鼠经达格列净治疗后,单核细胞趋化蛋白-1(monocyte chemotactic protein-1,MCP-1)、白细胞介素-1β(interleukin-1β,IL-1β)、白细胞介素-6(interleukin-6,IL-6)等炎症标志物水平下降,内皮功能和血管平滑肌功能障碍改善,并伴随着肠道菌群的组成发生改变[4]。Panee[22] 发现 MCP-1 是导致与糖尿病相关炎症的主要因素,糖尿病患者中的血清 MCP-1 水平显著升高。MCP-1 已被证明是胰岛素抵抗和 2 型糖尿病发展过程中的重要炎症趋化因子,通过降低胰岛素受体酪氨酸磷酸化在胰岛素抵抗的发生中发挥作用[23]。IL-1β 是最早发现的细胞因子之一,具有很强的促炎症功能,与胰岛素受体底物的表达和 β 细胞功能障碍有关,在糖尿病等多种代谢性疾病的病理生理中发挥重要作用。IL-6 与肠道菌群对胰岛素信号通路的调节作用有关,从机制上讲,IL-6 增强了细胞因子信号传导抑制剂-3 的活性,抑制胰岛素受体信号传导的多种下游介质[24]。

3.3　增加短链脂肪酸

短链脂肪酸是肠道菌群参与合成的主要代谢产物,短链脂肪酸含量的增加,能够通过基因表达和激素调节等不同途径触发肠道糖异生,改善葡萄糖代谢,有利于能量代谢平衡。例如,乙酸盐导致副交感神经系统的激活,促进葡萄糖的刺激和胰岛素分泌增加[25]。丁酸盐作用于肠细胞环磷酸腺苷依赖途径,激活肠道糖异生基因的表达,对葡萄糖的稳态产生有益影响[12,26]。丙酸盐作为肠道糖异生的底物之一,通过脂肪酸受体升高血浆胰高血糖素样肽-1 水平,增加葡萄糖耐受性和胰岛素敏感性[27]。

有学者发现,*MafA* 基因敲除小鼠经达格列净灌胃后肠道中部分益生菌的含量增加,其他有害菌的含量下降[28]。产短链脂肪酸细菌(如 *Blautia*、*Bacteroidetes* 和 *Firmicutes*)的含量增加,可引起小鼠体内乙酸、丁酸、丙酸等短链脂肪酸增多。另一项研究显示,达格列净增加糖尿病大鼠 *Ruminococcaceae* 的丰度,而 *Ruminococcaceae* 被认为是产生短链脂肪酸的细菌[12]。卡格列净也可产生肠道作用,增加小鼠盲肠中短链脂肪酸的含量,促进细菌碳水化合物的发酵,改善葡萄糖稳态,进而影响血糖的控制[5]。应用恩格列净可增加糖尿病小鼠肠道中乙酸盐的水平,降低肠道中间代谢产物琥珀酸的含量[26]。故 SGLT2i 可能通过改变肠道菌群及其代谢产物而延缓糖尿病的发生发展。

3.4 调节肠道SGLT1

SGLT1 是 Wright 等克隆的第一个糖结合 SGLT 序列,主要在小肠黏膜中表达,并参与葡萄糖的转运,致使抑胃肽水平延迟升高,过度表达可引发葡萄糖稳态失调,促使糖尿病的发生发展[29]。据报道,抑制肠道 SGLT1 可增加胰高血糖素样肽-1 和胃肠激素肽释放,抑制餐后血糖吸收,减缓血糖波动[5]。

与血糖正常的人群相比,糖尿病患者肠道中的 *Lactobacillus* 增加,*Lactobacillus* 与空腹血糖以及糖化血红蛋白之间呈正相关,也可能潜在导致糖尿病患者慢性炎症的发生[30]。目前已在肠内分泌细胞中鉴定出 SGLT1 独立的葡萄糖感应途径,*Lactobacillus* 及其代谢物通过 SGLT1 引发肠上皮细胞转运葡萄糖,使葡萄糖积累增加[31]。因此,降低 *Lactobacillus* 的丰度可抑制肠道 SGLT1 对膳食碳水化合物的吸收,使微生物组成发生改变,并促进短链脂肪酸和胰岛素的产生。而如前文所述,达格列净可降低糖尿病小鼠肠道中 *Lactobacillus* 的丰度。

3.5 影响氨基酸代谢

炎性肠病、代谢综合征及其相关并发症(糖尿病、肥胖和非酒精性脂肪性肝病)均受到氨基酸终产物的影响,芳香族氨基酸(aromatic amino acid,AAA)和支链氨基酸(branched chain amino acid,BCAA)水平的增加与糖尿病相关,降低循环中 BCAA 水平可改善葡萄糖耐量,降低胰岛素抵抗,减少糖尿病的发生[32-33]。

研究表明,肠道菌群的改变与氨基酸代谢有关,高脂饮食喂养的小鼠可引起肥胖和葡萄糖耐受不良,*Akkermansia muciniphila* 减少,诱发 BCAA 的生物合成[34]。经庆大霉素干预的小鼠,肠道菌群的多样性和相对丰度显著降低(如 *Proteobacteria*),血液中 BCAA 的水平显著增加[35]。以上结果提示,肠道菌群至少影响部分 BCAA 的产生。研究证实,达格列净使糖尿病小鼠肠道中 *Akkermansia muciniphila* 和 *Proteobacteria* 的丰度增加,达格列净可能通过改变特定菌属的丰度改善氨基酸代谢,参与肠道菌群改善糖尿病的相关机制[4,12],其他 SGLT2i 的研究尚有限,仍需进一步探索。

4 展望

综上所述,大量的研究显示,肠道菌群与糖尿病的关系不容忽视,肠道菌群的检测可能为糖尿病的早期诊断与治疗提供巨大帮助。SGLT2i 可在治疗糖尿病的同时,对心、肾并发症发挥一定程度的有利作用。实验结果显示,SGLT2i 在降低血糖、改善胰岛素抵抗的同时可能改变肠道菌群的结构和代谢途径,增强肠道黏膜屏障并且降低炎症标志物的水平。但肠道菌群与血糖之间的因果关系尚未被阐明,仍需进一步研究 SGLT2i 与肠道菌群以及血糖之间的相关机制,为 SGLT2i 在通过肠道菌群治疗糖尿病方面提供更多依据,为改善血糖控制提供新的作用靶点。

参考文献

[1] SUN H,SAEEDI P,KARURANGA S,et al. IDF diabetes atlas:global,regional and country-level diabetes prevalence estimates for 2021 and projections for 2045[J]. Diabetes Res Clin Pract,2022,183:109119.

[2] BALLAN R,SAAD S M I. Characteristics of the gut microbiota and potential effects of probiotic supplements in individuals with type 2 diabetes mellitus[J]. Foods,2021,10(11):2528.

[3] SCHEEN A J. Sodium-glucose cotransporter type 2 inhibitors for the treatment of type 2 diabetes mellitus[J]. Nat Rev Endocrinol,2020,16(10):556-577.

[4] LEE D M,BATTSON M L,JARRELL D K,et al. SGLT2 inhibition via dapagliflozin improves generalized vascular dysfunction and alters the gut microbiota in type 2 diabetic mice[J]. Cardiovasc Diabetol,2018,17(1):62.

[5] MISHIMA E,FUKUDA S,KANEMITSU Y,et al. Canagliflozin reduces plasma uremic toxins and alters the intestinal microbiota composition in a chronic kidney disease mouse model[J]. Am J Physiol Renal Physiol,2018,315(4):F824-F833.

[6] GOMAA E Z. Human gut microbiota/microbiome in health and diseases:a review[J]. Antonie Van Leeuwenhoek,2020,113(12):2019-2040.

[7] BOUTER K E,VAN RAALTE D H,GROEN A K,et al. Role of the gut microbiome in the pathogenesis of obesity and obesity-related metabolic dysfunction[J]. Gastroenterology,2017,152(7):1671-1678.

[8] QIN J,LI Y,CAI Z,et al. A metagenome-wide association study of gut microbiota in type 2 diabetes[J]. Nature,2012,490(7418):55-60.

[9] HORIE M,MIURA T,HIRAKATA S,et al. Comparative analysis of the intestinal flora in type 2 diabetes and nondiabetic mice[J]. Exp Anim,2017,66(4):405-416.

[10] CHEN Y,WANG M. New insights of anti-hyperglycemic agents and traditional chinese medicine on gut microbiota in type 2 diabetes[J]. Drug Des Devel Ther,2021,15:4849-4863.

[11] 卫芳祎,邵明玮,秦贵军. 钠-葡萄糖共转运蛋白2抑制剂治疗糖尿病肾脏病作用机制的研究进展[J]. 中华糖尿病杂志,2021,13(12):1182-1186.

[12] YANG M,SHI F H,LIU W,et al. Dapagliflozin modulates the fecal microbiota in a type 2 diabetic rat model[J]. Front Endocrinol(Lausanne),2020,11:635.

[13] OH T J,SUL W J,OH H N,et al. Butyrate attenuated fat gain through gut microbiota modulation in db/db mice following dapagliflozin treatment[J]. Sci Rep,2019,9(1):

20300.

[14]MISHIMA E,FUKUDA S,SHIMA H,et al. Alteration of the intestinal environment by lubiprostone is associated with amelioration of adenine-induced CKD[J]. J Am Soc Nephrol,2015,26(8):1787-1794.

[15]VAN BOMMEL E J M,HERREMA H,DAVIDS M,et al. Effects of 12-week treatment with dapagliflozin and gliclazide on faecal microbiome:results of a double-blind rando-mized trial in patients with type 2 diabetes[J]. Diabetes Metab,2020,46(2):164-168.

[16]RÉGNIER M,VAN HUL M,KNAUF C,et al. Gut microbiome,endocrine control of gut barrier function and metabolic diseases[J]. J Endocrinol,2021,248(2):R67-R82.

[17]MACCHIONE I G,LOPETUSO L R,IANIRO G,et al. Akkermansia muciniphila:key player in metabolic and gastrointestinal disorders[J]. Eur Rev Med Pharmacol Sci,2019,23(18):8075-8083.

[18]EVERARD A,BELZER C,GEURTS L,et al. Cross-talk between Akkermansia muciniphila and intestinal epithelium controls diet-induced obesity[J]. Proc Natl Acad Sci USA,2013,110(22):9066-9071.

[19]CHELAKKOT C,CHOI Y,KIM D K,et al. Akkermansia muciniphila-derived extracellular vesicles influence gut permeability through the regulation of tight junctions[J]. Exp Mol Med,2018,50(2):e450.

[20]LIU Q,YU Z,TIAN F,et al. Surface components and metabolites of probiotics for regulation of intestinal epithelial barrier[J]. Microb Cell Fact,2020,19(1):23.

[21]BOULANGÉ C L,NEVES A L,CHILLOUX J,et al. Impact of the gut microbiota on inflammation,obesity,and metabolic disease[J]. Genome Med,2016,8(1):42.

[22]PANEE J. Monocyte chemoattractant protein 1 (MCP-1) in obesity and diabetes[J]. Cytokine,2012,60(1):1-12.

[23]DEGIRMENCI I,OZBAYER C,KEBAPCI M N,et al. Common variants of genes encoding TLR4 and TLR4 pathway members TIRAP and IRAK1 are effective on MCP1,IL-6,IL-1β,and TNF-α levels in type 2 diabetes and insulin resistance[J]. Inflamm Res,2019,68(9):801-814.

[24]SCHEITHAUER T P M,RAMPANELLI E,NIEUWDORP M,et al. Gut microbiota as a trigger for metabolic inflammation in obesity and type 2 diabetes[J]. Front Immunol,2020,11:571731.

[25]PERRY R J,PENG L,BARRY N A,et al. Acetate mediates a microbiome-brain-β-cell axis to promote metabolic syndrome[J]. Nature,2016,534(7606):213-217.

[26] HERAT L Y, WARD N C, MAGNO A L, et al. Sodium glucose co-transporter 2 inhibition reduces succinate levels in diabetic mice[J]. World J Gastroenterol, 2020, 26(23): 3225-3235.

[27] DE VADDER F, KOVATCHEVA-DATCHARY P, GONCALVES D, et al. Microbiota-generated metabolites promote metabolic benefits via gut-brain neural circuits[J]. Cell, 2014, 156(1/2):84-96.

[28] LI L, XU S, GUO T, et al. Effect of dapagliflozin on intestinal flora in MafA-deficient mice[J]. Curr Pharm Des, 2018, 24(27):3223-3231.

[29] GAGNON K B, DELPIRE E. Sodium transporters in human health and disease[J]. Front Physiol, 2020, 11:588664.

[30] KARLSSON F H, TREMAROLI V, NOOKAEW I, et al. Gut metagenome in European women with normal, impaired and diabetic glucose control[J]. Nature, 2013, 498(7452): 99-103.

[31] ROOJ A K, KIMURA Y, BUDDINGTON R K. Metabolites produced by probiotic lactobacilli rapidly increase glucose uptake by caco-2 cells[J]. BMC Microbiol, 2010, 10:16.

[32] TETT A, HUANG K D, ASNICAR F, et al. The prevotella copri complex comprises four distinct clades underrepresented in westernized populations[J]. Cell Host Microbe, 2019, 26(5):666-679.

[33] AGUS A, PLANCHAIS J, SOKOL H. Gut microbiota regulation of tryptophan metabolism in health and disease[J]. Cell Host Microbe, 2018, 23(6):716-724.

[34] AGUIRRE M, ECK A, KOENEN M E, et al. Diet drives quick changes in the metabolic activity and composition of human gut microbiota in a validated in vitro gut model[J]. Res Microbiol, 2016, 167(2):114-125.

[35] SUN Y, HE Z, LI J, et al. Gentamicin induced microbiome adaptations associate with increased BCAA levels and enhance severity of influenza infection[J]. Front Immunol, 2020, 11:608895.

3 糖尿病微血管病变与肠道菌群关系的研究进展

黄凤连　袁慧娟*

（河南省人民医院内分泌代谢病科）

（本文已发表于《中华糖尿病杂志》2022年第14卷第3期，收录时有改动）

摘要：

糖尿病是一组多病因引起的以慢性高血糖为特征的终身性代谢性疾病，而微血管并发症是导致患者致残和致死的主要原因，严重损害患者各脏器的功能，影响患者生活质量及预后，故糖尿病微血管病变的防治已愈加受到临床重视。肠道菌群作为一种环境因素，与糖尿病的发生发展有着密切关系，且影响糖尿病微血管并发症的预后。本文中我们总结了肠道菌群与糖尿病微血管病变的关系及发病机制，以及未来对肠道菌群和糖尿病微血管病变的研究前景，旨在为通过调节肠道菌群防治糖尿病及其微血管病变提供一定参考依据。

关键词：糖尿病；肠道菌群；微血管病变

糖尿病微血管病变是糖尿病常见的特异性并发症，是导致糖尿病致残致死的关键因素[1]，其中最常见的是糖尿病周围神经病变（diabetic peripheral neuropathy，DPN）、糖尿病肾病（diabetic kidney disease，DKD）、糖尿病心肌病（diabetic cardiomyopathy，DCM）和糖尿病视网膜病变（diabetic retinopathy，DR），但其发病机制尚未完全明确，可能与高血糖状态、炎症通路的激活、血管内皮功能障碍和微血管功能障碍等有关[2]。近年来研究发现，糖尿病微血管病变的发生与肠道菌群存在密切关系。研究显示，结构失调的肠道菌群可引起肠壁渗透性增强，导致菌群分泌的脂多糖入血，产生大量内毒素，激活巨噬细胞而发生血管炎症，并导致胰岛β细胞破坏及胰岛素抵抗从而诱发糖尿病及微血管病变[3]。而肠道菌群产生的短链脂肪酸（short-chain fatty acid，SCFA）可以保护肠道内皮屏障、控制血糖水平及对抗血管炎症[4]，从而延缓糖尿病微血管病变。因此，正确认识肠道菌群对糖尿病微血管病变的影响和发生机制，才能及早预防和治疗糖尿病微血管病变，提高患者生存质量和延长寿命。

1 DPN 与肠道菌群

DPN是糖尿病常见的慢性微血管并发症之一，在全球患病率约为30%，数据显示，

DPN 引起的截肢占非外伤性截肢的 50% ～75%[5]；而微循环障碍是 DPN 发生的重要病理生理基础之一。随着对各种系统性疾病的深入研究,发现肠道菌群是 DPN 病变潜在的影响因素。

Wang 等[6]通过对 DPN 患者和健康对照组的粪便行高通量测序分析,结果显示,DPN 患者肠道菌群组成与对照组有显著差异,但未阐明这些差异菌的重要作用。杨雪丽[7]对 DPN 患者粪菌移植后的粪便行宏基因测序分析发现,产 SCFA 菌株增加,而产内毒素的革兰氏阴性菌减少,从而减轻内毒素血症及改善肠通透性,同时抑制炎症因子的释放[3]。炎症因子可引起血管内皮细胞损伤及血管通透性增加,血管内成分渗漏至血管周围,其中一些毒性化学物进入神经内膜间隙,损害神经元结构,导致脱髓鞘[5],而且血管的通透性增加会引起细胞外液增多,可造成神经的机械压迫、神经组织内部血流供应障碍,进而导致神经细胞的功能损伤,从而加重 DPN[8]。

Bonomo 等[9]通过临床及动物研究发现,丁酸盐与周围神经性疼痛呈负相关,丁酸盐(SCFA 的主要成分)是肠道菌群参与合成的主要代谢产物之一。外源性补充丁酸盐可下调促炎细胞因子的产生和分泌[10],并能选择性地增加调节性 T 细胞的数量,来阻止大肠炎症细胞的活化减轻炎症反应,因此补充丁酸盐可能通过抑制炎症反应来延缓 DPN 进展。另外有关动物研究显示,循环中菌群代谢产物三甲胺氧化物(trimethylamine oxide,TMAO)水平在机体血液循环中升高,可以下调抗炎介质 RGS10 表达,增强核因子 κB 表达,加剧周围神经的炎症反应,诱发大鼠痛觉过敏和足肿胀[11]。

以上研究表明,肠道菌群及其代谢产物可能通过肠屏障功能受损、炎症反应等参与 DPN 的发生发展,甚至可以通过改善肠道菌群来预防及治疗 DPN。目前正在扩大动物研究来探讨肠道菌群与 DPN 发生发展的因果关系及其可能的机制。

2　DKD 与肠道菌群

DKD 是糖尿病的一种严重微血管并发症,其微循环障碍的主要表现是肾小球基底膜增厚、肾小球系膜区细胞外基质沉积,最终导致肾小球硬化。肠-肾轴理论提出之后,有多项研究已经开始关注肠道菌群、糖尿病和肾病的关系,并寻求有效的干预措施。

Tao 等[12]在研究中首次探索了 DKD 患者的肠道菌群组成,在 DKD 患者中大肠埃希菌-志贺菌数量增加、普氏菌数量减少,然而增加的大肠埃希菌-志贺菌可产生脂多糖持续渗透到门静脉,导致内毒素血症,升高炎症因子的水平[13]。据报道,白细胞介素-6 和肿瘤坏死因子 α 均能促进系膜细胞增殖,系膜基质的增多会压迫肾小球,导致肾小球毛细血管腔变窄甚至闭塞,有效肾血流量减少最终导致肾功能不全[14]。有学者认为,随着 DKD 患者肾小球滤过率的进行性下降,大量的尿酸、草酸盐等有害代谢产物无法经肾脏排泄而聚集在结肠内,导致肠道环境改变,从而加剧肠道菌群紊乱[15]。肠道微环境紊乱的主要标志是肠道菌群碳水化合物发酵减少,进而 SCFA 生成减少。SCFA 可增加线粒体的生物合成以及减轻肾脏缺血再灌注损伤和炎症反应,从而保护肾脏[16]。

Li 等[17]的动物研究结果显示,与轻度蛋白尿组相比,重度蛋白尿组厚壁菌门丰度降低,别样棒菌属明显富集;其研究结果还发现,别样棒菌属和厌氧孢杆菌属均可使肾功能恶化,而布劳特菌属可作为 DKD 的保护因子。此外有研究发现,体内别样棒菌属与 TMAO 含量增加有关[18],血液中 TMAO 的存在使巨噬细胞清道夫受体上调,促使血管斑块的形成,从而破坏血管和肠黏膜。由于肾脏血管丰富,对 TMAO 非常敏感,肠黏膜损伤加速了 TMAO 从细菌向血液循环的运输,导致氧化应激[1],对肾脏造成极大的损伤。

综上所述,DKD 与肠道菌群相互影响、相互作用,但肠道菌群失调与 DKD 之间还没有建立明确的因果关系,所以对肠道菌群的干预作为 DKD 的一种新的肾保护疗法值得进一步研究。

3　DCM 与肠道菌群

DCM 是一种由糖尿病引起的独立于冠心病、高血压和结构性心脏病等明确病因的特异性心肌病,其特征主要表现为心肌纤维化以及舒张功能不全。随着各种分子生物学技术在肠道菌群研究中的广泛应用,关于肠道菌群与 DCM 的关系受到越来越多的关注。

Yang 等[19]通过动物研究发现,DCM 组小鼠的乳杆菌科和韦荣球菌科丰度降低,而紫单胞菌科和毛螺菌科丰度增加,且与血清支链氨基酸浓度呈正相关。有研究表明,高浓度的支链氨基酸会促使细胞的线粒体功能障碍,影响糖脂代谢[20]。线粒体功能障碍会使电子传递链和三磷酸腺苷合成的代谢能力和效率降低,可引起血流灌注下降,诱发心肌纤维化及心肌重构[21],从而加重 DCM。一项动物研究结果显示,喂食 TMAO 补充饮食的小鼠,心脏肥大和左心室射血分数明显下降,进而加重心肌纤维化及心脏功能相关参数的恶化[22]。另有研究表明,TMAO 可以激活 NOD 样受体热蛋白结构域相关蛋白 3,加剧血管炎症反应,损害胆固醇逆转运,促进动脉粥样硬化的形成[23],影响 DCM 进程。Savi 等[24]研究表明,尿石素处理后的糖尿病大鼠心肌促炎细胞因子表达下降,明显减轻高血糖所致的早期炎症反应,心肌微环境改善后心室压增加,等容收缩时间平行减少。尿石素是肠道菌群分解食物中糅花单宁所产生的,可以使线粒体和肌肉功能改善,因此推测,早期补充尿石素可能通过抑制炎症反应来延缓 DCM 进展。以上研究结果提示,肠道菌群的组成与 DCM 的发生有直接关系,然而,引起 DCM 的核心菌群还有待进一步的验证阐明。

4　DR 与肠道菌群

DR 是糖尿病患者发生的一种高度特异性的视网膜血管并发症,是导致成人非创伤性失明的最常见原因。自"肠-视网膜轴"的概念被提出以来,肠道菌群作为眼病的主要调节因子的重要性逐渐被人们所认识。

Beli 等[25]首次报道了肠道菌群与 DR 之间的相关性,他们发现自由饮食小鼠表现出非细胞毛细血管和炎性细胞浸润,而间歇性禁食小鼠无上述变化;同时对所有的模型小鼠的粪便行 16S rRNA 检测,结果显示,间歇性禁食小鼠的厚壁菌门与拟杆菌门比值增加,其细菌代谢物牛磺熊去氧胆酸(tauroursodeoxycholic acid,TUDCA)水平升高。TUDCA 是一种已知具有抗炎作用的胆汁酸代谢物,此研究表明,间歇性禁食可以通过增加 TUDCA 的水平来预防 DR。另有研究表明,TUDCA 可减轻链脲佐菌素诱导的糖尿病小鼠"血-视网膜屏障"的破坏及紧密连接蛋白表达的减少,并且可逆转炎症反应及血管内皮生长因子表达的减少[26],从而有助于预防 DR。Huang 等[27]研究发现,DR 组与对照组之间肠道菌群的组成和结构有显著性差异,其中 DR 组拟杆菌属水平显著升高,导致大量的脂多糖进入血液循环中,同时增加白细胞介素-6 的表达,从而活化血小板及凝血系统,最终导致微血管闭塞及新生血管形成[28],加剧 DR 的进展。

以上实验表明,肠道菌群结构和功能的紊乱可能是 DR 的重要致病因素,同时为基于不同肠道微生物群的未来研究奠定了基础,以开发更好的临床诊断方法并确定 DR 的潜在治疗靶点。

5 肠道菌群治疗糖尿病微血管病变

基于目前肠道菌群与糖尿病微血管病变的关系,可以考虑以下几种治疗方式:①改变饮食结构。Zhao 等[29]研究表明,高纤维饮食不但能改善肠道菌群组成,且可以促进大量内源性 SCFA 的形成。②口服活菌株以调控肠道菌群。多项研究表明,口服鼠李糖乳杆菌、双歧杆菌等,可以改善肠屏障功能、促进免疫稳态[30-32],从而延缓糖尿病微血管病变的发展。③服用针对菌群代谢途径而设计的药物以重建肠道,如溴吡斯的明治疗 DCM[19]。④通过粪菌移植重建肠道菌群。杨雪丽[7]、Bonomo 等[9]研究表明,粪菌移植引起肠道菌群结构改变,减少炎症反应及改善周围神经病变,从而影响 DPN 的进程。但是,粪菌移植的效果受供体和移植体个体差异的影响,并且粪便移植后患者近期和远期并发症并不清楚,尚需进一步探究。

6 展望

综上,关于肠道菌群与糖尿病微血管病变的研究是近年来的热点,本文综述了肠道菌群紊乱参与肠屏障功能改变、代谢性内毒素血症、非特异性炎症反应、胰岛素抵抗病理过程的发生发展,从而导致糖尿病及其微血管病变。此外,由于人类基因组与肠道基因组之间相互作用、相互影响,一些肠道菌群代谢影响其他菌群代谢,同时人类和肠道基因组易受到饮食因素影响,三者间存在复杂的相互依赖关系,所以对肠道微生物群在微血管病变的内在机制的研究仍存在诸多挑战;而进一步鉴别导致糖尿病及其微血管并发症的具体菌株及其代谢产物也是即将研究的重点。因此,对肠道菌群的持续研究可能揭示糖尿病微血管病变发病机制的未知方面,并产生新的治疗靶点。

参考文献

[1]TANASE D M,GOSAV E M,NECULAE E,et al. Role of gut microbiota on onset and progression of microvascular complications of type 2 diabetes（T2DM）[J]. Nutrients,2020,12(12):3719.

[2]MADONNA R,BALISTRERI C R,GENG Y J,et al. Diabetic microangiopathy:pathogenetic insights and novel therapeutic approaches[J]. Vascul Pharmacol,2017,90:1-7.

[3]TILG H,ZMORA N,ADOLPH T E,et al. The intestinal microbiota fuelling metabolic inflammation[J]. Nat Rev Immunol,2020,20(1):40-54.

[4]DUSCHA A,GISEVIUS B,HIRSCHBERG S,et al. Propionic acid shapes the multiple sclerosis disease course by an immunomodulatory mechanism[J]. Cell,2020,180(6):1067-1080.

[5]SLOAN G,SELVARAJAH D,TESFAYE S. Pathogenesis,diagnosis and clinical management of diabetic sensorimotor peripheral neuropathy[J]. Nat Rev Endocrinol,2021,17(7):400-420.

[6]WANG Y,YE X,DING D,et al. Characteristics of the intestinal flora in patients with peripheral neuropathy associated with type 2 diabetes[J]. J Int Med Res,2020,48(9):300060520936806.

[7]杨雪丽.粪菌移植治疗糖尿病周围神经病变的研究[D].郑州:郑州大学,2020.

[8]ARETI A,KOMIRISHETTY P,AKUTHOTA M,et al. Melatonin prevents mitochondrial dysfunction and promotes neuroprotection by inducing autophagy during oxaliplatin-evoked peripheral neuropathy[J]. J Pineal Res,2017,62(3).

[9]BONOMO R R,COOK T M,GAVINI C K,et al. Fecal transplantation and butyrate improve neuropathic pain, modify immune cell profile, and gene expression in the PNS of obese mice[J]. Proc Natl Acad Sci USA,2020,117(42):26482-26493.

[10]NOZU T,MIYAGISHI S,Nozu R,et al. Butyrate inhibits visceral allodynia and colonic hyperpermeability in rat models of irritable bowel syndrome[J]. Sci Rep,2019,9(1):19603.

[11]ZHANG Y,ZHANG C,LI H,et al. The presence of high levels of circulating trimethylamine n-oxide exacerbates central and peripheral inflammation and inflammatory hyperalgesia in rats following carrageenan injection[J]. Inflammation,2019,42(6):2257-2266.

[12] TAO S, LI L, LI L, et al. Understanding the gut-kidney axis among biopsy-proven diabetic nephropathy, type 2 diabetes mellitus and healthy controls: an analysis of the gut microbiota composition [J]. Acta Diabetol, 2019, 56(5):581-592.

[13] RAMEZANI A, MASSY Z A, MEIJERS B, et al. Role of the gut microbiome in uremia: a potential therapeutic target [J]. Am J Kidney Dis, 2016, 67(3):483-498.

[14] NAKANO Y, UCHIYAMA M, ARIMA T, et al. PPARα agonist suppresses inflammation after corneal alkali burn by suppressing proinflammatory cytokines, MCP-1, and nuclear translocation of NF-κB [J]. Molecules, 2018, 24(1):114.

[15] FERNANDEZ-PRADO R, ESTERAS R, PEREZ-GOMEZ M V, et al. Nutrients turned into toxins: microbiota modulation of nutrient properties in chronic kidney disease [J]. Nutrients, 2017, 9(5):489.

[16] WU I W, LEE C C, HSU H J, et al. Compositional and functional adaptations of intestinal microbiota and related metabolites in CKD patients receiving dietary protein restriction [J]. Nutrients, 2020, 12(9):2799.

[17] LI Y, SU X, GAO Y, et al. The potential role of the gut microbiota in modulating renal function in experimental diabetic nephropathy murine models established in same environment [J]. Biochim Biophys Acta MolBasis Dis, 2020, 1866(6):165764.

[18] 王珊, 夏耿红, 何彦, 等. 氧化三甲胺分布特征及其与肠道菌群的关联性 [J]. 南方医科大学学报, 2016, 36(4):455-460.

[19] YANG Y, ZHAO M, HE X, et al. Pyridostigmine protects against diabetic cardiomyopathy by regulating vagal activity, gut microbiota, and branched-chain amino acid catabolism in diabetic mice [J]. Front Pharmacol, 2021, 12:647481.

[20] LIAN K, GUO X, WANG Q, et al. PP2Cm overexpression alleviates MI/R injury mediated by a BCAA catabolism defect and oxidative stress in diabetic mice [J]. Eur J Pharmacol, 2020, 866:172796.

[21] WESTERMEIER F, NAVARRO-MARQUEZ M, LOPEZ-CRISOSTO C, et al. Defective insulin signaling and mitochondrial dynamics in diabetic cardiomyopathy [J]. Biochim Biophys Acta, 2015, 1853(5):1113-1118.

[22] ORANG C L, OTSUKA H, BHUSHAN S, et al. Choline diet and its gut microbe-derived metabolite, trimethylamine N-oxide, exacerbate pressure overload-induced heart failure [J]. Circ Heart Fail, 2016, 9(1):e002314.

[23] NOWINSKI A, UFNALFNAL M. Trimethylamine N-oxide: a harmful, protective or diagnostic marker in lifestyle diseases? [J]. Nutrition, 2018, 46:7-12.

[24] SAVI M, BOCCHI L, MENA P, et al. In vivo administration of urolithin A and B prevents

the occurrence of cardiac dysfunction in streptozotocin-induced diabetic rats[J]. Cardiovasc Diabetol,2017,16(1):80.

[25]BELI E,YAN Y,MOLDOVAN L,et al. Restructuring of the gut microbiome by intermittent fasting prevents retinopathy and prolongs survival in db/db mice[J]. Diabetes, 2018,67(9):1867-1879.

[26]OUYANG H,MEI X,ZHANG T,et al. Ursodeoxycholic acid ameliorates diabetic retinopathy via reducing retinal inflammation and reversing the breakdown of blood-retinal barrier[J]. Eur J Pharmacol,2018,840:20-27.

[27]HUANG Y,WANG Z,MA H,et al. Dysbiosis and implication of the gut microbiota in diabetic retinopathy[J]. Front Cell Infect Microbiol,2021,11:646348.

[28]SAYED K M,MAHMOUD A A. Heat shock protein-70 and hypoxia inducible factor-1α in type 2 diabetes mellitus patients complicated with retinopathy [J]. Acta Ophthalmol,2016,94(5):e361-e366.

[29]ZHAO L,ZHANG F,DING X,et al. Gut bacteria selectively promoted by dietary fibers alleviate type 2 diabetes[J]. Science,2018,359(6380):1151-1156.

[30]ANDREASEN A S,LARSEN N,PEDERSEN-SKOVSGAARD T,et al. Effects of Lactobacillus acidophilus NCFM on insulin sensitivity and the systemic inflammatory response in human subjects[J]. Br J Nutr,2010,104(12):1831-1838.

[31]TIDERENCEL K A,HUTCHEON D A,ZIEGLER J. Probiotics for the treatment of type 2 diabetes:a review of randomized controlled trials[J]. Diabetes Metab Res Rev,2020,36 (1):e3213.

[32]VERMA A,XU K,DU T,et al. Expression of human ACE2 in Lactobacillus and beneficial effects in diabetic retinopathy in mice[J]. Mol Ther Methods Clin Dev,2019,14: 161-170.

4 肠道菌群与糖尿病眼部并发症关系的研究进展

常田 杨雪丽 王鹏旭 石宏彩 薛存希 袁慧娟*

（河南省人民医院内分泌代谢病科）

（本文已发表于《中华糖尿病杂志》2020 年第 12 卷第 7 期,收录时有改动）

摘要：

糖尿病是以高血糖为特征的全身代谢性疾病,糖尿病眼部并发症发病率逐年升高,成为致盲的首要原因,带来的社会和经济负担越来越受到社会关注。人体肠道菌群与肥胖、2 型糖尿病等多种代谢性疾病的发生发展密切相关,笔者总结了肠道菌群和糖尿病眼部并发症的研究进展,肠道菌群参与糖尿病眼部并发症的发病机制,以及未来对肠道菌群和糖尿病眼部并发症的研究前景。

关键词: 2 型糖尿病;视网膜病变;肠道菌群;糖尿病眼部并发症

糖尿病是糖代谢紊乱为特征的全身性慢性疾病,长期的高血糖环境引起人体组织和器官发生神经、血管、感染等多种并发症,是目前全球劳动力人口致残率和致死率较高的疾病之一,糖尿病已成为发达国家和发展中国家严重的公共卫生问题[1]。糖尿病患者眼各部位均可出现糖尿病性损害,且发生这些眼病的概率明显高于非糖尿病人群,主要包括糖尿病视网膜病变(diabetic retinopathy,DR)和非视网膜眼部并发症。糖尿病视网膜病变属于糖尿病微血管病变,随着发病率的逐年升高,已成为不容忽视的致盲眼病[2-3]。糖尿病眼部并发症的发病机制包括炎症、氧化应激、血管内皮功能障碍和微血管功能障碍等。

人体的微生物种群多样且不断变化。眼部微生物群在角膜和结膜中具有重要功能,可以调节眼部免疫、防止病原体增殖[4]。其他微生物群,特别是肠道微生物群,更有可能对眼部疾病产生影响。人体肠道中定植着大量的微生物,即肠道菌群。肠道菌群紊乱与肠易激综合征、炎性肠病、癌症、糖尿病、肥胖、心血管疾病等息息相关。研究表明,肠道微生物与机体平衡一旦打破,菌群就会通过内毒素血症、短链脂肪酸(short-chain fatty acid,SCFA)、胆汁酸代谢和脑-肠轴等多种途径影响宿主健康[5]。糖尿病等慢性疾病患者的肠道菌群发生改变,不仅影响葡萄糖代谢,还可导致并发症[6]。肠道菌群可通过碳水化合物发酵产生 SCFA,SCFA 合成不足与 2 型糖尿病有关,进而引起严重的眼部并发症[7]。

正确认识肠道菌群对糖尿病眼部并发症的影响和发生机制,才能及早预防和正确处

糖尿病微生态机制探索

理糖尿病眼部并发症,提高患者生存质量。下面我们探讨了肠道菌群在几种常见糖尿病眼部并发症中的作用,总结了这些发现的意义,提出了未来研究的方向。

1　肠道菌群与糖尿病视网膜病变

糖尿病视网膜病变是糖尿病最常见的眼部并发症,是一种渐进性致盲性疾病,影响全球420万人,而且这一数字预计将继续增加[7]。临床上根据是否出现视网膜新生血管,将没有视网膜新生血管形成的糖尿病性视网膜病变称为非增殖性糖尿病性视网膜病变(non-proliferative diabetic retinopathy,NPDR)(或称单纯型或背景型),有视网膜新生血管形成的称为增殖性糖尿病性视网膜病变(proliferative diabetic retinopathy,PDR)。

Maneu 等[8]研究发现结肠炎免疫抑制小鼠视网膜小胶质细胞的细胞异质性和CD11b 表达,通过构建免疫抑制和白念珠菌定植的小鼠模型,进一步支持了来自内源性肠道微生物全身性感染诱导或增强视网膜小胶质细胞活化的观点。尽管有大量证据表明肠道微生物群参与了糖尿病的发病机制,但其与糖尿病视网膜病变的关系缺少深入研究[9]。Beli 等[6]最近的一项研究取得了重大突破,首次报道了肠道菌群与糖尿病视网膜病变之间的具体关系,并通过比较间歇性禁食和自由摄取食水小鼠的视网膜组织学表现,发现自由摄取食水小鼠表现出典型的糖尿病视网膜病变特征,如非细胞毛细血管和炎性细胞浸润,间歇性禁食小鼠无上述变化。间歇性禁食小鼠的肠道菌群发生重组,16S rRNA 检测显示厚壁菌门与拟杆菌门比值增加。此外,间歇性禁食小鼠细菌代谢物也发生了变化,牛磺熊去氧胆酸(taurodeoxycholic acid,TUDCA)水平显著升高。TUDCA是一种已知具有抗炎作用的胆汁酸代谢物[10],是 TGR5 的激活剂。TGR5 是一种广泛表达的 G 蛋白偶联受体,它在视网膜神经节细胞层中表达。间歇性禁食小鼠的肿瘤坏死因子 α(TGR5 的下游靶点)水平降低,在 TGR5 被激活时,可保护其免受糖尿病视网膜病变影响。另一项研究[6]表明,肠道菌群的重组通过促进次生菌及其代谢产物(如 TUDCA)的产生,在视网膜病变中起保护作用。有研究系统地研究了有视网膜病变和无视网膜病变的糖尿病患者粪便微生物群的组成,发现与健康对照组相比,糖尿病患者的拟杆菌与硬壁菌比率增加,糖尿病视网膜病变组与糖尿病非视网膜病变组之间有显著性差异。与视网膜病变组相比,无视网膜病变的糖尿病组拟杆菌数量略高。此外,在对照组中,厚壁菌的数量较多,因此拟杆菌与厚壁菌的比例与血糖水平的升高呈显著正相关[8]。这些实验提供了强有力的证据,饮食等可通过改变肠道微生物群和细菌代谢导致糖尿病视网膜病变[6]。虽然肠道微生物群的改变与 DR 没有直接联系,但贯穿每个过程。在抗高血糖药物和微生物群的相互作用中可能存在肠道微生物群与 DR 之间的进一步联系。二甲双胍是治疗糖尿病并发症的一线药物,研究表明二甲双胍对肠道微生物群有很强作用,形成一种独立于血糖效应的治疗特征。因此可以预测二甲双胍治疗糖尿病及其并发症与其对肠道微生物群的调控有关,甚至可以通过改善肠道微生物群来预防及治疗糖尿病视

2 肠道菌群与糖尿病非视网膜病变

2.1 肠道菌群与糖尿病葡萄膜炎

葡萄膜炎又称色素膜炎,是虹膜、睫状体及脉络膜组织炎症的总称,发病机制尚不完全清楚。按发病部位可分为前葡萄膜炎、后葡萄膜炎及中间葡萄膜炎,按临床表现可分为浆液性葡萄膜炎、纤维素性葡萄膜炎、化脓性葡萄膜炎及肉芽肿性葡萄膜炎[12]。与糖尿病相关的葡萄膜炎大致分为与糖尿病本身相关的葡萄膜炎、感染性葡萄膜炎、伴有一些特定表现的葡萄膜炎、内眼手术后的感染性眼内炎或无菌性眼内炎。虽然葡萄膜炎是一种病因各异的异质性疾病,但许多葡萄膜疾病都集中在某些炎症细胞因子通路上,有研究发现免疫介导性葡萄膜炎患者血清或眼液中白细胞介素-6(interleukin-6,IL-6)、IL-17、IL-23 或肿瘤坏死因子 α 水平均有升高[13]。

几个研究小组已经证明了肠道菌群在葡萄膜炎发病机制中的重要性:Bain 等[14]通过对比转基因 HLA-B27、人 β2-微球蛋白大鼠和野生型大鼠的盲肠菌群,发现转基因大鼠中粪球菌和脱硫弧菌属丰度增加;Huang 等[15]研究表明人类急性前葡萄膜炎(acute anterior uveitis,AAU)患者和健康对照组相比,AAU 患者中包括罗斯氏菌在内的 8 个属减少,韦荣球菌属增加。AAU 患者粪便代谢产物亚油酸、壬二酸、棕榈烯酸等 7 种代谢物显著增加[15]。他们的结果没有揭示肠道菌群组成的差异,但确实显示 AAU 患者粪便代谢表型与健康对照组有显著差异。为进一步支持肠道菌群在葡萄膜感染过程中的重要性,他们发现肠道菌群代谢产物,短链脂肪酸,可以通过增强结肠和颈部淋巴结的调节 T 细胞或减少效应 T 细胞在肠道和脾脏的转运抑制自身免疫性葡萄膜炎。糖尿病患者血糖高,免疫能力低下,更易出现感染症状,因此患葡萄膜炎的概率比健康人高。目前正扩大动物模型研究,探索肠道菌群是否影响糖尿病患者葡萄膜炎的发展。

2.2 肠道菌群与糖尿病青光眼

青光眼(glaucoma,POAG)是一组以视神经盘萎缩及凹陷、视野缺损及视力下降为共同特征的疾病,病理性眼压增高、视神经供血不足是原发危险因素,视神经对压力损害的耐受性也与青光眼的发生发展有关。

糖尿病患者易患两种类型青光眼:原发性青光眼和新生血管性青光眼。有研究提出肠道菌群可能是青光眼形成的潜在调节剂。Gupta[16]推测肠道菌群会影响神经保护因子产生,神经保护因子又促进视网膜神经节细胞存活。另外有研究表明,幽门螺杆菌与开角型青光眼和正常张力型青光眼的风险增加有关,成功根除幽门螺杆菌可改善慢性开角型青光眼患者的眼压和视野测量。肠道菌群参与青光眼的可能机制已被提出,如幽门螺杆菌通过小梁网与眼部组织结合,造成眼球血流减少,分泌有毒物质,产生炎症反应引起细胞凋亡等[17],造成视网膜神经节细胞损伤。

3 肠道菌群与糖尿病其他眼部并发症

3.1 肠道菌群与年龄相关性黄斑变性

年龄相关性黄斑变性(age-related macular degeneration,AMD)是一种受环境影响的多基因疾病,发病机制是与炎症相关的先天免疫,如 NLRP3 炎性小体、补体途径等,这些途径均可决定微生物群成分,导致 AMD。糖尿病性黄斑病变(diabetic maculopathy,DMO)可导致视力减退,增生性糖尿病性视网膜病变可导致玻璃体积血、牵引性视网膜脱离和新生血管性青光眼。

Zinkernagel 等[18]发现年龄相关性黄斑变性患者肠道菌群丰富,如厌氧菌、示波杆菌和文氏真菌等,另外还发现了细菌差异与多种代谢途径相关的基因,与1-丙氨酸转移、谷氨酸降解和精氨酸生物合成相关的脂肪酸伸长和富集基因比例降低。最近一项研究发现,高脂饮食通过肠道菌群加重新生血管性湿性 AMD 小鼠模型的老年性黄斑变性。高脂饮食小鼠表现出肠道通透性增加和全身炎症,加剧眼睛脉络膜新生血管形成。且肠道通透性增加并没有通过抗生素治疗得到缓解,但移植正常饮食小鼠粪便后高脂饮食小鼠肠道菌群发生改变,对激光损伤的新生血管反应减弱。Rowan[19]的研究观察到高含糖量饮食小鼠比低含糖量饮食小鼠更易发展成干性 AMD,肠道菌群组成和代谢活动在这两种小鼠之间明显不同。微生物代谢产物血清素和其他几种微小代谢物,与视网膜损伤程度呈负相关,支持“肠-视网膜轴”是饮食和 AMD 之间作用关系的桥梁[20]。对肠道菌群的持续研究可能揭示 AMD 发病机制的未知方面,并产生新的治疗靶点。

3.2 肠道菌群与糖尿病眼表疾病

糖尿病性眼表疾病在糖尿病患者中较常见,如干眼和糖尿病性角膜病变,患者角膜敏感性降低、泪液分泌量和质量下降以及上皮再生能力下降等是引起糖尿病性眼表疾病的原因。一项研究显示,糖尿病患者中糖尿病性角膜病变的发病率在 47% ~ 64% 之间,但确切发病机制尚不清楚。与 DR 相比,目前对糖尿病性眼表疾病的重视程度较低,治疗较棘手。

有小部分研究集中于眼表疾病。研究发现,肠道菌群的缺失(不改变眼表微生物群)与中性粒细胞对铜绿假单胞菌的反应降低以及对铜绿假单胞菌角膜炎的易感性增加有关[21]。眼睑炎患者比健康对照组更易携带幽门螺杆菌[17]。糖尿病性角膜神经病变的严重程度与其他器官的糖尿病性周围神经病变和自主神经病变有关,角膜的糖尿病神经病变常先于视网膜病变和身体其他部位的神经病变[22]。

4　肠道菌群治疗糖尿病眼部并发症

基于肠道菌群与糖尿病眼部并发症的关系,目前可以考虑以下几种治疗方式:①针对特定的致病细菌成分或代谢物,给予免疫抑制生物制剂,如免疫球蛋白治疗葡萄膜炎。②以肠道微生物群为靶点通过口服活菌株,促进免疫稳态,调节 T 细胞分化。③通过服用针对特定菌群代谢途径而设计的化学药物,重建肠道和免疫稳态。④改变饮食结构,提高肠道微生物群对内源性短链脂肪酸的产量。⑤通过粪菌移植,用正常的肠道菌群取代患者的肠道菌群。

5　展望

近年来,人们对人类微生物群在健康和疾病中的作用给予了极大关注。随着人们对角膜和结膜组织眼部微生物的研究,微生物群与眼疾之间的联系正在建立,目前正在评估非眼部微生物在复杂视网膜疾病中的作用,如肠道菌群。肠道菌群作为人体内环境的主要成员,对营养物质代谢、免疫等方面起着极其重要的作用,是影响机体健康的重要因素之一。随着人们对肠道菌群和各种疾病关系研究的深入,肠道菌群与眼部疾病的关系正逐渐被人熟知,但整体研究较少,多局限于动物实验。糖尿病作为眼部疾病的重要诱因,和肠道菌群关系密切,肠道菌群可通过屏障功能受损、免疫系统的改变、血管功能障碍和代谢重编程等途径参与糖尿病及其并发症的发生发展[6]。但肠道菌群和糖尿病眼部并发症的研究甚少,可能是人体观察指标较难获取、专业关注度不够或外界因素对眼部干扰因素过多等原因造成,目前尚需进一步探究。

综上,肠道菌群与糖尿病眼部疾病的关系值得引起重视,有望为早期预防、控制和治疗 2 型糖尿病及其眼部并发症提供新的理论依据和治疗途径。

参考文献

[1]ZHAO L,ZHANG F,DING X,et al. Gut bacteria selectively promoted by dietary fibers alleviate type 2 diabetes[J]. Science,2018,359(6380):1151-1156.

[2]FORSLUND K,HILDEBRAND F,NIELSEN T,et al. Corrigendum:disentangling type 2 diabetes and metformin treatment signatures in the human gut microbiota [J]. Nature, 2017,545(7652):116.

[3]徐新,章秋. 晚期糖基化终末产物及其受体与糖尿病视网膜病变关系的研究进展[J]. 中华糖尿病杂志,2019,11(1):66-69.

[4]KUGADAS A,GADJEVA M. Impact of microbiome on ocular health[J]. Ocul Surf,14(3):342-349.

[5]JANSSEN A W,KERSTEN S. The role of the gut microbiota in metabolic health[J].

FASEB J,2015,29(8):3111-3123.

[6] BELI E,YAN Y,MOLDOVAN L,et al. Restructuring of the gut microbiome by intermittent fasting prevents retinopathy and prolongs survival in   mice[J]. Diabetes,2018,67(9): 1867-1879.

[7] TAI N,WONG F S,WEN L. The role of gut microbiota in the development of type 1,type 2 diabetes mellitus and obesity[J]. Rev Endocr Metab Disord,2015,16(1):55-65.

[8] MANEU V,NOAILLES A,GÓMEZ-VICENTE V,et al. Immunosuppression,peripheral inflammation and invasive infection from endogenous gut microbiota activate retinal microglia in mouse models[J]. Microbiol Immunol,2016,60(9):617-625.

[9] ROWAN S,TAYLOR A. The role of microbiota in retinal disease[J]. Adv Exp Med Biol,2018,1074:429-435.

[10] 赵少倩,洪洁.代谢性手术及术后胆汁酸与肠道菌群的变化[J].中华糖尿病杂志, 2018,10(3):176-180.

[11] MOUBAYED N M,BHAT R S,ALFARRAJ D,et al. Screening and identification of gut anaerobes (Bacteroidetes) from human diabetic stool samples with and without retinopathy in comparison to control subjects[J]. Microbial Pathog,2019,129:88-92.

[12] HASSAN M,KARKHUR S,BAE J H,et al. New therapies in development for the management of non-infectious uveitis:a review[J]. Clin Exp Ophthalmol,2019,47(3):396- 417.

[13] TUGAL-TUTKUN I,PAVESIO C,DECORDOUE A,et al. Use of gevokizumab in patients with behçet's disease uveitis:an international,randomized,double-masked,placebo-controlled study and open-label extension study[J]. Ocul Immunol Inflamm,2018,26(7): 1023-1033.

[14] BAIM A D,MOVAHEDAN A,FAROOQ A V,et al. The microbiome and ophthalmic disease[J]. Exp Biol Med(Maywood),2019,244(6):419-429.

[15] HUANG X,YE Z,CAO Q,et al. Gut microbiota composition and fecal metabolic phenotype in patients with acute anterior uveitis[J]. Invest Ophthalmol Vis Sci,2018,59(3): 1523-1531.

[16] GUPTA A. Harnessing the microbiome in glaucoma and uveitis[J]. Med Hypotheses, 2015,85(5):699-700.

[17] KIM J M,KIM S H,PARK K H,et al. Investigation of the association betweenr,helicobacter pylorir,infection and normal tension glaucoma[J]. Investigative Opthalmology Vis Sci,2011,52(2):665-668.

[18] ZINKERNAGEL M S,ZYSSET-BURRI D C,KELLER I,et al. Association of the

intestinalmicrobiome with the development of neovascular age-related macular degeneration[J]. Sci Rep,2017,7:40826.

[19]ROWAN S,JIANG S,KOREM T, et al. Involvement of a gut-retina axis in protection against dietary glycemia-induced age-related macular degeneration[J]. Proc Natl Acad Sci USA,2017,114(22):E4472-E4481.

[20]ROWAN S,TAYLOR A. Gut microbiota modify risk for dietary glycemia-induced age-related macular degeneration[J]. Gut Microbes,2018,9(5):452-457.

[21]KUGADAS A,CHRISTIANSEN S H,SANKARANARAYANAN S, et al. Impact of microbiota on resistance to ocular pseudomonas aeruginosa - induced keratitis [J]. PLoS Pathog,2016,12(9):e1005855.

[22]HAN S B,YANG H K,HYON J Y. Influence of diabetes mellitus on anterior segment of the eye[J]. Clin Interv Aging,2018,14:53-63.

糖尿病微生态机制探索

5 代谢综合征与肠道菌群

王鹏旭[1]　邓欣如[1]　张晨虹[2]　袁慧娟[1*]

（1.河南省人民医院内分泌代谢病科;2.上海交通大学生命科学技术学院）

（本文已发表于《中华医学杂志》英文版 2020 年 133 卷 7 期,收录时有改动）

摘要:

代谢综合征(MetS)是指人体的蛋白质、脂肪、碳水化合物等物质发生代谢紊乱的病理状态,是一组复杂的代谢紊乱症候群,是导致糖尿病心脑血管疾病的危险因素。详细了解 MetS 机制将有助于制定有效的预防策略和适当的干预手段。在本文中,我们讨论了与健康个体相比,MetS 的临床症状与肠道菌群落差异之间的关系,其特征是有害细菌丰度的增加和有益细菌丰度的下降。肠道菌群与宿主代谢之间的相互作用已被证明是由许多因素介导的,包括肠道屏障缺陷引起的炎症、短链脂肪酸代谢和胆汁酸代谢等。尽管动物实验已经明确肠道菌群与 MetS 之间的因果关系,但它们之间的关系在人类中仍然存在争议。因此,我们需要更多的临床研究来加深我们对 MetS 和肠道菌群的关系的理解,并了解肠道菌群在预防和治疗 MetS 中的作用。

关键词:代谢综合征;肠道菌群;炎症;短链脂肪酸;胆汁酸

随着饮食模式和生活方式的普遍西方化,代谢综合征(metabolic syndrome,MetS)的发生在全球各个年龄段已成为普遍现象。MetS 是一组复杂的代谢紊乱症候群,以肥胖、高血糖、血脂异常、高血压、高尿酸血症等集于一身,严重影响机体健康;如果不加以控制,最终会导致非酒精性脂肪肝(non-alcoholic fatty liver,NAFLD)、阻塞性睡眠呼吸暂停低通气综合征(obstructive sleep apnea hypopnea syndrome,OSAHS)等多种疾病。MetS 的发病机制与多种因素有关,如胰岛素抵抗、慢性炎症、自主神经功能障碍、氧化应激等[1-2]。近年来,人们发现肠道菌群紊乱也是发生 MetS 的危险因素。肠道菌群是人体最多样化的微生物群落。在长期协同进化过程中,它与宿主形成共生关系,深度参与调控基因表达、肠道屏障功能、营养、新陈代谢以及宿主的整体免疫功能[3]。肠道菌群在维持人类健康的稳态方面发挥着重要作用,充当"第二基因组",尤其是在代谢疾病的发展过程中。因此,肠道菌群靶向治疗,包括益生菌、益生元、粪菌移植(fecal microbiota transplantation,FMT)、代谢手术和药物等治疗措施都可能是通过改善肠道菌群进而改善 MetS。本篇文章探讨了 MetS 和肠道菌群的生态失调的关系,并介绍了在治疗 MetS 的过程中肠道菌群可能参与的作用机制。

1 MetS 与肠道菌群

多达 1 000 种细菌存在人类肠道中,共同编码约 300 万个基因,这些基因可能对我们的健康产生影响。事实上,肠道菌群产生的小分子物质在人体血液中发挥着重要作用。已知一些肠道菌群衍生的代谢物对宿主有积极影响,这些代谢物包括具有抗炎、抗氧化和缓解疼痛的活性物质,充当维生素或能量来源的活性物质,以及调节肠道屏障功能的活性物质。此外,某些肠道菌群衍生的代谢物对宿主有害,这些代谢物包括细胞毒素、基因毒素和免疫毒素[4-5]。因此,肠道菌群在维持宿主的生理功能方面起着重要作用,并且由各种因素引起的肠道菌群失调会导致广泛的生理变化进而增加 MetS 的风险。

1.1 肥胖与肠道菌群

全球肥胖的流行是医学界对 MetS 越来越关注的重要原因之一。最近的研究表明,健康个体的肠道菌群组成与肥胖个体存在显著差异,这表明肠道菌群可能在肥胖中起重要作用。例如,Tomas 等[6] 报道,在小鼠中,30 d 的高脂饮食,其肠道菌群发生变化,*Phylum Firmicutes*,*Proteobacteria* 的丰度显著增加,而 *Verrucomicrobia* 和 *Bacteroidetes* 的丰度显著降低。Thingholm 等[7] 在德国人群的代谢疾病队列中调查了患有或不患有 2 型糖尿病(type 2 diabetes mellitus,T2DM)的肥胖个体以及没有 T2DM 的瘦个体的肠道菌群。结果表明,肥胖可能与肠道菌群组成的变化、个体类群的发生及其生化功能和结果有关。具体来说,他们描述了 *Akkermansia*、*Fecalibacterium*、*Oscillibacter* 和 *Alistipes* 的显著变化,以及与肠道菌群模式相关的血清代谢物水平。Fei 等[8] 从肥胖志愿者的粪便中分离出 *Enterobacter cloacae B29*,并将该菌株移植到无菌 C57BL/6J 小鼠体内,*Enterobacter cloacae B29* 诱导的肥胖小鼠的血清内毒素水平和炎症均较前升高。以上研究清楚地表明,肠道菌群是参与调节宿主脂肪储存的重要环境因素,最终影响肥胖的发生。

1.2 高血糖与肠道菌群

高血糖是 MetS 的组成部分之一,与肠道菌群失调密切相关。最近,Zhou 等[9] 对 4 只雄性 Zucker 糖尿病脂肪大鼠进行了肠道菌群分析,结果表明,年龄和疾病的进展与粪便微生物的变化有关。*Firmicutes*、*Bacteroidetes*、*Actinomicrobiota* 和 *Proteobacteria* 等特定门是 8～15 周龄大鼠的各阶段粪便微生物的主要成分。*Lactobacillus* 和 *Turicibacter* 是 8～10 周龄大鼠粪便微生物的主要属。*Bifidobacterium*、*Lactobacillus*、*Ruminococcus* 和 *Allobaculum* 是 15 周龄大鼠粪便微生物中最丰富的属,患有 T2DM 的动物的存在肠道菌群失调。同时,在 T2DM 患者中,一些有益于代谢的微生物群的丰度下降了,例如产生丁酸盐的细菌,而丁酸盐可以作为结肠细胞的能量来源,可以增加饱腹感,还可以有效减轻炎症、减少致癌作用、减少氧化应激、改善肠道屏障功能[11-13];而已知导致各种其他疾病的致病菌却增加了[10]。多项研究发现高血糖与肠道菌群失调之间存在显著关联,但结果并不一致,亟须更进一步研究[14-16]。

1.3　血脂异常与肠道菌群

血脂异常是指由先天或后天因素引起的血液中脂质或脂蛋白浓度异常。体外研究和动物实验均证实,血脂异常可导致肠道菌群失衡,肠道菌群失调可进一步加重脂质代谢紊乱。在一项给 C57BL/6J 小鼠喂食高葡萄糖(HGD)或高果糖(HFrD)饮食的研究中,通过使用 16S rRNA 分析发现小鼠肠道菌群发生显著改变。在体重没有变化的情况下,HGD 和 HFrD 组均出现血脂异常,其肠道菌群失去了多样性。在 HGD 和 HFrD 组中,*Bacteroidetes* 的比例均较低,而 *Proteobacteria* 的比例显著增加,脂质也随着菌群变化显著增加[17]。另外,Wang 等[18] 报道了对来自 LifeLines-DEEP 荷兰研究队列的 893 名人类参与者的宿主基因组、肠道菌群(16S rRNA)、体重指数(body mass index,BMI)和血脂的系统分析。他们认为肠道菌群解释了 4.5% 的 BMI、6.0% 的甘油三酯(triglyceride,TG)和 4% 的高密度脂蛋白(high-density lipoprotein,HDL)的变化。此外,具有不利脂质谱(高 TG 和低 HDL 水平)的受试者的肠道菌群还具有微生物多样性低的特征。这些研究为血脂异常和肠道菌群之间的关联提供了证据。

1.4　高血压与肠道菌群

高血压是 MetS 的组成部分之一,是心脑血管疾病的主要危险因素。动物和人类研究表明,高血压与肠道菌群失调有关。Yang 等[19] 报道,自发性高血压大鼠的微生物丰富度、多样性和均匀度显著降低。此外,还发现高血压患者也有类似的肠道菌群失调,与对照组相比,他们的肠道菌群亦缺乏多样性。Li 等[20] 报道,与健康对照组相比,在高血压前期和高血压人群中,微生物的丰度和多样性显著降低,且在高血压前期和高血压人群中,有害细菌如 *Prevotella* 和 *Klebsiella* 过度生长。高血压前期组的微生物群特征与高血压组相似,同时高血压前期或高血压宿主代谢变化也与肠道菌群失衡密切相关。此外,通过将高血压人群的粪便移植到无菌小鼠体内,我们观察到小鼠亦出现了血压升高,表明血压升高可以通过微生物群传递,证实了肠道菌群对宿主血压的直接影响。

1.5　高尿酸血症与肠道菌群

高尿酸血症是由嘌呤代谢紊乱和(或)尿酸排泄减少引起的。它是痛风最重要的生化基础,也是 MetS 的表现。在动物和人体研究中,人们发现高尿酸血症与肠道菌群失调有关。Xu 等[21] 报道,在门水平上,高尿酸血症小鼠模型和野生型小鼠相比 *Firmicutes* 的丰度显著降低,而 *Bacteroides* 的丰度增加。在科水平上,高尿酸血症小鼠中 *Prevotellaceae*、

Rikenellaceae、*Bacteroidaceae* 和 *Bacteroidales* 的丰度增加。在属水平上,某些特定的细菌或多或少在高尿酸血症组中出现,包括 *Lactobacillus*、*Clostridium*、*Ruminococcaceae*、*Clostridium* 等。此外,Guo 等[22]报道,痛风患者的肠道菌群在组织结构和功能结构上与健康人存在很大差异。

1.6　NAFLD 与肠道菌群

NAFLD 最近已成为世界上最常见的慢性肝病。NAFLD 被认为是 MetS 的肝脏表现,是一系列与肝脏相关的疾病,与一系列代谢异常独立相关,包括腹型肥胖、胰岛素抵抗、T2DM 和血脂异常。肠道菌群失衡在 NAFLD 的发病机制中起重要作用。Yuan 等[23]报道,在中国的一项人群研究中,3/5 的 NAFLD 患者与 *Klebsiella pneumoniae*(HiAlcKpn)相关。使用从非酒精性脂肪性肝炎患者中分离出的含有 HiAlc-Kpn 菌株的粪便微生物群移植到小鼠体内,可以诱导小鼠发生 NAFLD。进一步研究发现,HiAlc-Kpn 喂养小鼠导致 NAFLD 的分子机制可能与乙醇介导的相似;肠道屏障的破坏可导致细菌及其代谢物的易位和免疫系统的异常激活,从而导致肝脏炎症和损伤[24]。因此,肠道菌群在连接肠道和肝脏的"肠肝轴"中作为重要部分,在 NAFLD 的发病机制中起着关键作用。

1.7　OSAHS 与肠道菌群

OSAHS 是一种睡眠障碍,其特点是睡眠期间突然出现呼吸暂停,并伴有睡眠节律紊乱。肠道菌群紊乱与 OSAHS 的发展有关。Moreno-Indias 等[25]报道了一项研究,10 只小鼠连续慢性间歇性缺氧 6 周,以及 10 只小鼠正常吸氧,然后收集小鼠粪便样本,通过 16S rRNA 测序和生物信息学分析来分析和确定肠道菌群的组成。与对照组相比,间歇性缺氧小鼠的 *Firmicutes* 丰度较高,而 *Bacteroidetes* 和 *Proteobacteria* 的丰度较低。间歇性缺氧组小鼠粪便微生物群的组成和多样性发生了变化,这与 OSAHS 的情况相似。Ko 等[26]获得了 93 名 OSAHS 患者和 20 名对照者的粪便样本,并确定了他们的肠道菌群组成。功能分析显示患者的肠道菌群发生了变化;此外,产生短链脂肪酸(short-chain fatty acid,SCFA)的细菌数量减少,病原体数量增加,白细胞介素-6(interleukin-6,IL-6)水平增加。通过分层分析,他们证实 *Ruminococcus* 是发生 OSAHS 的最高危险因素。SCFAs 水平的变化会影响在 OSAHS 和相关代谢合并症中发挥病理生理作用的病原体水平。

目前,人类和动物实验表明,MetS 是多种因素交织的结果。肠道菌群的状态(及其不平衡)是 MetS 的危险因素之一。与健康个体相比,人们在 MetS 患者中发现了不同的肠道菌群谱,其特征是潜在有害细菌的增殖和有益细菌的抑制。然而,不可否认,某些细菌行为可能是特定于环境的,并且是由宿主相关因素和微生物相关因素共同决定的。这些因素定义了它们作为病原体或共生物的综合作用[27]。出于伦理原因,关于人类肠道菌群组成的大部分结果来自对人类粪便样本的分析。肠腔中的微生物群与覆盖肠黏膜的黏液层之间存在相当大的差异。因此,基于此类分析的微生物数据不能代表各个肠道段的具体情况,有可能会有很大差异。

2 MetS 与肠道菌群的相关作用机制

2.1 肠道屏障和炎症

大量研究表明,MetS 的主要病理生理基础是以胰岛素抵抗为主的慢性低度炎症。由于肠道菌群失衡和肠道屏障的破坏,细菌或其成分(例如内毒素)进入循环系统,导致炎症水平升高[28-29]。当新陈代谢健康时(例如,在食用高纤维饮食的个体中),肠道菌群通过多种作用机制调节肠道的完整性[30-31]。树突状细胞从肠腔中提取微生物抗原并诱导免疫细胞激活(如维甲酸相关孤儿受体-γt 依赖性 T 辅助 17 和 3 型天然淋巴细胞),以促进黏液、抗菌肽和免疫球蛋白 A 的分泌[32-35]。肠道上皮细胞促进腺苷 NOD 样本、富含亮氨酸的结构域蛋白 3 炎症小体感应微生物群代谢物分泌磷酸盐[36-37]。肠道菌群也可以根据其代谢物(次级胆汁酸和芳烃受体激动剂)间接维持肠道屏障功能[38]。宿主内源性因素(如胰岛素)也决定了肠道屏障的完整性[39]。肠道菌群受环境和宿主因素的调节。由饮食、腹泻、遗传等因素引起的肠道菌群失衡可能会增加脂多糖(lipopolysaccharide,LPS)的产生,驱动 Toll 样受体信号传导,降解黏液层,引起内毒素血症,产生促动脉粥样硬化的三甲胺(trimethylamine,TMA)最终导致代谢紊乱的途径[40-41]。这些肠道变化导致细菌代谢物易位,如苯乙酸、TMA、丙酸咪唑或代谢紊乱的介质,以及病原体相关的分子物质,如 LPS(通过促炎细胞因子如 IL-1β 诱导慢性低度炎症)[42-44]。其他机制包括胆汁酸浓度增加和渗出性腹泻的出现,破坏肠道屏障,减少黏液的厚度,使上皮细胞与细菌直接接触[45]。代谢炎症和功能障碍导致代谢疾病,例如,代谢炎症会促进胰岛素抵抗,增加 IL-6 和肿瘤坏死因子。

总体而言,肠道菌群的紊乱会促进代谢炎症和代谢紊乱,这是代谢疾病的重要特征。肠道菌群的失调可能产生局部免疫反应,导致屏障破坏,这种肠道屏障的破坏可能导致全身慢性炎症并最终导致器官功能障碍,最终导致宿主代谢疾病。

2.2 能量代谢和 SCFA

SCFA 是膳食纤维微生物发酵的代谢终产物。SCFA 在调节肠道稳态、脂肪组织和肝脏代谢方面发挥着重要作用[46]。短链脂肪酸通过调节肠道胰蛋白酶肽、胰高血糖素样肽-1(glucagon-like peptide-1,GLP-1)、瘦素和肽酪氨酸-酪氨酸(peptide tyrosine-tyrosine,PYY)等肠道激素来帮助维持能量平衡,从而预防代谢疾病的发展,如肥胖、糖代谢异常、脂质代谢异常、高血压和 NAFLD 等疾病[47]。在能量正平衡的情况下(即摄入的能量大于消耗的能量),脂肪组织超过了它的缓冲能力,不能以 TG 的形式储存所有多余的能量,导致多余的脂肪溢出到血液中。由于肝脏、骨骼肌和胰腺等非脂肪组织的脂质供应增加,这些组织的异位储存导致了胰岛素抵抗的发生。我们的肠道菌群发酵和分解食物,但由于缺乏适当的酶,它们无法完成完全水解,从而产生 SCFA,包括乙酸、丁酸和丙酸等[48]。丁酸盐和丙酸盐代谢通常在结肠和肝脏中进行,因此主要影响局部肠道和肝功能。此外,丙酸盐和丁酸盐通过诱导肠道糖异生和交感神经活动来改善葡萄糖和能量稳态。少量丙酸、丁酸和大量乙酸进入血液循环,也可直接影响周围脂肪组织、肝脏和肌肉底物的代谢和功能。此外,血液循环中的乙酸盐可能会被大脑吸收并通过中枢自我调节机制调节饱腹感。

丙酸盐和丁酸盐会增加非酯化脂肪酸的摄取,可能是通过影响脂蛋白脂肪酶(lipoprotein lipase,LPL)抑制剂血管生成素样蛋白 4[49]。乙酸盐和丙酸盐还可以通过 G 蛋白偶联受体(G protein-coupled receptor,GPR)43 减少 HSL 磷酸化来减少细胞内脂肪分解。通过增加 LPL 介导的 TG 提取,丙酸可以通过 GPR43、乙酸调节的机制增加脂肪组织的脂质缓冲能力,然后它们都会增加过氧化物酶体增殖物激活受体(peroxisome proliferator-activated receptor,PPAR)γ 介导的脂肪形成[50]。总之,这些作用可能有助于增加脂肪组织中的 TG 并减少全身 FFA 释放。乙酸盐、丙酸盐和丁酸盐可以通过多种方式预防慢性低度炎症。例如,它们可以上调抗炎 Treg 细胞水平,减少代谢性内毒素血症,并减少促炎性脂肪细胞因子和趋化因子[51]。SCFA 可以通过调节紧密连接蛋白和黏蛋白的表达来改善上皮屏障的功能和肠道通透性[52]。改善肠道屏障功能对于防止病原菌产生的有毒化合物渗入血液循环非常重要。代谢性内毒素血症,尤其是血液循环 LPS 的增加,与听觉炎症、慢性低度炎症和功能障碍、胰岛素抵抗和体重增加有关[53-54]。SCFA 还可以通过改善骨骼肌中的葡萄糖和氧化代谢来提高胰岛素敏感性。乙酸和丁酸盐会增加肌肉中 FA 的氧化,这可能是通过激活单磷酸腺苷活化蛋白激酶(adeno-sine monophosphate-activated protein kinase,AMPK)、PPARδ 依赖性机制来介导的[55]。此外,乙酸和丁酸可能以 AMPK 依赖性方式影响骨骼肌中的葡萄糖代谢,并可能通过GPR41/GPR43 介导的机制增加葡萄糖摄取和可能的糖原储存[56]。乙酸和丁酸可以改善骨骼肌的葡萄糖和氧化代谢,增加脂质代谢,提高胰岛素敏感性。SCFA 也可能间接影响肌肉胰岛素敏感性和葡萄糖代谢,并通过肠道来源的 GLP-1 分泌调节肌肉微血管血容量和流量[57]。这与肌肉胰岛素作用的增强和肌肉中葡萄糖利用的改善有关。动物研究表明,SCFA 刺激的内脏 PYY 分泌也可能改善骨骼肌中胰岛素介导的葡萄糖摄取并增加全身脂肪氧化[58-59]。

2.3 胆汁酸

胆汁酸是一种内分泌分子,它不仅能促进脂溶性营养物质的吸收,还能调节许多代谢过程,包括葡萄糖、脂质和能量的平衡[60]。胆汁酸通过直接或间接激活核受体:法尼醇 X （farnesol X，FXR）和膜受体：G蛋白偶联膜受体5（G protein-coupled membrane receptor 5，TGR5）在葡萄糖和脂质代谢中发挥作用。此外，胆汁酸可以通过激活小肠中的先天免疫基因直接或间接调节肠道微生物的组成。因此，宿主的新陈代谢会受到微生物胆汁酸变化的影响，这不仅会改变胆汁酸受体发出的信号，还会改变微生物群落的组成。

胆汁酸的形成是一个复杂的过程，包括由至少17种不同酶催化的多个反应步骤[67]。胆汁酸在肝脏中通过两种不同的机制合成。在正常条件下，经典途径至少占总胆汁酸产量的3/4，这是由胆固醇7-α羟化酶（cholesterol 7-alpha hydroxylase，CYP7A1）催化的胆固醇7-α羟基化引起的[61]。CYP7A1是决定胆汁酸产生数量的限速酶。另一个途径是由胆固醇-27-羟化酶（cholesterol-27-hydroxylase，CYP27A1）启动的。这些酶的表达受肠道菌群的调节[62-63]。

微生物纯化可防止胆汁酸转运蛋白（bile acid transporter，ASBT）从小肠的主动再摄取[64]。胆汁酸解偶联由具有胆汁盐水解酶（bile salt hydrolase，BSH）活性的细菌进行。宏基因组分析表明，功能性BSH存在于人类肠道中的所有主要细菌分裂和古菌物种中，包括乳酸杆菌、双歧杆菌、梭状芽孢杆菌和拟杆菌的成员[65]。实际上，BSH在肠道菌群中比在其他微生物生态系统中更丰富，并且与胆汁毒性增加有关。微生物对胆汁酸的代谢增加了胆汁酸的多样性。一般而言，它会形成一个疏水性更强的胆汁酸池，促进粪便中胆汁酸的消除，约占总胆汁酸的5%[64]。在小鼠和人类中，肠道微生物生态学都受到饮食的显著影响[66]。它不仅直接代谢胆汁酸，而且通过FXR影响信号转导。同一微生物群可以清除天然产生的FXR拮抗剂TBMCA，从而促进小鼠的FXR信号转导，还可以产生二级胆汁酸作为TGR5配体[66]。TGR5可能通过促进细胞内甲状腺激素的活性来发挥能量平衡的作用，从而增加棕色脂肪组织的产热。TGR5信号可以通过促进棕色脂肪组织和肌肉的能量消耗以及增加肠道L细胞释放GLP-1来控制葡萄糖稳态。L细胞也表达FXR，它也调节GLP-1的合成[63,67]。

当提供天然胆汁酸作为FXR的激活剂时，肠道微生物的代谢可能会产生TGR5的配体，这强调了研究肠道菌群的重要性。肠道菌群以FXR依赖的方式增加与肝脏脂质摄取有关的基因的表达，从而在脂肪组织中诱导炎症。微生物群落和胆汁酸之间存在动态相互作用。这种相互作用可以通过饮食改变对宿主的新陈代谢产生有益或有害的影响。代谢疾病可能是由微生物群、胆汁酸、FXR、TGR5和微生物代谢物与宿主代谢之间的相互作用引起的。

3 以肠道菌群为靶点的 MetS 治疗

3.1 益生菌和益生元

益生菌和益生元是用于改善宿主健康的微生物群管理工具[68]。益生菌是活的微生物，当以适当的量给药时，它们会有益于宿主的健康。益生菌通过调节宿主的免疫功能、产生有机酸和抗菌产物、与宿主及其微生物群相互作用、改善肠道菌群等对宿主发挥积极作用[69]。

Tenorio-Jimenez 等[70]报道，他们进行了一项关于 MetS 和益生菌的研究，研究对象为53 名新诊断的成年 MetS 患者。根据 BMI 和性别将患者随机分为两组。实验组每天服用一粒含有 *Lactobacillus reuteri V*3401 的胶囊，而对照组服用安慰剂。在实验过程中，他们测量了 BMI、生化和炎症标志物，以及胃肠道菌群的组成。两组间 MetS 临床表现无差异。但他们发现，实验组的炎症标志物明显低于对照组。

益生元不能被宿主消化和吸收[71]。它们通过肠道中的选择性新陈代谢发挥积极作用。益生元(如葡聚糖和果聚糖)通过促进有益细菌的生长和抑制有害细菌生长，对宿主产生有益的效果[69]。Zhao 等[72]报道将 T2DM 患者随机分为两组，对照组给予常规治疗，实验组给予全谷类、中草药、益生元组成的高纤维饮食，两组均使用阿卡波糖作为基础药物。两组的糖化血红蛋白(glycated hemoglobin, HbA1c)水平均显著低于基线且呈时间依赖性;但从第 28 天开始，实验组的下降幅度更为明显。实验结束时，实验组的血糖控制率(HbA1c<7%)也高于对照组。与对照组相比，实验组体重减轻更大，血脂水平更好。他们在干预前后收集了受试者的肠道菌群，然后将微生物群移植到无菌 C57BL/6J 小鼠体内。两组的代谢指标均优于干预前的小鼠。研究发现，产生 SCFA 的细菌的生长与血糖控制的改善直接相关，其中部分机制可能是通过 GLP-1 的上调发挥作用。虽然有研究表明益生菌和益生元对宿主有积极的影响，但受限于生活环境、年龄、性别等因素的影响，实验结果存在争议，没有具体的推荐价值可以确定。因此，需要更多的临床研究来更好地了解益生菌和益生元在治疗 MetS 中的作用。

3.2 FMT

FMT，又称"肠道微生态移植"，是一种利用健康人的粪便将功能性微生物群移植到患者胃肠道内，通过重建肠道菌群来治疗肠道和肠外疾病的方法。Vrieze 等[73]报道，18 名男性 MetS 患者被随机分配到两组。实验组接受了 FMT(供体来自 BMI<23 kg/m² 的男性)，对照组接受了自体肠道菌群移植。在干预前和干预后 6 周，通过高胰岛素血症钳夹实验测量受试者的胰岛素敏感性。在干预前后测量了来自粪便和十二指肠内的肠道菌群和 SCFA。结果表明，实验组外周胰岛素敏感性得到改善，肠道微生物多样性显著增

加。在实验组中,16 组菌群数量明显增加,其中包括产生丁酸盐的细菌 *Roseburiaguts*。FMT 具有通过重建肠道菌群来治疗 MetS 的巨大潜力。我们希望在不久的将来,会有更多的研究进一步阐明治疗前景,以创造更全面、更优化的 FMT 诊疗策略。

3.3 代谢手术

代谢手术改变了胃肠道的正常解剖结构,从而改变了营养摄入、胃排空和胃酸分泌,也影响了肠道菌群和胆酸结构[74]。传统上,代谢手术的作用机制包括使用胆汁酸分流、胃减容、肠道改道、迷走神经调节和肠道激素调节。代谢手术可以减少产丁酸细菌 *Proteobacteria* 的丰度,因此,肠道菌群和其功能性产物(如内毒素、胆汁酸和支链氨基酸)的改变也可能是代谢手术的作用机制之一[75-76]。

De Jonge 等[77]报道,17 例肥胖的 T2DM 患者接受了非手术十二指肠空肠吻合术。经过 6 个月的干预,受试者的体重和糖化血红蛋白都有所改善。粪便中典型的小肠道细菌数量也发生了变化,特别是粪便中 *Proteobacteria*、*Veillonella* 和 *Lactobacillus* 物种的丰度增加了。然而,一些研究表明,随着时间的推移,在初始干预后,微生物群将恢复到基线水平。代谢手术导致的体重减轻可能是由于限制食物摄入或饮食限制,也可能是由于胃容量减少或肠道肽浓度变化。代谢手术后肠道菌群多样性的恢复可能是代谢手术后体重减轻的机制之一。肠道菌群在代谢手术后预后中的作用仍然是一个需要大样本研究来证实这些假设的课题。

3.4 药物

药物会影响肠道菌群的组成和功能。肠道菌群可以直接参与药物代谢,影响药物疗效和毒性。它还可以与免疫或代谢系统相互作用,间接影响药物反应和生物利用度。

Sun 等[78]报道,初诊 T2DM 患者经过二甲双胍治疗后,肠道菌群发生变化,*Bacteroides fragilis* 数量显著减少,并且糖熊去氧胆酸(glycoursodeoxycholic acid,GUDCA)和牛磺熊去氧胆酸(tauroursodeoxycholic acid,TUDCA)水平升高。GUDCA 和 TUDCA 是 FXR 拮抗剂,喂食高脂肪饮食的肥胖小鼠口服 GUDCA,可抑制肠道中的 FXR 信号传导,增加血液中的 GLP-1 并改善血糖稳态。二甲双胍能够抑制 *Bacteroides fragilis* 的生长并降低细菌中 BSH 酶的活性,它可以增加 GUDCA 的水平,抑制胃肠道中的 FXR 信号传导并改善新陈代谢。

Zhao 等[79]报道,利拉鲁肽可以通过调节肥胖和糖尿病肥胖个体的肠道菌群组成来预防体重增加。在肥胖和糖尿病肥胖大鼠中进行的实验表明,利拉鲁肽显著改善了糖脂代谢,其减轻体重的作用不受血糖状态的影响。利拉鲁肽显著改变了肠道菌群的丰度和多样性,降低了与体重增加相关的微生物表型,并增加了与体重下降相关的表型。

Caparrós-Martín 等[80]报道,通过小鼠模型,他们发现他汀类药物治疗后肠道菌群的组成发生了显著变化。肠道菌群的多样性和代谢特征发生了显著变化,这可能与丁酸盐产量的减少有关。

4 展望

目前的临床和实验证据表明,肠道菌群的变化是 MetS 最重要的致病因素之一。MetS 本身是由宿主内在因素(如遗传和肠道菌群)与外在因素(如饮食和生活方式)相互作用引起的表现。MetS 常伴有肠道菌群失衡,其通过破坏肠道屏障诱发机体低度炎症反应,通过代谢产物影响宿主代谢和激素释放产生胰岛素抵抗,形成恶性循环,促进肠道菌群的不断变化。因此,肠道菌群可能是治疗 MetS 的潜在靶点。然而,需要进一步的研究来加深我们对肠道菌群的了解及其在预防和治疗 MetS 中的作用的理解,这将开启新的治疗策略。

参考文献

[1] ODA E. Historical perspectives of the metabolic syndrome[J]. Clin Dermatol,2018,36 (1):3-8.

[2] BATTAULT S,MEZIAT C,NASCIMENTO A,et al. Vascular endothelial function masks increased sympathetic vasopressor activity in rats with metabolic syndrome[J]. Am J Physiol Heart Circ Physiol,2018,314(3):H497-H507.

[3] LIU R,HONG J,XU X,et al. Gut microbiome and serum metabolome alterations in obesity and after weight-loss intervention[J]. Nat Med,2017,23(7):859-868.

[4] MORAN-RAMOS S,LOPEZ-CONTRERAS B E,CANIZALES-QUINTEROS S. Gut microbiota in obesity and metabolic abnormalities:a matter of composition or functionality[J]. Arch Med Res,2017,48(8):735-753.

[5] ZHAO L. The gut microbiota and obesity:from correlation to causality[J]. Nat Rev Microbiol,2013,11(9):639-647.

[6] TOMAS J,MULET C,SAFFARIAN A,et al. High-fat diet modifies the PPAR-gamma pathway leading to disruption of microbial and physiological ecosystem in murine small intestine[J]. Proc Natl Acad Sci USA,2016,113(40):E5934-E5943.

[7] THINGHOLM L B,RUHLEMANN M C,KOCH M,et al. Obese individuals with and without type 2 diabetes show different gut microbial functional capacity and composition[J]. Cell Host Microbe,2019,26(2):252-264.

[8] FEI N,ZHAO L. An opportunistic pathogen isolated from the gut of an obese human causes obesity in germfree mice[J]. ISME J,2013,7(4):880-884.

[9] ZHOU W,XU H,ZHAN L,et al. Dynamic development of fecal microbiome during the progres-

sion of diabetes mellitus in Zucker diabetic fatty rats[J]. Front Microbiol,2019,10:232.

[10]QIN J,LI Y,CAI Z,et al. A metagenome-wide association study of gut microbiota in type 2 diabetes[J]. Nature,2012,490(7418):55-60.

[11]LIN H V,FRASSETTO A,KOWALIK E J,et al. Butyrate and propionate protect against diet-induced obesity and regulate gut hormones via free fatty acid receptor 3-independent mechanisms[J]. PLoS One,2012,7(4):e35240.

[12]ARCHER B J,JOHNSON S K,DEVEREUX H M,et al. Effect of fat replacement by inulin or lupin-kernel fibre on sausage patty acceptability,post-meal perceptions of satiety and food intake in men[J]. Br J Nutr,2004,91(4):591-599.

[13]HAMER H M,JONKERS D,VENEMA K,et al. Review article:the role of butyrate on colonic function[J]. Aliment Pharmacol Ther,2008,27(2):104-119.

[14]FURET J P,KONG L C,TAP J,et al. Differential adaptation of human gut microbiota to bariatric surgery-induced weight loss:links with metabolic and low-grade inflammation markers[J]. Diabetes,2010,59(12):3049-3057.

[15]MUNUKKA E,WIKLUND P,PEKKALA S,et al. Women with and without metabolic disorder differ in their gut microbiota composition[J]. Obesity（Silver Spring）,2012,20(5):1082-1087.

[16]LARSEN N,VOGENSEN F K,VAN DEN BERG F W,et al. Gut microbiota in human adults with type 2 diabetes differs from non-diabetic adults[J]. PLoS One,2010,5(2):e9085.

[17]DO M H,LEE E,OH M J,et al. High-glucose or-fructose diet cause changes of the gut microbiota and metabolic disorders in mice without body weight change[J]. Nutrients,2018,10(6):761.

[18]WANG Z,KOONEN D,HOFKER M,et al. Gut microbiome and lipid metabolism:from associations to mechanisms[J]. Curr Opin Lipidol,2016,27(3):216-224.

[19]YANG T,SANTISTEBAN M M,RODRIGUEZ V,et al. Gut dysbiosis is linked to hypertension[J]. Hypertension,2015,65(6):1331-1340.

[20]LI J,ZHAO F,WANG Y,et al. Gut microbiota dysbiosis contributes to the development of hypertension[J]. Microbiome,2017,5(1):14.

[21]XU D,LV Q,WANG X,et al. Hyperuricemia is associated with impaired intestinal permeability in mice[J]. Am J Physiol Gastrointest Liver Physiol,2019,317(4):G484-G492.

[22]GUO Z,ZHANG J,WANG Z,et al. Intestinal microbiota distinguish gout patients from healthy humans[J]. Sci Rep,2016,6:20602.

[23]YUAN J,CHEN C,CUI J,et al. Fatty liver disease caused by high-alcohol-producing

Klebsiella pneumoniae[J]. Cell Metab,2019,30(6):675-688.

[24]ZHU L,BAKER S S,GILL C,et al. Characterization of gut microbiomes in nonalcoholic steatohepatitis(NASH) patients:a connection between endogenous alcohol and NASH[J]. Hepatology,2013,57(2):601-609.

[25]MORENO-INDIAS I,TORRES M,MONTSERRAT J M,et al. [J]. Eur Respir J,2015,45 (4):1055-1065.

[26]KO C Y,LIU Q Q,SU H Z,et al. Gut microbiota in obstructive sleep apnea-hypopnea syndrome:disease-related dysbiosis and metabolic comorbidities [J]. Clin Sci (Lond),2019,133(7):905-917.

[27]ZMORA N,SUEZ J,ELINAV E. You are what you eat:diet,health and the gut microbiota[J]. Nat Rev Gastroenterol Hepatol,2019,16(1):35-56.

[28]PRADHAN A D,MANSON J E,RIFAI N,et al. C-reactive protein,interleukin 6,and risk of developing type 2 diabetes mellitus[J]. JAMA,2001,286(3):327-334.

[29]HOTAMISLIGIL G S. Inflammation,metaflammation and immunometabolic disorders[J]. Nature,2017,542(7640):177-185.

[30]CANI P D. Human gut microbiome:hopes,threats and promises[J]. Gut,2018,67(9): 1716-1725.

[31]SCHROEDER B O,BACKHED F. Signals from the gut microbiota to distant organs in physiology and disease[J]. Nat Med,2016,22(10):1079-1089.

[32]LEE J S,TATO C M,JOYCE-SHAIKH B,et al. Interleukin-23-independent IL-17 production regulates intestinal epithelial permeability[J]. Immunity,2015,43(4):727-738.

[33]STOCKINGER B,OMENETTI S. The dichotomous nature of T helper 17 cells[J]. Nat Rev Immunol,2017,17(9):535-544.

[34]BROWN E M,SADARANGANI M,FINLAY B B. The role of the immune system in governing host-microbe interactions in the intestine[J]. Nat Immunol,2013,14(7):660-667.

[35]MCDOLE J R,WHEELER L W,MCDONALD K G,et al. Goblet cells deliver luminal antigen to CD103$^+$ dendritic cells in the small intestine[J]. Nature,2012,483(7389):345-349.

[36]LEVY M,THAISS C A,ZEEVI D,et al. Microbiota-modulated metabolites shape the intestinal microenvironment by regulating NLRP6 inflammasome signaling[J]. Cell,2015,163(6): 1428-1443.

[37]HENAO-MEJIA J,ELINAV E,JIN C,et al. Inflammasome-mediated dysbiosis regulates progression of NAFLD and obesity[J]. Nature,2012,482(7384):179-185.

[38]NATIVIDAD J M,AGUS A,PLANCHAIS J,et al. Impaired aryl hydrocarbon receptor lig-

and production by the gut microbiota is a key factor in metabolic syndrome[J]. Cell Metab,2018,28:737-749.

[39] WEI X,YANG Z,REY F E,et al. Fatty acid synthase modulates intestinal barrier function through palmitoylation of mucin 2[J]. Cell Host Microbe,2012,11(5):140-152.

[40] YOSHIDA N,EMOTO T,YAMASHITA T,et al. Bacteroides vulgatus and bacteroides dorei reduce gut microbial lipopolysaccharide production and inhibit atherosclerosis[J]. Circulation,2018,138(22):2486-2498.

[41] O'NEILL L A,GOLENBOCK D,BOWIE A G. The history of Toll-like receptors-redefining innate immunity[J]. Nat Rev Immunol,2013,13(6):453-460.

[42] HOYLES L, FERNANDEZ-REAL J M, FEDERICI M, et al. Molecular phenomics and metagenomics of hepatic steatosis in non-diabetic obese women[J]. Nat Med, 2018,24(7):1070-1080.

[43] KOH A,MOLINARO A,STAHLMAN M,et al. Microbially produced imidazole propionate impairs insulin signaling through mTORC1[J]. Cell,2018,175(4):947-961.

[44] THAISS C A,LEVY M,GROSHEVA I,et al. Hyperglycemia drives intestinal barrier dysfunction and risk for enteric infection[J]. Science,2018,359(6382):1376-1383.

[45] SUZUKI T,HARA H. Dietary fat and bile juice,but not obesity,are responsible for the increase in small intestinal permeability induced through the suppression of tight junction protein expression in LETO and OLETF rats[J]. Nutr Metab (Lond),2010,7:19.

[46] CANFORA E E,JOCKEN J W,BLAAK E E. Short-chain fatty acids in control of body weight and insulin sensitivity[J]. Nat Rev Endocrinol,2015,11(10):577-591.

[47] DE VADDER F,KOVATCHEVA-DATCHARY P,GONCALVES D,et al. Microbiota-generated metabolites promote metabolic benefits via gut-brain neural circuits[J]. Cell, 2014,156(1/2):84-96.

[48] TOPPING D L,CLIFTON P M. Short-chain fatty acids and human colonic function:roles of resistant starch and nonstarch polysaccharides[J]. Physiol Rev,2001,81(3):1031-1064.

[49] GROOTAERT C,VAN DE WIELE T,VAN ROOSBROECK I,et al. Bacterial monocultures,propionate,butyrate and H_2O_2 modulate the expression,secretion and structure of the fasting-induced adipose factor in gut epithelial cell lines[J]. Environ Microbiol, 2011,13(7):1778-1789.

[50] DEWULF E M,CANI P D,NEYRINCK A M,et al. Inulin-type fructans with prebiotic properties counteract GPR43 overexpression and PPARgamma-related adipogenesis in the white adipose tissue of high-fat diet-fed mice[J]. J Nutr Biochem,2011,22(8):712-

722.

[51]AL-LAHHAM S,ROELOFSEN H,REZAEE F,et al. Propionic acid affects immune status and metabolism in adipose tissue from overweight subjects[J]. Eur J Clin Invest,2012,42 (4):357-364.

[52]MACIA L,TAN J,VIEIRA A T,et al. Metabolite-sensing receptors GPR43 and GPR109A facilitate dietary fibre-induced gut homeostasis through regulation of the inflammasome [J]. Nat Commun,2015,6:6734.

[53]CANI P D,NEYRINCK A M,FAVA F,et al. Selective increases of bifidobacteria in gut microflora improve high-fat-diet-induced diabetes in mice through a mechanism associated with endotoxaemia[J]. Diabetologia,2007,50(11):2374-2383.

[54]MEHTA N N,MCGILLICUDDY F C,ANDERSON P D,et al. Experimental endotoxemia induces adipose inflammation and insulin resistance in humans[J]. Diabetes,2010,59 (1):172-181.

[55]GAO Z,YIN J,ZHANG J,et al. Butyrate improves insulin sensitivity and increases energy expenditure in mice[J]. Diabetes,2009,58(7):1509-1517.

[56]YAMASHITA H,MARUTA H,JOZUKA M,et al. Effects of acetate on lipid metabolism in muscles and adipose tissues of type 2 diabetic Otsuka Long-Evans Tokushima Fatty (OLETF) rats[J]. Biosci Biotechnol Biochem,2009,73(3):570-576.

[57]CHAI W,DONG Z,WANG N,et al. Glucagon-like peptide 1 recruits microvasculature and increases glucose use in muscle via a nitric oxide-dependent mechanism[J]. Diabetes,2012,61(4):888-896.

[58]TAZOE H,OTOMO Y,KAJI I,et al. Roles of short-chain fatty acids receptors,GPR41 and GPR43 on colonic functions[J]. J Physiol Pharmacol,2008,59(Suppl 2):251-262.

[59]SAMUEL B S,SHAITO A,MOTOIKE T,et al. Effects of the gut microbiota on host adiposity are modulated by the short-chain fatty-acid binding G protein-coupled receptor,Gpr41[J]. Proc Natl Acad Sci USA,2008,105(43):16767-16772.

[60]MOLINARO A,WAHLSTROM A,MARSCHALL H U. Role of bile acids in metabolic control [J]. Trends Endocrinol Metab,2018,29(1):31-41.

[61]RUSSELL D W. The enzymes,regulation,and genetics of bile acid synthesis[J]. Annu Rev Biochem,2003,72:137-174.

[62]THOMAS C,PELLICCIARI R,PRUZANSKI M,et al. Targeting bile-acid signalling for metabolic diseases[J]. Nat Rev Drug Discov,2008,7(8):678-693.

[63]SAYIN S I,WAHLSTROM A,FELIN J,et al. Gut microbiota regulates bile acid metabolism by reducing the levels of tauro-beta-muricholic acid,a naturally occurring FXR an-

tagonist[J]. Cell Metab,2013,17(2):225-235.

[64]WAHLSTROM A,SAYIN S I,MARSCHALL H U,et al. Intestinal crosstalk between bile acids and microbiota and its impact on host metabolism[J]. Cell Metab,2016,24(1): 41-50.

[65]JONES B V,BEGLEY M,HILL C,et al. Functional and comparative metagenomic analysis of bile salt hydrolase activity in the human gut microbiome[J]. Proc Natl Acad Sci USA,2008,105(36):13580-13585.

[66]DAVID L A,MAURICE C F,CARMODY R N,et al. Diet rapidly and reproducibly alters the human gut microbiome[J]. Nature,2014,505(7484):559-563.

[67]TRABELSI M S,DAOUDI M,PRAWITT J,et al. Farnesoid X receptor inhibits glucagon-like peptide-1 production by enteroendocrine L cells[J]. Nat Commun,2015,6:7629.

[68]SANDERS M E,MERENSTEIN D J,REID G,et al. Probiotics and prebiotics in intestinal health and disease:from biology to the clinic[J]. Nat Rev Gastroenterol Hepatol,2019,16 (10):605-616.

[69]GASBARRINI G,BONVICINI F,GRAMENZI A. Probiotics history[J]. J Clin Gastroenterol,2016,50(Suppl 2):S116-S119.

[70]TENORIO-JIMENEZ C,MARTINEZ-RAMIREZ M J,DEL CASTILLO-CODES I,et al. Lactobacillus reuteri V3401 reduces inflammatory biomarkers and modifies the gastrointestinal microbiome in adults with metabolic syndrome:the PROSIR study[J]. Nutrients, 2019,11(8):E1761.

[71]GIBSON G R,PROBERT H M,LOO J V,et al. Dietary modulation of the human colonic microbiota:updating the concept of prebiotics[J]. Nutr Res Rev,2004,17(2):259-275.

[72]ZHAO L,ZHANG F,DING X,et al. Gut bacteria selectively promoted by dietary fibers alleviate type 2 diabetes[J]. Science,2018,359(6380):1151-1156.

[73]VRIEZE A,VAN NOOD E,HOLLEMAN F,et al. Transfer of intestinal microbiota from lean donors increases insulin sensitivity in individuals with metabolic syndrome[J]. Gastroenterology,2012,143(4):913-916.

[74]ANHE F F,VARIN T V,SCHERTZER J D,et al. The gut microbiota as a mediator of metabolic benefits after bariatric surgery[J]. Can J Diabetes,2017,41(4):439-447.

[75]SEGANFREDO F B,BLUME C A,MOEHLECKE M,et al. Weight-loss interventions and gut microbiota changes in overweight and obese patients:a systematic review[J]. Obes Rev,2017,18(8):832-851.

[76]DEBEDAT J,AMOUYAL C,ARON-WISNEWSKY J,et al. Impact of bariatric surgery on type 2 diabetes:contribution of inflammation and gut microbiome[J]. Semin Immuno-

pathol,2019,41(4):461-475.

[77]DE JONGE C,FUENTES S,ZOETENDAL E G,et al. Metabolic improvement in obese patients after duodenal-jejunal exclusion is associated with intestinal microbiota composition changes[J]. Int J Obes (Lond),2019,43(12):2509-2517.

[78]SUN L,XIE C,WANG G,et al. Gut microbiota and intestinal FXR mediate the clinical benefits of metformin[J]. Nat Med,2018,24(12):1919-1929.

[79]ZHAO L,CHEN Y,XIA F,et al. A glucagon-like peptide-1 receptor agonist lowers weight by modulating the structure of gut microbiota[J]. Front Endocrinol (Lausanne),2018,9:233.

[80]CAPARRÓS-MARTÍN J A,LAREU R R,RAMSAY J P,et al. Statin therapy causes gut dysbiosis in mice through a PXR-dependent mechanism [J]. Microbiome, 2017, 5(1):95.

6 肥胖与口腔菌群关系的研究进展

宋小健　梁程红　王丽敏　袁慧娟*

（河南省人民医院内分泌代谢病科）

摘要：

近年来，肥胖的发病率在全球范围内呈逐年上升趋势。研究发现，口腔菌群与肥胖的发生发展密切相关。口腔菌群可能通过影响味觉敏感性、诱发全身炎症反应、调节宿主代谢、改变肠道菌群的机制介导肥胖的发生发展。本文综述了口腔菌群与肥胖发生发展的关系及其促进肥胖的相关机制，并以口腔菌群为靶点探索肥胖潜在的治疗方式。

关键词：口腔菌群；肥胖；潜在治疗方式

最新数据显示，在过去50年中，全球肥胖患病率增长两倍[1]。其中中国成年人肥胖患者达8 500万人[2]，成为仅次于美国的世界第二大肥胖人群[3]。肥胖可增加糖尿病、心脑血管疾病、脂肪肝等多种慢性非传染性疾病的发病风险，对公共健康造成严重威胁[4]。近年来，大量研究表明，肠道菌群与肥胖等代谢性疾病密切相关[5-6]。然而，有研究者发现，口腔菌群作为仅次于肠道的第二大微生物群，可能在肥胖的发生发展中具有潜在的重要作用[7]。本文首先阐述口腔菌群的组成，然后归纳口腔菌群与肥胖的关系并探讨口腔菌群影响肥胖的可能机制，最后为肥胖的预防和治疗提供新思路。

1 口腔菌群的组成

在人类宿主中，口腔微生物是仅次于肠道的第二大多样性微生物群，其中包含700多种细菌、真菌、病毒等[8]。通过高通量测序技术，口腔菌群可归为13种门类，其中厚壁菌门（36.7%）、变形菌门（17.1%）、拟杆菌门（17.1%）、放线菌门（11.6%）、螺旋体门（7.9%）、梭杆菌门（5.2%）这6个主要门类包含96%的分类群，广古菌门、衣原体门、绿弯菌门、互养菌门、软壁菌门、TM7、SR1包含其余4%的分类群[9]。在健康个体中，口腔菌群通常以生物膜的形式存在，口腔菌群与宿主之间处于动态平衡状态，内源性和外源性因素（如饮食、吸烟、饮酒、社会经济地位、使用抗生素和妊娠）可打破此平衡，导致口腔疾病及全身性疾病的发生发展[10]。随着近年来研究的逐渐深入，有研究表明，口腔菌群组成的改变与肥胖的发生发展密切相关[11]。

2 肥胖与口腔菌群的关系

近年来,随着检测技术的成熟及广泛应用,已有多项研究表明,口腔菌群与肥胖密切相关。Goodson 等[12]对 313 名超重女性的唾液菌群进行分析,发现唾液中硒单胞菌(属于厚壁菌门)可以特征性识别 98.4% 的超重女性。同样,Stefura 等[13]发现重度肥胖患者口腔菌群中的厚壁菌门含量明显增高。Craig 等[14]对 226 名两岁儿童 7 个时间点的口腔菌群进行测序分析发现,体重增加较快婴儿的口腔菌群多样性较低,且厚壁菌门与拟杆菌门比值较高。同样,有研究[15]表明,与健康人相比,糖尿病前期肥胖患者厚壁菌门与拟杆菌门的比值显著升高,随后的相关性分析发现,厚壁菌门与拟杆菌门的比值与甘油三酯浓度呈正相关,与高密度脂蛋白浓度呈负相关。然而,Alqaderi 等[16]对不同体重青少年口腔菌群的分析显示,超重或肥胖青少年口腔菌群的厚壁菌门与拟杆菌门的比值降低。有报道[17-18],体重指数(body mass index,BMI)与口腔菌群的组成没有明显相关性。以上多项研究表明,肥胖患者可能具有其独特的口腔菌群结构,特别是厚壁菌门与拟杆菌门的比值,然而结果并不完全一致,这可能与研究人群、年龄、样本量等有关,也可能与口腔菌群的多个生态位(舌面、牙龈沟、牙齿、嘴唇、软腭和硬腭、唾液)具有特定特征的不同微生物群落有关;未来可能需要大样本、大范围、多生态位点的研究,以便进一步探讨肥胖患者的核心口腔菌群,明确厚壁菌门和拟杆菌门比值与肥胖的关系,就目前来说,将厚壁菌门与拟杆菌门的比值作为肥胖的生物标志可能并不成熟[19]。

另外,一项关于青年人龈下生物膜中口腔菌群水平的研究发现,与体重正常组相比,超重组和肥胖组青年人的牙龈卟啉单胞菌水平显著增高[20]。Sasaki 等[21]将牙龈卟啉单胞菌注射至小鼠体内 12 周后发现,小鼠的体脂、皮下脂肪、内脏脂肪体积以及体重显著增加。最近,一项针对 647 名肥胖患者和 969 名非肥胖个体的队列研究[22]发现,口腔中 4 种双歧杆菌与 12 种乳酸杆菌与肥胖患病率的降低显著相关。Rosing 等[23]针对丹麦成年人的为期 6 年的前瞻性观察研究发现,口腔中乳酸杆菌的缺失或低丰度状态可能是体重增加的生物标志物。以上研究结果,可能为将来针对肥胖的口腔益生菌的设计提供新的靶点与思路。

3 口腔菌群影响肥胖的机制

3.1 影响味觉敏感性

肥胖被认为是一种多因素病因疾病,其中饮食行为被认为是影响肥胖的重要因素,而味觉是影响饮食行为最主要的因素之一[24]。与体重正常的受试者相比,肥胖人群的味觉敏感性显著降低,表现为肥胖的受试者具有更高的味觉阈值和更少的菌状乳头含量,对味觉刺激不敏感且菌状乳头数量减少的肥胖人群可能会增加对食物的需求,以弥补他们的化学感觉缺陷[25]。有研究[26]表明,口腔菌群改变与味觉密切相关。进一步研究[27]发现,口腔菌群堆积可形成物理屏障,通过阻塞味觉孔从而阻碍味觉分子与其受体结合,进而导致味觉敏感性下降。此外,链球菌属、放线菌属可将碳水化合物降解为有机酸,而普氏菌属和卟啉单胞菌属可将蛋白质分解为氨基酸和短链脂肪酸,上述口腔菌群的代谢可能会调节味觉受体附近的促味剂的浓度,从而根据感官适应机制降低味觉敏感性[27-28]。综上,口腔菌群可能通过影响味觉敏感性,直接增加肥胖患者进食需求量,导致肥胖的发生。

3.2　诱发全身炎症反应

口腔菌群失调可促进口腔局部炎症的发生发展,进而导致口腔上皮细胞间通透性增加,口腔黏膜屏障遭受破坏,革兰氏阴性杆菌或其代谢物脂多糖(lipopolysaccharide,LPS)透过口腔黏膜屏障进入机体全身,导致代谢性内毒素血症的发生,这种过度炎症可能进一步影响重要免疫炎症分子的表达和功能,如白细胞介素-1β(interleukin-1β,IL-1β)、白细胞介素-6(interleukin-6,IL-6)、肿瘤坏死因子-α(tumor mecrosis factor-α)和白细胞介素-12(interleukin-12,IL-12)[29]。其中 TNF-α 被认为是导致肥胖的关键炎性细胞因子,TNF-α 通过增加胰岛素抵抗、抑制脂联素及诱导 C 反应肽的产生,导致脂质和葡萄糖代谢改变,使能量代谢转向脂质合成;最终,脂肪细胞、肝细胞、内皮细胞和肌细胞等各种组织和细胞的功能受损,从而导致肥胖的发生[12,29]。此外,革兰氏阴性杆菌或 LPS 通过易位进入脂肪组织后,可诱导巨噬细胞产生炎症因子或触发脂肪细胞表面的 Toll 样受体 4(Toll-like receptor 4,TLR-4)促进脂肪细胞中促炎性脂肪因子的产生,导致脂肪组织处于慢性低度炎症状态[30-31],而这种炎症状态可诱导脂肪细胞前体增殖,进而促进肥胖的发生发展[32]。此外,LPS 还可能直接减少脂肪细胞分化从而导致肥胖[32]。

3.3　调节宿主代谢

研究[33]发现,与肥胖相关的颗粒链菌属参与了肥胖患者的碳水化合物代谢、脂质代谢,促进 D-葡萄糖醛酸基转化为 D-三磷酸甘油醛,葡萄糖酸转化为三磷酸甘油酸,从而导致体重的增加。Sasaki 等[21]发现,与对照组相比,经静脉注射牙龈卟啉单胞菌的小鼠体内葡萄糖转运蛋白 2(glucose transporter 2,Glut2)、葡萄糖 6-磷酸(glucose-6-phosphate,G6P)、葡萄糖激酶(glucokinase,Glck)和乙酰辅酶 A 羧化酶(Acetyl-CoA carboxylase,ACC)的 mRNA 表达水平增加,其中 Glck 和 Glut2 水平升高可增加糖原产生,Acc1 表达的上调促进脂肪生成,导致葡萄糖耐量受损、胰岛素抵抗及肝脏脂肪变性,从而增加皮下脂肪和内脏脂肪量,最终表现为体重增加。此外,如前所述,肥胖人群中乳酸杆菌属含量明显低于健康人群[22-23]。乳酸杆菌属可能会抑制膳食脂肪吸收、增加脂肪排泄、促进脂肪燃烧、减少脂肪储存[22]。一项体外实验[34]发现,乳酸杆菌可通过增加脂肪体积和抑制脂肪酸从脂肪中的释放,进而改变脂肪的理化性质,该研究认为乳酸杆菌属通过该机制介导了人类脂质吸收的抑制和粪便脂肪排泄的增加。综上,有学者[12]认为,口腔菌群可改变肥胖患者代谢效率,导致体重增加。

3.4 改变肠道菌群

据估计,人每天产生的 500～1500 mL 唾液中大约有 1 g 细菌被吞咽,从而进入肠道[35]。有研究[36]发现,肥胖儿童口腔菌群的改变会影响肠道菌群的整体组成。进一步研究[36]指出,在肠道中形成与肥胖相关的菌群之前,口腔中已形成与肥胖相关的菌群。通过口服管饲牙龈卟啉单胞菌的小鼠,肠道中拟杆菌的水平增加,并且伴随着全身炎症和胰岛素抵抗的增加,从而加剧了肥胖的总体进展[37]。同时在分子水平上,口服管饲牙龈卟啉单胞菌的小鼠回肠中碱性磷酸酶(intestinal alkaline phosphatase,IAP)的 mRNA 表达下调[37]。IAP 缺陷与高脂肪饮食诱导的代谢综合征有关,内源性和口服补充 IAP 可抑制内毒素吸收,以及逆转小鼠代谢综合征[37]。同样,Kato 等[38]发现,口服牙龈卟啉单胞菌会改变小鼠的肠道菌群组成、破坏屏障功能、调节免疫系统及血清代谢组,包括与氨基酸相关的代谢途径,特别是苯丙氨酸、酪氨酸、色氨酸、谷氨酰胺、支链氨基酸的生物合成,进而导致肥胖的发生发展。近年来,有学者提出"口腔-肠-肝轴"机制,口腔菌群可移位并定植到肠道,通过改变肠道菌群组成产生炎症反应,导致代谢性内毒素血症及全身炎症;此外,在肠道组织中,下调 tjp-1 和 occludin 的基因表达导致肠道通透性增加,重新定位到肠道的口腔细菌和(或)其产物、改变的肠道菌群及产生的炎症介质可以通过门静脉进一步从肠腔转移到肝脏,诱导肝脏代谢紊乱,最终导致代谢性脂肪肝、非酒精性脂肪性肝炎、肥胖、糖尿病的发生[39-42]。

4 以口腔菌群为靶点探索肥胖潜在的治疗方式

肥胖的发生率不断上升,药物治疗有可能引起不良反应,替代疗法的必要性正在增加,益生菌的利用和有效性引起了人们的关注。Alanzi 等[43]对 108 名青少年的研究发现,与安慰剂相比,给予鼠李糖乳杆菌 GG 和乳双歧杆菌 BB-12 组合的益生菌含片 4 周后,显著改善青少年的牙龈健康,并减少放线菌和牙龈卟啉单胞菌的菌群数量。体外研究[44-45]进一步发现,乳酸杆菌能减少放线菌、牙龈卟啉单胞菌对牙龈上皮细胞的黏附,以一种菌株特异性的方式抑制 TNF-α、IL-1β 和 CXCL8 的释放,可能对宿主口腔健康产生有益影响。牙龈卟啉单胞菌与放线菌通过破坏棕色脂肪组织及增加总甘油三酯水平,导致肥胖和脂肪肝等相关代谢性疾病[46-47]。综上所述,我们大胆猜测口腔内给予益生菌含片将来可能作为治疗肥胖新的治疗方法。因此,我们需要更系统地理解复杂的宿主-口腔菌群相互作用及其与肥胖病例生理表型的关系,从而逆转疾病状态下口腔菌群的组成,更好地研发出相关干预方式。

5 展望

　　肥胖是一个多因素影响的疾病,目前为止仍未有较为有效的方法预防和治疗肥胖。口腔菌群对于维持人体健康十分重要,随着科学技术的发展,已有研究从多方面、多角度研究口腔菌群在肥胖发展中的作用机制,并有了深层次的进步。本综述为肥胖的预防和治疗提供了新的思路与方法,然而,目前口腔菌群的研究还处于发展阶段,其对肥胖的影响机制的已知和未知领域需要进一步去研究及探讨。

参考文献

[1]MALIK V S,WILLET W C,HU F B. Nearly a decade on-trends,risk factors and policy implications in global obesity[J]. Nat Rev Endocrinol,2020,16(11):615-616.

[2]WANG L,ZHOU B,ZHAO Z,et al. Body-mass index and obesity in urban and rural China:findings from consecutive nationally representative surveys during 2004-18[J]. Lancet,2021,398(10294):53-63.

[3]NG M,FLEMING T,ROBINSON M,et al. Global,regional,and national prevalence of overweight and obesity in children and adults during 1980-2013:a systematic analysis for the global burden of disease study 2013[J]. Lancet,2014,384(9945):766-781.

[4]ENDALIFER M L,DIRESS G. Epidemiology,predisposing factors,biomarkers,and prevention mechanism of obesity:a systematic review[J]. J Obes,2020,2020:6134362.

[5]FAN Y,PEDERSEN O. Gut microbiota in human metabolic health and disease[J]. Nat Rev Microbiol,2021,19(1):55-71.

[6]龚彤,陈国芳,刘超.肠道菌群——胆汁酸通路对代谢性疾病的影响[J].中国糖尿病杂志,2019,27(12):953-955.

[7]WU Y J,CHI X P,CHEN F,et al. Salivary microbiome in people with obesity:a pilot study[J]. Beijing Da Xue Xue Bao Yi Xue Ban,2018,50(1):5-12.

[8]DEO P N,DESHMUKH R. Oral microbiome:unveiling the fundamentals[J]. J Oral Maxillofac Pathol,2019,23(1):122-128.

[9]VERMA D,GARG P K,DUBEY A K. Insights into the human oral microbiome[J]. Arch Microbiol,2018,200(4):525-540.

[10]JIA G,ZHI A,LAI P F H,et al. The oral microbiota-a mechanistic role for systemic diseases[J]. Br Dent J,2018,224(6):447-455.

[11]TAM J,HOFFMANN T,FISCHER S,et al. Obesity alters composition and diversity of the oral microbiota in patients with type 2 diabetes mellitus independently of glycemic control[J]. PLoS One,2018,13(10):e0204724.

［12］GOODSON J M,GROPPO D,HALEM S,et al. Is obesity an oral bacterial disease? ［J］. J Dent Res,2009,88(6):519-523.

［13］STEFURA T,ZAPAŁA B,GOSIEWSKI T,et al. Differences in compositions of oral and fecal microbiota between patients with obesity and controls［J］. Medicina (Kaunas), 2021,57(7):678.

［14］CRAIG S J C,BLANKENBERG D,PARODI A C L,et al. Child weight gain trajectories linked to oral microbiota composition［J］. Sci Rep,2018,8(1):14030.

［15］SOHAIL M U,ELRAYESS M A,AL THANI A A,et al. Profiling the oral microbiome and plasma biochemistry of obese hyperglycemic subjects in qatar ［J］. Microorganisms, 2019,7(12):645.

［16］ALQADERI H,RAMAKODI M P,NIZAM R,et al. Salivary microbiome diversity in kuwaiti adolescents with varied body mass index-a pilot study［J］. Microorganisms,2021,9 (6):1222.

［17］BESNARD P,CHRISTENSEN J E,BRIGNOT H,et al. Obese subjects with speci-fic gustatory papillae microbiota and salivary cues display an impairment to sense lipids［J］. Sci Rep,2018,8(1):6742.

［18］JANEM W F,SCANNAPIECO F A,SABHARWAL A,et al. Salivary inflammatory markers and microbiome in normoglycemic lean and obese children compared to obese children with type 2 diabetes［J］. PLoS One,2017,12(3):e0172647.

［19］HALL M W,SINGH N,NG K F,et al. Inter-personal diversity and temporal dyna-mics of dental,tongue,and salivary microbiota in the healthy oral cavity［J］. NPJ Biofilms Microbiomes,2017,3:2.

［20］DE ANDRADE D R,SILVA P A,COLOMBO A P V,et al. Subgingival microbiota in overweight and obese young adults with no destructive periodontal disease［J］. J Periodontol, 2021,92(10):1410-1419.

［21］SASAKI N,KATAGIRI S,KOMAZAKI R,et al. Endotoxemia by porphyromonas gingivalis injection aggravates non - alcoholic fatty liver disease, disrupts glucose/lipid metabolism,and alters gut microbiota in mice［J］. Front Microbiol,2018,9:2470.

［22］YANG Y,CAI Q,ZHENG W,et al. Oral microbiome and obesity in a large study of low-income and African-American populations［J］. J Oral Microbiol,2019,11(1):1650597.

［23］ROSING J A,WALKER K C,JENSEN B A H,et al. Oral lactobacillus counts predict weight gain susceptibility:a 6-year follow-up study［J］. Obes Facts,2017,10(5):473-482.

［24］ASANO M,HONG G,MATSUYAMA Y,et al. Association of oral fat sensitivity with body mass index,taste preference,and eating habits in healthy japanese young adults[J]. Tohoku J Exp Med,2016,238(2):93-103.

[25] PROSERPIO C,LAUREATI M,BERTOLI S, et al. Determinants of obesity in italian adults:the role of taste sensitivity,food liking,and food neophobia[J]. Chem Senses, 2016,41(2):169-176.

[26] MAMELI C,CATTANEO C,PANELLI S,et al. Taste perception and oral microbiota are associated with obesity in children and adolescents [J]. PLoS One, 2019, 14 (9): e0221656.

[27] FENG Y,LICANDRO H,MARTIN C,et al. The associations between biochemical and microbiological variables and taste differ in whole saliva and in the film lining the tongue[J]. Biomed Res Int,2018,2018:2838052.

[28] TAKAHASHI N. Oral microbiome metabolism:from "who are they?" to "what are they doing?"[J]. J Dent Res,2015,94(12):1628-1637.

[29] NAGPAL R,YAMASHIRO Y,IZUMI Y. The two-way association of periodontal infection with systemic disorders:an overview[J]. Mediators Inflamm,2015,2015:793898.

[30] LE SAGE F,MEILHAC O,GONTHIER M P. Porphyromonas gingivalis lipopolysaccharide induces pro-inflammatory adipokine secretion and oxidative stress by regulating toll-like receptor-mediated signaling pathways and redox enzymes in adipocytes[J]. Mol Cell Endocrinol,2017,446:102-110.

[31] THOMAS C,MINTY M,CANCEILL T,et al. Obesity drives an oral microbiota signature of female patients with periodontitis:a pilot study[J]. Diagnostics (Basel),2021,11(5): 745.

[32] LUCHE E,COUSIN B,GARIDOU L,et al. Metabolic endotoxemia directly increases the proliferation of adipocyte precursors at the onset of metabolic diseases through a CD14-dependent mechanism[J]. Mol Metab,2013,2(3):281-291.

[33] WU Y,CHI X,ZHANG Q,et al. Characterization of the salivary microbiome in people with obesity[J]. PeerJ,2018,6:e4458.

[34] OGAWA A,KOBAYASHI T,SAKAI F,et al. Lactobacillus gasseri SBT2055 suppresses fatty acid release through enlargement of fat emulsion size in vitro and promotes fecal fat excretion in healthy Japanese subjects[J]. Lipids Health Dis,2015,14:20.

[35] SOCRANSKY S S, HAFFAJEE A D. Periodontal microbial ecology [J]. Periodontol 2000,2005,38:135-87.

[36] GREENHILL C. Childhood weight gain and oral microbiota[J]. Nat Rev Endocrinol, 2018,14(12):689.

［37］ARIMATSU K,YAMADA H,MIYAZAWA H,et al. Oral pathobiont induces systemic inflammation and metabolic changes associated with alteration of gut microbiota［J］. Sci Rep,2014,4:4828.

［38］KATO T,YAMAZAKI K,NAKAJIMA M,et al. Oral administration of porphyromonas gingivalis alters the gut microbiome and serum metabolome［J］. mSphere,2018,3（5）: e00460-18.

［39］IMAI J,KITAMOTO S,KAMADA N. The pathogenic oral-gut-liver axis:new understandings and clinical implications［J］. Expert Rev Clin Immunol,2021,17（7）:727-736.

［40］ACHARYA C,SAHINGUR S E,BAJAJ J S. Microbiota, cirrhosis, and the emerging oral-gut-liver axis［J］. JCI Insight,2017,2（19）:e94416.

［41］NAKAJIMA M,ARIMATSU K,KATO T,et al. Oral administration of p. gingivalis induces dysbiosis of gut microbiota and impaired barrier function leading to dissemination of enterobacteria to the liver［J］. PLoS One,2015,10（7）:e0134234.

［42］KASHIWAGI Y,ABURAYA S,SUGIYAMA N,et al. Porphyromonas gingivalis induces entero-hepatic metabolic derangements with alteration of gut microbiota in a type 2 diabetes mouse model［J］. Sci Rep,2021,11（1）:18398.

［43］ALANZI A,HONKALA S,HONKALA E,et al. Effect of lactobacillus rhamnosus and bifidobacterium lactis on gingival health,dental plaque,and periodontopathogens in adolescents:a randomised placebo-controlled clinical trial［J］. Benef Microbes,2018,9（4）: 593-602.

［44］ALBUQUERQUE-SOUZA E,BALZARINI D,ANDO-SUGUIMOTO E S,et al. Probiotics alter the immune response of gingival epithelial cells challenged by porphyromonas gingivalis［J］. J Periodontal Res,2019,54（2）:115-127.

［45］BUENO M R,ISHIKAWA K H,ALMEIDA-SANTOS G,et al. Lactobacilli attenuate the effect of aggregatibacter actinomycetemcomitans infection in gingival epithelial cells［J］. Front Microbiol,2022,13:846192.

［46］HATASA M,OHSUGI Y,KATAGIRI S,et al. Endotoxemia by porphyromonas gingivalis alters endocrine functions in brown adipose tissue［J］. Front Cell Infect Microbiol, 2020,10:580577.

［47］ZHAO F,DONG T,YUAN K Y,et al. Shifts in the bacterial community of supragingival plaque associated with metabolic-associated fatty liver disease［J］. Front Cell Infect Microbiol,2020,10:581888.

糖尿病微生态机制探索

1 成人隐匿型自身免疫性糖尿病患者肠道菌群及代谢组学特征

方圆圆[1※] 石宏彩[1※] 张晨虹[2※] 韦伟[1] 尚敬[1] 郑瑞芝[1] 于璐[1] 王萍萍[1] 杨俊朋[1]
邓欣如[1] 张云[1] 汤莎莎[1] 史晓阳[1] 刘亚雷[1] 杨慧慧[1] 袁倩[1] 翟芮[2] 袁慧娟[1※]

(1.河南省人民医院内分泌代谢病科;2.上海交通大学生命科学技术学院)

※作者为共同第一

(本文已发表于 Diabetes Care 2021 年第 44 卷第 12 期,收录时有改动)

摘要:

目的:1 型糖尿病、2 型糖尿病均与肠道微生物失调有关。然而,肠道微生物群与成人隐匿型自身免疫性糖尿病(LADA)之间的关系仍不清楚,LADA 与经典的 1 型糖尿病和 2 型糖尿病具有相似的临床和代谢特征。我们应用多组学方法来鉴定 LADA 患者肠道微生物群和代谢谱的特征。方法:这项病例对照研究入组了 30 名 LADA 患者、29 名典型 1 型糖尿病患者、31 名 2 型糖尿病患者和 29 名健康个体,各组间年龄和性别匹配。通过 16S rRNA 基因测序鉴定肠道微生物群,通过非靶向液相色谱–质谱法测定粪便和血清代谢物。结果:与其他组相比,LADA 患者的肠道微生物群及其代谢产物的结构和组成显著不同,突出特点为短链脂肪酸产生菌严重缺乏。LADA 患者的肠道微生物群组成结构与 GAD 抗体阳性的 1 型糖尿病患者更为相似。同时,我们鉴定了 LADA 组和其他组之间不同的 7 个血清代谢物模块和 8 个粪便代谢物模块。结论:LADA 患者肠道微生物群特征及相关代谢产物与胰岛自身抗体、糖代谢指标、胰岛功能指标及炎症因子有关,肠道微生物可能参与 LADA 的发病机制。未来的纵向研究应探索通过调节肠道微生物群和相关代谢物是否可以改变自身免疫性糖尿病的自然病程,以寻求新的治疗方法。

关键词:隐匿型自身免疫性糖尿病;肠道菌群;多组学关联分析

成人隐匿型自身免疫性糖尿病(latent autoimmune diabetes in adult,LADA)已逐渐被人们熟知,是成年发病的自身免疫性糖尿病,与典型的 1 型糖尿病(type 1 diabetes mellitus,T1DM)和 2 型糖尿病(type 2 diabetes mellitus,T2DM)都有相似的遗传学、免疫学、代谢和临床特征[1-3]。相较于经典的 T1DM,LADA 自身免疫性 β 细胞的破坏进展较缓慢,且患者在首次确诊后至少 6 个月内不依赖胰岛素[1-3]。在已诊断为 T2DM 患者中,其中有 4%~14% 的患者被误诊,实为 LADA 患者。事实上,在一些少数民族中,LADA 比典型的青少年发病的 T1DM 患者发病率更高[3]。在对 T1DM 具有中度遗传易感性的背景下,一些环境因素可以触发胰岛自身免疫,导致胰岛 β 细胞凋亡,并可能促进 LADA 发生[4]。然而,LADA 发病的详细机制尚不清楚。

肠道微生物群被认为是 T1DM 和 T2DM 发病过程中不可缺少的环境因素,研究发现 T1DM 和 T2DM 患者肠道微生物群的结构和组成与健康人不同[5-6]。在 T1DM 动物模型中的研究表明,肠道微生物群可以调节 Toll 样受体 2/4 信号、肠黏膜中的辅助型 T17 淋巴细胞、性激素水平以及胰腺抗菌肽的分泌,都可能参与调节 β 细胞的自身免疫[7-9]。此外,在 T2DM 中,肠道微生物失调能够破坏肠道屏障功能,促进慢性代谢性炎症和肠道激素的分泌,包括胰高血糖素样肽 1 和肽 YY,影响胰岛素敏感性和胰岛素的分泌[10-11]。更重要的是,研究表明饮食干预(益生菌、膳食纤维补充剂等)以及粪菌移植均可调节肠道微生物群;亦有研究表明疫苗及某些影响肠道屏障功能的药物均为治疗糖尿病的新策略[12]。然而,尚未在 LADA 患者中进行此类研究,因此 LADA 与肠道微生物群、代谢组学之间的关系仍待研究。

本文中,我们比较了 LADA 患者、经典 T1DM 患者、T2DM 患者及健康受试者的肠道微生物群和代谢谱。此外,我们还阐明了肠道细菌共丰度组(co-abundance group,CAG)、代谢物模块和临床表型之间的关系。

1 材料与方法

1.1 研究参与者及招募

2019 年 2 月 3 日—2019 年 9 月 30 日在河南省人民医院,我们招募了 30 名 LADA 患者、29 名经典型 T1DM(在组别中予以 T1DM 组表示)患者、31 名 T2DM(在组别中予以 T2DM 组表示)患者和 29 名健康受试者(所有人年龄和性别相匹配,30~70 岁),全部为汉族。糖尿病的诊断按照世界卫生组织推荐的标准诊断[13]。LADA 的入组标准如下:①诊断年龄 30~70 岁;②诊断后最初 6 个月内未使用胰岛素;③至少一种自身抗体[GAD 抗体(GADA)、IA-2 抗体(IA-2A)或锌转运蛋白 8 抗体(ZnT8A)]阳性;④无酮症或酮症酸中毒[2,14]。经典 T1DM 的诊断依据是:①酮症或酮症酸中毒;②胰岛素替代治疗;③胰岛功能受损或至少一种自身抗体(GADA、IA-2A 或 ZnT8A)阳性。T2DM 的诊断依据是:①典型的高血糖病史;②不需要立即接受胰岛素治疗;③胰岛自身抗体阴性。所有健康受试者和 T2DM 患者的 GADA、IA-2A 和 ZnT8A 均为阴性。所有健康受试者都接受了标准的 75 g 口服葡萄糖耐量试验(oral glucose tolerance test,OGTT)以确认他们的血糖水平正常。所有糖尿病患者都接受了不同剂量的胰岛素或口服药物治疗,或两者兼有。排除标准包括:①继发性糖尿病;②急性或慢性炎症性疾病;③传染病;④妊娠;⑤恶性肿瘤;⑥类固醇或免疫抑制药物使用史>7 d;⑦在过去 3 个月内使用益生元、益生菌、抗生素或任何其他可能影响肠道微生物群的药物治疗>3 d;⑧胃肠道疾病;⑨既往胃肠道手术史;⑩肝和肾功能不全。

收集的人口统计学/临床指标包括年龄、性别、糖尿病病程、身高、体重、BMI、腰臀比、收缩压和舒张压。生化指标包括 75 g OGTT、C 肽释放试验、HbA1c、空腹血糖(fasting plasma glucose,FPG)、血脂谱、血细胞和血红蛋白计数、肝肾功能、自身抗体(GADA、IA-2A、ZnT8A)和炎症因子。计算了受试者 OGTT 期间葡萄糖(area under the curve for glucose levels,$AUC_{Glucose}$)和 C-肽(area under the curve for c-peptide levels,$AUC_{C-peptide}$)曲线下面积。

所有参与者都完成了一次病史采集,以确定健康状况、生活方式和药物使用情况。所有糖尿病患者都接受了糖尿病教育,并遵循糖尿病饮食。饮食摄入模式通过食物频率调查问卷来确定。

所有参与者都获得了书面知情同意,该项研究得到了河南省人民医院伦理委员会的批准。

1.2 自身抗体的测定

参照 Huang 等[15-16]所述方法,对 GADA、IA-2A 和 ZnT8A 进行检测。GADA、IA2A 和 ZnT8A 的阳性截止指数分别为 18 U/mL(世界卫生组织)、3.3 U/mL 和 0.011(ZnT8A 指数)。对阳性样品进行两次检测以确认。根据 2016 年胰岛自身抗体标准化计划,GADA 的敏感性和特异性分别为 82% 和 97.8%;IA-2A 分别为 76% 和 100%;ZnT8A 分别为 72% 和 100%。

1.3 炎性标志物的检测

入组后次日清晨采集外周静脉血,血清样品保存在-80 ℃ 直至进行分析。根据制造商的操作规范流程,使用定制的人类 Luminex 试剂盒(LXSAHM-08;R&D Systems,Minneapolis,MN)对血清白细胞介素-10(interleukin-10,IL-10)、肿瘤坏死因子-α(tumor necrosis factor-α,TNF-α)、IL-6 和 IL-1β 的水平进行定量。IL-10、TNF-α、IL-6、IL-1β 的检出限分别为 4.8~1 162,9.7~2 359,4.8~1 154,19.5~4 744 pg/mL。

1.4 脂多糖结合蛋白检测

根据制造商的说明,使用商用 ELISA 试剂盒(R&D Systems)检测血清脂多糖结合蛋白(lipopolysaccharide binding protein,LBP)水平(范围为 4.4~50 ng/mL)。

1.5　统计学处理

由于缺乏关于 LADA、经典的 T1DM、T2DM 和健康受试者之间肠道微生物群差异的数据，无法进行先验样本量估计。对于临床特征、血清 LBP 和炎症因子，相对频率和绝对频率被用作定性变量，而中位数和四分位数被用作定量变量。使用非参数 Mann–Whitney U 检验或 Kruskal–Wallis 检验来检验组间数量变量的差异。用 χ^2 检验或 Fisher 精确概率法来检验组间定性变量的差异。使用 SPSS 19.0 版（IBM Corporation，Chicago，IL）进行统计分析。

1.6　粪便 DNA 提取及 16S rRNA 基因测序

按照既定程序采集所有参与者的粪便样本，并将其保存在 −80 ℃ 下，使用 QIAamp Power Fecal Pro DNA Kit（QIAGEN，Hilden，Germany）提取基因组 DNA。通过 16S rRNA 基因测序鉴定粪便微生物群组成。针对 16S rRNA 基因 V3～V4 区域的 PCR 是使用以下引物进行的：上游引物序列为 5'-CCTACGGGNGGCWGCAG-3'，下游引物序列为 5'-GAC-TACHVGGGGTATCTAATCC-3'[17]。随后在 MiSeq 平台（Illumina，San Diego，CA）上进行扩增子测序，以产生 300 bp 的配对末端读数；来自所有 119 个粪便样本的 DNA 被包括在相同的测序过程中。

1.7　测序数据分析

使用 QIIME2 2019.7 管道[18]对测序数据进行解复用，并将正向和反向读数分别修剪为 268 bp 和 194 bp。平均使用 48 972 个读数作为输入；经过滤、去噪、合并正向和反向读取以及去除嵌合体，平均恢复了 26 908 个读数。使用 DADA2 插件鉴定扩增子序列变体（amplicon sequence variant，ASV）[19]。在使用 QIIME2 多样性核心–度量–系统发育插件进行粪便微生物组分析之前，样本被随机化采样到相同深度的 20 148 个读数。生成的原始测序数据在国家生物技术信息中心公开获取，登录号为 no. SRP272175（https://www. ncbi. nlm. nih. gov/bioproject/? term = PRJNA646610）。利用 QIIME2 中的核心–度量–系统发育管道构建了具有代表性的 ASV 序列的系统发育树，并基于 SILVA Release 132 数据库对 ASV 进行了注释[20]。在 R3.6.1 中使用 vegan（https://crean. r-project t. org/web/Packages/vegan/index. html）进行多元方差分析，以计算每个宿主因素的变化。用 QIIME2 评价样本的多样性、丰富度和均匀度。根据解释率计算出各寄主生理因子；P 值是基于 9 999 次置换生成的。为了检测肠道微生物群的变化，在 QIIME2 中计算了所有样本的 Bray–Curtis 距离。ASV 丰度表用于基于 Bray–Curtis 距离的主坐标分析（principal coordinate analysis，PCoA）和偏最小二乘判别分析（partial least squares discriminant analysis，PLS–DA）。使用 QIIME2 进行 PCoA，并使用 GraphPad Prism 8（GraphPad

Software,San Diego,CA)进行可视化;使用 R3.6.1 中的 mixOmics 进行 PLS-DA 检查和绘制[21]。通过线性判别分析效应大小来识别组间差异性 ASV(https://huttenhower. sph. harvard. edu/galaxy)。主要的 ASV 被定义为 LADA 组与健康组、T1DM-A 组[GADA 阳性组(GADA-P)]、T1DM-B 组[GADA 阴性组(GADA-N)]和 T2DM 组之间的差异 ASV。使用 R3.6.1 中 WGCNA(加权基因共表达网络分析)和 Ward 聚类算法,根据主要 ASV 的 Spearman 相关性对 CAG 进行聚类[22]。CAG 网络在 Cytoscape 3. 7. 2 中可见(https://github. com/cytoscape/cytoscape)。

采用 Prism 8.0.1 中的 Kruskal-Wallis 检验和 Dunn 事后分析,将健康组、T1DM-A 组、T1DM-B 组、T2DM 组与 LADA 组的 ASV 和 CAG 的丰度进行比较;LADA 组、T1DM-A 组、T1DM-B 组、T2DM 组与健康组也进行了比较,当 $P<0.05$ 时,认为差异有统计学意义。使用 PICRUSt 2(通过重建未观察到的状态对群落的系统发育调查2)从 ASV 预测肠道微生物群的功能。利用京都基因百科全书和基因组数据库(https://www. kegg. jp)确定丰富的途径。使用 R 包 MASS 对 LADA 与健康组、T1DM-A、T1DM-B 和 T2DM 组之间以及健康组与 T1DM-A、T1DM-B 和 T2DM 组之间进行 Wilcoxon 秩和检验(每个路径)。用 MatLab R2019b 计算 Spearman 相关系数并进行所有相关分析;采用相同的软件设计所有的热图。

1.8 非靶向代谢组学研究

使用 1290 Infinity LC 系统(Agilent, Santa Clara, CA)与 TripleTOF 6600 系统(SCIEX,Framingham,MA)对粪便和血清样本进行代谢谱分析。根据 Zhou 等[23]描述的方法设置电喷雾电离源。通过与先前报道的保留时间、电荷/质量比和碎裂模式的比较对代谢物进行表征[24]。

1.9 代谢组学数据分析

根据 10 倍交叉验证的正交 PLS-DA 模型生成的投影中的变量重要性来识别差异代谢物,阈值为 1,然后在单变量水平上用调整后的 $P<0.05$ 进行验证。使用 R 包 WGCNA 对 LADA 组与健康组、T1DM-A 组、T1DM-B 组和 T2DM 组之间的不同的代谢物进行聚类。对血清和粪便代谢物分别进行分析。对研究中的所有个体都计算了代谢物符号加权共丰度相关网络[24]。代谢物关联的软阈值 $\beta=14$ 是基于无标度拓扑学标准选择的。使用深度分割为 4 和最小聚类大小为 3 的动态混合树切割算法来识别聚类[25]。Hub 代谢物被定义为每个模块中具有最高模块成员 P 值的代谢物。利用 MATLAB R2019b 绘制了代谢产物模块的热图。

根据 Bray-Curtis 距离,对健康人、GADA-P(LADA 和 T1DMA)、GADA-N(T1DM-B)和 T2DM 患者在正离子和负离子模式下检测到的粪便和血清代谢物进行了 PCoA。在

QIIME2 中使用 Kruskal-Wallis 检验和 Dunn 后处理分析进行比较。在 Prism 8.0.1 中,使用 Kruskal-Walris 检验和 Dunn 事后分析,将健康组、T1DM-A 组、T1DM-B 组和 T2DM 组中的代谢物模块丰度与 LADA 组中的代谢产物模块丰度进行比较;LADA、T1DM-A、T1DM-B 和 T2DM 组的代谢物模块的丰度也与健康组进行比较。当 P<0.05 时,差异有统计学意义。

1.10 多组学相关分析

用 MATLAB R2019b 计算肠道微生物群 CAG、粪便代谢物模块、血清代谢物模块和临床参数之间的 Spearman 相关性。根据 Hochberg 和 Benjamini 描述的错误发现率(false discovery rate,FDR)值调整 P 值[26]。当 FDR<0.05,差异有统计学意义。多组学相关性的可视化使用 Cytoscape 3.7.2 进行。

2 结果

2.1 人体学测量指标和生化指标

表 2-1-1 列出了患者的人体学测量指标和生化指标。LADA 组的糖尿病病程比其余两个糖尿病组短。LADA 组、T1DM 组的平均 BMI 低于 T2DM 组和健康组。LADA 组、经典 T1DM 组和 T2DM 组的空腹血糖和糖化血红蛋白水平显著高于正常对照组;而 LADA 组和 T1DM 组空腹 C 肽水平则低于 T2DM 组和正常对照组。血压水平在 4 组间没有统计学差异。T2DM 组的高密度脂蛋白胆固醇(high density liptein cholesterol,HDL-c)水平显著低于其他组。LADA 组 IL-10 水平显著低于其他组。3 个糖尿病组患者 TNF-α 水平均显著高于健康组。LADA 组和 T1DM 组的 IL-6、IL-1β 水平显著低于 T2DM 组,但显著高于健康组。3 个糖尿病组 LBP 水平均高于健康组,其中 LADA 组 LBP 水平最高。

表 2-1-1　4 组人体学测量指标和生化指标

项目	健康组 (n=29)	T2DM 组 (n=31)	LADA 组 (n=30)	T1DM 组 (n=29)	P
男性/女性	11/18	11/20	10/20	11/18	
年龄/岁	34.0 (28.50,52.5)	39.0 (31.00,48.0)	36.5 (30.5,45.0)	35.0 (31.0,47.5)	0.932
糖尿病病程/月		36.0 (12.0,84.0)	24.0 (2.5,36.0)	36.0 (13.0,108.0)	<0.001
BMI/(kg/m²)	22.14 (19.99,24.41)	23.51 (21.22,25.40)	20.48 (18.31,22.29)	21.85 (20.79,23.02)	0.002
WHR	0.86 (0.83,0.92)	0.92 (0.87,0.94)	0.88 (0.83,0.94)	0.90 (0.85,0.93)	0.221

项目	健康组 ($n=29$)	T2DM 组 ($n=31$)	LADA 组 ($n=30$)	T1DM 组 ($n=29$)	P
SBP/mmHg	112 (106,120)	120 (110,130)	110 (106,125)	118 (109,130)	0.130
DBP/mmHg	71 (65,77)	75 (72,80)	73 (64,80)	77 (70,84)	0.060
HbA1c/%	5.30 (5.20,5.50)	9.00 (7.00,10.60)	9.10 (7.08,11.80)	8.60 (6.80,9.30)	<0.001
HbA1c/ (mmol/mol)	34 (33,37)	75 (53,92)	76 (54,105)	70 (51,78)	<0.001
FPG/(mmol/L)	4.75 (4.43,5.28)	6.90 (6.17,7.40)	6.80 (5.70,8.43)	7.00 (5.58,8.70)	<0.001
FCP/(ng/mL)	1.08 (0.86,1.36)	0.78 (0.50,1.26)	0.37 (0.26,0.50)	0.00 (0.00,0.05)	<0.001
TC/(mg/dL)	4.57 (4.12,4.89)	4.90 (3.68,5.33)	4.34 (3.87,5.27)	4.58 (4.08,5.21)	0.767
TG/(mg/dL)	1.08 (0.89,1.21)	1.35 (0.97,2.12)	0.91 (0.62,1.43)	1.03 (0.76,1.50)	0.050
HDL-C/(mg/dL)	1.36 (1.26,1.56)	1.15 (0.94,1.27)	1.33 (1.10,1.62)	1.23 (1.07,1.55)	0.004
LDL-C/(mg/dL)	2.56 (2.38,2.78)	2.99 (2.16,3.27)	2.33 (1.85,3.03)	2.34 (2.03,2.84)	0.185
IL-10/(pg/mL)	1.63 (1.23,1.93)	1.44 (1.21,1.66)	1.32 (1.03,1.48)	1.44 (1.22,1.77)	0.008
TNF-α/(pg/mL)	4.49 (4.06,5.09)	5.60 (5.16,6.28)	5.44 (4.60,6.74)	5.20 (4.26,6.67)	0.002
IL-6/(pg/mL)	1.09 (0.92,1.27)	2.69 (1.55,5.68)	1.61 (1.25,2.74)	1.74 (1.18,3.04)	<0.001
IL-1β/(pg/mL)	2.19 (2.03,2.64)	3.03 (2.47,3.77)	2.67 (2.03,2.97)	2.47 (2.03,3.18)	<0.001
LBP/(ng/mL)	26.35 (23.58,29.24)	32.91 (29.41,36.50)	34.73 (29.48,39.89)	29.88 (26.62,33.44)	<0.001

注:数据均用中位数(上、下四分位数)表示。DBP:舒张压;FCP:空腹 C 肽;HDL-C:HDL 胆固醇;LDL-C:LDL 胆固醇;SBP:收缩压;TC:总胆固醇;TG:甘油三酯;WHR:腰臀比。

2.2 LADA 患者肠道微生物群的特征

在丰富度(观察到的 ASV)、多样性(Shannon 指数)和均匀度(Pielou 指数)方面,4 组之间没有显著差异。但是,PLS-DA 的 PCoA 和评分图(图 2-1-1A)显示,肠道微生物群的结构和组成在 3 个糖尿病组和健康组之间有显著差异。此外,LADA 组和其他两个糖尿病组之间的微生物群结构有显著差异。临床分组、炎症因子、自身抗体 GADA 和药物使用与肠道微生物变量显著相关($P<0.1$ 置换方差分析)(图 2-1-1B)。由于 GADA 是肠道微生物群变化的一个很强的解释因素,经典的 T1DM 组又被进一步分为 T1DM-A 组(GADA 阳性)和 T1DM-B 组(GADA 阴性)。T1DM-A 组的微生物群结构与 LADA 组最相似,而 T2DM 组的微生物群结构与 LADA 组最不相似(图 2-1-1C 和图 2-1-1D)。

在临床特征方面,与 LADA 组和 T1DM-A 组相比,T1DM-B 组显示较低的 BMI、$AUC_{C肽}$和血清脂多糖结合蛋白水平,但糖尿病病程更长。

此外,我们鉴定了 139 个 ASV 来探索 LADA 特异的微生物群,并根据 Spearman 相关分析构建了 12 个 CAG(图 2-1-1E)。CAG2(*Ruminococcaceae* 和 *Lachnospiraceae*)、CAG4(如 *Parabacteroides* spp.)、CAG5(主要在 Clostridiaceae)、CAG6(包括 *Prevoella* spp.)的丰度在 LADA 患者中显著低于健康组。LADA 组中 CAG4 和 CAG6、CAG6 和 CAG12(*Ruminococcaceae* 和 *Lachnospiraceae*)以及 CAG4 的丰度也分别显著低于 T1DM-A、T1DM-B 和 T2DM 组(图 2-1-1F)。总而言之,这些发现表明 LADA 患者具有独特的肠道微生物群,在结构和组成上与健康受试者和典型的 T1DM 和 T2DM 患者不同。

为进一步分析,基于已得出的 16S rRNA 基因测序数据,使用 PICRUSt2 预测了潜在的代谢富集通路。氨基酸、碳水化合物和脂质代谢通路,包括涉及缬氨酸、亮氨酸和异亮氨酸降解以及脂肪酸生物合成通路等,在 LADA 组中显著下调,而次级胆汁酸生物合成途径上调(与健康对照组相比)。与 T2DM 组相比,氨基酸、辅因子和维生素的途径(如苯丙氨酸代谢)在 LADA 组也显著下调。然而,LADA 组与 T1DM 组相比没有检测到差异。

考虑到由自身免疫性 β 细胞破坏引起的所有形式的糖尿病都应归类为 T1DM,LADA 和经典的 T1DM 患者被共同分类为 GADA-P 组和 GADA-N 组。GADA-P 组、GADA-N 组、T2DM 组和健康组之间的 α 多样性没有显著差异。然而,GADA-P 组和健康组之间肠道微生物群的结构和组成明显不同。

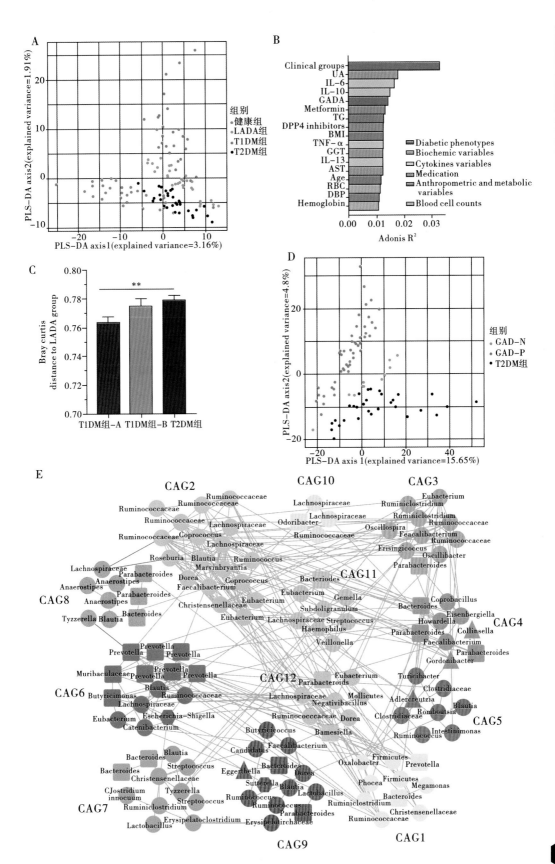

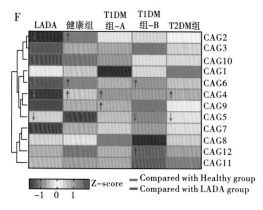

图2-1-1 LADA背景下主要ASV模块的识别

A:健康受试者和LADA、T1DM和T2DM患者的肠道微生物群的PLS-DA。B:条形图显示了与基于Bray-Curtis距离的肠道微生物群变化显著相关的顶级生理因素。条形图的颜色代表了它们的临床类别。用置换多因素方差分析计算尺寸效应和统计学意义。当$P<0.1$时,这种关联被认为是显著的。C:T1DM-A、T1DM-B和T2DM组与LADA组肠道微生物群的样本间Bray-Curtis距离。**$P<0.01$。D:LADA、T1DM-A、T1DM-B和T2DM患者肠道微生物群的PLS-DA。E:12个CAGs的网络图。使用QIIME2 q2特征分类器鉴定的细菌门的分类被表示在节点上。矩形节点代表 *Bacteroidetes*,三角形的节点代表 *Actinobacteria*,圆形的节点代表 *Firmicutes*,六边形的节点代表 *Proteobacteria*,菱形的节点代表 *Tenericutes*。节点之间的线条表示相关性;仅绘制幅度>0.3的相关性。红线表示正相关,蓝线表示负相关。F:不同组中12个CAG丰度的Z分数。Z分数通过减去平均丰度并除以所有样本的SD来转换。蓝色代表负Z分数,橙色代表正Z分数。使用Kruskal-Wallis检验和Dunn后分析比较5组中每个CAG的相对丰度。显著差异($P<0.05$)用箭头表示;向上的箭头表示显著较高的丰度,而向下的箭头表示显著较低的丰度。DBP:舒张压;DPP4:二肽基肽酶4;GGT:谷氨酰转肽酶;RBC:红细胞;TG:甘油三酯;UA:尿酸。

2.3 LADA患者粪便和血清代谢物的特征

糖尿病患者的粪便和血清代谢物与健康受试者显著不同。值得注意的是,LADA患者的代谢产物谱与T1DM和T2DM患者显著不同(图2-1-2)。根据正交PLS-DA模型,在所有受试者中,我们分别在正离子模式和负离子模式下在粪便中鉴定了422和317种代谢物,这些代谢物被分为12个共丰度簇。此外,我们在血清中鉴定了178和147种代谢物(分别为阳性和阴性模式),这些代谢物被归入11个共丰度簇。与健康人相比,糖尿病患者粪便代谢产物模块(如二肽、中链脂肪酸、己糖)含量较低,而大多血清代谢物模块(如环己醇、谷氨酸及其衍生物、α-氨基酸、脯氨酸及其衍生物)含量较高。值得注意的是,在粪便代谢物方面,LADA组与T1DM-A组相比胸腺嘧啶丰度较低,而LADA和T2DM组相比,二肽(包括酪氨酸、苯丙氨酸、缬氨酸和异亮氨酸)的丰度较高。此外,在血清代谢物方面,LADA组的脯氨酸及其衍生物含量高于T1DM-A组,而谷氨酸及其衍生物和α-氨基酸的含量低于T1DM-B组。有趣的是,尽管PCoA显示,对于粪便代谢产物,仅在3个糖尿病组(GADA-P,GADA-N,T2DM)和健康受试者之间观察到差异,但对于血清代谢物而言,3个糖尿病组和健康受试者之间以及GADA-P组和GADA-N组之间存在差异。因此,总的来说,这些结果表明,糖尿病患者的代谢产物谱与健康人显著不同,并且LADA患者与T1DM-A、T1DM-B和T2DM患者的代谢物水平也不同。

糖尿病微生态机制探索

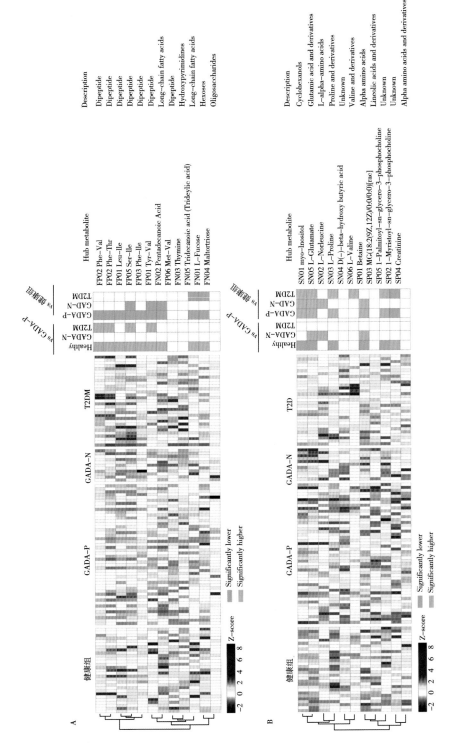

图 2-1-2 LADA 背景下主要粪便和血清代谢物模块的鉴定

12 个粪便代谢物模块(A)和 11 个血清代谢物模块(B)在 LADA、健康、T1DM-A、T1DM-B 和 T2DM 组中的分布。通过减去所有样品的平均丰度并除以 SD,将丰度分布转换为 Z 分数。使用 Kruskal-Wallis 检验和 Dunn 事后分析对 5 组中每个模块的丰度进行比较。P<0.05 表示差异有统计学意义。

2.4 肠道微生物群、粪便代谢物、血清代谢物与临床表型之间的关系

随后,我们分析了所有参与者的肠道微生物群、粪便代谢物、血清代谢物和临床表型之间的相关性(图2-1-3)。

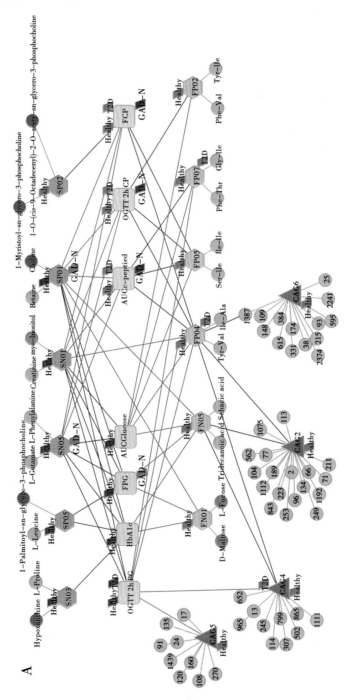

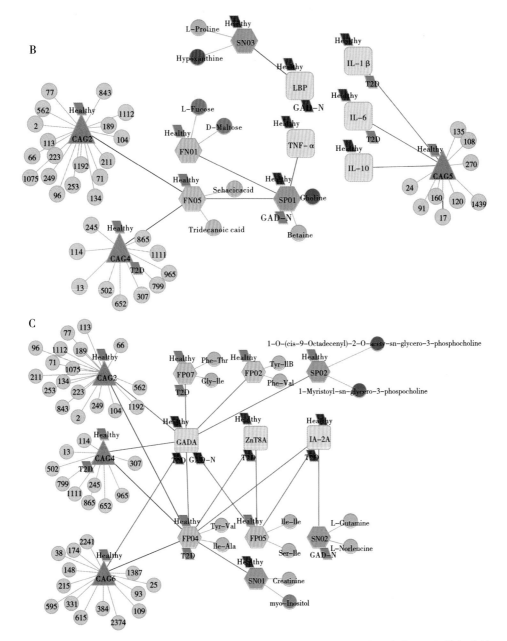

图 2-1-3　LADA 背景下肠道微生物群、宿主粪便或血清代谢物和宿主临床表型之间的相关性

A：肠道微生物群、粪便代谢物、血清代谢物和血糖相关的临床表型的 Spearman 相关网络。B：肠道微生物群、粪便代谢物、血清代谢物和与炎症相关的临床表型的 Spearman 相关网络。C：肠道微生物群、粪便代谢物、血清代谢物和自身免疫抗体的 Spearman 相关网络。红线表示正相关（FDR<0.05），蓝线表示负相关（FDR<0.05）。2 h CP：餐后 2 h C 肽；2 h PG：餐后 2 h 血糖；FCP：空腹 C 肽。

6 种粪便代谢物模块,主要是含二肽的支链氨基酸(branched-chain amino acid, BCAA)(缬氨酸、亮氨酸和异亮氨酸)和芳香族氨基酸(aromatic amino acid, AAA)(酪氨酸和苯丙氨酸),与葡萄糖代谢相关参数呈负相关,但与胰岛功能相关参数呈正相关。相反,6 个血清代谢物模块与葡萄糖代谢相关参数呈正相关,与胰岛功能相关参数呈负相关。LADA 组的粪菌共丰度群 CAG2、CAG4 和 CAG6 丰度较低,并通过粪便代谢物与糖代谢和胰岛功能相关参数相联系。CAG5 与 IL-6、IL-1β 呈负相关,而 CAG2、CAG4 通过粪便和血清代谢产物与肿瘤坏死因子-α 呈正相关。L-脯氨酸、次黄嘌呤与脂多糖结合蛋白呈正相关。值得注意的是,CAG2、CAG4、CAG6 及其粪便代谢物支链氨基酸和芳香族氨基酸均与 GADA 呈负相关;此外,粪便代谢物支链氨基酸和芳香族氨基酸也与 ZnT8A 和 IA-2A 呈负相关。

3 讨论

在这项研究中,我们发现 LADA 患者的肠道微生物群和代谢物的特征与健康受试者以及典型的 T1DM 和 T2DM 患者显著不同。此外,我们发现肠道微生物群、粪便代谢物、血清代谢物和临床表型之间存在相关性。值得注意的是,与其他组比较,LADA 患者的肠道微生物群表现出显著的特征(例如, *Faecalibacterium* spp.、*Roseburia* spp. 和 *Blautia* spp. 的丰度显著降低)。这些是短链脂肪酸(short-chain fatty acid, SCFA)的产生细菌。已知产生短链脂肪酸的细菌对葡萄糖代谢有积极影响,它们增强肠道屏障功能,减少慢性炎症,调节肠道激素以提高胰岛素敏感性和降低胰腺自身免疫[27-29]。T1DM 和 T2DM 患者肠道微生物群的结构和组成与健康者不同,其产生短链脂肪酸的细菌数量减少[9,30]。我们的研究发现,LADA 患者无论与健康受试者相比,还是与典型的 T1DM 和 T2DM 患者相比,产生 SCFA 的细菌均严重不足。因此,LADA 患者肠道中短链脂肪酸产生细菌的严重缺乏可能参与了疾病的发生和发展。然而,还需要进一步的研究来确定关键的微生物群组分,并探究它们与疾病的相关作用机制。

我们发现自身抗体 GADA 与微生物群的结构和组成密切相关,与产生短链脂肪酸的细菌呈负相关。GADA 是参与 β 细胞特异性免疫反应的最有效的自身抗原之一。LADA 被认为是一类在基因易感性、自免疫程度和表型等方面都存在很大异质性的疾病,潜在原因可能涉及启动胰岛自身免疫的异质性途径和细胞反应的异质性[31]。有趣的是,动物研究发现,肠道微生物产生的短链脂肪酸乙酸盐和丁酸盐可以保护非肥胖糖尿病小鼠免受胰岛炎的影响,并减缓糖尿病的进展,而饮食中的丁酸盐可以改善调节性 T 细胞数量并增强调节性 T 细胞功能[32]。同时,一些横断面研究表明,GADA 滴度与自身免疫性糖尿病的表型异质性相关,特别是在 LADA 患者中[33-34]。我们目前的研究结果与此相似。因此,我们假设肠道微生物群可能显著影响自身免疫性糖尿病的临床分类和治疗。我们对这些疾病的了解还不够充分,还需要进一步探索,而肠道微生物群可能会提供新的见解。

我们还鉴定了粪便和血液中的特定代谢物,如肠道细菌产生的支链氨基酸和芳香族氨基酸,在 LADA 患者和其他糖尿病患者中是不同的。值得注意的是,它们与葡萄糖代谢相关。其他研究发现,支链氨基酸和芳香族氨基酸与胰岛素敏感性或抵抗力有关[35]。大型人群研究发现,饮食中大量摄入支链氨基酸会增加患 T2DM 的风险[36-37]。相反,动物研究表明,特别富含亮氨酸的饮食可以改善葡萄糖稳态[38]。而且研究表明,降低饮食中的支链氨基酸可以改善胰岛素敏感性,增加能量消耗[39]。其机制可能与激活哺乳动物靶标雷帕霉素,影响胰岛素敏感性有关[40]。因此,支链氨基酸和芳香族氨基酸可能影响 LADA 患者的糖代谢和敏感性,并促进自身抗体的表达。

然而,由于本研究的样本量相对较小,需要进行多中心、大规模的试验来验证我们的结果。并且,由于这是一项横断面研究,仅能证明相关关系而非因果关系。未来的纵向研究对于探索肠道微生物群和代谢的调节是否能够改变 LADA 的自然进程是至关重要的;LADA 患者中共生细菌参与免疫调节的机制需要进一步的研究。

4 结论

在这项研究中,我们发现 LADA 患者的肠道微生物群和代谢谱具有独有的特征,不同于健康人及 1 型和 2 型糖尿病患者。此外,我们发现这些特征与葡萄糖代谢、胰岛功能、炎症因子和自身免疫状态相关,提示其与 LADA 的发生和发展有关。总而言之,这项研究的发现可能会为自身免疫性糖尿病提供新的线索。

参考文献

[1] MISHRA R,CHESI A,COUSMINER D L,et al. Relative contribution of type 1 and type 2 diabetes loci to the genetic etiology of adult-onset,non-insulin-requiring autoimmune diabetes[J]. BMC Med,2017,15(1):88.

[2] ZHOU Z,XIANG Y,JI L,et al. Frequency,immunogenetics,and clinical characteristics of latent autoimmune diabetes in China(LADA China study):a nationwide,multicenter,clinic-based cross-sectional study[J]. Diabetes,2013,62(2):543-550.

[3] LAUGESEN E,ØSTERGAARD J A,LESLIE R D. Latent autoimmune diabetes of the adult:current knowledge and uncertainty[J]. Diabet Med,2015,32(12):1670.

[4] BUZZETTI R,ZAMPETTI S,MADDALONI E. Adult-onset autoimmune diabetes:current knowledge and implications for management[J]. Nat Rev Endocrinol,2017,13(11):674-686.

[5] BURCELIN R,SERINO M,CHABO C,et al. Gut microbiota and diabetes:from pathogenesis to therapeutic perspective[J]. Acta Diabetol,2011,48(4):257-273.

[6] NICHOLSON J K,HOLMES E,KINROSS J,et al. Host-gut microbiota metabolic interactions[J]. Science,2012,336(6086):1262-1267.

[7] YANG Y,TORCHINSKY M B,GOBERT M,et al. Focused specificity of intestinal TH17 cells towards commensal bacterial antigens[J]. Nature,2014,510(7503):152-156.

[8] KNIP M,SILJANDER H. The role of the intestinal microbiota in type 1 diabetes mellitus[J]. Nat Rev Endocrinol,2016,12(3):154-167.

[9] THOMAS R M,JOBIN C. Microbiota in pancreatic health and disease:the next frontier in microbiome research[J]. Nat Rev Gastroenterol Hepatol,2020,17(1):53-64.

[10] HARTSTRA A V,NIEUWDORP M,HERREMA H. Interplay between gut microbiota, its metabolites and human metabolism:dissecting cause from consequence[J]. Trends Food Sci Technol,2016,57:233-243.

[11] TILG H,ZMORA N,ADOLPH T E,et al. The intestinal microbiota fueling metabolic inflammation[J]. Nat Rev Immunol,2020,20(1):40-54.

[12] LI X,WATANABE K,KIMURA I. Gut microbiota dysbiosis drives and implies novel therapeutic strategies for diabetes mellitus and related metabolic diseases [J]. Front Immunol,2017,8:1882.

[13] ALBERTI K G,ZIMMET P Z. Definition,diagnosis and classification of diabetes mellitus and its complications. Part 1:diagnosis and classification of diabetes mellitus provisional report of a WHO consultation[J]. Diabet Med,1998,15(7):539-553.

[14] HAWA M I,THIVOLET C,MAURICIO D,et al. Action LADA Group. Metabolic syndrome and autoimmune diabetes:Action LADA 3[J]. Diabetes Care,2009,32(1):160-164.

[15] HUANG G,XIANG Y,PAN L,et al. Zinctransporter 8 autoantibody (ZnT8A) could help differentiate latent autoimmune diabetes in adults (LADA) from phenotypic type 2 diabetes mellitus[J]. Diabetes Metab Res Rev,2013,29(5):363-368.

[16] HUANG G,YIN M,XIANG Y,et al. Persistence of glutamic acid decarboxylase antibody (GADA) is associated with clinical characteristics of latent autoimmune diabetes in adults:a prospective study with 3-year follow-up[J]. Diabetes Metab Res Rev,2016,32 (6):615-622.

[17] KLINDWORTH A,PRUESSE E,SCHWEER T,et al. Evaluation of general 16S ribosomal RNA gene PCR primers for classical and next-generation sequencing-based diversity studies[J]. Nucleic Acids Res,2013,41(1):e1.

[18] BOLYEN E,RIDEOUT J R,DILLON M R,et al. Reproducible,interactive,scalable and extensible microbiome data science using QIIME 2[J]. Nat Biotechnol,2019,37(8): 852-857.

[19] CALLAHAN B J,MCMURDIE P J,ROSEN M J,et al. DADA2:high-resolution sample inference from illumina amplicon data[J]. Nat Methods,2016,13(7):581-583.

［20］PRUESSE E,PEPLIES J,GLOCKNER F O. SINA:accurate high-throughput multiple se-quence alignment of ribosomal RNA genes［J］. Bioinformatics,2012,28(14):1823-1829.

［21］ROHART F,GAUTIER B,SINGH A,et al. MixOmics:an R package for 'omics feature selection and multiple data integration［J］. PLoS Comput Biol,2017,13(11):e1005752.

［22］LANGFELDER P,HORVATH S. WGCNA:an R package for weighted correlation network analysis［J］. BMC Bioinformatics,2008,9:559.

［23］ZHOU X,LIU L,LAN X,et al. Polyunsaturated fatty acids metabolism,purine metabolism and inosine as potential independent diagnostic biomarkers for major depressive disorder in children and adolescents［J］. Mol Psychiatry,2019,24(10):1478-1488.

［24］LANGFELDER P,HORVATH S. Fast R functions for robust correlations and hierarchi-cal clustering［J］. J Stat Softw,2012,46(11):i11.

［25］LANGFELDER P,ZHANG B,HORVATH S. Defining clusters from a hierarchical cluster tree:the Dynamic Tree Cut package for R［J］. Bioinformatics,2008,24(5):719-720.

［26］HOCHBERG Y,BENJAMINI Y. More powerful procedures for multiple significance tes-ting［J］. Stat Med,1990,9(7):811-818.

［27］KIM CH. Microbiota or short-chain fatty acids:which regulates diabetes［J］. Cell Mol Im-munol,2018,15(2):88-91.

［28］CANFORA E E,MEEX R C R,VENEMA K,et al. Gut microbial metabolites in obesity,NAFLD and T2DM［J］. Nat Rev Endocrinol,2019,15(5):261-273.

［29］WEN L,WONG F S. Dietary short-chain fatty acids protect against type 1 diabetes［J］. Nat Immunol,2017,18(5):484-486.

［30］WU H,TREMAROLI V,SCHMIDT C,et al. The gut microbiota in prediabetes and diabe-tes:a population-based cross-sectional study［J］. Cell Metab,2020,32(3):379-390.

［31］ILONEN J,LEMPAINEN J,VEIJOLA R. The heterogeneous pathogenesis of type 1 diabe-tes mellitus［J］. Nat Rev Endocrinol,2019,15(11):635-650.

［32］MARINO E,RICHARDS J L,MCLEOD K H,et al. Gut microbial metabolites limit the frequency of autoimmune T cells and protect against type 1 diabetes［J］. Nat Immunol,2017,18(5):552-562.

［33］BUZZETTI R,DI PIETRO S,GIACCARI A,et al. High titer of autoantibodies to GAD identifies a specific phenotype of adult-onset autoimmune diabetes［J］. Diabetes Care,2007,30(4):932-938.

［34］HAWA M I,KOLB H,SCHLOOT N,et al. Adult-onset autoimmune diabetes in Europe is prevalent with a broad clinical phenotype:Action LADA 7［J］. Diabetes Care,2013,36(4):908-913.

［35］NEWGARD C B,AN J,BAIN J R,et al. A branched-chain amino acid-related metabolic signature that differentiates obese and lean humans and contributes to insulin resistance ［J］. Cell Metab,2009,9(4):311-326.

［36］ZHENG Y,LI Y,QI Q,et al. Cumulative consumption of branched-chain amino acids and incidence of type 2 diabetes［J］. Int J Epidemiol,2016,45(5):1482-1492.

［37］ISANEJAD M,LACROIX A Z,THOMSON C A,et al. Branched-chain amino acid,meat intake and risk of type 2 diabetes in the Women's Health Initiative［J］. Br J Nutr, 2017,117(11):1523-1530.

［38］ZHANG Y,GUO K,LEBLANC R E,et al. Increasing dietary leucine intake reduces diet-induced obesity and improves glucose and cholesterol metabolism in mice via multimechanisms［J］. Diabetes,2007,56(6):1647-1654.

［39］CUMMINGS N E,WILLIAMS E M,KASZA I,et al. Restoration of metabolic health by decreased consumption of branched-chain amino acids［J］. J Physiol,2018,596(4):623-645.

［40］YOON M S. The emerging role of branched-chain amino acids in insulin resistance and metabolism［J］. Nutrients,2016,8(7):405.

2 2型糖尿病患者眼表菌群的构成研究

王丽敏　常田　高山俊　石宏彩　袁慧娟*

（河南省人民医院内分泌代谢病科）

（本文已发表于《中华内分泌代谢杂志》2020年第36卷第7期，收录时有改动）

摘要：

目的：分析2型糖尿病患者和健康人群眼表菌群的差异，探讨眼表菌群与2型糖尿病角膜病变的关系。方法：选择50例受试者，分为2型糖尿病组和健康对照组。进行结膜囊分泌物细菌培养并通过16S rRNA测序，分析2型糖尿病患者眼表菌群与健康人眼表菌群的构成差异。结果：2型糖尿病患者和健康人在眼表菌群的多样性上存在显著差异，2型糖尿病患者短芽孢杆菌属和类芽孢杆菌属等明显高于健康对照组，而栖水菌属低于健康对照组。结论：眼表菌群构成的差异可能与2型糖尿病的发生有关。

关键词： 2型糖尿病；角膜病变；眼表菌群

近年来，糖尿病及其并发症的发病率显著升高，在糖尿病的诸多并发症中，眼部并发症主要为角膜和视网膜的病变，糖尿病角膜病变是糖尿病最早的眼部并发症之一，47%～64%的糖尿病患者会出现原发性糖尿病性角膜病变，目前已知的发病机制主要有异常糖代谢产物蓄积、生长因子表达量下降、氧化应激反应、角膜神经损害及干细胞异常等[1]。

正常角膜是无血管、富含神经末梢的透明组织，房水中的葡萄糖和泪膜中弥散的氧为角膜代谢提供必需的营养物质，而当房水中葡萄糖含量过高时，则会产生一系列角膜病变。糖尿病角膜病变的主要病理表现为神经纤维密度下降、分支减少，以及角膜神经营养障碍。1981年，Mannis等[2]首次提出糖尿病性角膜病变的概念，其主要临床特征包括角膜知觉阈值升高，敏感性降低，且降低程度与糖尿病的病程以及严重程度呈正相关。长期高血糖是导致角膜病变的重要病因，包括复发性角膜溃疡、角膜混浊、角膜水肿、敏感性降低等。

人体是多种微生物群落的聚居地，宿主与微生物群之间的动态互作对维持机体健康和疾病的稳态具有重要意义。虽然微生物暴露长期以来一直与人类各种疾病联系在一起，但直到最近才开始对共生菌群进行这方面的研究。2007年，美国国立卫生研究院启动了人类微生物组项目（HMP），以识别和鉴定健康成人和特定疾病患者体内的微生物[3]。越来越多的证据表明，眼表菌群具有强大的免疫调节功能，在健康眼睛的生理维持和眼病的发病机制中起着关键作用[4]。虽然已知肠道菌群受年龄和性别的影响，但其他因素如高血糖等是否影响成人眼表菌群,在很大程度上仍是未知的。大量临床研究发现,2 型糖尿病患者肠道微菌群与健康人存在差异,主要表现为肠杆菌科细菌数量增加,双歧杆菌和拟杆菌数量减少,血糖升高越明显,菌群失调越严重[5]。我们猜想,糖尿病患者眼表菌群和健康人群存在差异,并试图探究该差异是否与 2 型糖尿病有关。

1 材料与方法

1.1 研究对象

选择 2019 年 3 月至 4 月于河南省人民医院内分泌科就诊的 2 型糖尿病患者 25 例和社会招募的健康人群 25 例。将 2 型糖尿病患者和健康人群分为 2 型糖尿病组(Db 组)和非糖尿病组,即健康对照组(Ct 组)两组。研究对象必须满足全部标准才能入选,Db 组纳入标准:①年龄 18~70 岁;② 2 型糖尿病患者,根据 2011 年世界卫生组织诊断标准[6],凡符合下列条件之一者可诊断 2 型糖尿病,a. 有糖尿病典型症状(多饮、多食、多尿、体重下降),任意时间血糖≥11.1 mmol/L 或空腹血糖≥7.0 mmol/L;b. 葡萄糖耐量试验(OGTT),2 h 血糖≥11.1 mmol/L;③ 3 个月内没有使用过眼药。Ct 组纳入标准:与 2 型糖尿病患者组在年龄、性别等相匹配的无糖尿病或糖尿病前期状态,且不合并有其他可能影响本研究结果的眼病的健康人。排除标准:①近 3 月个内有使用任何眼部局部药物者;②有眼部激光治疗及眼部手术史患者;③有眼部外伤病史者;④有佩戴角膜接触镜既往史者;⑤有眼部炎症、翼状胬肉、青光眼、角膜营养不良等眼部疾病者;⑥除糖尿病及其并发症外有其他全身系统疾病(如全身免疫性疾病、结缔组织疾病等);⑦中、重度肾功能损伤(血肌酐>2 mg/dL 或 177 mmol/L),或肝功能异常(ALT>2 倍正常值上限)的患者;中、重度慢性阻塞性肺部疾病;重度高血压、脑血管意外患者;⑧伴有可能引起周围神经病的相关疾病,如骨关节炎、颈腰椎疾病、结缔组织病、外周血管疾病、副肿瘤性周围神经病、带状疱疹感染、甲状腺功能异常、重度营养不良者;⑨发生严重糖尿病并发症的患者,如糖尿病酮症、酮症酸中毒、乳酸酸中毒、糖尿病高渗状态、严重视网膜病等;⑩酗酒;⑪不能保证充足的时间参与本项目的。本研究经河南省人民医院伦理委员会批准,伦理号:(2019)伦审第(17)号。所有受试者均获得知情同意,并签署知情同意书。

1.2 样市及数据收集

对 2 组受试者进行眼表菌群样本取样。采集 2 组受试者结膜囊标本时先清洁眼睑皮肤,用无菌棉棒压迫其下眼睑,暴露结膜囊,用浸有生理盐水的无菌棉棒在结膜囊中旋转擦拭采集标本,禁止接触睫毛和外睑皮肤,防止污染。将标本迅速储存在−80 ℃超低温冰箱保存。采样过程符合正规无菌操作规范。

1.3　生物信息学分析和统计

①利用 16S rRNA 基因 V3N4 区作为目标扩增区进行 PCR,制备测序文库进行高通量测序分析（苏州金唯智生物科技有限公司）。②对获得的序列筛选后进行 OTU 归并划分。③根据 OTU 在不同样本中的丰度分布,评估每个样本的多样性水平。④对各组样本在不同分类水平的具体组成进行分析。⑤通过多变量统计学分析工具,进一步衡量不同组间的菌群结构差异及与差异相关的物种。⑥运用 SPSS 软件 Wilcoxon 秩和检验对两组之间的菌群差异进行分析,$P<0.05$ 为差异有统计学意义。

2　结果

2.1　临床数据分析

经统计分析,两组患者在年龄、性别构成、体重、肝肾功能等基线数据方面,差异无统计学意义（$P>0.05$）。糖化血红蛋白、OGTT 水平数据,差异有统计学意义（$P<0.05$）,具有可比性（表 2-2-1）。

表 2-2-1　两组研究人群临床资料（$n=25$）

项目	Db 组	Ct 组
年龄/岁	44.2±13.4	44.6±12.9
性别/（男／女）	12/13	12/13
体重/kg	60.06±5.11	56.87±4.71
糖化血红蛋白/%	7.88±0.82	5.35±0.63[*]
OGTT/AUC	38.15±1.10	20.07±0.96[*]
c(尿酸)/（μmol/L）	25.8±5.1	26.1±3.5
谷丙转氨酶/（U/L）	17.8±2.5	17.6±1.9
c(血肌酐)/（μmol/L）	53.1±3.2	49.8±2.7
c(总胆汁酸)/（μmol/L）	3.77±0.5	3.69±0.6

注:两组治疗前各基线资料比较,[*] $P<0.05$ 有统计学意义。

2.2　两组眼表菌群多样性分析

2.2.1　α 多样性变化

综合 ACE 指数、Chao1 指数、Simpson 指数、Shannon 指数、OTU 数量、Fisher 共 6 个指

标,将 Db 组与 Ct 组样本进行组间 Wilcoxon 秩和检验,结果显示 Db 组的 ACE 指数(434.80±14.30)、Chao1 指数(444.50±13.07)、OTU 数量(410.20±15.27)、Fisher(69.38±2.66)高于 Ct 组,差异具有统计学意义($P<0.05$),而 Simpson 指数和 Shannon 指数与 Ct 差异无统计学意义,见图 2-2-1。研究结果表明 Db 组眼表菌群样本的菌群丰度和多样性均高于 Ct 组。

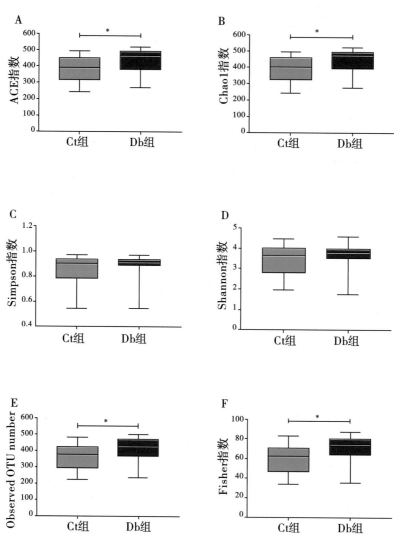

图 2-2-1　Db 组和 Ct 组人群眼表菌群 α 多样性比较

ACE 指数:用来估计群落中 OTU 数量。Chao1 指数:用来估计样品中所含 OTU 数目。Simpson 指数:用来估算样品中微生物多样性,数值越大,说明群落多样性越低。Shannon 指数:用来估算样品中微生物多样性,数值越大,说明群落多样性越高。* $P<0.05$。

2.2.2 β 多样性变化

两组研究对象样本眼表菌群可被区分开,具有较为明显的差异,Db 组的样本眼表菌群较分散,而 Ct 组的样本较集中。与 Ct 组相比,Db 病组 β 多样性出现显著差异,在 PC2 和 NMDS2 水平轴上区分更明显,见图 2-2-2。

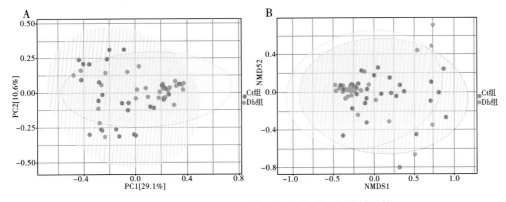

图 2-2-2　Db 组和 Ct 组人群眼表菌群 β 多样性比较

2.3　两组眼表菌群物种组成分析

2.3.1　门水平上两组样本眼表菌群的组结构差异

Db 组和 Ct 组样本眼表均检测出 13 个门,见图 2-2-3A,Ct 组门水平上主要为拟杆菌门(*Bacteroidetes*)、放线菌门(*Actinobacteria*)、变形菌门(*Proteobacteria*),而 Db 组样本中厚壁菌门(*Firmicutes*)含量多,且相较于 Ct 组各样本间差异更大。

两组研究样本丰度均值比较显示(图 2-2-3B),Db 组中占比最高的厚壁菌门和栖热菌门(*Thermus*)明显高于 Ct 组,梭杆菌门(*Fusobacteria*)微高于 Ct 组,放线菌门和变形菌门明显低于 Ct 组。

LEfSe 分析显示 Db 组在厚壁菌门及异常球菌门(*Deinococcus*)及其下的栖热菌属水平的相对丰度均较 Ct 组高,而在变形菌门、拟杆菌门水平的相对丰度均较 Ct 组低,差异均具有统计学意义(均 $P<0.05$,图 2-2-3C)。然后我们根据 LEfSe 分析所得的 LDA 值,分别选取最大值和最小值进行更加深入的分析,其中 LDA 最大值对应的是变形菌门,而最小值对应的是厚壁菌门。运用 Wilcoxon 秩和检验对两组样本进行组间物种丰度差异显著性分析,显示 Db 组厚壁菌门占比明显高于 Ct 组(44.48% *vs* 32.63%,$P=0.005$),而变形菌门明显低于 Ct 组(16.93% *vs* 27.62%,$P=0.003$),差异均具有统计学意义,见图 2-2-3D、图 2-2-3E。

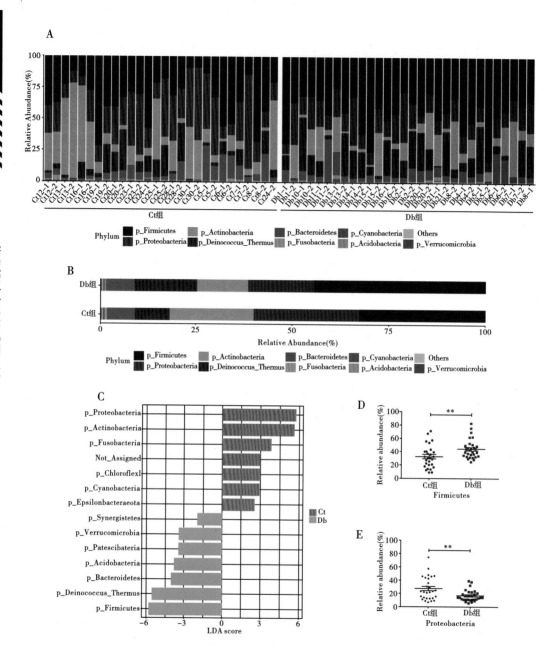

图 2-2-3　门水平上两组样本眼表菌群结构的差异分析

A:两组样本在菌群门水平上的结构差异;B、C:两组样本的菌群丰度均值比较图;D、E:两组样本厚壁菌门、变形菌门丰度差异分析。

2.3.2　属水平上两组样本眼表菌群的结构差异

属水平上 Db 组样本检测出 201 个属,Ct 组样本检测出 213 个属,各样本间差异较大,且两组间优势菌属有差异(图 2-2-4A)。两组样本丰度均值比较显示(图 2-2-4B),Db

组中占比最高的粪杆菌属（*Faecalibacterium*）、栖热菌属、拟杆菌属、奈瑟菌属（*Neisseria*）高于 Ct 组,放线菌属低于 Ct 组。

LEfSe 分析显示 Db 组在类芽孢杆菌属（*Paenibacillus*）、瘤胃菌属（*Ruminococcaceae*）相对丰度均较 Ct 组高,而在栖水菌属（*Enhydrobacter*）及其所属的纲、门水平的相对丰度均较 Ct 组低,差异均具有统计学意义(均 $P<0.05$,图 2-2-4C)。然后我们根据 LEfSe 分析所得的 LDA 值,选取 LDA 值差异较大的代表菌属进行更加深入的分析。运用 Wilcoxon 秩和检验对两组样本进行组间物种丰度差异显著性分析,结果显示 Db 组短芽孢杆菌属（*Brevibacillus*）和类芽孢杆菌属（*Paenibacillus*）占比明显高于 Ct 组(2.69% *vs* 1.11%,$P=0.009$;0.90% *vs* 0.14%,$P=0.007$),而栖水菌属（*Enhydrobacter*）明显低于 Ct 组 (1.05% *vs* 4.80%,$P=0.004$),差异均具有统计学意义(图 2-2-4D、图 2-2-4E、图 2-2-4F)。

3 讨论

这项研究发现中国中部地区 2 型糖尿病患者眼表菌群和健康人群存在差异。本研究发现糖尿病患者眼表菌群短芽孢杆菌属和类芽孢杆菌属高于健康对照组,而栖水菌属低于健康对照组。

α 多样性和 β 多样性是反映菌群个体内和个体间富集程度及均匀程度的指标。糖尿病对患者的眼表结构比如结膜和角膜具有重要影响。目前在临床上,已发现糖尿病患者会出现许多角膜和结膜功能不良,例如结膜炎和角膜溃疡、持续性上皮缺损、角膜水肿等。因此当这些和外界接触的眼表结构发生病变,其表面附着的菌群结构也会发生剧烈的变化,比如致病菌的增加会导致眼表菌群多样性的下降,进而破坏眼表菌群和眼表免疫系统之间的稳态平衡。如结果所示,我们可以用 α 多样性和 β 多样性来了解糖尿病患者眼表菌群的变化。

短小芽孢杆菌在人体内可以通过生物夺氧,促进有益厌氧微生物的生长繁殖,维持肠道生态平衡,同时增强机体免疫功能,促进动物的抗病能力,促进动物肠道发育,增强内源消化酶的活性[7]。类芽苞杆菌属细菌对外界有害因子抵抗力强,保湿性强,可以产生丰富的代谢物:合成多种有机酸、酶、生理活性等物质,以及其他多种容易被利用的养分,抑菌、灭害力强,抑制、病原菌等有害微生物的生长繁殖[8]。我们猜测 2 型糖尿病患者由于肠道菌群发生变化,通过免疫等途径导致眼表菌群发生变化,导致优势菌群产生以抵抗角膜发生的病变。

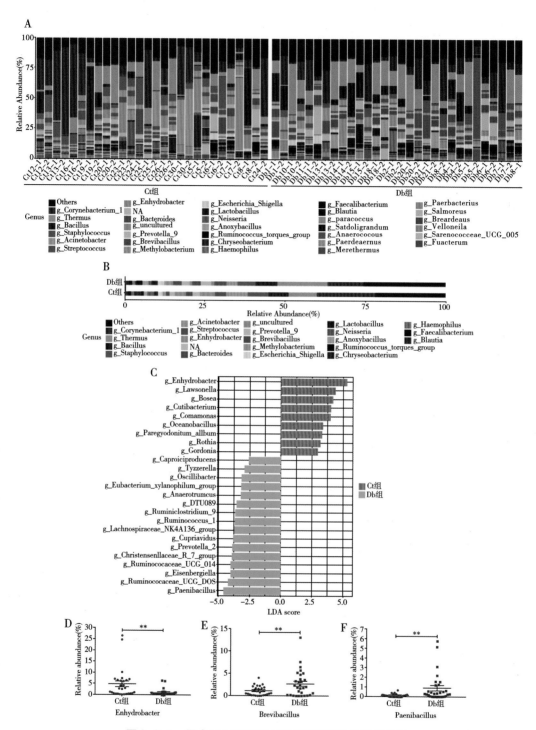

图 2-2-4　属水平上两组样本眼表菌群结构的差异分析

A:两组样本在菌群属水平上的结构差异;B、C:两组样本的菌群丰度均值比较;D、E、F:两组样本短芽孢杆菌属、类芽孢杆菌属、栖水菌属丰度差异。

糖尿病眼表病变的主要病理基础包括广泛的糖尿病微血管病变,周围神经病变,角膜、结膜、泪腺等相关眼表组织损伤。越来越多的证据表明,眼表菌群具有强大的免疫调节功能,在健康眼睛的生理维持和眼病的发病机制中起关键作用。肠道菌群不仅与消化道生理相关,还与包括 2 型糖尿病在内的许多疾病相关。然而目前将肠道菌群与眼病联系起来的研究很少。Kugadas 等[9]发现,肠道菌群的缺失(不改变眼表菌群)与中性粒细胞对铜绿假单胞菌的反应降低以及对铜绿假单胞菌角膜炎的易感性增加有关,肠道菌群通过调节分泌性 IgA 的水平,调节眼表免疫反应,从而调节宿主角膜炎的易感性,进而为眼睛提供更广泛的保护。Saccà 等[10]的一项研究发现,眼睑炎患者比健康对照组更容易携带幽门螺杆菌。Huang 等[11]最新研究发现,人类急性前葡萄膜炎(AAU)患者和健康对照组相比,通过分离粪便样本发现,AAU 患者中包括罗斯氏菌在内的 8 个属减少,与健康对照组相比,AAU 患者中韦荣球菌属增加。所有这些发现都表明肠道微生物组在眼病中起重要作用,支持肠-眼轴假说[12]。但是,确切的机制还不清楚,它可能是由共生菌群通过其代谢产物与宿主免疫系统的相互作用而引起。

了解导致角膜菌群变化以及导致糖尿病患者角膜易受侵蚀和感染的机制,不仅对预防糖尿病至关重要,而且对深入了解全身免疫性疾病也至关重要。角膜已被证明是理解糖尿病如何影响其他器官的一个简单模型[13]。有必要更好地描述早期糖尿病发病过程中发生的神经、生化和结构变化之间的关系,通过了解这些关系,我们可以更好地预防和预测糖尿病相关并发症的发生。但是本研究只能说明 2 型糖尿病患者眼表菌群和健康人群存在差异,且该差异可能与 2 型糖尿病患者肠道菌群的变化有关,具体机制可进一步设计实验探究。同时我们也大胆并合理的假设,这些数据可以用于今后制定 2 型糖尿病角膜病变治疗策略的基础,比如使用益生菌或粪菌移植来恢复健康的菌群来治疗糖尿病眼部并发症。通过调节这些菌群的变化,将来可能减缓糖尿病眼表疾病和糖尿病其他并发症的发生与发展。

4 结论

在这项研究中,我们发现 2 型糖尿病患者眼表菌群的 α 多样性和 β 多样性具有独有的特征。此外,我们发现 2 型糖尿病患者眼表菌群的物种组成在门水平和属水平上不同于健康人,2 型糖尿病患者中厚壁菌门含量多,且类芽孢杆菌属、瘤胃菌属的相对丰度均较健康对照组高,提示其与 2 型糖尿病的发生发展有关。总而言之,这项研究的发现可能为 2 型糖尿病的诊断提供新的线索。

[1]王晔,周庆军,谢立信. 糖尿病角膜病变发病机制的研究进展[J]. 中华眼科杂志. 2014,50(1):69-72.

［2］MANNIS M J,KRACHMER J H,RODRIGUES M M,et al. Polymorphic amyloid degeneration of the cornea. A clinical and histopathologic study［J］. Arch Ophthalmol,1981,99 (7):1217-1223.

［3］ZHAO L,ZHANG F,DING X,et al. Gut bacteria selectively promoted by dietary fibers alleviate type 2 diabetes［J］. Science,2018,359(6380):1151-1156.

［4］ZINKERNAGEL M S,ZYSSET-BURRI D C,KELLER I,et al. Association of the intestinal microbiome with the development of neovascular age-related macular degeneration［J］. Sci Rep,2017,7:40826.

［5］TAI N,WONG F S,WEN L. The role of gut microbiota in the development of type 1,type 2 diabetes mellitus and obesity［J］. Rev Endocr Metab Disord,2015,16(1):55-65.

［6］WHO Guidelines Approved by the Guidelines Review Committee［M］. Use of glycated haemoglobin (HbA1c) in the diagnosis of diabetes mellitus: Abbreviated report of a WHO consultation. Geneva:World Health Organization Copyright© World Health Organization 2011.

［7］FARRAND K F,FRIDMAN M,STILLMAN I,et al. Prevalence of diagnosed dry eye disease in the United States among adults aged 18 years and older［J］. Am J Ophthalmol, 2017,182:90-98.

［8］ANAND S,KAUR H,MANDE S S. Comparative in silico analysis of butyrate production pathways in gut commensals and pathogens［J］. Front Microbiol,2016,7:1945.

［9］KUGADAS A,CHRISTIANSEN S H,SANKARANARAYANAN S,et al. Impact of microbiota on resistance to ocular pseudomonas aeruginosa–induced keratitis［J］. PLoS Pathog,2016,12(9):e1005855.

［10］SACCÀ S C,PASCOTTO A,VENTURINO G M,et al. Prevalence and treatment of helicobacter pylori in patients with blepharitis［J］. Invest Ophthalmol Vis Sci,2006,47(2): 501-508.

［11］HUANG X,YE Z,CAO Q,et al. Gut microbiota composition and fecal metabolic phenotype in patients with acute anterior uveitis［J］. Invest Ophthalmol Vis Sci,2018,59(3): 1523-1531.

［12］ROWAN S,TAYLOR A. Gut microbiota modify risk for dietary glycemia-induced age-related macular degeneration［J］. Gut Microbes,2018,9(5):452-457.

［13］MARKOULLI M,FLANAGAN J,TUMMANAPALLI S S,et al. The impact of diabetes on corneal nerve morphology and ocular surface integrity［J］. Ocul Surf,2018,16(1): 45-57.

3 2型糖尿病患者角膜神经病变与眼表菌群相关性的研究

常田　王丽敏　高山俊　王萍萍　袁慧娟*

（河南省人民医院内分泌代谢病科）

（本文已发表于《中华内分泌代谢杂志》2021年第37卷第6期,收录时有改动）

摘要:

目的:探讨2型糖尿病患者角膜神经病变和眼表菌群的变化以及角膜神经病变与眼表菌群变化的相关性。方法:根据眼底荧光血管造影术结果,选取2019年3月至6月于河南省人民医院内分泌科就诊的单纯应用胰岛素治疗的2型糖尿病角膜神经病变患者65例(Db组,共130眼),年龄匹配的糖耐量正常人群65例(Ct组,共130眼)为研究对象,进行共聚焦显微镜检查并收集结膜囊分泌物,通过16S rRNA分析测序及PICRUSt菌群基因功能预测,探究2型糖尿病患者与健康人角膜神经病变程度和眼表菌群构成的差异及功能预测,同时分析角膜神经病变与眼表菌群的相关性。结果:Db组与Ct组人群相比角膜神经病变程度更高,且与眼表菌群变化有关。短芽孢杆菌属、类芽孢菌属与角膜神经病变程度呈正相关($P<0.05$),栖水菌属、变形菌属与角膜神经病变程度呈负相关($P<0.05$)。PICRUSt分析显示Db组与Ct组人群相比眼表菌群的代谢相关基因富集程度发生显著的变化。结论:2型糖尿病患者角膜神经病变程度高,眼表菌群多样性及代谢功能有显著变化,角膜神经病变程度与短芽孢杆菌属、类芽孢菌属、栖水菌属、变形菌属有关。

关键词:2型糖尿病;眼表菌群;角膜病变;角膜神经

相关研究[1-3]显示,70%以上的糖尿病患者合并有糖尿病性角膜病变,其中部分患者可发生角膜形态学上的改变。此外,有研究[4]证明在不伴有神经病变的2型糖尿病(type 2 diabetes mellitus,T2DM)患者中也会发生角膜神经异常,这表明角膜神经病变可能是T2DM患者最早的临床表现。糖尿病角膜病变的病理表现包括角膜神经纤维密度下降、角膜神经分支减少、角膜神经营养障碍[5]。目前已知的发病机制主要有糖代谢产物蓄积等[6]。眼表菌群具有强大的免疫调节功能,在健康眼睛的生理维持和众多眼病发病机制中起关键作用[7]。血糖越高,肠道菌群失调越严重[8-10],且存在肠-眼轴假说[11]。目前国内外关于眼表菌群的研究多集中于结膜囊细菌培养后的结果、致病菌的构成以及药物敏感试验方面,对T2DM患者眼表菌群特点的研究较少。本研究通过对T2DM不合并视网膜病变患者与糖耐量正常人群眼表相关指标的检查和眼表菌群的分析,探究T2DM患者角膜神经病变程度、眼表菌群及代谢功能的变化以及角膜神经病变与眼表菌群的相关性。

1 材料与方法

1.1 研究对象

根据眼底荧光血管造影术结果,选取 2019 年 3 月至 6 月于河南省人民医院内分泌科就诊的单纯应用胰岛素治疗的 T2DM 不合并视网膜病变患者 65 例(Db 组,130 眼)和年龄相匹配的健康体检管理中心的糖耐量正常人群 65 例(Ct 组,130 眼)。Db 组纳入标准:①符合 2011 年世界卫生组织诊断标准[12];②眼底荧光血管造影结果显示不合并视网膜病变;③糖尿病病程在 4～7 年。Ct 组纳入标准:①糖代谢正常患者;②与 T2DM 患者组在年龄、性别等相匹配的人群;③不合并其他可能影响本研究结果的眼病。排除标准:①1 型糖尿病及其他类型糖尿病或伴有严重糖尿病并发症的患者,如糖尿病酮症等;②近 3 个月内有使用任何眼部局部药物或治疗者;③除糖尿病及其并发症外有其他全身系统疾病(如全身免疫性疾病、结缔组织疾病等)的患者。

本研究获河南省人民医院伦理委员会审批[伦理号:(2019)伦审第(17)号]。所有患者均签署知情同意书。

1.2 样市及数据收集

收集一般资料:收集患者性别、年龄、身高、体重等一般资料,既往史包括高血压、血脂异常、吸烟、饮酒和降糖方案;每天使用电子产品时间,户外工作时间,工作环境与油烟、粉尘、风沙等因素相关性;询问近 3 个月内是否曾经使用眼部局部药物,是否有过眼部激光治疗及眼部手术史,是否佩戴过角膜接触镜等眼部情况资料;实验室检查包括糖化血红蛋白(glycosylated hemoglobin,HbA1c)、口服葡萄糖耐量试验(oral glucose tolerance test,OGTT)等。

1.3 角膜神经观察

应用海德堡共聚焦显微镜(HRT3-CM,海德堡,德国)检查被研究者角膜神经情况。共聚焦显微镜的放大倍数为 800 倍,分辨率是 1 μm。根据屏幕所显示的角膜不同层次和深度的图像进行采集。观察每个单位面积(mm^2)内的角膜神经纤维的长度(mm)和密度(条数),以及每个单位面积(mm^2)内的角膜神经分支的密度(条数)等来准确判断角膜神经情况。

1.4 采集眼表菌群样市并提取 DNA

首先清洁眼睑皮肤,用无菌棉棒压迫被研究者下眼睑暴露结膜囊,用浸有生理盐水的无菌棉棒在下眼睑结膜外侧向内侧擦拭,于下穹隆部采集标本,禁止接触睫毛和外睑皮肤,防止污染。将标本迅速储存在−80 ℃超低温冰箱保存。使用 DNA 提取试剂盒从样本中提取 DNA,采用 Qubit® dsDNA HS Assay Kit 测定 DNA 的浓度。

1.5　16S rDNA 文库制备和测序

PCR 扩增以 20 ~ 30 ng DNA 为模板,使用苏州金唯智生物科技有限公司设计的一系列 PCR 引物扩增原核生物 16S rDNA 上包括 V3 及 V4 的 2 个高度可变区。使用 Agilent 2100 生物分析仪（Agilent Technologies, Palo Alto, CA, USA）监测文库质量,并且通过 Qubit2.0 Fluorometer（Invitrogen, Carlsbad, CA）测定文库浓度。DNA 文库混合后,按 Illumina MiSeq(Illumina, San Diego, CA, USA)仪器使用说明书进行 2×300 bp/2×250 bp 双端测序(PE),由 MiSeq 自带的 MiSeq Control Software（MCS）载入序列数据。

1.6　信息分析流程

①基于 SILVA 数据库对获得的有效序列筛选后进行 OUT 归并划分。②使用 QIIME 软件(v1.9.0)计算包括 Chao1、ACE、Shannon 和 Simpson 指数在内的 alpha 多样性指数。通过 Metastats 软件执行门和属水平细菌的相对丰度。使用 LefSe(线性判别分析效应大小)在成对分析中选择组之间的生物标记,并通过 Kruskal−Wallis 检验进行调整以进行多次比较。③通过与 Greengene 数据库比对,使用 PICRUSt 软件(v1.0.0)进行功能预测分析。从 KEGG 中带注释的参考基因组中预测元基因组的生化途径。

1.7　统计学处理

运用 SPSS 21.0 软件进行统计分析。计数资料采用 χ^2 检验。计量资料结果用(均数±标准差)表示,若符合正态分布采用 t 检验,组内比较采用配对 t 检验,组间比较采用独立样本 t 检验,非正态分布则用 Wilcoxon 秩和检验。两组的比较采用秩和 Mann−Whitney U 检验。两组数据相关性分析比较采用 Spearman 分析。$P<0.05$ 为差异有统计学意义。

2　结果

2.1　临床数据分析

经统计分析,两组在年龄、性别构成、体重、吸烟饮酒史等基线数据方面,差异无统计学意义($P>0.05$),两组 HbA1c、OGTT 血糖曲线下面积差异有统计学意义($P<0.05$)。见表 2−3−1。

表 2-3-1　两组临床资料比较

临床资料	Db 组（$n=65$）	Ct 组（$n=65$）
年龄/岁	49.6±10.1	47.2±11.3
性别（男/女）	44/21	48/17
体重/kg	61.24±4.68	65.72±5.98
HbA1c/%	7.65±0.33*	5.34±0.19*
OGTT 血糖曲线下面积	36.89±1.47*	18.66±0.449*
有吸烟史/例（%）	19(29.2)	22(33.8)
有饮酒史/例（%）	29(44.6)	27(41.5)

两组间比较，*：$P<0.05$。

2.2　2 型糖尿病非视网膜病变患者与健康对照患者角膜神经病变情况比较

与 Ct 组相比，Db 组角膜神经长度、角膜神经纤维密度以及角膜神经分支密度明显减小（$P<0.05$），角膜神经纤维弯曲度明显增高（$P<0.05$）。反映了 Db 组出现了较重程度的角膜神经损伤。见表 2-3-2。

表 2-3-2　两组角膜神经纤维检查结果比较

组别	n	眼数	角膜神经长度/mm	角膜神经纤维密度/（条/mm^2）	角膜神经分支密度/（条/mm^2）	角膜神经纤维弯曲度
Ct 组	65	130	13.37±2.39	26.71±5.13	48.61±7.23	0.19±0.06
Db 组	65	130	10.71±1.62	21.01±5.04	30.12±6.12	0.31±0.04
t			21.475	30.342	29.578	12.135
p			<0.05	<0.05	<0.05	<0.05

2.3　2 型糖尿病不合并视网膜病变患者与健康对照患者眼表菌群比较

2.3.1　两组眼表菌群多样性分析

综合 ACE 指数、Chao1 指数、Simpson 指数、Shannon 指数、OTU 数量、Fisher 共 6 个指标，将 Db 组与 Ct 组样本进行组间 Wilcoxon 秩和检验，结果显示 Db 组的 ACE 指数、Chao1 指数、OTU 数量、Fisher 高于 Ct 组，差异具有统计学意义（$P<0.05$），而 Simpson 指数和 Shannon 指数与 Ct 组差异无统计学意义（$P>0.05$，表 2-3-3）。研究结果表明 Db 组患者眼表菌群样本的菌群丰度和多样性均高于对照组。

表 2-3-3　两组菌群 α 多样性比较

项目	Ct 组（$n=65$）	Db 组（$n=65$）	P
ACE 指数	382.8±14.61	432.50±13.60	0.014
Chao1 指数	392.4±13.76	433.50±12.05	0.008
Simpson 指数	0.86±0.02	0.90±0.01	0.126
Shannon 指数	3.47±0.13	3.71±0.10	0.147
OTU 数量	361.50±14.38	400.40±12.57	0.024
Fisher 指数	59.48±2.73	66.82±3.96	0.013

ACE 指数:用来估算群落数量;Chao1 指数:用来估算样本中所含 OTU 数量;Simpson 指数:用来估计样本中微生物多样性,数值越高,指明群落多样性越低;Shannon 指数:用来推算样品中微生物多样性,数值越大,说明群落多样性越高。

两组研究对象样本眼表菌群可被区分开,Db 组眼表菌群和 Ct 组分散程度具有较明显差异。与 Ct 组相比,Db 组 β 多样性出现显著差异,在 PC2 和 NMDS2 水平轴上区分更明显(图 2-3-1)。

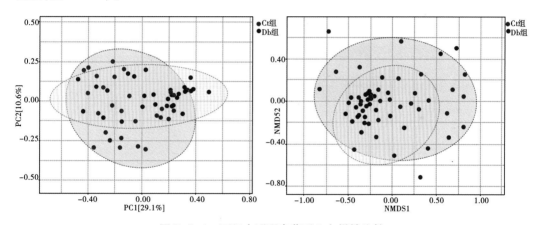

图 2-3-1　两组人群眼表菌群 β 多样性比较

2.3.2　两组眼表菌群物种组成分析

在门水平上,两组研究样本均检测出 13 个门,丰度均值比较显示,Db 组厚壁菌门(*Firmicutes*)和异常球菌门(*Deinococcus*)明显高于 Ct 组,变形菌门(*Proteobacteria*)明显低于 Ct 组(图 2-3-2A)。LefSe 分析显示:与 Ct 组相比,Db 组厚壁菌门相对丰度较高,变形菌门相对丰度较低,差异均具有统计学意义($P<0.05$,图 2-3-2B)。运用 Wilcoxon 秩和检验对两组样本进行组间物种丰度差异显著性分析,显示 Db 组厚壁菌门占比明显高于 Ct 组（40.52% *vs* 32.58%,$P=0.005$）,变形菌门明显低于 Ct 组（12.89% *vs* 28.11%,$P=0.003$）,差异均具有统计学意义(图 2-3-2C)。

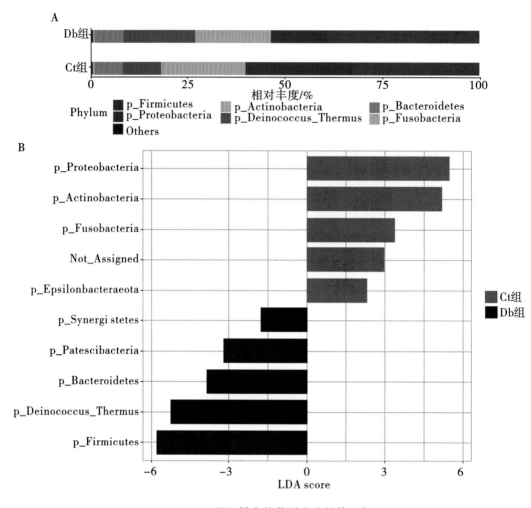

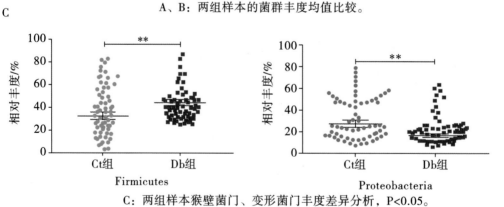

A、B：两组样本的菌群丰度均值比较。

C：两组样本猴壁菌门、变形菌门丰度差异分析，P<0.05。

图2-3-2 门水平上两组样本眼表菌群结构的差异分析

在属水平上，两组样本间差异较大，优势菌属有差异。LefSe 分析显示 Db 组在类芽孢杆菌属(*Paenibacillus*)相对丰度较 Ct 组高，而在栖水菌属(*Enhydrobacter*)相对丰度较 Ct 组低，差异均具有统计学意义(均 *P*<0.05，图2-3-3A)。运用 Wilcoxon 秩和检验对两

组样本进行组间物种丰度差异显著性分析,结果显示 Db 组短芽孢杆菌属(*Brevibacillus*)和类芽孢杆菌属(*Paenibacillus*)占比明显高于 Ct 组(3.69% *vs* 2.11%,$P=0.009$;0.87% *vs* 0.12%,$P=0.006$),而栖水菌属(*Enhydrobacter*)明显低于 Ct 组(1.02% *vs* 4.50%,$P=0.003$),差异均具有统计学意义(图 2-3-3B)。

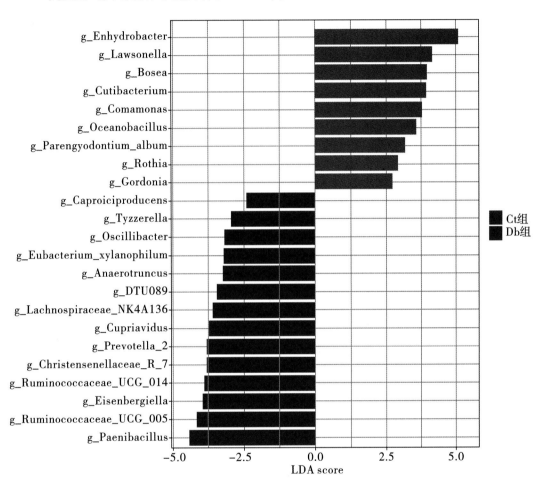

A:两组样本在属水平的菌群丰度均值比较。

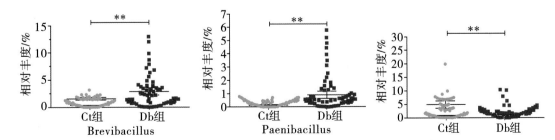

B:两组样本短芽孢杆菌属、类芽胞杆菌属、栖水菌属丰度差异分析,**:P<0.05。

图 2-3-3 属水平上两组样本眼表菌群结构的差异分析

2.3.3　两组眼表菌群代谢功能预测

根据 PICRUSt 菌群基因功能预测结果比较两组眼表菌群的 KEGG(kyoto encyclopedia of genes and genomes)通路,并筛选出其中具有显著性组间差异的通路。如图 2-3-4 所示,图中左边横向柱状图代表已筛选代谢通路的丰度分别占两组样本中所有代谢通路的百分比,中间图为功能通路丰度在 95% 置信区间内的差异比例,右边为修正后的 *P* 值。在第三级 KEGG 通路层次,两组菌群在甲苯降解途径、药物代谢酶途径、T2DM 相关途径、丁酰苷菌素和新霉素的生物合成等方面有显著差别。其中,与 Ct 组相比,Db 组在药物代谢酶、T2DM、丁酰苷菌素和新霉素的生物合成、氨基酸和核苷酸代谢、戊糖磷酸途径、淀粉和蔗糖代谢、细菌毒素、半乳糖代谢、果糖和甘露糖代谢途径、糖酵解/糖异生等方面均升高。然而,在细菌分泌系统功能、脂肪酸代谢、丁酸盐代谢、谷胱甘肽代谢、酮体的合成与降解、脂多糖生物合成、细胞运动和分泌、色氨酸代谢以及脂多糖生物合成蛋白等方面有所减少。

2.3.4　眼表菌群与角膜神经病变程度相关性分析

经相关性分析显示,Db 组短芽孢杆菌属、类芽孢菌属与角膜神经长度、角膜神经纤维密度以及角膜神经分支密度均呈正相关($r_{短芽孢杆菌属} = 0.330$、0.286、0.214,$P<0.05$;$r_{类芽孢杆菌属} = 0.213$、0.253、0.298,$P<0.05$),栖水菌属、变形菌属与角膜神经纤维弯曲度均呈负相关($r_{栖水菌属} = -0.612$,$r_{变形菌属} = -0.286$,P 均<0.05),其他菌属与角膜神经病变相关性不显著。

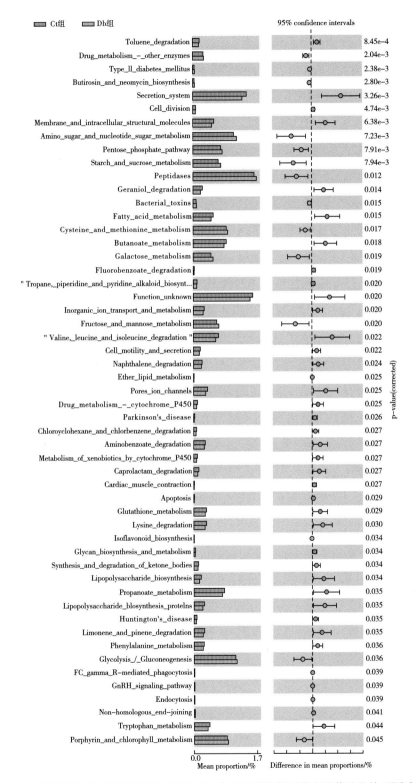

图 2-3-4　PICRUSt 功能预测在第三级通路层次两组眼表菌群具有显著差异的 KEGG 通路

3 讨论

近年来,随着生物技术和分子生物学的不断进步,细菌的分类鉴定进入分子水平。根据细菌 16S rRNA 基因的序列同国际公认的公共核酸序列数据库进行比对,结合大数据分析,最后鉴定出细菌种类,这是目前鉴定细菌最常用的方法之一。本研究利用 16S rRNA 技术及 PICRUSt 基因功能分析,发现中国中部地区 T2DM 角膜神经病变患者的眼表菌群和糖耐量正常人群存在差异,短芽孢杆菌属和类芽孢杆菌属高于对照组,栖水菌属低于对照组,且短芽孢杆菌属和类芽孢杆菌属与角膜神经病变程度显著正相关,栖水菌属、变形菌属与角膜神经病变程度显著负相关。同时,T2DM 角膜神经病变患者眼表菌群代谢功能与糖耐量正常人群也存在显著差异,在药物代谢酶途径、T2DM 相关途径、丁酰苷菌素和新霉素的生物合成途径等方面显著增强。

我们的研究发现,与健康对照组相比,不合并视网膜病变 T2DM 患者短芽孢杆菌属和类芽孢杆菌属数量明显升高,栖水菌属和变形菌属数量明显下降,且与角膜神经病变程度具有相关性。短芽孢杆菌属细菌在人体内可通过生物夺氧,促进有益的厌氧菌生长繁殖,增强机体免疫功能,提高动物抗病能力[12]。类芽孢杆菌属细菌对外界有害因子抵抗力及保湿性强,可以合成多种有机酸、酶等物质,抑制有害菌、病原菌等有害菌的生长繁殖[13-14]。栖水菌属细菌具有呼吸和发酵两种代谢类型,可从葡萄糖和其他碳水化合物代谢产酸[15]。变形菌属细菌是继发性感染菌,能引起尿道感染或机体其他部位的腐败性损伤[16]。有研究[17-19]显示,高糖状态下,肠道菌群可以通过炎症反应、能量代谢、胆汁酸合成等方面影响 T2DM 的发生和发展。肠道菌群通过调节分泌性 IgA 的水平,调节眼表免疫反应,从而调节宿主角膜炎的易感性,进而为眼睛提供更广泛的保护[20]。Huang 等[21]的一项研究发现,眼睑炎患者比健康对照组更容易携带幽门螺杆菌。因此,推测 T2DM 不合并视网膜病变患者由于肠道菌群紊乱导致眼表角膜变化[22],变化的角膜导致了栖居于角膜表面或眼表的菌群结构发生变化,如结果所示眼表优势菌群产生以抵抗角膜神经病变。

我们对菌群测序数据进行 PICRUSt 功能预测分析表明,T2DM 患者眼表菌群对甲苯的降解能力显著下降,同时,药物代谢酶途径、T2DM 相关途径、丁酰苷菌素和新霉素的生物合成明显增加。甲苯是空气污染的重要污染源之一,主要来自汽油、交通以及有机溶剂,大部分直接进入环境空气中,对皮肤、黏膜等有刺激性,可导致晶状体损伤等眼部疾病。我们推测 T2DM 患者眼表菌群可降解甲苯的功能通路丰度减少,从而诱发角膜神经病变发生。既往研究[23]显示糖尿病患者长期糖代谢紊乱,导致多种代谢酶表达和功能发生变化,T2DM 患者药物代谢酶途径增加提示随疾病发展及内环境改变,机体发生相应代偿性调整,完成内外源性底物的生物转化任务,达到解毒和药物消除目的。丁酰苷菌素和新霉素都属于氨基糖苷类抗生素,主要对金黄色葡萄球菌和需氧革兰氏阴性杆菌具有强大的抗菌作用。本研究结果显示,T2DM 角膜神经病变患者丁酰苷菌素和新霉素合成通路相对丰度显著增加,推测可能由此促进眼表优势菌群的产生。

另外,PICRUSt 分析结果显示,T2DM 患者眼表菌群碳水化合物和能量代谢富集,脂肪酸代谢、谷胱甘肽代谢等通路有所减少。脂肪酸尤其是短链脂肪酸(short-chain fatty acid,SCFA)对机体具有保护作用,可以降低炎性细胞因子水平,增强屏障保护作用[24]。脂肪酸代谢途径减少,可能导致宿主的 SCFA 利用率降低,增加黏膜产生炎症。谷胱甘肽对于减轻氧化应激很重要。因此,谷胱甘肽代谢途径减少使机体更易受到氧化应激的影响,从而影响 T2DM 患者角膜神经病变的发生。

我们的研究有一定的局限性,本研究只能说明中国中部地区 T2DM 不合并视网膜神经病变患者的眼表菌群和糖耐量正常人群存在上述差异,因样本量较小,未来研究的取样范围需要更广泛。此外,由于是横断面研究,我们的数据表明 T2DM 患者眼表菌群与角膜神经病变有相关性且影响相关代谢通路,但并不能揭示其因果关系,深层作用机制有待进一步完善实验设计探究。

4 结论

综上,本研究以不合并视网膜病变 T2DM 患者为研究对象,通过共聚焦显微镜测定角膜神经病变程度,利用 16S rRNA 技术及 PICRUSt 分析,探讨不合并视网膜病变 T2DM 患者角膜神经病变与眼表菌群的关系及菌群基因功能预测,为早期诊断和治疗 T2DM 角膜神经病变提供新方法新思路——例如可通过测定、调节菌群变化,诊断、治疗糖尿病角膜神经病变,对预防糖尿病角膜神经病变至关重要,为研究眼表菌群与糖尿病神经病变之间关系提供理论依据。

参考文献

[1] DIDENKO T N,SMOLIAKOVA G P,SOROKIN E L,et al. Clinical and pathogenetic features of neurotrophic corneal disorders in diabetes[J]. Vestnik Oftalmologii,1999,115(6):7.

[2] BLOOMGARDEN Z. Questioning glucose measurements used in the International Diabetes Federation (IDF) Atlas[J]. J Diabetes,2016,8(6):746-747.

[3] SEURING T,ARCHANGELIDI O,SUHRCKE M. The economic costs of type 2 diabetes:a global systematic review[J]. Pharmaco Economics,2015,33(8):811-831.

[4] QUATTRINI C,TAVAKOLI M,JEZIORSKA M,et al. Surrogate markers of small fiber damage in human diabetic neuropathy[J]. Diabetes,2007,56(8):2148-2154.

[5] MANNIS M J,KRACHMER J H,RODRIGUES M M,et al. Polymorphic amyloid degeneration of the cornea:a clinical and histopathologic study[J]. Arch. Ophthalmol,1981,99(7):1217-1223.

［6］王晔,周庆军,谢立信.糖尿病角膜病变发病机制的研究进展［J］.中华眼科杂志, 2014,50(1):69-72.

［7］ZINKERNAGEL M S,ZYSSET-BURRI D C,KELLER I,et al. Association of the intestinal microbiome with the development of neovascular age-related macular degeneration［J］. Sci Rep,2017,7:40826.

［8］BILEN H,ATES O,ASTAM N,et al. Conjunctival flora in patients with type 1 or type 2 diabetes mellitus［J］. Advances in Therapy,2007,24(5):1028-1035.

［9］刘晶,王烨,刘金宝,等.新疆维吾尔族、哈萨克族2型糖尿患者肠道菌群中直肠真杆菌与多形似杆菌的定量研究［J］.中国微生态学杂志,2011,23(2):107-111.

［10］WONG,SUSAN F. The role of gut microbiota in the development of type 1,type 2 diabetes mellitus and obesity［J］. Reviews in Endocrine & Metabolic Disorders,2015,16(1): 55-65.

［11］HUANG X,YE Z,CAO Q,et al. Gut microbiota composition and fecal metabolic phenotype in patients with acute anterior uveitis［J］. Investigative Opthalmology Vis Sci, 2018,59(3):1523-1531.

［12］FARRAND K F,FRIDMAN M,STILLMAN I Ö,et al. Prevalence of diagnosed dry eye disease in theunited states among adults aged 18 years and older［J］. American Journal of Ophthalmology,2017,182:90-98.

［13］SWADHA A,HARRISHAM K,MANDE S S. Comparative in silico analysis of butyrate production pathways in gut commensals and pathogens［J］. Frontiers in Microbiology, 2016,7:1945.

［14］王丽敏,常田,高山俊,等.2型糖尿病患者眼表菌群的构成研究［J］.中华内分泌代谢杂志,2020,36 (7):572-578.

［15］KAWAMURA Y,FUJIWARA N,NAKA T,et al. Genus enhydrobacter staley et al. 1987 should be recognized as a member of the family rhodospirillaceae within the class alphaproteobacterial［J］. Microbiol Immunol,2012,56:21-26.

［16］李坤鹏,黄烽.肠道菌群失调与脊柱关节炎［J］.中华内科杂志,2015,54(5):407-410.

［17］MEHTA N N,MCGILLICUDDY F C,ANDERSON P D,et al. Experimental endotoxemia induces adipose inflammation and insulin resistance in humans［J］. Diabetes,2010,59 (2):172-181.

［18］CANI P D,DELZENNE N M. The role of the gut microbiota in energy metabolism and metabolic disease［J］. Curr Pharm Des,2009,15:1546-1558.

［19］PARNELL J A,REIMER R A. Weight loss during oligofructose supplementation is associated with decreased ghrelin and increased peptide YY in overweight and obese adults[J]. Am J Clin Nutr,2009,89:1751-1759.

[20]ABIRAMI K,HILL C S,SAIPRASAD S,et al. Impact of microbiota on resistance to ocular pseudomonas aeruginosa-induced keratitis[J]. PLoS Pathogens,2016,12(9):e1005855.

[21]HUANG X Y,YE Z,CAO Q F,et al. Gut microbiota composition and fecal metabolic phenotype in patients with acute anterior uveitis[J]. Invest Ophthalmol Vis,2018,59(3):1523-1531.

[22]LIU H,WU B,PAN G,et al. Metabolism and pharmacokinetics of mangiferin in conventional rats,pseudo-germ-free rats,and streptozotocin-induced diabetic rats[J]. Drug Metabolism & Disposition,2012,40(11):2109-2118.

[23]CANANI R B,COSTANZO M D,LEONE L,et al. Potential beneficial effects of butyrate in intestinal and extraintestinal diseases[J]. World J Gastroenterol,2011,1:1519-1528.

[24] SMIRNOVA G V, OKTYABRSKY O N. Glutathione in bacteria [J]. Biochemistry (Mosc),2005,1:1199-1211.

4 基于肠道菌群的2型糖尿病患者冠心病诊断模型

张云[1※] 徐娜[1※] 韦伟[1] 刘亚雷[1] 史晓阳[1] 方圆圆[1] 汤莎莎[1] 郑瑞芝[1] 王丽敏[1]
杨雪丽[1] 赵林蔚[2] 刘宏伟[3] 张发明[4] 张晨虹[5#] 袁慧娟[1#]

(1.河南省人民医院内分泌代谢病科;2.河南省人民医院心脏中心;3.中国科学院微生物研究所;4.南京医科大学第二附属医院;5.上海交通大学生命科学技术学院)

※作者为共同第一;#作者为共同通讯

摘要:

目的:探讨肠道菌群作为2型糖尿病(T2DM)患者冠心病(CAD)的非侵入性诊断工具的可能性。方法:本研究前瞻性招募因可疑CAD需要进行冠状动脉造影(ICA)的T2DM患者99名,并依据ICA结果分为合并CAD的T2DM患者(T2DM+CAD)66名,不合并CAD的T2DM患者33名。通过多组学(粪便宏基因组+血清代谢组)联合分析,探讨与T2DM患者相比,合并CAD的T2DM患者的肠道菌群的结构、组成、功能及菌群相关代谢物的特异性改变。结果:构建20个菌种为基础的随机森林-逻辑回归模型,以受试者工作特征(ROC)曲线下面积(AUC)评估诊断效力达96.6%。随后该模型诊断效力在1个相同入选标准招募的外部队列和1个既往文献的队列的得以验证,AUC分别为87.1%和89.0%。结论:肠道菌群可作为T2DM+CAD的非侵入性诊断工具,这一结果有待于更大规模研究的证实。

关键词:糖尿病;冠心病;肠道菌群

2型糖尿病(type 2 diabetes mellitus,T2DM)已经成为全球健康重大挑战之一,影响全球约5.37亿成年人。T2DM与早发动脉粥样硬化[1]和冠状动脉粥样硬化性心脏病(简称冠心病,coronary atherosclerotic heart disease,CAD)风险增加有关[2],CAD也是T2DM患者最常见的死亡原因。研究[3-4]表明,与非糖尿病患者相比,T2DM患者的心血管事件增加2~4倍。因此,T2DM患者中筛查并早期诊断CAD对预防致死和非致死性心脏事件具有重要的临床意义,可有助于识别高危患者,通过控制风险因素、临床随访或选择性血运重建,从而改善预后,降低死亡率。然而,由于T2DM患者心绞痛症状通常不典型或者缺失,其诊断经常会被漏诊或延迟[5]。冠状动脉造影(coronary angiogram,ICA)是诊断CAD的金标准,然而其侵入性限制了ICA作为筛查工具的可能性。

肠道微生物组是我们体内微生物群中最大的一部分,超过2 000种共生细菌生物存

糖尿病微生态机制探索

在于我们的体内和体表,与人体形成网络参与代谢活动。多项研究[6-8]表明,肠道微生物群的失调与包括 T2DM 和 CAD 在内的多种疾病有关。已经被证实的几个 T2DM 和 CAD 共同的风险因素,包括年龄、家族史、饮食、久坐不动的生活方式和肥胖等,均可能是通过改变肠道微生物组发挥致病作用的。多项研究已经报道肠道菌群可作为 CAD 一种新的非侵入性诊断工具,然而,既往研究中分析 CAD 特异性菌群变化通常以健康受试者为对照组。T2DM 作为 CAD 的风险因素之一,同样可能影响肠道菌群,已有研究报道 CAD 与糖代谢、肥胖等匹配的代谢异常受试者的菌群差异,明显小于 CAD 患者与健康受试者的差异。T2DM 患者中,肠道菌群是否有助于 CAD 的早期诊断与筛查,目前尚无研究报道。

为了解决上述问题,我们整合了来自 3 个队列的 208 名 T2DM 患者,以通过对多组学数据的联合分析,获得合并 CAD 的 T2DM 患者(T2DM+CAD)特异性肠道微生物组和血浆代谢组谱。并基于前瞻性发现队列构建一个肠道菌群为基础的 T2DM+CAD 患者新的非侵入性诊断模型。值得注意的是,这一模型在 2 个独立队列得以验证:一个具有相同纳入标准的队列;一个我们发表文献的队列。本研究验证了肠道菌群作为 T2DM 患者中 CAD 的非侵入性诊断工具的可能性。

1 材料与方法

1.1 研究对象

本研究前瞻性招募了 2020 年 1 月—2021 年 4 月因可疑 CAD 而需要进行 ICA 来我院住院治疗的 T2DM 患者。可疑 CAD 的定义包括心绞痛或心绞痛等效症状、心电图变化及异常的负荷试验(运动平板实验、负荷后心肌灌注显像 ECT)结果。阻塞性 CAD 被定义为至少一根主要冠状动脉狭窄≥50%。为了扩大对照组,我们还纳入了部分冠状动脉血管成像检查(coronary CT angiography,CCTA)阴性结果的 T2DM 患者。

为了前瞻性研究菌群作为 T2DM+CAD 的诊断标志物的可能性,本研究排除所有已知 CAD 患者(包括服用抗心绞痛药物、心肌梗死、通过经皮冠状动脉介入治疗或搭桥术进行冠状动脉血运重建等)或其他已知心脏病(如心力衰竭、先天性心脏病、心肌病、主动脉瘤和心脏移植)患者。其他排除标准如下:①有胃肠道疾病、急慢性炎症性疾病、持续感染性疾病、自身免疫病、肾或肝功能衰竭、上一年有胃肠道手术史、3 个月内使用过抗生素;②妊娠或哺乳;③酗酒(每周饮酒 5 次以上,平均每次 100 mL 白葡萄酒或 250 mL 黄酒或 5 瓶啤酒)。

所有受试者均提供书面知情同意书,研究方案经河南省人民医院伦理委员会批准。

1.2 样本量估计

根据研究[9]报道,宏基因组特征可以识别 CAD 和健康对照组之间的显著差异,AUC

为 0.86。本研究的发现队列包括 66 名 T2DM+CAD 患者和 33 名 T2DM 患者。因此，在 α=0.05 时，本研究检测两组之间具有显著差异的效能将大于 94%（AUC_0 0.70；AUC_1 0.86）。

1.3　临床数据和样本采集

所有受试者都接受了由训练有素的临床调查员进行的详尽的标准化访问，其中包括详细的病史问卷、体格检查、空腹实验室检查。病史问卷包括胸痛性质、饮酒史、吸烟史、糖尿病病程、用药史（降血糖、调节脂代谢、抗血小板、抗凝）。体格检查包括人体测量数据、收缩压（systolic pressure，SBP）、舒张压（diastolic pressure，DBP）、体重指数（body mass index，BMI）。验前概率评分（Pre-test Probability，PTP）根据稳定型冠状动脉疾病诊断和治疗指南（2018）计算[10]。入院后第一天早上（ICA 前）采集新鲜粪便及禁食 12 h 静脉血。所有收集的粪便样品在 30 min 内在液氮中速冻，并储存在-80 ℃冰箱中。静脉血样在 2 h 内离心并提取血清。储存在-80 ℃ 冰箱中。

1.4　宏基因组分析

1.4.1　DNA 提取和测序文库构建

根据说明书从粪便样本中分离 DNA 并使用 Qiagen QIAamp DNA Stool Mini Kit（Qiagen）提取。通过纳米滴仪（Thermo Scientific）和琼脂糖凝胶电泳估计 DNA 量。DNA 文库的制备如前所述[11]。每个文库都使用 Illumina Novaseq 6000 平台使用 PE150 策略进行测序。

1.4.2　从头组装和基因目录构建

测序读数经过质量控制，并使用默认参数（-k 21,33,55）的 metaSPAdes（SPAdes-3.10.1）[12]从头组装重叠群。

1.4.3　分类注释

使用 MetaPhlAn2 处理质量控制读数以获得微生物群落的分类学特征。MetaPhlAn2 使用进化枝特异性标记基因数据库，从大约 17 000 个参考基因组中鉴定出 100 万个独特的进化枝特异性标记基因。为了量化样本内的多样性，我们使用 vegan 包计算了 α 多样性分数（Shannon），并使用 wilcox 检验计算了 P 值。对于样本间 β 多样性，使用 Bray-Curtis 距离生成 PCoA 图。

1.4.4　功能注释

我们使用 Diamond（e 值≤1e-5）与 KEGG 数据库（版本 59.0）匹配获得 KEGG 模块（module）。

糖尿病微生态机制探索

98

1.5 识别关键区分物种和 KEGG 模块

通过随机森林分类器（Random Forest,RF）识别 T2DM+CAD 和 T2DM 患者之间的关键区分物种和 KEGG 模块。首先,使用包括 66 名 T2DM+CAD 患者和 33 名 T2DM 患者的发现队列的物种相对丰度表和 KEGG 模块进行五重交叉验证。通过五次交叉验证,获得交叉验证误差曲线,选择最佳变量数。随后,通过随机森林分类器计算平均降低准确性,获取最重要的物种或模块作为关键区分物种或模块。

1.6 构建菌种为基础的诊断模型

使用关键菌株,构建逐步逻辑回归诊断模型,以区分 T2DM+CAD 患者与 CAD 患者,从而探讨菌群作为非侵入性诊断标记物的可能性。然后通过 R 的 pROC 包进行 ROC 分析,并计算 ROC 曲线下面积（AUC）以评估该模型的诊断效力。

1.7 模型验证

为了进一步验证基于菌种为基础的诊断模型,我们招募了另一个具有相同纳入标准的队列。此外,检索既往文献及数据库中的队列,以作为外部验证队列。检索时使用以下关键字搜索 Pubmed 及公共数据库:"微生物群"和"微生物组""动脉粥样硬化""心血管疾病""冠状动脉疾病""缺血性心脏病""心肌梗死""急性冠状动脉综合征"和"心绞痛"。结果仅发现一项研究提供了所有受试者的糖尿病状态及宏基因组的个体数据。该研究纳入 218 名 CAD 患者（经冠状动脉造影证实单支或多支血管狭窄≥50%）和 187 名健康对照受试者,分析了 CAD 与健康受试者的肠道菌群的差异。我们选择其中空腹血糖大于 6.1 mmol/L 或 HbA1c 大于 6.3% 的受试者进行研究,共包括 68 名 T2DM+CAD 患者和 8 名对照受试者（T2DM）进行再分析。从 EBI 数据库下载宏基因组序列（ERP023788）,然后使用 MetaPhlAn2[13] 对数据进行处理,以获得与我们的数据相同的微生物群落的分类谱。此外,如果某物种在该队列不存在,则丰度被视为零。

然后,我们使用 R 的 predict 函数评估诊断模型在 2 个外部验证队列中的诊断效力,并计算 AUC。

1.8 非靶向代谢组分析

1.8.1 样品预处理

我们对来自发现队列的患者的血清样本进行了预处理。将血清样品放在冰上缓慢解冻。然后取 100 μL 样品于 1.5 mL 离心管中,加入 300 μL 甲醇,涡旋 30 s,混匀。−40 ℃ 静置 1 h,涡旋 30 s,4 ℃ 静置 0.5 h。4 ℃ 12 000 r/min 离心 15 min。取所有上清液置于-40 ℃ 离心管中 1 h。4 ℃ 12 000 r/min 离心 15 min。去除 200 μL 上清液,将 5 μL 内标(1 mg/mL 二氯苯丙氨酸)加入小瓶中。

1.8.2　LC/MS 分析

样品分析在 LC-MS(Waters,UPLC;Thermo,Q Exactive)平台上进行。使用 ACQUITY UPLC HSS T3(2.1 * 100 mm 1.8 μm)色谱柱。色谱分离条件设定如下:柱温 40 ℃;流速为 0.3 mL/min;流动相组成 A,水+0.05% 甲酸,B,乙腈;进样量 5 μL,自动进样器温度 4 ℃。流动相梯度见表 2-4-1。

表 2-4-1　流动相梯度

时间/min	流速/(mL/min)	A/%	B/%
0.00	0.3	95	5
1.00	0.3	95	5
12.00	0.3	5	95
13.00	0.3	5	95
13.60	0.3	95	5
16.00	0.3	95	5

设置质谱检测参数。ESI+:加热器温度 300 ℃;鞘气流速,45 arb;辅助气体流量,15 arb;吹扫气体流速,1 arb;喷雾电压,3.0 kV;毛细管温度,350 ℃;S 镜头射频电平,30%。

ESI-:加热器温度 300 ℃,鞘气流速,45 arb;辅助气体流速,15 arb;吹扫气体流速,1 arb;喷雾电压,3.2 kV;毛细管温度,350 ℃;S-Lens RF Level,60%。扫描模式:全扫描(M/Z 70~1050)和数据依赖质谱(DD-MS2,TopN=10);分辨率:70 000(初级质谱)和 17 500(二级质谱)。碰撞方式:高能碰撞解离(HCD)。

数据采用 Compound Discoverer 3.1 软件(Thermo)进行特征提取和预处理,然后通过 excel 2010 软件进行归一化并编辑成二维数据矩阵,包括保留时间(RT)、化合物分子量(compMW)、观察值(样品)和峰值强度。

质量控制(QC)由等量的样品混合而成。每次进样都会检测 QC,QC 色谱图的重叠来检测仪器的稳定性。

1.9　统计学处理

对于临床数据,以中位数(四分位间距)表示连续变量,t 检验用于分析组间差异;对于分类数据,以例(%)表示,并使用 χ^2 检验或 Fisher 精确概率法比较组间差异。所有统计分析均使用 R 进行。检验水准 $\alpha=0.05$。

2 结果

2.1 研究人群一般资料

发现队列共前瞻性招募了 99 名可疑 CAD 的 T2DM 患者。根据 ICA 结果,将所有受试者分为 T2DM+CAD 患者 66 名(冠状动脉狭窄>50%)和 T2DM 对照 33 名(冠状动脉狭窄<30%)。表 2-4-1 提供了整个队列的详细资料。BMI、血压和吸烟状况在两组间无显著差异。值得注意的是,T2DM+CAD 组 PTP 评分显著升高。

表 2-4-2　发现队列受试者的临床特征

临床特征	T2DM+CAD 组($n=66$)	T2DM 组($n=33$)	P
年龄/岁	64.1±10.4	65.2±13.9	0.071
女性例/%	28(42.4)	15(45.5)	0.774
BMI/(kg/m²)	28.1(4.6)	26.6(6.1)	0.072
收缩压/mmHg	139.9±19.0	139.4±12.6	0.214
舒张压/mmHg	82.7±8.6	84.8±14.7	0.273
PTP 评分(%)	60.5±17.6	57.8±13.3	0.018
吸烟例(%)	18(27.3)	6(18.2)	0.320
饮酒例(%)	26(39.4)	10(30.3)	0.375
糖尿病病程/年	10.0(10.4)	3.0(6.3)	0.023
狭窄血管数目			
1/例(%)	10(15.1)		
2/例(%)	24(36.4)		
3/例(%)	32(48.5)		
药物			
他汀类药物/例(%)	46(69.7)	19(57.6)	0.231
抗高血压药物/例(%)	41(62.1)	19(57.6)	0.663
双胍类药物/例(%)	34(51.5)	16(48.5)	0.776
生化指标			
肌酸激酶/(U/L)	83.0(49.5)	74.0(46.0)	0.403
肌酸激酶同工酶/(U/L)	17.2(7.0)	11.0(3.9)	0.439
肌钙蛋白 T/(pg/mL)	9.31(67.97)	3.36(14.45)	0.061
N 端脑钠肽前体/(pg/mL)	151.5(398.6)	127(1367.5)	0.314

临床特征	T2DM+CAD 组(n=66)	T2DM 组(n=33)	P
空腹血糖/(mmol/L)	6.11(3.23)	8.80(7.11)	0.207
糖化血红蛋白/%	7.10(2.43)	5.95(4.31)	0.054
甘油三酯/(mmol/L)	1.52(1.03)	1.14(0.86)	0.958
总胆固醇/(mmol/L)	4.02±0.95	3.79±1.16	0.284
高密度脂蛋白胆固醇/(mmol/L)	0.94(0.41)	0.99(0.42)	0.204
低密度脂蛋白胆固醇/(mmol/L)	2.17(1.40)	2.47(0.89)	0.706
估算的肾小球滤过率/[(mL/(min·1.73 m²)]	85.05(24.63)	80.70(19.17)	0.001

2.2 菌群组成、结构及功能

见图2-4-1。使用 Shannon 指数评估 α 多样性,结果显示与 T2DM 组相比,T2DM+CAD 组的 α 多样性没有显著降低。此外,使用主坐标分析(PCoA)可以看到 T2DM+CAD 组和 T2DM 组明显的分离,这表明两组间 β 多样性的差异(P=0.013,图2-4-1A)。

通过使用 RF 机器学习,通过 Mean Decrease Accuracy 筛选出 30 个关键区分物种(图2-4-1C)。其中在 T2DM+CAD 患者中富集的 Prevotella_copri 在既往研究中曾被报道与类风湿性关节炎[14]、代谢综合征[15]、低度全身炎症等有关。Lachnospiraceae_bacterium_8_1_57FAA 但在 T2DM+CAD 患者中比 T2DM 患者中高。Odoribacter_splanchnicus 被报道与肥胖相关[16],在我们的研究中其丰度在 T2DM+CAD 组中显著增加。此外,肠道中的 Bacteroides_caccae 与食物消化和代谢有关,Bacteroides_caccae 产生的 OmpW 蛋白是 IBD 相关免疫反应的标记物[17]。Odoribacter_splanchnicus 属于拟杆菌目,是人类肠道微生物群中常见的产生短链脂肪酸的成员。Odoribacter 的丰度下降与非酒精性脂肪肝、囊性纤维化和 IBD 有关[18]。相比之下,Clostridium_citroniae T2DM 患者中分别高出 2 倍。

此外,KEGG 功能模块在两组间同样具有显著差异(图2-4-1B)。本研究通过使用 RF 特征选择 20 模块作为关键区分模块,这要集中于能量代谢、半胱氨酸和蛋氨酸代谢,以及萜类和聚酮化合物的生物合成等生物过程。重要的是,多数关键区分模块与关键菌种密切相关。这表明,肠道微生物代谢过程的失调可能参与了 T2DM 患者 CAD 的发生进展。

糖尿病微生态机制探索

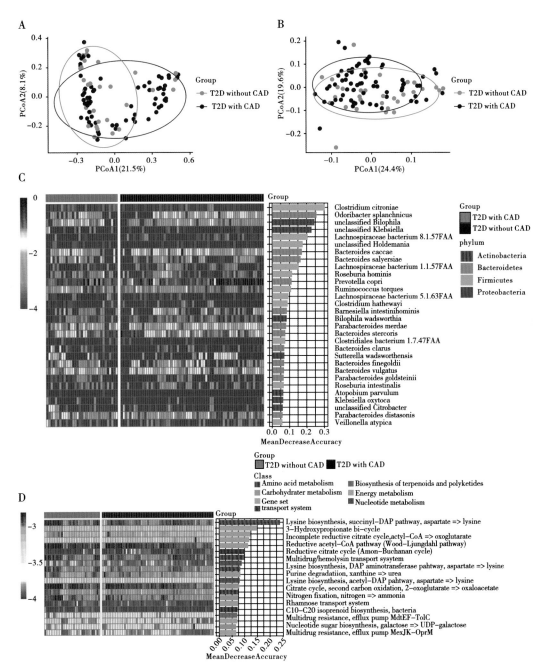

图2-4-1　T2DM+CAD组患者菌群组成、结构及功能改变

A、B:PloA分析结果显示,基于菌种的相对含量(A)及KEGG模块(B),T2DM+CAD组患者与T2DM组患者均可显著分离。C、D:通过随机森林分类器筛选出30个关键区分菌种(C)和20个关键功能模块(D)的相对含量热图。

2.3　代谢组学特征及其与菌群的关系

既往研究表明,循环系统中的菌群相关代谢物与 CAD 的病理生理过程密切相关。为了进一步研究肠道菌群相关代谢物与 T2DM+CAD 之间的关系,本研究继续对发现队列中具有血液标本的 34 名 T2DM+CAD 患者和 15 名 T2DM 患者进行了非靶向代谢组学分析。基于所有代谢物的 OPLS-DA 分析显示,T2DM+CAD 与 T2DM 患者可显著分离。基于随机森林机器学习选择 34 个关键血清代谢物。T2DM+CAD 组患者血清中多种氨基酸含量明显降低,例如 L-苯丙氨酸和双氢神经鞘氨醇;L-磷酸精氨酸和 L-酪氨酸甲酯两种氨基酸含量升高(图 2-4-2A)。

随后,对粪便菌群与同一受试者血液标本的代谢物数据及临床指标进行 Spearman 相关分析,结果显示 L-苯丙氨酸同时与血管狭窄数目和 *Bacteroides stercoris* 呈负相关;*B. stercoris* 又和 L-磷酸精氨酸呈正相关。N-甲基异亮氨酸同时与血管狭窄数目和 *P. copri* 呈负相关(图 2-4-2B)。这些结果表明,CAD 相关的微生物组失调可能参与调节代谢物的生物合成,并导致特定血清代谢物的改变。

2.4　肠道菌群为基础的 T2DM 患者中 CAD 诊断模型构建与验证

使用 30 个关键菌株构建菌群为基础的逐步逻辑回归模型,并通过受试者工作特征(ROC)曲线评估其诊断效力。结果显示,在发现队列中,该诊断模型可以准确区分 T2DM+CAD 患者,ROC 曲线下面积 AUC 为 0.966,敏感性和特异性分别为 95.5%、87.9%,远优于国内外指南推荐 CAD 首选筛查指标验前概率(PTP,AUC=0.65)。

为了进一步构建以肠道菌群为基础的诊断模型,我们招募了另一个独立的验证队列来测试其诊断准确性。该队列由纳入 14 名 T2DM 患者和 21 名 T2DM+CAD 患者,其纳入与排除标准与发现队列相同。结果显示,在该验证队列中,我们构建的以肠道菌群为基础的诊断模型同样可以准确区分 T2DM+CAD 患者,AUC=0.871。随后,在一项已发表文献报道的队列中,该模型诊断效力同样得以验证(AUC=0.890)。

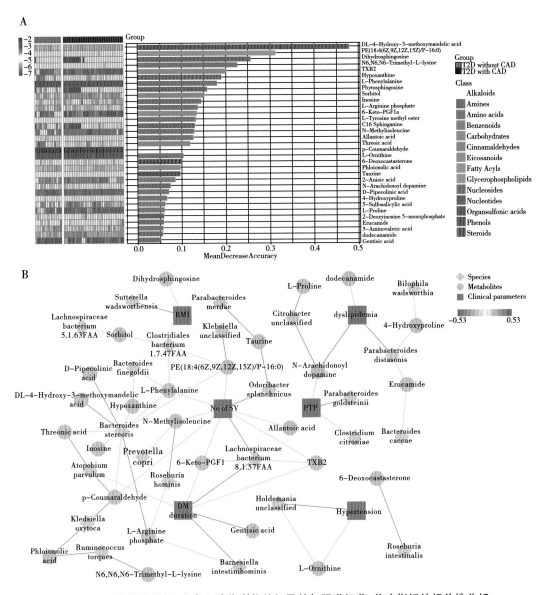

图 2-4-2　T2DM+CAD 患者血清代谢物特征及其与肠道细菌、临床指标的相关性分析。

A：T2DM+CAD 患者血清代谢物特征。B：T2DM+CAD 患者血清代谢物与肠道细菌、临床指标的相关性分析。

3　讨论

本研究首次分析了与 T2DM 患者相比，T2DM+CAD 患者特征性的肠道菌群结构、组成和功能，以及菌群相关血清代谢物的改变，并构建了以菌群为基础的 T2DM+CAD 非侵入性诊断模型。同时，该诊断模型在两个独立的队列中得以验证。

大多数研究报道了相对于健康人群，T2DM 和 CAD 患者中肠道菌群 α 多样性明显降低。然而在我们的研究中,T2DM+CAD 患者与 T2DM 患者的 α 多样性没有显著差异。一项研究比较 CAD 患者与 T2DM 患者也报道了类似的结果,这提示 T2DM 是 CAD 的风险因素之一。同时有研究报道了相较于健康人群的 CAD 患者特征性肠道菌群改变,在T2DM 阶段可能已经出现。与之一致的,既往研究中已被证实的与 CAD 发病风险密切相关的 TMAO 相关菌群代谢物如甜菜碱、胆碱、左旋肉碱等,在 T2DM+CAD 与 T2DM 两组间没有差异。而既往研究中肠道菌群通过改变能量代谢、半胱氨酸与甲硫氨酸代谢等通路,参与 T2DM 的发生发展;在本研究中,这些通路在 T2DM+CAD 与 T2DM 患者中仍具有显著差异,提示在 T2DM 患者中肠道菌群仍继续通过这些通路促进 CAD 的发生。

我们研究的主要结果主要构建了一个基于肠道菌群的 T2DM+CAD 的诊断模型,且均有高准确率(AUC=0.966)。同时,该模型的诊断准确性在两个独立队列中得以验证:一个具有相同的招募标准的队列和一个文献报道过的队列(AUC 分别为 0.871 和 0.890)。在发现队列和第一个验证队列中,该模型的诊断效力均高于 PTP(PTP 的数据无法在另一个队列中获得)。PTP 是欧洲[20]和中国[10]指南均推荐的 CAD 筛查指标,基于性别、年龄及临床心绞痛症状的性质。更为重要的是,本研究所采用的发现队列和第一个验证队列都来自中国中部的河南,以小麦为主食;而后一个来自文献报道的验证队列来自中国南方的浙江省,以大米为主食。这一结果证实了我们的诊断模型在中国广大地区的普遍适用性。

本研究的局限性包括研究队列的规模相对较小,不足以区分不同的 CAD 亚型。作为一项观察性研究,我们研究中鉴定的 T2DM+CAD 相关的微生物物种与通路,不足以证实其因果关系。此外,本研究纳入的均为因可疑 CAD 而临床判断需进行 ICA 患者,受试者冠状动脉狭窄的可能性很高,可能存在选择偏倚。因此需要对具有不同 CAD 亚型的患者进行多中心研究,以进一步验证研究结果,并通过长期随访进一步研究肠道菌群与长期预后的相关性。

4 结论

本研究通过宏基因组与代谢组联合分析,展示了 T2DM+CAD 患者肠道菌群及其相关血清代谢物的特征,并构建和验证了一个肠道菌群为基础的 T2DM+CAD 的诊断模型。本研究首次提出肠道菌群作为 T2DM 患者中 CAD 的非侵入性诊断工具的可能性,但这种方法的临床意义包括其在改善预后和成本效益方面的实用性,有待于大样本、多中心、长期随访研究进一步证实。

参考文献

[1]MCGILLHC J,MCMAHAN C,MALCOM G,et al. Relation of glycohemoglobin and adiposity to atherosclerosis in youth[J]. Arterioscler Thromb Vasc Biol,1995,15(4):431-440.

［2］ANNEL W，MCGEE D. Diabetes and cardiovascular disease. The Framingham study［J］. JAMA，1979，241（19）：2035−2038.

［3］FLAHERTY J，DAVIDSON C. Diabetes and coronary revascularization［J］. JAMA，2005，293（12）：1501−1508.

［4］MARSO S，GIORGI L，JOHNSON W，et al. Diabetes mellitus is associated with a shift in the temporal risk profile of inhospital death after percutaneous coronary intervention：an analysis of 25223 patients over 20 years［J］. Am Heart J，2003，145（2）：270−277.

［5］AUTHORS/TASK FORCE M，RYDÉN L，GRANT P，et al. ESC guidelines on diabetes，pre−diabetes，and cardiovascular diseases developed in collaboration with the EASD：the task force on diabetes，pre−diabetes，and cardiovascular diseases of the European Society of Cardiology（ESC）and developed in collaboration with the European Association for the Study of Diabetes（EASD）［J］. Eur Heart J，2013，3 34（39）：3035−3087.

［6］REN Z，LI A，JIANG J，et al［J］. Gut microbiome analysis as a tool towards targeted non−invasive biomarkers for early hepatocellular carcinoma［J］. Gut，2019，68（6）：1014−1023.

［7］FANG Y，ZHANG C，SHI H，et al. Characteristics of the gut microbiota and metabolism in patients with latent autoimmune diabetes in adults：a case−control study［J］. Diabetes Care，2021，44（12）：2738−2746.

［8］LIU H，CHEN X，HU X，et al. Alterations in the gut microbiome and metabolism with coronary artery disease severity［J］. Microbiome，2019，7（1）：68.

［9］JIE Z，XIA H，ZHONG S，et al. The gut microbiome in atherosclerotic cardiovascular disease［J］. Nat Commun，2017，8（1）：845.

［10］中华医学会心血管病学分会介入心脏病学组，中华医学会心血管病学分会动脉粥样硬化与冠心病学组，中国医师协会心血管内科医师分会血栓防治专业委员会，等. 稳定性冠心病诊断与治疗指南［J］. 中华心血管病杂志，2018，46（9）：680−694.

［11］NURK S，MELESHKO D，KOROBEYNIKOV A，et al. metaSPAdes：a new versatile metagenomic assembler［J］. Genome Res，2017，27（5）：824−834.

［12］ZHU W，LOMSADZE A，BORODOVSKY M. Ab initio gene identification in metagenomic sequences［J］. Nucleic Acids Res，2010，38（12）：e132.

［13］AMBEPITYIA G，KOPELMAN P，INGRAM D，et al. Exertional myocardial ischemia in diabetes：a quantitative analysis of anginal perceptual threshold and the influence of autonomic function［J］. J Am Coll Cardiol，1990，15（1）：72−77.

［14］ALPIZAR−RODRIGUEZ D，LESKER T，GRONOW A，et al. Prevotella copri in individuals at risk for rheumatoid arthritis[J]. Ann Rheum Dis,2019,78(5):590-593.

[15]LIM M,HONG S,KIM J,et al. Association between gut microbiome and prailty in the older adult population in Korea[J]. J Gerontol A Biol Sci Med Sci,2021,76(8):1362-1368.

[16]LIU W,FANG X,ZHOU Y,et al. Machine learning-based investigation of the relationship between gut microbiome and obesity status[J]. Microbes Infect,2022,24(2):104892.

[17]ASHORN S,HONKANEN T,KOLHO K,et al. Fecal calprotectin levels and serological responses to microbial antigens among children and adolescents with inflammatory bowel disease[J]. Inflamm Bowel Dis,2009,15(2):199-205.

[18]HIIPPALA K,BARRETO G,BURRELLO C,et al. Novel odoribacter splanchnicus strain and its outer membrane vesicles exert immunoregulatory effects in vitro[J]. Front Microbiol,2020,11:575455.

[19]LAI Q,LIU F,RAO W,et al. Aminoacylase-1 plays a key role in myocardial fibrosis and the therapeutic effects of 20(S)-ginsenoside Rg3 in mouse heart failure[J]. Acta Pharmacol Sin,2022,43(8):2003-2015.

[20] KNUUTI J,WIJNS W,SARASTE A,et al. 2019 ESC Guidelines for the diagnosis and management of chronic coronary syndromes[J]. Eur Heart J,2020,41(3):407-477.

5 间歇性缺氧参与2型糖尿病合并阻塞性睡眠呼吸暂停低通气综合征的肠道菌群改变

汤莎莎　梁程红　刘亚雷　韦伟　邓欣如　史晓阳　王丽敏　张丽君　袁慧娟*

（河南省人民医院内分泌代谢病科）

（本文发表于 *World Journal of Gastroenterology* 2022年第28卷第21期,收录时有改动）

摘要:

目的:评估间歇性缺氧(IH)是否改变患有阻塞性睡眠呼吸暂停低通气综合征(OSAHS)的2型糖尿病(T2DM)患者的肠道菌群。方法:从河南省人民医院入组的78名参与者,根据病情分为健康对照组(HC组,$n=26$)、T2DM组($n=25$)和T2DM+OSA组($n=27$)。提取参与者的粪便细菌DNA并进行16S rRNA测序。评估并记录参与者的临床指标,如胰岛素抵抗指数、同型半胱氨酸(HCY)浓度和外周血的炎症因子浓度。结果:3组中,T2DM+OSA组的呼吸暂停-低通气指数(AHI)(2.3 *vs* 3.7 *vs* 13.7)、氧饱和度指数(0.65 *vs* 2.2 *vs* 9.10)、HCY浓度(9.60 μmol/L *vs* 10.30 μmol/L *vs* 13.81 μmol/L)和C反应蛋白(CRP)浓度(0.30 mg/L *vs* 1.43 mg/L *vs* 2.11 mg/L)最高,平均血氧饱和度(97.05% *vs* 96.60% *vs* 94.70%)最低。将T2DM+OSA组与T2DM组、HC组两两比较,分别识别出了扩增子序列变体中的12个和15个关键差异。我们发现在T2DM+OSA组中,*Faecalibacterium*,*Eubacterium*和*Lachnospiraceae*的丰度逐渐降低,*Actinomyces*的丰度升高,均与HCY、CRP、空腹血糖和HbA1c浓度、AHI、平均氧饱和度和胰岛素抵抗指数密切相关($P<0.05$)。结论:对于患有OSAHS的T2DM患者,IH可能使肠道菌群发生改变,这可能会影响T2DM及其相关并发症的病理生理发展。

关键词:肠道菌群;阻塞性睡眠呼吸暂停低通气综合征;2型糖尿病;间歇性缺氧

阻塞性睡眠呼吸暂停低通气综合征(obstructive sleep apnea hypopnea syndrome, OSAHS)的特征是睡眠期间反复出现部分或完全咽部阻塞[1],导致间歇性缺氧(intermittent hypoxia,IH);心率、血压(blood pressure,BP)和交感神经活动的周期性不良变化,以及睡眠结构的破坏[2]。流行病学研究表明,OSAHS是一种全球流行的慢性睡眠障碍,尤其是在患有2型糖尿病(type 2 diabetes mellitus,T2DM)的成年人中,发病率从23%到87%不等[3-4]。目前已经发现,中重度OSAHS与T2DM发病率的增加相关,T2DM患者的OSAHS发病率比非糖尿病患者高50%,并且与肥胖和其他混杂因素等传统危险因素无关。IH是OSAHS的标志,不仅在OSAHS的发病机制中发挥重要作用,而且在恶化T2DM患者的血糖控制和胰岛素抵抗方面发挥重要作用[5-7],可能通过激活多种系统性炎症介质、增强氧化应激级联反应和下丘脑-垂体-肾上腺功能等[8]。

共生细菌,又称为菌群,覆盖在我们每一个暴露在外部环境中的身体表面,其中70%存在于胃肠道中[9]。微生物组是一个与人体共存的庞大而复杂的多微生物生态系统,在宿主免疫表型的发展中发挥重要作用。肠道菌群失调与一系列代谢紊乱疾病有关,如糖尿病和高血压[10]。在一项模拟OSAHS的IH研究中,喂食高脂肪饮食的Ldlr⁻/⁻小鼠,发现肠道菌群失衡与不良心血管事件和代谢紊乱有关[11-12]。同样,OSAHS诱导的睡眠碎片化会改变摄食行为并促进肥胖和代谢异常,同时宿主的肠道菌群会发生变化,导致肠道通透性增加和脂肪组织的慢性炎症[11-12]。对于患有OSAHS的T2DM患者,只有少数研究关注IH引起的严重代谢紊乱与肠道菌群失调之间的关系,这与肥胖和高血压等常规危险因素无关。因此,我们的研究旨在调查患有OSAHS的T2DM患者的肠道菌群变化。还比较了各组之间的临床指标,如炎症因子和同型半胱氨酸(homocysteine,HCY)。

1 材料与方法

1.1 研究对象

2019年7月—2020年7月,共招募78名参与者,包括25名住院T2DM患者(T2DM组)、27名住院T2DM并发OSAHS患者(T2DM+OSA组)和26名健康对照者(HC组),在夜间(晚上10点至早上7点)使用Ⅳ型便携式监护仪(PM,Sleep Fairy-A7,China)对研究对象进行检查。大部分睡眠检测在河南省人民医院安静舒适的病房记录;其余的由参与者在接受使用PM的系统培训后在家自行进行睡眠监测。睡眠记录中患者入睡之前和清晨醒来之后的时间段被排除在评分之外[13]。第二天早上收集空腹血液和粪便样本。一般问卷用于收集有关人口特征和健康状况的信息。

1.1.1 OSAHS评估

使用脉搏血氧仪评估氧合血红蛋白饱和度,通过连接在力带上的气动传感器进行测量呼吸力。使用连接到压力传感器的鼻插管记录鼻气流。最终数据由软件系统自动生成。评分规则基于2007年美国睡眠医学学会手册。呼吸暂停-低通气指数(apnea-hypopnea index,AHI)的计算方法是呼吸暂停(气流持续停止至少10 s)和低通气(气流减少≥10 s,氧饱和度≥4%)的总次数除以睡眠事件的总持续时间,OSAHS定义为5个事件/h的AHI。

1.1.2 纳入和排除标准

纳入标准:①年龄18~70岁;②基于1999年世界卫生组织标准的初治2型糖尿病[14];③6.5%≤糖化血红蛋白(HbA1c)≤11%;④入组前12周内未使用抗生素,未使用益生菌和(或)益生元;⑤糖尿病患者入组前12周内未使用除胰岛素外的降糖药物。

排除标准如下：①体重指数（BMI）>28 kg/m²；②慢性呼吸系统疾病、中枢系统睡眠呼吸暂停综合征、严重心力衰竭、血压≥140/90 mmHg、癌症、心肌梗死、脑卒中等严重器质性疾病的诊断；③其他类型糖尿病的诊断，如 1 型糖尿病；④炎症肠病、凝血功能障碍、结缔组织疾病或胃肠道手术的诊断，阑尾炎、疝气手术除外；⑤入组前 3 个月内参加过其他项目；⑥酗酒（1 周内饮酒 5 次以上：烈酒>100 g，米酒 250 g，或啤酒 5 瓶）；⑦妊娠；⑧服用可能影响呼吸功能的药物，如抗焦虑药、催眠药、情绪稳定剂等。

1.2 样品采集

生物样本和人体测量数据是在未经医疗处理的情况下获得的。在禁食过夜后采集血样，并在 24 ℃静置 30 min 后使用离心机（Multifuge X3R，Thermo Fisher Scientific，United States）以 3 000 r/min 的速度离心 20 min 以获得血清。新鲜粪便样本、晨尿和血清样本在收集后立即在干冰上冷冻并储存在-80 ℃直至进一步分析。

1.2.1 临床指标

使用自动生化分析仪（TBA - 120 FR，Toshiba，Japan）测量空腹血糖（fasting plasma glucose，FPG）浓度。使用免疫化学发光测定法（ADVIA Centaur，Siemens A. G.，German）测量空腹胰岛素浓度。使用高效液相色谱法（Bio - Rad D - 10，Bio - Rad Laboratories Co.，Ltd.，Germany）测量血浆 HbA1c 浓度。使用 Swelab Alfa 细胞分析仪（Boule Diagnostics AB，Sweden）进行常规血液测试。使用以下公式计算胰岛素抵抗的稳态模型评估（HOMA-IR）：FPG×FIN/22.5，其中 FIN 是空腹胰岛素。

1.2.2 炎症因子和 HCY

使用自动生化分析仪检测 C 反应蛋白（C-reactive protein，CRP）和 HCY 浓度。根据制造商的说明，使用人 ELISA 试剂盒测定脂多糖结合蛋白（lipopolysaccharide-binding Protein，LBP）、白细胞介素（interleukin，IL-6）、IL-17 和转化生长因子（transforming growth factor，TGF-β1）的血浆浓度。用于评估人 LBP、肿瘤坏死因子（tumor necrosis factor，TNF-α）、IL-17 和 TGF-β1 浓度的 ELISA 试剂盒均来自 Cusabio Biotech（武汉，中国）。高灵敏度 IL-6 试剂盒购自 Multi-Science（杭州，中国）。

1.3 16S rRNA 基因扩增测序

使用 EZNA® 粪便 DNA 试剂盒（Omega Bio-tek，Inc.，Norcross，GA，United States）提取参与者的 DNA。将分离的 DNA 用作 16S rRNA 基因的 V3-V4 区域的聚合酶链反应扩增的模板。上游引物序列为 5′-CCTACGGGNGGCWGCAG-3′，下游引物序列为 5′-GAC-TACHVGGGTATCTAATCC-3′。PCR 使用 EasyCycler 96 PCR 系统（Analytik Jena Corp.，AG）进行，来自不同样本的产品被索引并以相等的比例混合，由上海 Mobio Biomedical

1.4 测序数据分析

使用 DADA2 算法识别扩增子序列变体(ASV)。使用 SILVA 参考数据库(SSU138)对每个 ASV 的代表性序列进行注释。使用 Mothur v1.42.1 评估 α 多样性指标(Shannon-Wiener 多样性指数和 Simpson 多样性指数)。使用非参数 Mann-Whitney U 检验用于检验两组之间的显著差异。使用非参数 Kruskal-Wallis 检验进行多组比较。使用 R 程序进行基于 Bray-Curtis 和未加权 UniFrac 距离的主坐标分析(PCoA),以显示样本之间的微生物组空间。通过随机森林模型识别与 T2DM 和 OSAHS 相关的关键 ASV,并删除与 MaAsLin2 选择的与 BMI 显著相关的 ASV。绘制热图来表示其余关键 ASV 的分布。线性判别分析效应大小(LEfSe)方法用于检测具有差异丰度的分类群。PICRUSt2 v2.4.1 用于基于 16S rRNA 基因序列预测功能丰度。

1.5 统计学处理

对于正态分布数据或非正态分布数据,连续变量分别表示为(均数±标准差)或中位数(上、下四分位数)。分类变量以百分比表示。所有统计分析,包括单因素方差分析、Kruskal-Wallis 检验、Mann-Whitney U 检验和最小显著性差异 t 检验,均使用 SPSS 26.0 版进行,双侧 $P<0.05$ 表示有统计学意义。通过 Bonferroni 校正调整显著差异。使用 Spearman 相关性评估肠道菌群、炎症因子和 HCY 浓度的相关系数。

2 结果

2.1 3组临床参数和炎症水平

应用上述严格的纳入和排除标准,在 PM 评估后共收集了 78 份粪便样本进行分析。我们对 HC、T2DM 和 T2DM+OSA 组患者的临床指标和肠道菌群进行了比较(图 2-5-1)。3 组间的性别和年龄差异无统计学意义($P>0.05$)。与 T2DM 组相比,T2DM+OSA 组的胰岛素抵抗指数(nsulin resistance index, HOMA-IR)、BMI、腰臀比(WHR)、颈围(NC)、FPG、HbA1c、收缩压(SBP)、舒张压(DBP)均无显著性差异;但与 HC 组相比显著增加($P<0.05$)。

与其他两组相比,T2DM+OSA 组的 HCY 水平最高。我们的 PM 数据显示,AHI 和氧饱和度指数(oxygen desaturation index, ODI)显著增加,同时平均氧饱和度(oxygen saturation, SpO_2)下降;T2DM+OSA 组的 SpO_2 低于 HC 组。表 2-5-1 显示参与者的临床参数的更多详细信息。

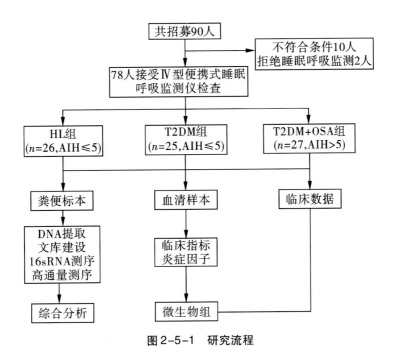

图 2-5-1 研究流程

表 2-5-1 参与者特征和临床参数

特征和临床参数	HC 组（n=26）	T2DM 组（n=25）	T2DM+OSA 组（n=27）	P
性别/（男/女）	17/9	17/8	21/6	0.584
年龄/岁	45.58±8.81	45.92±13.89	47.59±5.18	0.728
BMI/（kg/m²）	24.63±2.61	25.84±3.45	27.03±2.11[b]	0.009
WHR/cm	0.85±0.06	0.95±0.07	0.98±0.05[b]	<0.001
NC/cm	32.88±3.70	36.25±4.75	38.37±2.31[b]	<0.001
FPG/（mmol/L）	5.30（4.70,5.43）	6.90（6.30,8.05）	8.00（6.40,9.25）[b]	<0.001
HOMA-IR	1.50（1.09,2.03）	2.10（1.02,3.53）	2.38（1.37,3.22）[a]	0.099
HbA1c/%	5.30（5.10,5.60）	9.70（7.30,10.80）	8.70（7.70,9.70）[b]	<0.001
SBP/mmHg	117.50（112.00,123.25）	130.00（117.00,143.00）	131.00（128.00,144.00）[b]	<0.001
DBP/mmHg	71.96±5.44	81.13±11.33	82.26±8.58[b]	<0.001
HCY/（μmol/L）	9.60（8.30,12.53）	10.30（8.05,12.03）	13.81（10.73,20.54）[b,c]	<0.001
AHI	2.30（1.48,3.05）	3.70（2.00,4.15）	13.70（9.80,20.10）[b,c]	<0.001
Mean SpO₂/%	97.05（96.50,97.53）	96.60（96.05,96.95）	94.70（93.80,95.20）[b,c]	<0.001
Lowest SpO₂/%	85.50（82.00,90.25）	85.00（76.00,87.50）	81.00（73.00,84.00）[b]	0.002
ODI	0.65（0.40,1.23）	2.20（1.10,5.45）	9.10（5.90,15.30）[b,c]	<0.001

注:a 与 HC 相比,P<0.05;b 与 HC 相比,P<0.01;c 与 T2DM 相比,P<0.01。

CRP 浓度从 HC 组到 T2DM 组逐渐增加,在 T2DM+OSA 组中甚至更高。此外,与 HC 组相比,T2DM+OSA 组 TNF-α、IL-17、IL-6 和 LBP 水平升高,TGF-β₁ 水平降低。与 T2DM 组相比,T2DM+OSA 组 TNF-α 水平升高($P<0.05$)(图 2-5-2)。

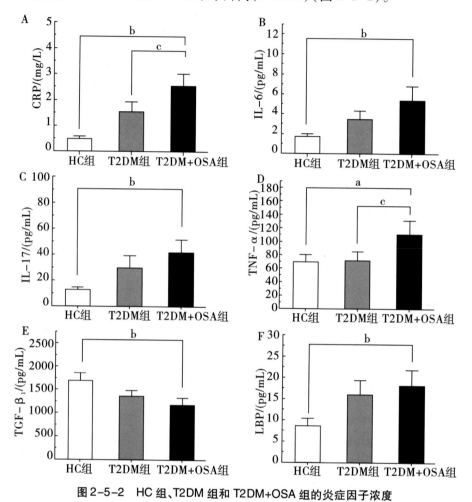

图 2-5-2　HC 组、T2DM 组和 T2DM+OSA 组的炎症因子浓度

A:CRP;B:IL-6;C:IL-17;D:TNF-α;E:TGF-β₁;F:LBP。a 与 HC 相比,$P<0.05$;b 与 HC 相比,$P<0.01$;c 与 T2DM 相比,$P<0.01$。

2.2　IH 与 T2DM+OSA 组患者肠道菌群的差异有关

由此产生的稀疏曲线显示,在应用的测序深度,采样肠道的微生物丰富度接近饱和,这足以识别每个微生物组的大多数细菌群落成员。由 Shannon 估计量,ACE 估计量和 Simpson 指数表示的肠道菌群 α 多样性(图 2-5-3A ～ 图 2-5-3C)显示 HC、T2DM 和 T2DM+OSA 组没有显著差异($P>0.05$)。PCoA 图显示 3 组肠道菌群的整体结构显示出较小的差异(图 2-5-3D);但差异不显著(Adonis,$P>0.05$)。

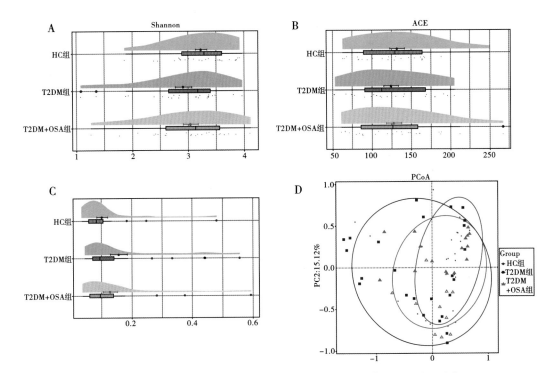

图 2-5-3　HC 组、T2DM 组和 T2DM+OSA 组的肠道菌群多样性和结构

A:香农指数;B:ACE 估计器;C:辛普森指数;D:HC 组、T2DM 组和 T2DM+OSA 组肠道菌群的主坐标分析图。

　　我们进一步分析了肠道菌群的分类组成和变化。每个样本中门和属水平的细菌群落的组成和丰度显示在图 2-5-4 中。在门水平上,*Firmicutes* 和 *Proteobacteria* 是 HC、T2DM 和 T2DM+OSA 组中的优势细菌(图 2-5-4A)。在属水平上,我们发现 *Escherichia-Shigella* 的相对丰度没有显著差异,在 3 组中的丰度最高(*P*>0.05)(图 2-5-4B)。以下菌属的相对丰度在各组之间存在显著差异:*Faecalibacterium*(*P*=0.043),*Streptococcus*(*P*=0.039),*Haemophilus*(*P*=0.029),*Phascolarctobacterium*(*P*=0.024)和 *Oscillibacter*(*P*=0.027)(图 2-5-4C)。上述菌属中,与 T2DM 组相比,T2DM+OSA 组 *Phascolarctobacterium* 水平降低,*Oscillibacter* 水平升高,与 HC 组相比,T2DM+OSA 组 *Faecalibacterium* 水平显著降低。观察到从 HC 组到 T2DM 组和 T2DM+OSA 组的 *Faecalibacterium* 丰度逐渐下降(图 2-5-4C)。通过 LEfSe 分析,我们还发现 T2DM+OSA 组的 *Faecalibacterium* 水平显著降低(图 2-5-4D)。

　　与 T2DM 组相比,我们在 T2DM+OSA 组中发现了 12 种与肠道菌群失调相关的 ASV,包括 ASV632(*Streptococcus*)、ASV450(*Clostridiaceae_Clostridium_sensu_stricto*)、ASV352(*Faecalibacterium*)、ASV511(*Roseburia*)、ASV307[(*Eubacterium*)_hallii_group]、ASV1000[(*Eubacterium*)_eligens_group]、ASV995(*Blautia*)、ASV584(*Eggerthella*)、ASV535(*Erysipelotrichaceae_UCG-003*)、ASV87(*Phascolarctobacterium*)、ASV1112

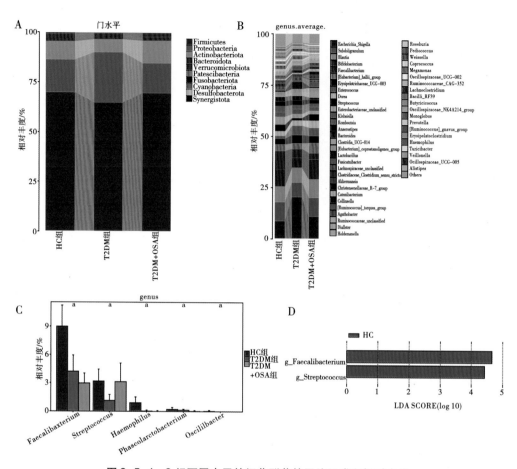

图2-5-4　3组不同水平的细菌群落的平均组成和相对丰度

A:在门水平上按组分层的优势物种组成的相对丰度直方图;B:在属水平上按组分层的优势物种的相对
丰度直方图;C:具有显著差异的属的直方图,条形图显示每组的平均值±标准差;D:线性判别分析柱状图。
LDA:线性判别分析。a:*P*<0.05;Kruskal-Wallis秩和检验显示出显著差异。

(*Prevotella*)和 ASV548(*Oscillibacter*)。在比较 HC 组和 T2DM+OSA 组时,15 个 ASV 不同:ASV450(*Clostridiaceae_Clostridium_sensu_stricto*)、ASV511(*Roseburia*)、ASV1000〔(*Eubacterium*)_*eligens_group*〕、ASV266(*Lachnospiraceae_unclassified*)、ASV763(*Lachnospiraceae_unclassified*)、ASV367(*Faecalibacterium*)、ASV779(*Actinomyces*)、ASV986(*Haemophilus*)、ASV352(*Faecalibacterium*)、ASV436(*Faecalibacterium*)、ASV265(*Streptococcus*)、ASV535(*Erysipelotrichaceae_UCG*-003)、ASV68(*Blautia*)、ASV347(*Saccharimonadales*)和 ASV1022(*Acinetobacter*)(图2-5-5A)。其中,ASV1022(*Acinetobacter*)、ASV367(*Faecalibacterium*)、ASV436(*Faecalibacterium*)、ASV763(*Lachnospiraceae_unclassified*)和 ASV266(*Lachnospiraceae_unclas-sified*)的相对丰度逐渐减少,并且 ASV779(*Actinomyces*)的丰度从 HC 组、T2DM 组到 T2DM+OSA 组逐渐增加(图2-5-5B)。

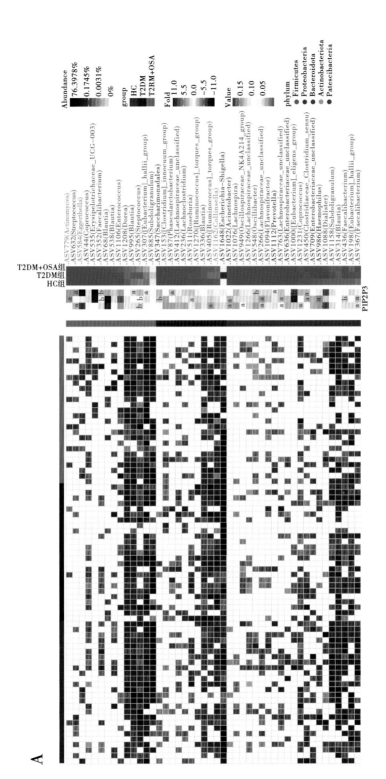

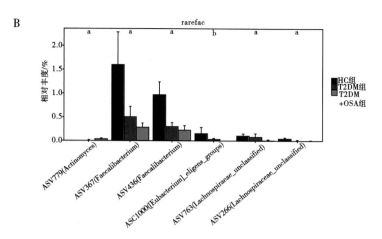

图 2-5-5　HC 组、T2DM 组和 T2DM+OSA 组肠道菌群变化的扩增子序列变体

A：热图显示 46 个 ASV 在 3 组中显著不同的相对丰度。差异倍数（log2 转换）表明 46 个 ASV 在 2 个不同组之间的相对丰度[P1：T2DM+OSA 组与 T2DM 组。P2：T2DM+OSA 组与 HC 组。P3：HC 组与 T2DM 组]。a：$P<0.05$,b：$P<0.01$,c：$P<0.001$。Mann-Whitney U 检验显示显著差异。B：随着疾病成分的增加，6 个关键的 ASV 呈现增加或减少的趋势。a：$P<0.05$,b：$P<0.01$。

2.3　IH 相关的肠道菌群失调与 T2DM+OSA 组患者的异常代谢和炎症指标相关

我们进一步研究了代谢指标、炎症因子和上述六种关键 ASV 之间的相关性，并呈现上升或下降的趋势。Spearman 相关分析显示，ASV 丰度下降与 IH 或呼吸系统疾病相关指标（如 ODI 和 AHI）、糖代谢指标（如 HbA1c、FPG、HOMA-IR 等）、心血管疾病相关代谢指标（如 HCY）和炎症因子（如 CRP、TNF-α 和 LBP）呈显著负相关。ASV436（*Faecalibacterium*）与 AHI、ODI、FPG、HbA1c、CRP 浓度和 HOMA-IR 呈负相关，ASV763（*Lachnospiraceae_unclass-sified*）与 AHI、FPG、HbA1c、CRP 和 LBP 浓度呈负相关（$P<0.05$）。此外，ASV436（*Faecalibacterium*）、ASV1000[（*Eubacterium*）_eligens_group]和 ASV367（*Faecalibacterium*）与另一个 IH 相关指标（平均 SpO$_2$）呈正相关。3 组中，ASV779（*Actinomyces*）的丰度逐渐增加呈相反关系；它与 AHI、ODI 和 TNF-α 浓度呈正相关，与平均 SpO$_2$ 呈负相关（$P<0.05$,图 2-5-6）。

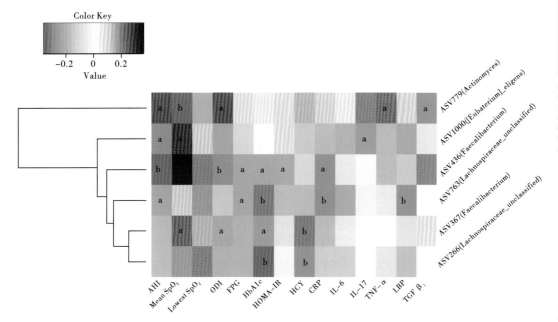

图2-5-6　肠道菌群关键扩增子序列变体与代谢和炎症指标之间的相关性热图

单元格的颜色代表每个扩增子序列变体与临床参数之间的 Spearman 相关系数;a:*P*<0.05;b:*P*<0.01。

3　讨论

在多项临床和动物实验发现 T2DM 与肠道菌群失调和慢性炎症有关[15-17],这可能是肠道生态系统中有益功能菌丧失或缺乏的结果,如碳水化合物发酵产生短链脂肪酸(short-chain fatty acid,SCFA)的细菌[16]。以前部分归因于生活方式所致的疾病,例如肥胖和 OSAHS,现在也被认为与菌群相关[12,18]。尽管许多流行病学和临床证据表明 OSAHS 是 T2DM 发展的独立危险因素[19],但在伴有 OSAHS 的 T2DM 患者中糖代谢改变的潜在发病机制仍有待阐明。同时,一项为期 6 年的纵向队列研究发现,HOMA-IR 是"目击呼吸暂停"事件的预测因子,与肥胖无关[20]。这表明血糖异常和胰岛素抵抗可能导致 OSAHS 的发展。根据以上研究的结果,这说明了 T2DM 和 OSAHS 之间的关系可能是双向的[2]。因此,有必要研究肠道菌群失衡是否在 T2DM 并发 OSAHS 患者代谢功能障碍的病理生理学中起关键作用。

在我们的研究中,对患有 OSAHS 的 T2DM 患者的粪便样本进行 16S rRNA 基因测序,分析显示优势菌群的相对丰度存在差异。我们发现各种 IH 相关肠道细菌的丰度,包括产 SCFA 的细菌,如 *Faecalibacterium* 和 *Lachnospiraceae*,与 FPG、HbA1c 和 HOMA-IR 的浓度以及 HCY 的浓度显著相关,HCY 是一种与高血压和动脉硬化相关的风险预测因子[21-22]。IH 可导致肠道微生物组内的缺氧/再氧合循环事件,因此,肠道微生物的生物多样性可能发生改变[16]。虽然肠上皮对缺氧有明显的抵抗力,但是调节肠上皮的吸收和屏障功能对肠内的氧含量很敏感[23]。缺氧/再氧合可通过增加通透性和细菌易位以及降低紧密连接完整性直接损害细胞功能[16]。此外,研究表明,在 IH 暴露长时间后恢复正常氧合,肠道菌群和循环内毒素血症仍然受到负面影响[8]。我们的结果没有显示出肠道菌群 α 多样性和 β 多样性的显著差异,然而,与氧代谢指标异常以及炎症指标(包括 CRP、IL-17 和 TNF-α)水平升高相关的产 SCFA 的细菌(如 *Faecalibacterium*,*Eubacterium* 和 *Lachnospiraceae* 的 ASV)相对丰度逐渐降低,在 T2DM+OSA 组患者中观察到这些指标与胰岛素抵抗的发展和 T2DM 的发病机制密切相关[24]。现有证据表明,SCFAs 可以调节血糖控制,表现出抗炎和抗肿瘤活性,并减少氧化应激[25-28]。短链脂肪酸有助于黏蛋白合成、减少细菌易位、维持肠道完整性和减轻肠道炎症[29-30]。因此,我们推测 SCFA 可能作为识别 T2DM 合并 OSAHS 患者代谢合并症的潜在靶点。

IH 可通过多种潜在机制介导对代谢功能障碍的影响。它诱导巨噬细胞向 M1 的促炎亚型极化,导致内脏脂肪组织产生更多的促炎介质,如 TNF-α、IL-6 和 IL-8,从而导致胰岛素受损信号通路与胰岛素抵抗[7]。我们发现 *Lachnospiraceae* 的丰度与 LBP 的浓度呈负相关,LBP 是肠道屏障破坏的参考指标之一,表明诱导炎症过程可能是由于 IH 引起的微生物代谢产物进入到循环中。随着时间的推移我们发现三组的肠道菌群发生了某些变化;然而,合并和不合并 OSAHS 的 T2DM 患者之间没有显著差异。尽管如此,在患有 OSAHS 的 T2DM 患者中,炎症指标(如 CRP、TNF-α 和 IL-17)的浓度显著增加,这表明患有 OSAHS 的 T2DM 患者,肠道菌群的变化相对于慢性炎症变化可能已经发生延迟。另一方面,我们的研究纳入了一些病情相对较轻的患者,防止因高血糖、肥胖等混杂因素对肠道菌群的影响,结果发现,肠道菌群似乎没有显著变化[31]。

各种呼吸系统疾病不仅与气道菌群中的生态失调有关,而且与肠道菌群中的失调有关[32-33]。这一证据更加证实了肠-肺轴的存在以及肠道和呼吸系统之间的密切关系,两个部位其中之一发生变化可能会影响到另一个部位[34]。作为气道菌群的次要组成成分,Actinomyces 介导的 GLUT1 依赖性葡萄糖升高和 MCT4 依赖性乳酸转运与厌氧酶相关[35-36]。在我们的研究中,Actinomyces 相对丰度的增加与 OSAHS 严重程度指数和 TNF-α 浓度呈正相关。虽然我们没有检测肺部微生物,但是我们推测它们可能与肠-肺轴有关,这可能需要进一步的实验来探索其中的因果关系。我们的研究存在一些局限性。首先,样本量相对较小。其次,T2DM 并发 OSAHS 与肠道菌群之间的因果关系尚不清楚。未来可能需要进行大规模临床试验和无菌小鼠模型验证。

4 结论

患有 OSAHS 的 T2DM 患者肠道菌群失调的发生率可能更高。IH 可能使肠道菌群发生改变,这可能与 T2DM 并发 OSAHS 患者肠道通透性增加和并发全身炎症变化有关。

这些发现为研究恢复肠道菌群的机制和干预方法提供了基础,旨在预防或减轻患有 OSAHS 的 T2DM 患者的不良反应。

参考文献

[1]XU H,WANG H,GUAN J,et al. Effects of continuous positive airway pressure on neuro-cognitive architecture and function in patients with obstructive sleep apnoea:study protocol for a multicentre randomised controlled trial[J]. BMJ Open,2017,7(5):e014932.

[2]SUBRAMANIAN A,ADDERLEY N J,TRACY A,et al. Risk of incident obstructive sleep apnea among patients with type 2 diabetes[J]. Diabetes Care,2019,42(5):954−963.

[3]FOSTER G D,SANDERS M H,MILLMAN R,et al. Obstructive sleep apnea among obese patients with type 2 diabetes[J]. Diabetes Care,2009,32(6):1017−1019.

[4]WEST S D,PRUDON B,HUGHES J,et al. Continuous positive airway pressure effect on visual acuity in patients with type 2 diabetes and obstructive sleep apnoea:a multicentre randomised controlled trial[J]. Eur Respir J,2018,52(4):1801177.

[5]TAHRANI A A. Obstructive sleep apnoea in diabetes:Does it matter? [J]. Diabetes and Vascular Disease Research,2017,14(5):454−462.

[6]LEONG W,JADHAKHAN F,TAHERI S,et al. Effect of obstructive sleep apnoea on diabetic retinopathy and maculopathy:a systematic review and meta−analysis[J]. Diabetic Medicine,2016,33(2):158−168.

[7]RYAN S. Adipose tissue inflammation by intermittent hypoxia:mechanistic link between obstructive sleep apnoea and metabolic dysfunction[J]. The Journal of physiology,2017,595(8):2423−2430.

[8]MORENO−INDIAS I,TORRES M,SANCHEZ−ALCOHOLADO L,et al. Normoxic recovery mimicking treatment of sleep apnea does not reverse intermittent hypoxia−induced bacterial dysbiosis and low−grade endotoxemia in mice[J]. Sleep,2016,39(10):1891−1897.

[9]SCHIPPA S,CONTE M P. Dysbiotic events in gut microbiota:impact on human health [J]. Nutrients,2014,6(12):5786−5805.

[10]OKUBO H,NAKATSU Y,KUSHIYAMA A,et al. Gut microbiota as a therapeutic target for metabolic disorders[J]. Current Medicinal Chemistry,2018,25(9):984−1001.

[11]TRIPATHI A,MELNIK A V,XUE J,et al. Intermittent hypoxia and hypercapnia, a hallmark of obstructive sleep apnea, alters the gut microbiome and metabolome[J]. Msystems,2018,3(3):e00020−18.

[12]KO C Y,LIU Q Q,SU H Z,et al. Gut microbiota in obstructive sleep apnea−hypopnea syndrome:disease−related dysbiosis and metabolic comorbidities[J]. Clin Sci(Lond),

2019,133(7):905-917.

[13]BJORVATN B L S,GULATI S,AURLIEN H,et al. Prevalence of excessive sleepiness is higher whereas insomnia is lower with greater severity of obstructive sleep apnea[J]. Sleep and Breathing,2015,19(4):1387-1393.

[14]ZHANG X,FANG Z,ZHANG C,et al. Effects of acarbose on the gut microbiota of prediabetic patients:a randomized,double-blind,controlled crossover trial[J]. Diabetes Therapy,2017,8(2):293-307.

[15]CANFORA E E,MEEX R C,VENEMA K,et al. Gut microbial metabolites in obesity, NAFLD and T2DM[J]. Nature Reviews Endocrinology,2019,15(5):261-273.

[16]ZHAO L,ZHANG F,DING X,et al. Gut bacteria selectively promoted by dietary fibers alleviate type 2 diabetes[J]. Science,2018,359(6380):1151-1156.

[17]CANI P D,OSTO M,GEURTS L,et al. Involvement of gut microbiota in the development of low – grade inflammation and type 2 diabetes associated with obesity[J]. Gut microbes,2012,3(4):279-288.

[18]LABARCA G,REYES T,JORQUERA J,et al. CPAP in patients with obstructive sleep apnea and type 2 diabetes mellitus:systematic review and meta-analysis[J]. The Clinical respiratory journal,2018,12(8):2361-2368.

[19]WANG X,BI Y P,ZHANG Q,et al. Obstructive sleep apnoea and the risk of type 2 diabetes:a meta-analysis of prospective cohort studies[J]. Respirology,2013,18(1):140-146.

[20]BALKAU B,LOKO S,ANDRIAMBOAVONJY T,et al. Epidemiologic study on the insulin resistance syndrome study group. High baseline insulin levels associated with 6-year incident observed sleep apnea[J]. Diabetes care,2010,33(5):1044-1049.

[21]MONNERET D,TAMISIER R,DUCROS V,et al. The impact of obstructive sleep apnea on homocysteine and carotid remodeling in metabolic syndrome[J]. Respiratory physiology and neurobiology,2012,180(2/3):298-304.

[22]HU Y J,XU Y,WANG G. Homocysteine levels are associated with endothelial function in newly diagnosed type 2 diabetes mellitus patients[J]. Metab Syndr Relat Disord,2019,17(6):323-327.

[23]ELTZSCHIG H K,CARMELIET P. Hypoxia and inflammation[J]. New England Journal of Medicine,2011,364(7):656-665.

[24]ABDEL-MONEIM A,BAKERY H H,ALLAM G. The potential pathogenic role of IL-17/ Th17 cells in both type 1 and type 2 diabetes mellitus[J]. Biomedicine and Pharmacotherapy,2018,101:287-292.

[25]KASAHARA K,KRAUTKRAMER K A,ORG E,et al. Interactions between Roseburia intestinalis and diet modulate atherogenesis in a murine model[J]. Nature microbiology,2018,3(12):1461-1471.

[26]XU J,LIANG R,ZHANG W,et al. Faecalibacterium prausnitzii-derived microbial anti-inflammatory molecule regulates intestinal integrity in diabetes mellitus mice via modulating tight junction protein expression[J]. Journal of Diabetes,2020,12(3):224-236.

[27]KANG J D,MYERS C J,HARRIS S C,et al. Bile acid 7α-dehydroxylating gut bacteria secrete antibiotics that inhibit Clostridium difficile:role of secondary bile acids[J]. Cell Chemical Biology,2019,26(1):27-34.

[28]BOESMANS L,VALLES-COLOMER M,WANG J,et al. Butyrate producers as potential next-generation probiotics:safety assessment of the administration of Butyricicoccus pullicaecorum to healthy volunteers[J]. Msystems,2018,3(6):e00094-18.

[29]COX A J,WEST N P,CRIPPS A W. Obesity,inflammation,and the gut microbiota[J]. The lancet diabetes and endocrinology,2015,3(3):207-215.

[30]MOUSTAFA A,LI W,ANDERSON E L,et al. Genetic risk,dysbiosis,and treatment stratification using host genome and gut microbiome in inflammatory bowel disease[J]. Clinical and translational gastroenterology,2018,9(1):e132.

[31]HE F F,LI Y M. Role of gut microbiota in the development of insulin resistance and the mechanism underlying polycystic ovary syndrome:a review[J]. Journal of ovarian research,2020,13(1):1-13.

[32]BRUZZESE E,CALLEGARI M L,RAIA V,et al. Disrupted intestinal microbiota and intestinal inflammation in children with cystic fibrosis and its restoration with Lactobacillus GG:a randomised clinical trial[J]. PLoS One,2014,9(2):e87796.

[33]ENAUD R,PREVEL R,CIARLO E,et al. The gut-lung axis in health and respiratory diseases:a place for inter-organ and inter-kingdom crosstalks[J]. Frontiers in Cellular and Infection Microbiology,2020,10:9.

[34]MARSLAND B J,TROMPETTE A,GOLLWITZER E S. The gut-lung axis in respiratory disease[J]. Annals of the American Thoracic Society,2015,12(Suppl 2):S150-S156.

[35]HUANG D,SU X,YUAN M,et al. The characterization of lung microbiome in lung cancer patients with different clinicopathology[J]. American Journal of Cancer Research,2019,9(9):2047.

[36]COBURN B,WANG P W,DIAZ CABALLERO J,et al. Lung microbiota across age and disease stage in cystic fibrosis[J]. Scientific Reports,2015,5(1):1-12.

6 肥胖患者的眼表菌群特征

梁程红[1] 宋小健[1] 王丽敏[1] 郑楠[1] 王萍萍[1] 张丽君[1] 张发明[2] 袁慧娟[1*]

(1. 河南省人民医院内分泌代谢病科;2. 南京医科大学第二附属医院)

摘要:

目的:探讨肥胖患者眼表菌群的组成特征。方法:选取 2020 年 11 月—2021 年 3 月就诊于河南省人民医院内分泌科肥胖门诊的 35 例肥胖患者,根据年龄、性别匹配 35 名健康受试者,球结膜下采集眼表菌群标本,通过 16S rRNA 测序,探讨肥胖患者眼表菌群组成特征。结果:肥胖患者与健康受试者眼表菌群 α 多样性无显著差异($P>0.05$),β 多样性具有显著差异($P<0.05$)。属水平中,代尔夫特菌属、痤疮丙酸杆菌属、水生细菌属、食酸菌属、*Caulobacteraceae_unclassified*、丛毛单胞菌属和牙龈卟啉单胞菌属的相对丰度在肥胖患者中显著升高($P<0.05$)。PICRUSt 2 功能预测显示,细胞色素 P450(cytochrome P450,CYP)对异生素的代谢,脂代谢和核苷酸结合寡聚化结构域(nucleotide-binding and oligomerization domain,NOD)样受体信号通路等在肥胖患者中显著富集($P<0.05$)。结论:肥胖患者眼表菌群的多样性增加,具有独特的眼表核心微生物组。改变的眼表菌群可能与 CYP 的过度活跃、脂代谢异常和 NOD 样受体信号通路密切相关。

关键词:肥胖;眼表菌群;细胞色素 P450;NOD 样受体

肥胖作为全球日益严重的公共卫生问题,可显著促进睑板腺功能障碍、干眼症、年龄相关性黄斑病变、糖尿病性视网膜病变、白内障等眼部疾病的发生发展[1-2]。随着多基因测序技术的发展,人们认识到眼表菌群可能在维持眼部健康和眼部疾病发病机制中具有重要作用[3]。眼表菌群的改变与干眼症、睑板腺功能障碍、结膜炎、角膜炎、糖尿病等密切相关[3]。然而,眼表菌群在肥胖患者中的组成特征目前尚未可知。肥胖患者的全身低度慢性炎症状态可能改变眼表菌群组成,促进眼屏障破坏[1,4]。本研究的目的在于探讨肥胖患者眼表菌群组成特征,为眼表菌群研究、肥胖相关眼病防治提供新视角。

1 材料与方法

1.1 研究对象

本研究纳入 2020 年 11 月—2021 年 3 月在河南省人民医院内分泌科肥胖门诊就诊

的肥胖患者,并根据年龄、性别匹配健康受试者。入选标准:①身体质量指数(body mass index,BMI)≥28 kg/m²。②无眼部疾病病史,如干眼症、睑板腺功能障碍、沙眼、结膜炎、角膜炎、青光眼、白内障、高度近视等。③无严重的全身系统疾病,如心力衰竭、冠状动脉粥样硬化性心脏病、脑卒中、急性/慢性肾功能不全、肝硬化、肿瘤等。④年龄 18～59 岁。排除标准:①曾行眼部相关手术。②近 6 个月使用抗生素或糖皮质激素。③近 6 个月使用滴眼液。④佩戴隐形眼镜。⑤受试者怀孕或哺乳。⑥罹患糖尿病或免疫相关性疾病。本研究通过河南省人民医院伦理委员会审查[(2020)伦审第(113)号],所有受试者均签署知情同意书。

1.2　方法

1.2.1　数据收集

收集患者基本信息,包括性别、年龄、全身或眼部疾病用药史、眼科手术史、隐形眼镜使用史和全身系统疾病史等。测量患者身高、体重、腰围、臀围、血压,完善血脂、肝功能、肾功能、尿酸、血糖等生化检验。

1.2.2　眼表菌群标本采集

采集前使用 0.5% 盐酸丙美卡因滴眼液进行眼表局部麻醉。使用一次性无菌干棉签,球结膜下采集眼表菌群标本[5]。采集后的棉签独立放入 1.5 mL Eppendorf 灭菌管中,并迅速放入-80 ℃冰箱保存直至 DNA 提取。

1.2.3　DNA 提取及测序

眼表样本均由相同的实验室人员进行相同的 DNA 提取和 PCR 扩增程序。以每个样本提取的 DNA 为模板,扩增 16S rRNA 基因的 V3～V4 区域。将不同样品的产物按相同比例进行混合,使用 Illumina Miseq 平台测序。

1.2.4　信息分析流程

使用 RDP Classifier 2.2(http://sourceforge.net/projects/rdp - classifier/)分类工具[6],将代表序列与 SILVA 数据库[7](SSU138)比对,获得每个 16S rDNA 序列的 OTU 归并分类。OTU 分析确定 α 多样性,由 Shannon 指数、ACE 指数和 Simpson 指数表示。R 软件 3.6.0(http://www.R-project.org/)进行基于 Bray-Curtis 距离的主坐标分析(principal coordinates analysis,PCoA),以显示 β 多样性。ANOSIM 检验对划分的统计学意义进行显著性分析。基于线性判别分析(linear discriminant analysis,LDA)效应量的 LEfSe 分析方法(lefse 1.1,https://github.com/SegataLab/lefse),用于鉴定特征菌群并解释组间差异[8]。基于 KEGG 数据库,使用 PICRUSt 2(https://github.com/picrust/picrust2)进行功能预测分析[9]。

1.3 统计学处理

使用 Excel 2021 软件处理数据及 SPSS 26.0 软件进行统计分析。正态分布计量数据用($\bar{x} \pm s$)表示,两组间比较使用独立样本 t 检验。非正态分布计量数据用中位数(上、下四分数)表示,两组间比较使用 Mann-Whitney U 检验。$P<0.05$ 为差异有统计学意义。

2 结果

2.1 研究对象基本情况

本研究共纳入 35 例肥胖患者(肥胖组)和 35 例健康受试者(健康组)。肥胖组男女比例为 17∶18,平均年龄为(36.49±9.16)岁,BMI 为(32.92±5.36)kg/m²;健康组男女比例为 19∶16,平均年龄为(39.91±9.25)岁,BMI 为(22.83±2.90)kg/m²。两组之间 BMI、腰臀比、腰围、尿酸差异具有统计学意义($P<0.05$),性别、年龄、谷丙转氨酶、谷草转氨酶、尿素、肌酐、空腹血糖差异无统计学意义($P>0.05$)。基本情况详见表 2-6-1。

表 2-6-1 肥胖组和健康组一般情况比较

临床特征	肥胖组	健康组	P
性别/(男/女)	17/18	19/16	0.635
年龄/岁	36.49±9.16	39.91±9.25	0.124
身体质量指数/(kg/m²)	32.92±5.36	22.83±2.90	<0.001
腰臀比	1.04±0.03	0.85±0.09	<0.001
腰围/cm	102.50(99.50,106.00)	80.00(69.00,87.50)	<0.001
c(总胆固醇)/(mmol/L)	5.66(5.36,6.09)	4.17(3.50,4.35)	<0.001
c(甘油三酯)/(mmol/L)	2.16±0.97	1.20±0.52	<0.001
谷丙转氨酶/(U/L)	21.10(14.40,25.70)	16.40(14.50,22.70)	0.238
谷草转氨酶/(U/L)	18.60(15.60,24.40)	21.20(18.20,25.20)	0.053
c(尿素)/(mmol/L)	4.53±0.74	4.25±0.90	0.168
c(肌酐)/(μmol/L)	55.89±12.74	57.19±15.81	0.705
c(尿酸)/(μmol/L)	363.17±88.02	310.91±91.64	0.018
c(空腹血糖)/(mmol/L)	5.00(4.46,5.30)	5.10(4.80,5.40)	0.317

2.2 肥胖组患者眼表菌群组成分析

2.2.1 眼表菌群 α 多样性和 β 多样性分析

稀释性曲线随测序数据量的增加逐渐趋于平坦(图2-6-1A),表明眼表样品测序深度合理。α 多样性反映眼表菌群丰富度和均匀度,使用 Shannon 指数、Simpson 指数和ACE 指数表示。如图2-6-1B~图2-6-1D 所示,肥胖组可见 α 多样性增加趋势,但两组间 Shannon、Simpson 和 ACE 指数未见显著统计学差异($P>0.05$)。

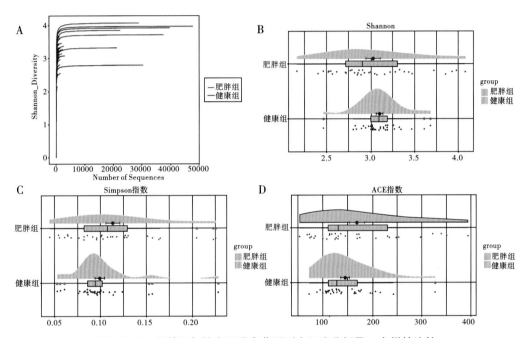

图2-6-1　肥胖组与健康组眼表菌群测序深度分析及 α 多样性比较

A:稀释性曲线;B:Shannon 指数;C:Simpson 指数;D:ACE 指数。

基于 Bray-Curtis 距离的 PCoA 分析用于评估眼表菌群的 β 多样性,表示眼表菌群间物种丰度分布的差异程度。结果显示,肥胖患者与健康受试者眼表菌群组成表现出明显的区分趋势(图2-6-2A)。ANOSIM 分析结果显示差异具有显著统计学意义($P=0.005$)(图2-6-2B)。

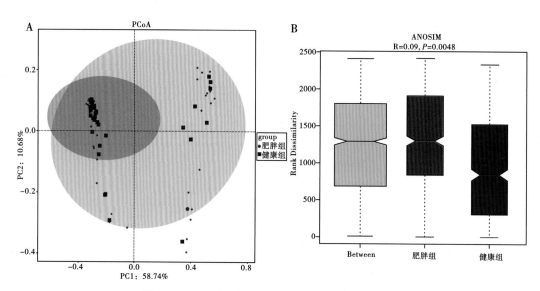

图2-6-2 肥胖组与健康组眼表菌群 β 多样性比较

A：基于 Bray-Curtis 距离的 PcoA 图；B：ANOSIM 分析。

2.2.2 眼表菌群物种组成

肥胖组和健康组的眼表样本中共发现663个，其中肥胖组与健康组共有432个，肥胖组独有205个，健康组独有26个OTU。门水平眼表菌群分析显示，肥胖组与健康组的眼表菌群均以变形菌门（*Proteobacteria*）（65. 67% *vs* 64. 82%）、放线菌门（*Actinobacteria*）（20. 31% *vs* 24. 54%）、厚壁菌门（*Firmicutes*）（9. 55% *vs* 6. 63%）、拟杆菌门（*Bacteroidetes*）（3. 80% *vs* 3. 41%）为优势菌门，优势菌门间差异无统计学意义（*P*>0. 05）（图2-6-3A）。与健康组相比，肥胖组中小弧菌门（*Bdellovibrionota*）（*P* = 0. 022）、纳米古菌门（*Nanoarchaeota*）（*P*=0. 022）水平显著升高。

属水平，肥胖组与健康组均以假单胞菌属（*Pseudomonas*）（23. 36% *vs* 22. 24%）、红球菌属（*Rhodococcus*）（8. 86% *vs* 11. 06%）、别样海源菌属（*Aliidiomarina*）（3. 95% *vs* 7. 31%）、棒杆菌属（*Corynebacterium*）（4. 51% *vs* 4. 44%）、代尔夫特菌属（*Delftia*）（6. 17% *vs* 1. 76%）和不动杆菌属（*Acinetobacter*）（4. 40% *vs* 3. 40%）等为优势菌属（图2-6-3B）。与健康组相比，代尔夫特菌属（*Delftia*）相对丰度在肥胖组中显著升高（*P*<0. 001），别样海源菌属（*Aliidiomarina*）相对丰度显著降低（*P*=0. 003）（图2-6-3C）。

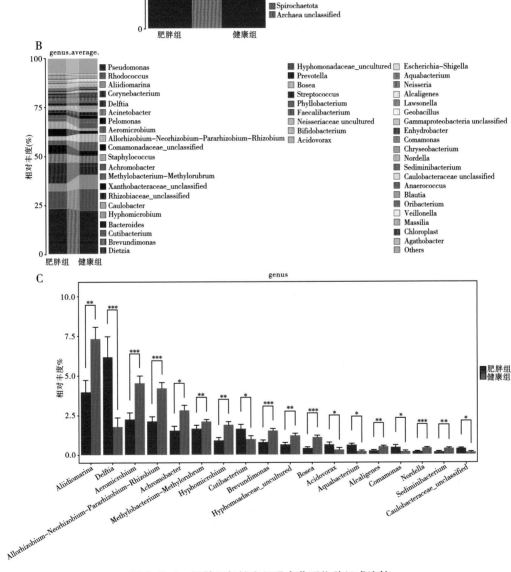

图 2-6-3　肥胖组与健康组眼表菌群物种组成比较

A:2 组门水平眼表菌群组成;B:2 组属水平眼表菌群组成;C:2 组属水平差异眼表菌群比较。＊:P<0.05,＊＊:P<0.01,＊＊＊:P<0.001。

为进一步确定肥胖组和健康组的眼表菌群组成差异,我们进行了 LEfSe 分析。结果表明,与健康组相比,代尔夫特菌属(*Delftia*)、痤疮丙酸杆菌属(*Cutibacterium*)、水生细菌属(*Aquabacterium*)、食酸菌属(*Acidovorax*)、*Caulobacteraceae_unclassified*、丛毛单胞菌属(*Comamonas*)和牙龈卟啉单胞菌属(*Porphyromonas*)7 个菌属在肥胖组中的相对丰度显著升高($P < 0.05$),海别样海源菌属(*Aliidiomarina*)、海气微菌属(*Aeromicrobium*)、*Allorhizobium_Neorhizobium_Pararhizobium_Rhizobium*、无色杆菌属(*Achromobacter*)、小菌属(*Hyphomicrobium*)、短链单胞菌属(*Brevundimonas*)、博斯氏菌属(*Bosea*)、*Hyphomonadaceae_Uncultured*、*Methylobacterium_Methylorubrum*、细小杆菌属(*Sediminibacterium*)、假心菌属(*Pseudonocardia*)、类诺卡氏菌属(*Nordella*)、产碱杆菌属(*Alcaligenes*)、沙雷氏菌属(*Serratia*)、涅斯特连科氏菌属(*Nesterenkonia*)、*Micrococcaceae_unclassified*、玫瑰色库克菌属(*Kocuria*)、节杆菌(*Arthrobacter*)等 18 个菌属的相对丰度显著降低($P<0.05$)(图 2-6-4A)。随机森林分析发现,34 个 OTU 在肥胖组与健康组之间存在显著差异($P<0.05$)(图 2-6-4B)。

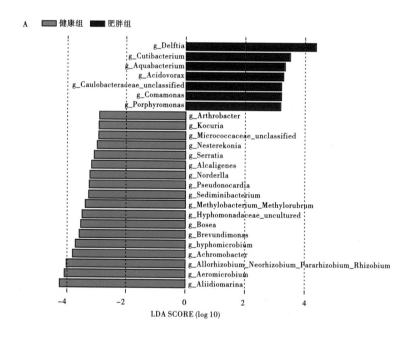

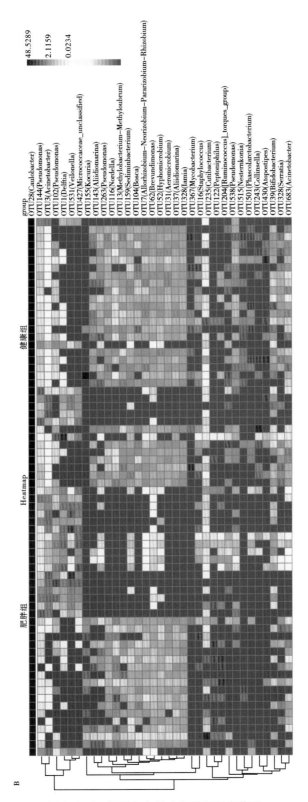

图2-6-4　肥胖组与健康组差异眼表菌群

A:2组属水平眼表菌群LEfSe分析;B:2组OTU水平眼表菌群热图分析。

2.2.3　PICRUSt 2 功能预测

基于 KEGG pathway 数据库进行功能预测,通过 LEfSe 分析,挑选出在肥胖组和健康组之间存在显著差异(满足 P 值显著且 LDA≥2.5)的通路(L3 水平)。结果显示,肥胖组的细胞色素 P450(cytochrome P450,CYP)对异生素的代谢、细菌分泌系统、氰基氨基酸代谢、花生四烯酸代谢、半胱氨酸和蛋氨酸代谢、硫代谢、甘油磷脂代谢、核苷酸结合寡聚化结构域(nucleotide-binding and oligomerization domain,NOD)样受体信号通路、细菌上皮细胞侵入等方面显著富集,在内酯糖单元生物合成、精氨酸和鸟氨酸代谢、安沙霉素的生物合成、肌醇磷酸代谢、丙氨酸代谢、细胞外基质(extracellular matrix,ECM)受体相互作用、非同源末端连接、氧化磷酸化、N-聚糖生物合成、Ⅱ型聚酮主链的生物合成、蛋白质消化吸收等方面显著降低(图 2-6-5)。

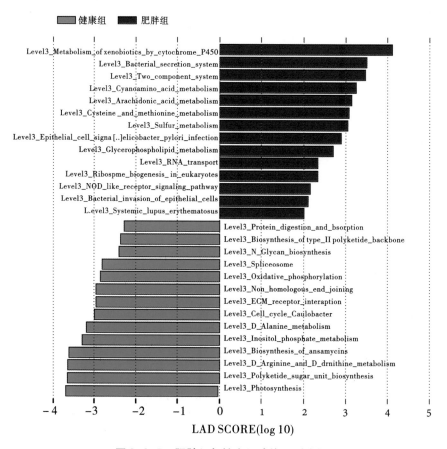

图 2-6-5　肥胖组与健康组功能预测分析

3 讨论

基于传统方法和 16S rRNA 测序方法的研究中均显示，人类眼表具有广泛、多样的微生物群落[10-15]。16S rRNA 技术的应用和发展，促进了在干眼症、睑板腺功能障碍、角膜炎、糖尿病等疾病中的眼表菌群的研究[16]，然而，肥胖患者的眼表菌群组成尚未可知。此外，有研究者发现，肠道菌群可能通过眼-肠轴加剧肥胖诱导的脉络膜病理性血管生成[17]。作为与眼部共生的眼表菌群，其是否参与了肥胖相关眼病的发生发展目前尚不明确。

本研究采用 16S rRNA 测序技术，发现肥胖患者眼表菌群的 α 多样性有增多趋势，β 多样性显示肥胖患者与健康受试者眼表菌群间物种丰度分布具有显著差异。门水平眼表菌群由变形菌门、放线菌门、厚壁菌门、拟杆菌门组成。属水平核心微生物由假单胞菌属、红球菌属、别样海源菌属、棒杆菌属、代尔夫特菌属和不动杆菌属组成。肥胖患者中代尔夫特菌属、痤疮丙酸杆菌属升高。功能预测分析显示，肥胖患者中 CYP 代谢、脂质代谢以及 NOD 样受体信号通路显著富集，ECM 受体通路显著减少。

Delbeke 等[16]汇总的 76 项研究表明，健康人门水平眼表菌群主要由变形菌门、放线菌门、厚壁菌门和拟杆菌门组成，其中前两者丰度最高，属水平眼表核心微生物由棒杆菌属、不动杆菌属、葡萄球菌属、假单胞菌属、丙酸杆菌属和链球菌属组成。本研究中，肥胖患者和健康受试者门水平的眼表菌群组成与上述研究相同，表明眼表菌群在门水平可能具有较强的稳定性。然而，本研究发现，肥胖患者和健康受试者属水平眼表菌群具有显著差异，且肥胖患者独有 205 个 OUT，结合 Delbeke 等[16]的研究，我们推测肥胖患者具有其独特的核心微生物组。有研究者发现，全球范围内假单胞菌属和不动杆菌属尽管丰度存在差异，但大多数研究均可发现上述两种菌属的存在[18]，且与 Stevens-Johnson 综合征、T2DM、沙眼等的发生发展密切相关[3]。本研究也有假单胞菌属、不动杆菌属的检出，然而没有发现假单胞菌属和不动杆菌属在两组之间的差异。我们推测可能上述两种菌属未参与肥胖相关眼病的发生发展。

健康的眼表菌群具有相对稳定、多样性相对较低的特点[18]。在代谢性疾病中，糖尿病患者的眼表菌群 α 多样性显著增加[5,19]。本研究中，肥胖患者 α 多样性有增多趋势，OTU 明显增多，提示眼表菌群稳态可能受到破坏。此外，本研究发现，肥胖患者中痤疮丙酸杆菌属显著升高。在重度睑板腺功能障碍的患者中，痤疮丙酸杆菌属相对丰度增加[20]。最近也有研究表明，痤疮丙酸杆菌属是干眼症患者的核心微生物组[21]。由于肥胖也与睑板腺功能障碍、干眼症等眼部疾病风险密切相关[1-2]，我们猜测眼表菌群参与肥胖所致眼部疾病风险的发生发展，然而这需要更多的研究证实。

Di Zazzo 等[22]在慢性瘢痕性结膜炎（chronic cicatrizing conjunctivitis，CCC）的研究中发现，过度活跃的 CYP 可能通过花生四烯酸代谢产物、溶血磷脂等信号脂质介质，诱导

CCP 的炎症反应。本研究通过功能预测发现,肥胖患者的 CYP 以及花生四烯酸、甘油磷脂等脂质代谢显著富集。花生四烯酸可经由 CYP 代谢途径产生多种信号脂质,甘油磷脂可在磷脂酶的催化下生成溶血磷脂。我们推测,在 CYP 的介导下,肥胖患者的异常脂质代谢可能促进眼部慢性炎症反应的发生发展。然而,由于本研究未进行眼部靶向代谢组学,且 CYP 的代谢机制复杂,未来仍需进一步的研究验证。

眼部慢性炎症反应可能促进眼屏障的破坏,导致 T 细胞渗出、结膜上皮杯状细胞消失、结膜上皮凋亡和炎症因子分泌[4],增加血管内皮通透性,破坏眼屏障的正常功能,而这也可能是导致眼表菌群变化的原因。本研究发现,肥胖患者的 ECM 相关通路显著减少,NOD 样受体信号通路、细菌感染相关通路显著富集。ECM 主要由基膜和间质基质组成,对上皮细胞和杯状细胞的黏附、分化和生长,以及眼部机械和结构的支持十分重要,其相关通路的减少提示肥胖患者眼屏障的破坏[23]。NOD 样受体作为病原相关分子模式受体,在眼部炎症中具有至关重要的作用[24]。通过对 110 例角膜溃疡的患者 mRNA 分析显示,NOD 样受体蛋白 3(NOD-like receptor protein,NLRP3)信使 RNA 表达增加,白介素-1β(interleukin-1β,IL-1β)、IL-8、IL-17 等炎症因子水平显著升高[24-25]。干眼症患者中 NLRP3 基因表达以及 IL-1β 水平升高[26]。此外,本研究也发现,与角膜感染、白内障术后眼内炎密切相关的代尔夫特菌属在肥胖患者中相对丰度升高[27-28]。我们推测,肥胖患者中,眼表菌群可能通过 NOD 样受体信号通路促进眼部炎症的发生,破坏眼屏障,增加眼部疾病风险。未来应完善眼部炎症因子检测、眼部活检以及动物实验对上述推测进行验证。

然而,本研究具有一定的局限性。本研究样本量较小,地区较局限,受试者相对年轻,不足以产生足够的代表性,未来应扩大样本量,全国多中心进行研究。其次,本研究无法说明眼表菌群与肥胖、肥胖相关眼病之间的因果关系,未来可进行相应的动物实验进一步阐明因果关系及进行相应的机制研究。

4 结论

本研究发现肥胖患者具有独特的眼表微生物组成。肥胖可能通过 CYP 介导的异常脂质代谢促进眼部炎症的发生发展,改变眼表菌群的组成。改变的眼表菌群可能通过 NOD 样受体信号通路进一步促进眼部炎症,增加肥胖患者眼部疾病风险。本研究首次探讨了肥胖患者的眼表菌群组成,以期为眼表菌群研究提供新数据,为临床提供肥胖相关眼病防治的新视角。

参考文献

[1]CHEUNG N,WONG T Y. Obesity and eye diseases[J]. Surv Ophthalmol,2007,52(2): 180-195.

[2]OSAE E A,STEVEN P,REDFERN R,et al. Dyslipidemia and meibomian gland dysfunction:utility of lipidomics and experimental prospects with a diet－induced obesity mouse model[J]. Int J Mol Sci,2019,20(14):3505.

[3]GOMES J Á P,FRIZON L,DEMEDA V F. Ocular surface microbiome in health and disease[J]. Asia Pac J Ophthalmol(Phila),2020,9(6):505-511.

[4]MANTELLI F,ARGÜESO P. Functions of ocular surface mucins in health and disease[J]. Curr Opin Allergy Clin Immunol,2008,8(5):477-83.

[5]LI S Q,YI G G,PENG H,et al. How ocular surface microbiota debuts in type 2 diabetes mellitus[J]. Front Cell Infect Microbiol,2019,9:202.

[6]WANG Q,GARRITY G M,TIEDJE J M,et al. Naive Bayesian classifier for rapid assignment of rRNA sequences into the new bacterial taxonomy[J]. Appl Environ Microbiol,2007,73(16):5261-5267.

[7]QUAST C,PRUESSE E,YILMAZ P,et al. The SILVA ribosomal RNA gene database project:improved data processing and web-based tools[J]. Nucleic Acids Res,2013,41(Database issue):D590-D596.

[8]CHEN H,LIU Y,ZHANG M H,et al. A Filifactor alocis-centered co-occurrence group associates with periodontitis across different oral habitats[J]. Sci Rep,2015,5:9053.

[9]DOUGLAS G M,MAFFEI V J,ZANEVELD J R,et al. PICRUSt2 for prediction of metagenome functions[J]. Nat Biotechnol,2020,38(6):685-688.

[10]OZKAN J,NIELSEN S,DIEZ-VIVES C,et al. Temporal stability and composition of the ocular surface microbiome[J]. Sci Rep,2017,7(1):9880.

[11]ZHOU Y,HOLLAND M J,MAKALO P,et al. The conjunctival microbiome in health and trachomatous disease:a case control study[J]. Genome Med,2014,6(11):99.

[12]SHIN H,PRICE K,ALBERT L,et al. Changes in the eye microbiota associated with contact lens wearing[J]. mBio,2016,7(2):e00198.

[13]ZEGANS M E,VAN GELDER R N. Considerations in understanding the ocular surface microbiome[J]. Am J Ophthalmol,2014,158(3):420-422.

[14]DONG Q,BRULC J M,IOVIENO A,et al. Diversity of bacteria at healthy human conjunctiva[J]. Invest Ophthalmol Vis Sci,2011,52(8):5408-5413.

[15]DOAN T,AKILESWARAN L,ANDERSEN D,et al. Paucibacterial microbiome and resident DNA virome of the healthy conjunctiva[J]. Invest Ophthalmol Vis Sci,2016,57(13):5116-5126.

[16]DELBEKE H,YOUNAS S,CASTEELS I,et al. Current knowledge on the human eye microbiome:a systematic review of available amplicon and metagenomic sequencing data[J]. Acta

Ophthalmol,2021,99(1):16-25.

[17]ANDRIESSEN E M,WILSON A M,MAWAMBO G,et al. Gut microbiota influences pathological angiogenesis in obesity – driven choroidal neovascularization[J]. EMBO Mol Med,2016,8(12):1366-1379.

[18]OZKAN J,WILLCOX M D. The ocular microbiome:molecular characterisation of a unique and low microbial environment[J]. Curr Eye Res,2019,44(7):685-694.

[19]常田,王丽敏,高山俊,等.2型糖尿病患者角膜神经病变与眼表菌群相关性的研究[J].中华内分泌代谢杂志,2021,37(6):534-541.

[20]WATTERS G A,TURNBULL P R,SWIFT S,et al. Ocular surface microbiome in meibomian gland dysfunction[J]. Clin Exp Ophthalmol,2017,45(2):105-111.

[21]ANDERSSON J,VOGT J K,DALGAARD M D,et al. Ocular surface microbiota in patients with aqueous tear-deficient dry eye[J]. Ocul Surf,2021,19:210-217.

[22]DI ZAZZO A,YANG W,COASSIN M,et al. Signaling lipids as diagnostic biomarkers for ocular surface cicatrizing conjunctivitis[J]. J Mol Med(Berl),2020,98(5):751-760.

[23]MAKULOLUWA A K,HAMILL K J,RAUZ S,et al. The conjunctival extracellular matrix,related disorders and development of substrates for conjunctival restoration[J]. Ocul Surf,2021:S1542-0124(21)00050-1.

[24]刘荣强,胡佩宏,邵毅.NOD样受体蛋白与眼部炎症关系的研究进展[J].中国实用眼科杂志,2016,34(10):1033-1037.

[25]KARTHIKEYAN R S,LEAL S M,JR,PRAJNA N V,et al. Expression of innate and adaptive immune mediators in human corneal tissue infected with Aspergillus or fusarium[J]. J Infect Dis,2011,204(6):942-950.

[26]ZHENG Q X,REN Y P,REINACH P S,et al. Reactive oxygen species activated NLRP3 inflammasomes initiate inflammation in hyperosmolarity stressed human corneal epithelial cells and environment-induced dry eye patients[J]. Exp Eye Res,2015,134:133-140.

[27]DEB A K,CHAVHAN P,CHOWDHURY S S,et al. Endophthalmitis due to *Delftia* acidovorans:an unusual ocular pathogen[J]. Indian J Ophthalmol,2020,68(11):2591-2594.

[28]DANTAM J,SUBBARAMAN L N,JONES L. Adhesion of *Pseudomonas aeruginosa*,*Achromobacter xylosoxidans*,*Delftia acidovorans*,*Stenotrophomonas maltophilia* to contact lenses under the influence of an artificial tear solution[J]. Biofouling,2020,36(1):32-43.

7 肥胖患者膳食干预前后的眼表菌群特征相关性研究

王丽敏　梁程红　宋小健　史晓阳　王萍萍　张丽君　袁慧娟*

（河南省人民医院内分泌代谢病科）

摘要：

目的：探讨肥胖患者膳食干预前后的眼表菌群组成变化。方法：选取 2020 年 11 月 1 日—2021 年 5 月 1 日就诊于河南省人民医院内分泌科肥胖管理中心的 35 例肥胖患者，进行为期 4 周的 1 600～1 800 kcal 低热量膳食干预，观察肥胖患者膳食干预前后体重、体重指数、体成分（体脂肪、体脂百分比、内脏脂肪等级、身体总水分、骨骼肌）变化，通过 16S rRNA 测序，分析肥胖患者干预前后眼表菌群特征。结果：与干预前相比，肥胖患者 4 周后体重、BMI、体脂肪、体脂百分比、内脏脂肪等级、身体总水分显著降低（$P < 0.05$），骨骼肌未见明显统计学差异（$P > 0.05$）。眼表菌群 α、β 多样性无显著差异（$P > 0.05$）。机会致病菌假单胞菌属和痤疮丙酸杆菌属显著降低，粪杆菌属、毛螺菌科 NK4A136 组、*Oscillospiraceae UCG 002* 和布劳特氏菌属等产短链脂肪酸菌属显著升高（$P < 0.05$）。功能预测分析表明，挥发性有机化合物的降解相关通路、胰岛素信号通路等代谢通路显著富集。结论：肥胖患者膳食干预后机会致病菌减少，产短链脂肪酸菌属升高，改变的眼表菌群可能与降解 VOC，提高胰岛素敏感性有关。

关键词：肥胖；膳食干预；减重；眼表菌群；挥发性有机污染物

肥胖作为一种慢性非传染性疾病，其发病率在全球范围内持续上升[1]。越来越多的研究表明，肥胖与睑板腺功能障碍、干眼症等眼部疾病密切相关[2-3]。血脂异常可能通过改变睑脂流变性、阻塞睑板腺导致睑板腺功能障碍[2]。肥胖引起的全身慢性炎症反应、高瘦素血症、氧化应激等可能导致眼部疾病的发生发展[3]。随着多基因测序技术的发展，眼-肠轴的发现将眼部稳态与微生物组紧密联系。各种眼部疾病，如干燥相关性干眼症、青光眼、糖尿病性视网膜病变、传染性角膜炎和黄斑变性，都与肠道菌群异常相关[4]。此外，已有研究表明，肠道菌群的代谢产物短链脂肪酸（short chain fatty acid，SCFA）丁酸盐在眼表上皮细胞中具有抗炎作用[5]。最近，与眼部互利共生的眼表菌群在维持眼部稳态中的作用愈发受到重视。多项研究表明，角膜和结膜的上皮细胞可以通过产生促炎因子选择性地对眼表致病菌产生特定反应，而不会对眼表共生菌产生炎症反应[6]。在干眼症、睑板腺功能障碍、沙眼、角膜炎、2 型糖尿病、2 型糖尿病合并角膜神经病变等疾病中眼表菌群发生显著变化[4,7-9]。肥胖患者中目前尚无关于眼表菌群的报道，但 Andriessen

等人发现,高脂喂养 C57BL/6 小鼠肠道菌群失衡,通过眼-肠轴,促进全身慢性炎症和脉络膜炎症,增加病理性脉络膜新生血管[10]。肥胖患者高血脂水平、慢性全身炎症状态可能改变眼表菌群,影响肥胖患者眼部健康。近年来,多项研究表明,低热量膳食干预可显著减轻肥胖患者体重[11-14],并与肠道菌群的重塑密切相关[15]。肥胖患者低热量(1 600～1 800 kcal)膳食干预前后眼表菌群是否发生变化目前尚未可知。本研究旨在探讨 4 周 1 600～1 800 kcal 低热量膳食干预前后眼表菌群组成变化,为眼表菌群和肥胖发生发展的关系提供部分依据。

1   材料与方法

1.1   研究对象

纳入 2020 年 11 月 1 日—2021 年 5 月 1 日就诊于河南省人民医院内分泌科肥胖管理中心的肥胖患者。入选标准:①体重指数(body mass index,BMI)≥28 kg/m²。②无眼部疾病、糖尿病、免疫系统疾病和其他严重的全身系统疾病。排除标准:①近 6 个月使用抗生素或糖皮质激素。②近 6 月使用滴眼液。③近 6 月口服益生菌或益生元。④佩戴隐形眼镜/美瞳。⑤曾行眼部相关手术。⑥受试者备孕、妊娠或哺乳期。本研究已获得河南省人民医院伦理委员会审批,伦理号:(2020)伦审第(113)号,受试者均已签署知情同意书。中国临床试验注册中心进行临床注册,临床注册号:ChiCTR2000034880。

1.2   样市及数据收集

肥胖患者填写基本信息问卷,包括姓名、性别、年龄、全身或眼部用药史、眼科手术史、隐形眼镜使用史、既往病史、饮食习惯。肥胖患者清晨空腹,统一服装,测量身高、体重,使用人体成分分析仪(Inbody)进行体成分分析。

营养师根据肥胖患者饮食习惯及基本信息定制低热量(1 600～1 800 kcal)自由饮食食谱。低热量饮食标准参考《中国超重/肥胖医学营养治疗专家共识(2016 年版)》[16]。其中 25% 谷物和淀粉,25% 肉禽鱼蛋累,50% 非淀粉蔬菜,并由营养师监督肥胖患者一日三餐饮食。

1.3   眼表菌群标市采集

0.5% 盐酸丙美卡因滴眼液行眼表局部麻醉,使用一次性无菌干棉签于肥胖患者球结膜处采集标本,采集后的棉签独立放置于 1.5 mL Eppendorf 灭菌管中,5～10 min 内放入-80 ℃ 冰箱保存直至 DNA 提取。

1.4   DNA 提取及测序

眼表样本由同一实验室人员进行 DNA 提取及 PCR 扩增程序。以每个样本提取的

DNA 为模板,扩增 16S rRNA 基因的 V3～V4 区域。将不同样品的产物按相同比例进行混合,使用 Illumina Miseq 平台测序。通过绘制物种积累曲线,评估样本量是否充足,并估计细菌丰富度。

1.5　信息分析流程

通过 RDP 分类工具及 SILVA 数据库进行 OUT 归并分类,基于 OTU 分析确定 α、β 多样性,ANOSIM 检验分析不同分组因素对样品差异的解释度,线性判别分析(LDA)效应量(LEfSe)用于鉴定特征菌群并解释组间差异。

1.6　统计学处理

数据处理及统计学分析使用 Excel 2021 软件及 SPSS 26.0 软件。Mean±SD 表示正态分布计量资料,组间比较采用配对 t 检验;中位数(上、下四分位数)表示非正态分布计量数据,组间比较采用 $Wilcoxon$ 检验。$P<0.05$ 为差异有统计学意义。

2　结果

2.1　临床数据分析

共纳入 35 名肥胖患者,男性 17 例,女性 18 例,平均年龄为(36.49±9.16)岁。干预前后肥胖患者体重、BMI、体成分变化:与干预前相比,干预 4 周后(干预后)肥胖患者体重(95.30 kg vs 90.32 kg)、BMI(32.92 kg/m² vs 31.20 kg/m²)、体脂肪(35.40 kg vs 32.80 kg)、体脂百分比(38.00% vs 36.29%)、内脏脂肪等级(15.63 vs 14.21)和身体总水分(43.02 L vs 42.80 L)显著下降($P<0.05$),骨骼肌(33.04 kg vs 32.87 kg)未见显著改变($P>0.05$,表 2-7-1)。

表 2-7-1　干预前后肥胖患者体重、BMI、体成分比较

随访时间	体重/kg	BMI/(kg/m²)	体脂肪/kg	体脂百分比/%	内脏脂肪等级	身体总水分/L	骨骼肌/kg
干预前	95.30±19.31	32.92±5.36	35.40(28.90,41.40)	38.00±7.05	15.63±3.78	43.02±8.89	33.04±7.30
干预后	90.32±18.24	31.20±4.97	32.80(24.20,38.00)	36.29±7.61	14.21±4.24	42.80±8.85	32.87±7.34
P	<0.001	<0.001	<0.001	<0.001	<0.001	0.005	0.212

2.2 肥胖患者干预前后眼表菌群变化

2.2.1 眼表菌群 α、β 多样性分析

稀释性曲线显示,当前眼表菌群样本测序数据量合理(图 2-7-1A)。如图 2-7-1B ~ 图 2-7-1D 所示,干预前后肥胖患者眼表菌群的 Shannon 指数(2.91 *vs* 3.20)、Simpson 指数 (0.11 *vs* 0.09)、ACE 指数 (131.22 *vs* 160.61)差异无统计学意义(*P*>0.05),表明干预前后肥胖患者眼表菌群 α 多样性,即眼表菌群丰富度及均匀度无显著变化。

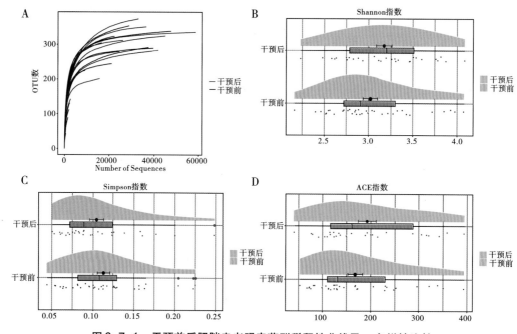

图 2-7-1 干预前后肥胖患者眼表菌群稀释性曲线及 α 多样性比较

A:稀释性曲线;B:Shannon 指数;C:Simpson 指数;D:ACE 指数。

β 多样性表示眼表菌群物种群落差异程度。基于 Bray-Curtis 距离的 PCoA 分析通常用于评估 β 多样性。如图 2-7-2A 所示,基于 Bray-Curtis 距离的 PCoA 显示干预前后肥胖患者的眼表菌群未见明显区分趋势。ANOSIM 分析显示干预前后眼表菌群组成未见显著统计学差异(*r*=0.0015,*P*=0.187)。

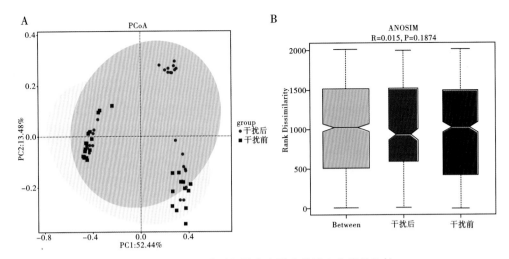

图 2-7-2　干预前后肥胖患者眼表菌群 β 多样性比较

A：PCoA 分析；B：ANOSIM 分析。

2.2.2　眼表菌群物种组成分析

门水平眼表菌群物种分析显示，干预前后眼表菌群均以变形菌门（*Proteobacteria*）（65.66% *vs* 65.14%）、放线菌门（*Actinobacteria*）（20.31% *vs* 18.10%）、厚壁菌门（*Firmicutes*）（5.45% *vs* 8.77%）、拟杆菌门（*Bacteroidetes*）（2.71% *vs* 5.38%）为优势菌门（图 2-7-3A）。优势菌门间差异无统计学意义（$P>0.05$）。属水平，干预前后眼表样本均以假单胞菌属（*Pseudomonas*）（26.04% *vs* 16.81%）、红球菌属（*Rhodococcus*）（8.48% *vs* 4.83%）、代尔夫特菌属（*Delftia*）（2.86% *vs* 9.23%）、不动杆菌属（*Acinetobacter*）（3.29% *vs* 5.21%）、嗜糖假单胞菌（*Pelomonas*）（1.54% *vs* 4.79%）、棒状杆菌属（*Corynebacterium*）（1.69% *vs* 2.19%）为优势菌属（图 2-7-3B）。优势菌属间，与干预前相比，干预后假单胞菌属（*Pseudomonas*）相对丰度显著减少（$P=0.0454$）（图 2-7-3C）。非优势菌属间，与干预前相比，干预后痤疮丙酸杆菌属（*Cutibacterium*）相对丰度显著减少（$P=0.049$），大肠志贺氏杆菌属（*Escherichia Shigella*）（$P=0.031$）、粪杆菌属（*Faecalibacterium*）（$P=0.041$）、布劳特氏菌属（*Blautia*）（$P=0.012$）和异杆菌属（*Allobaculum*）（$P=0.038$）相对丰度显著增加（图 2-7-3C）。

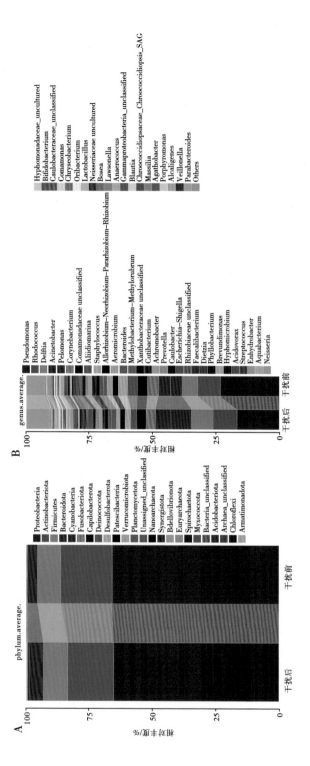

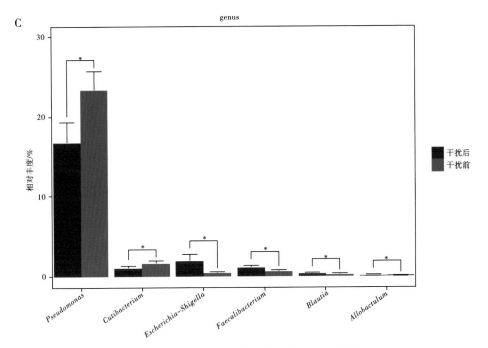

图 2-7-3　干预前后肥胖患者眼表菌群组成分析

A：眼表菌群门水平分析；B：眼表菌群属水平分析；C：非优势菌属相对丰度分析。

基于 LEfSe 分析，进一步确定干预前后存在显著差异的眼表菌群。与干预前相比，干预后大肠志贺氏杆菌属（*Escherichia Shigella*）、粪杆菌属（*Faecalibacterium*）、毛螺菌科 NK4A136 组（*Lachnospiraceae NK4A136 group*）、*Oscillospiraceae UCG* 002 和布劳特氏菌属（*Blautia*）相对丰度显著升高，假单胞菌属（*Pseudomonas*）和痤疮丙酸杆菌属（*Cutibacterium*）相对丰度显著降低（*P*<0.05，图 2-7-4）。

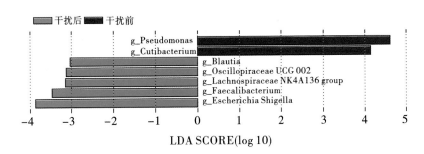

图 2-7-4　干预前后肥胖患者显著差异眼表菌群

2.3　功能预测分析

基于 KEGG pathway 数据库及 LEfSe 分析进行功能预测（L3 水平）。与干预前相比,干预后肥胖患者氯环己烷和氯苯的降解、甲苯降解、胰岛素信号通路、鞘磷脂代谢等通路显著升高,氧化磷酸化、霍乱弧菌生物膜形成、精氨酸和脯氨酸代谢、甘氨酸、丝氨酸和苏氨酸代谢等通路显著降低(图2-7-5)。

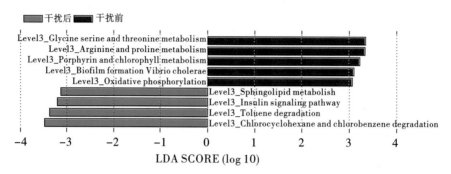

图2-7-5　干预前后肥胖患者功能预测分析

3　讨论

全球范围内日益严重的肥胖的流行,对公共健康构成严重威胁[17]。此外,在多项前瞻性研究中发现,肥胖与睑板腺功能障碍、干眼症、白内障、青光眼、年龄相关性黄斑变性、糖尿病视网膜病变等眼部疾病密切相关[2,18]。眼-肠轴研究发现,肠道菌群可能通过其全身循环的代谢产物(SCFA、脂多糖)等参与眼部炎症因子信号的下调/上调,改变眼部稳态[5,19]。在年龄相关性黄斑变性模型小鼠中发现,肠道菌群可能通过眼-肠轴,促进肥胖驱动的脉络膜新生血管形成[10],表明微生物组可能在肥胖患者眼部稳态中发挥作用。眼表菌群作为人体微生物组之一,是眼部微生态的重要组成部分,在睑板腺功能障碍、干眼症、糖尿病相关眼病等眼部疾病方面起着重要作用[9,20]。减重可显著重塑肥胖患者肠道菌群[15],减重前后肥胖患者眼表菌群是否重塑目前尚未可知。

多项研究表明,低热量膳食干预可显著减轻肥胖患者体重[11-14]。最近,Liu等[14]通过对139名肥胖患者进行为期1年的低热量膳食干预(男性1 500～1 800 kcal,女性1 200～1 500 kcal)发现,低热量膳食干预可显著降低体重、BMI、体脂。与既往研究相似,我们的研究发现,与干预前相比,干预后肥胖患者体重、BMI、体脂、内脏脂肪显著下降,进一步表明低热量膳食干预具有较好的减重效果。虽然身体总水分较干预前显著下降,但骨骼肌重量未见明显降低,提示低热量膳食干预对肥胖患者具有较好的安全性。

健康人眼表菌群门水平主要由变形菌门、放线菌门、厚壁菌门和拟杆菌门组成[21]。我们的研究发现,在门水平,无论干预前后,肥胖患者的眼表菌群均与健康人相似,表明门水平眼表菌群具有较强的稳定性。肠道菌群中,厚壁菌门和拟杆菌门也为优势菌门,这可能提示,肠道、眼表和其他器官中存在一个核心人类微生物组[22]。

干预前后眼表菌群α、β多样性未见显著差异,但与干预前相比,干预后肥胖患者属水平眼表菌群发生显著变化。干预后假单胞菌属和痤疮丙酸杆菌属相对丰度显著降低。假单胞菌属作为眼部感染的机会致病菌，在创伤性角膜溃疡、Stevens-Johnson 综合征中显著升高[23,24]。痤疮丙酸杆菌属在重度睑板腺功能障碍中显著升高[25]。最近，Jasmine 等人发现，泪液缺乏型干眼症患者痤疮丙酸杆菌属显著升高[26]。眼表主要由暴露于外部环境的角膜和结膜组成，其与覆盖在眼表的泪膜相互依赖，共同参与眼屏障构成。睑板腺作为眼睑中的一种皮脂腺，可产生作为泪膜成分之一的睑脂[27]。睑脂可预防干眼症[27]。有研究者汇总多项临床研究后发现，血脂异常可诱发睑板腺功能障碍[27]。我们猜测眼表菌群参与肥胖所致眼部疾病风险的发生发展，膳食干预可能通过眼表菌群降低肥胖相关眼病的风险，然而这需要将来纳入肥胖相关眼病患者进行进一步的研究。

此外，我们的研究发现，干预后粪杆菌属（Faecalibacterium）、毛螺菌科 NK4A136 组（Lachnospiraceae NK4A136 group）、Oscillospiraceae UCG 002 和布劳特氏菌属（Blautia）等产 SCFAs 菌属显著升高。丁酸、丙酸等 SCFAs 已被多数研究证实是维持肠屏障完整性、调节免疫系统和炎症反应的重要肠道菌群产物[28]。在体外培养的角膜和结膜中，丁酸盐可减弱肿瘤坏死因子-α（tumor necrosis factor-α，TNF-α）/脂多糖诱导的炎症反应[5]。一项关于 2 型糖尿病合并角膜病变的功能预测中发现，2 型糖尿病合并角膜病变患者 SCFA 代谢通路较健康人减少[7]。我们推测膳食干预可能通过增加产 SCFA 菌调节眼屏障。然而，我们的功能预测没有发现 SCFA 相关代谢通路的变化，将来可能需要进行代谢组学分析验证 SCFA 是否在眼屏障中发挥作用。

基于 KEGG 的功能预测发现，氯苯、甲苯等挥发性有机化合物（volatile organic compound，VOC）的降解相关通路、胰岛素信号通路在膳食干预后显著富集。日本大阪通过一项针对 6 217 名在塑料回收厂（VOC 来源之一）附近居住居民的研究发现，在工厂 500 m 范围内的居民更易出现眼部瘙痒、发红等眼部不适[29]。对居住在泰国石化工业区附近的 111 人研究发现，总 VOC 增加与眼睛刺激概率增加相关[30]。VOC 可能通过氧化应激、炎症、细胞毒性等作用破坏眼部健康[31]。微生物对有机化合物具有较强的生物降解能力[32]。在一项针对干眼症的宏基因组眼表菌群研究中，也发现眼表菌群与 VOC 降解相关[33]。我们推测，膳食干预后改变的眼表菌群可能通过降解 VOC 维持眼部稳态。肥胖患者通常具有较高的胰岛素抵抗，减重后胰岛素抵抗可得到改善[34]。高血糖可促进眼表晚期糖基化终产物的形成和沉积，导致细胞外基质蛋白和内皮连接复合物的破坏，进而破坏眼屏障[35]。此外，虽然眼部不是胰岛素的主要靶细胞，但胰岛素是睑板腺生长和正常功能所必需的激素之一[2]。我们的研究发现，膳食干预后胰岛素信号通路的升高，表明眼表菌群可能通过改善胰岛素信号通路维持眼屏障稳态。

然而，本研究也存在一定的局限性。首先，样本量较小。其次，宏基因组作为目前最新的测序技术，比本研究采用的 16S rRNA 测序方法更为精准。最后，将来应纳入肥胖相关眼病患者进行眼表菌群的进一步研究。

综上,膳食干预前后眼表菌群发生显著变化。膳食干预降低眼表机会致病菌、增加产 SCFA 菌。改变的眼表菌群可能与降解 VOC 和改善胰岛素信号通路相关。

4 结论

在这项研究中,我们发现肥胖患者眼表菌群的 α 多样性和 β 多样性在干预前后无显著差异。此外,我们发现干预后肥胖患者属水平眼表菌群发生显著变化,在干预后假单胞菌属和痤疮丙酸杆菌属的相对丰度显著减少,肥胖患者干预后的眼表菌群物种组成和代谢通路也有所改变,干预后肥胖患者的胰岛素信号通路、鞘磷脂代谢等通路显著升高,提示其与肥胖患者的膳食干预有关。总而言之,这项研究的发现可能为膳食干预降低肥胖患者眼部疾病的发生发展提供新的线索。

参考文献

[1] NCD-RisC. Trends in adult body-mass index in 200 countries from 1975 to 2014:a pooled analysis of 1698 population-based measurement studies with 19.2 million participants [J]. Lancet,2016,387(10026):1377-1396.

[2] OSAE E A,STEVEN P,REDFERN R,et al. Dyslipidemia and meibomian gland dysfunction:utility of lipidomics and experimental prospects with a diet-induced obesity mouse model[J]. Int J Mol Sci,2019,20(14):3505.

[3] CHEUNG N,WONG T Y. Obesity and eye diseases[J]. Surv Ophthalmol,2007,52(2):180-195.

[4] GOMES J Á P,FRIZON L,DEMEDA V F. Ocular surface microbiome in health and disease [J]. Asia Pac J Ophthalmol(Phila),2020,9(6):505-511.

[5] HERNANDEZ H,DE SOUZA R G,YU Z,et al. Anti-inflammatory properties of butyrate on the ocular surface epithelium[J]. Investigative Ophthalmology and Visual Science,2019,60(9):2818-2818.

[6] CAVUOTO K M,BANERJEE S,GALOR A. Relationship between the microbiome and ocular health[J]. Ocul Surf,2019,17(3):384-392.

[7] 常田,王丽敏,高山俊,等. 2 型糖尿病患者角膜神经病变与眼表菌群相关性的研究 [J]. 中华内分泌代谢杂志,2021,37(6):534-541.

[8] 王丽敏,常田,高山俊,等. 2 型糖尿病患者眼表菌群的构成研究[J]. 中华内分泌代谢杂志,2020,36(7):572-578.

[9] LI S,YI G,PENG H,et al. How ocular surface microbiota debuts in type 2 diabetes mellitus[J]. Front Cell Infect Microbiol,2019,9:202.

[10] ANDRIESSEN E M,WILSON A M,MAWAMBO G,et al. Gut microbiota influences path-

ological angiogenesis in obesity–driven choroidal neovascularization[J]. EMBO Mol Med,2016,8(12):1366-1379.

[11]LEAN M E,LESLIE W S,BARNES A C,et al. Primary care–led weight management for remission of type 2 diabetes (DiRECT):an open–label,cluster–randomised trial[J]. Lancet,2018,391(10120):541-551.

[12]LEAN M E J, LESLIE W S, BARNES A C, et al. Durability of a primary care–led weight–management intervention for remission of type 2 diabetes:2–year results of the DiRECT open–label,cluster–randomised trial[J]. Lancet Diabetes Endocrinol,2019,7(5): 344-355.

[13]ASTBURY N M,AVEYARD P,NICKLESS A,et al. Doctor referral of overweight people to low energy total diet replacement treatment (droplet):pragmatic randomised controlled trial[J]. Bmj,2018,362:k3760.

[14]LIU D,HUANG Y,HUANG C,et al. Calorie restriction with or without time–restricted eating in weight loss[J]. N Engl J Med,2022,386(16):1495-1504.

[15]CUEVAS-SIERRA A,RAMOS-LOPEZ O,RIEZU-BOJ J I,et al. Diet,gut microbiota,and obesity:links with host genetics and epigenetics and potential applications[J]. Adv Nutr,2019,10(Suppl 1):S17-S30.

[16]中国超重/肥胖医学营养治疗专家共识(2016 年版)[J]. 糖尿病天地(临床), 2016,10(9):395-398.

[17]BLÜHER M. Obesity:global epidemiology and pathogenesis[J]. Nat Rev Endocrinol, 2019,15(5):288-298.

[18]NG YIN LING C,LIM S C,JONAS J B,et al. Obesity and risk of age-related eye diseases:a systematic review of prospective population–based studies[J]. Int J Obes (Lond),2021,45(9):1863-1885.

[19]PARKER A,ROMANO S,ANSORGE R,et al. Fecal microbiota transfer between young and aged mice reverses hallmarks of the aging gut, eye, and brain[J]. Microbiome, 2022,10(1):68.

[20]PETRILLO F,PIGNATARO D,LAVANO M A,et al. Current evidence on the ocular surface microbiota and related diseases[J]. Microorganisms,2020,8(7):1033.

[21]DELBEKE H,YOUNAS S,CASTEELS I,et al. Current knowledge on the human eye microbiome:a systematic review of available amplicon and metagenomic sequencing data[J]. Acta Ophthalmol,2021,99(1):16-25.

[22]HUSE S M,YE Y,ZHOU Y,et al. A core human microbiome as viewed through 16S rRNA sequence clusters[J]. PLoS One,2012,7(6):e34242.

[23]KANG Y,ZHANG H,HU M,et al. Alterations in the ocular surface microbiome in traumatic corneal ulcer patients[J]. Invest Ophthalmol Vis Sci,2020,61(6):35.

[24]KITTIPIBUL T,PUANGSRICHARERN V,CHATSUWAN T. Comparison of the ocular microbiome between chronic Stevens-Johnson syndrome patients and healthy subjects[J]. Sci Rep,2020,10(1):4353.

[25]WATTERS G A,TURNBULL P R,SWIFT S,et al. Ocular surface microbiome in meibomian gland dysfunction[J]. Clin Exp Ophthalmol,2017,45(2):105-111.

[26]ANDERSSON J,VOGT J K,DALGAARD M D,et al. Ocular surface microbiota in patients with aqueous tear-deficient dry eye[J]. Ocul Surf,2021,19:210-217.

[27]OSAE E A,STEVEN P,REDFERN R,et al. Dyslipidemia and meibomian gland dysfunction: utility of lipidomics and experimental prospects with a diet-induced obesity mouse model[J]. Int J Mol Sci,2019,20(14):3505.

[28]MARTIN-GALLAUSIAUX C,MARINELLI L,BLOTTIÈRE H M,et al. SCFA:mechanisms and functional importance in the gut[J]. Proc Nutr Soc,2021,80(1):37-49.

[29]YORIFUJI T,NOGUCHI M,TSUDA T,et al. Does open-air exposure to volatile organic compoundsnear a plastic recycling factory cause health effects? [J]. J Occup Health,2012,54(2):79-87.

[30]KONGTIP P,SINGKAEW P,YOOSOOK W,et al. Health effects of people living close to a petrochemical industrial estate in Thailand[J]. J Med Assoc Thai,2013,96 Suppl 5:S64-S72.

[31]MANDELL J T,IDARRAGA M,KUMAR N,et al. Impact of air pollution and weather on dry eye[J]. J Clin Med,2020,9(11):3740.

[32]BÔTO M L,MAGALHÃES C,PERDIGÃO R,et al. Harnessing the potential of native microbial communities for bioremediation of oil spills in the iberian peninsula nw coast[J]. Front Microbiol,2021,12:633659.

[33]LIANG Q,LI J,ZOU Y,et al. Metagenomic analysis reveals the heterogeneity of conjunctival microbiota dysbiosis in dry eye disease[J]. Front Cell Dev Biol,2021,9:731867.

[34]AHMED B,SULTANA R,GREENE M W. Adipose tissue and insulin resistance in obese [J]. Biomed Pharmacother,2021,137:111315.

[35]KANDARAKIS S A,PIPERI C,TOPOUZIS F,et al. Emerging role of advanced glycation-end products (AGEs) in the pathobiology of eye diseases[J]. Prog Retin Eye Res, 2014,42:85-102.

第三章 糖尿病防治与微生态研究

1 肠道菌群垂直传递对妊娠期高血糖小鼠子代糖代谢的影响

薛存希[1※] 谢沁园[1※] 张晨虹[2※] 胡依萌[1] 宋小婷[1] 贾轶凡[1] 史晓阳[1]
陈奕錡[1] 刘亚雷[1] 赵凌云[1] 黄凤连[1] 袁慧娟[1*]

(1.河南省人民医院内分泌代谢病科;2.上海交通大学生命科学技术学院)

※作者为共同第一

(本文已发表于 *Microbiome* 2022 年第 10 卷第 1 期,收录时有改动)

摘要:

目的:妊娠期高血糖(HIP)是一种常见的代谢性疾病,不仅威胁产妇健康,而且增加子代糖尿病患病风险。研究表明,母亲菌群的垂直传递可能影响子代菌群和未来的糖代谢。然而,母体的肠道菌群对子代糖代谢的影响机制尚不清楚,对 HIP 母亲肠道菌群的垂直传递进行干预是否可以作为预防子代糖尿病的策略尚未得到研究。因此,我们对菌群的垂直传递进行了阻断,以探讨其对子代糖代谢的影响。方法:我们利用高脂饮食(HFD)建立了 HIP 小鼠模型,并通过剖官产和交叉哺乳阻断在分娩和哺乳过程中垂直传递的肠道菌群以研究其对子代糖代谢的影响。所有子代小鼠在断乳后,均以正常饮食喂养。结果:基于多组学分析、生化和 RNA 检测,我们发现母亲的糖代谢缺陷会"传递"给子代。同时,由 HIP 引起的母体肠道菌群的部分变化可传递给子代,子代与母体之间的菌群结构和组成紧密聚类在一起。进一步的研究表明,剖官产和交叉哺乳阻断了母体菌群垂直传递给子代,从而改善了 HIP 母鼠子代的胰岛素敏感性和胰岛功能,这些影响与特定细菌及代谢产物的相对丰度变化有关,如 *Bifidobacterium* 和短链脂肪酸相对丰度的增加。特别是比起生母,子代的肠道菌群与乳母关系更密切,且交叉哺乳对子代肠道菌群的影响比剖官产更大。结论:研究结果表明,通过分娩和哺乳传递的肠道菌群是影响子代糖代谢表型的重要贡献者。

关键词:垂直传递;妊娠期高血糖;糖代谢;微生物组;代谢产物;多组学分析

在青少年和青年人群中,2 型糖尿病(type 2 diabetes mellitus,T2DM)的患病率急剧上升,妊娠期高血糖(hyperglycemia during pregnancy,HIP)是其子代发生 T2DM 最重要的危险因素之一[1]。HIP 是一种常见的妊娠期代谢性疾病,包括:孕前糖尿病合并妊娠(pre-gestational diabetes mellitus,PGDM)和妊娠糖尿病(gestational diabetes mellitus,GDM)[2]。据估计,2021 年有 2100 万名(16.7%)患 HIP 的孕妇分娩[3]。HIP 不仅会导致子代 β 细胞功能障碍和胰岛素抵抗[4-5],还会使其日后患 T2DM 的风险增加近一倍[6-7]。因此,确定 HIP 孕妇影响子代糖代谢的具体机制,将有助于预防子代发生 T2DM。

新的证据表明,肠道菌群可能与 HIP 及其对子代的不利影响有关。具体来说,HIP 妇女肠道菌群紊乱,其微生物丰富度和多样性低于健康孕妇[8]。重要的是,患有 HIP 母亲的新生儿菌群 α 多样性显著降低[9-10],*Proteobacteria* 门和 *Actinobacteria* 门的相对丰度增加,*Bacteroidetes* 门的相对丰度降低,并且在未来更容易发生 T2DM[9]。此外,肠道菌群相关代谢产物影响子代的健康结局。例如,补充短链脂肪酸(short-chain fatty acids,SCFA)可以降低 HFD 诱导的小鼠生命后期对 T2DM 的易感性[11]。这些观察表明,母体肠道菌群塑造了子代菌群,且与子代的糖代谢有关。

母体肠道菌群与子代肠道菌群间的垂直传递,直接受分娩方式和哺乳方式的影响[12-15]。剖宫产阻断了自然分娩过程中母亲经产道垂直传递给新生儿的菌群[16]。同时,菌群是母乳天然成分之一,通过哺乳从母亲传递给婴儿,并且母乳成分还与肠道菌群的早期代谢功能途径有关[17-18]。然而,分娩和哺乳方式如何影响子代的菌群且菌群与糖代谢的因果关系尚不清楚。

在这个研究中,我们建立了 HIP 模型,采用剖宫产和(或)交叉哺乳的方式阻断菌群的垂直传递,来探讨菌群垂直传递对子代糖代谢的影响。现将研究结果报道如下。

1　材料与方法

1.1　动物饲养

7 周龄无特定病原体(specific pathogen free,SPF)C57BL/6 小鼠购买自北京维通利华实验动物技术有限公司(北京,中国,SCXK2016-0006),置于标准 SPF 环境(室温 21～25 ℃;室内湿度 30%～70%;12 h 光/12 h 暗循环)中,自由饮食水。所有方案均经郑州大学人民医院动物护理与使用委员会(Institutional Animal Care and Use Committee,IACUC)批准。

1.2　研究设计

适应性饲养 1 周后,将雌性小鼠随机分为两组,分别给予高脂饮食(high fat diet,HFD)(含 60% 脂肪,研究饲料,D12492)和正常饮食(normal diet,NCD)为期 8 周。HFD 诱导 8 周后,进行口服葡萄糖耐量实验(oral glucose tolerance test,OGTT)评估雌性小鼠胰岛素抵抗程度。随后,雌性小鼠与雄性小鼠交配,所有子代在 3 周时断乳,NCD 哺乳,直到 8 周龄。

在妊娠第 0.5 天(G 0.5)标记阴道塞的存在,在妊娠第 19.5 天(G19.5)对雌性小鼠进行颈椎脱臼安乐死。切开前应用 70% 乙醇制备腹部皮肤,取出子宫,置于无菌纱布上。在 12 h 内出生的幼崽进行交叉哺乳。出生后,幼崽被安置在各自的乳母(HFD 或 NCD 哺乳的小鼠)那里,直到断乳。

将所有子代分为 8 组:①HF,由 HFD 喂养的母鼠(mHF)经阴道分娩所生,由 mHF 组哺乳;②HF-CS,为 mHF 组剖宫产所生,mHF 组哺乳;②HF-C-F,为 mHF 组经阴道分娩所生,由 NCD 喂乳母鼠(mNC 组)交叉哺乳;③HF-CS-CF,mHF 组剖宫产所生,由 mNC 组交叉哺乳;⑤NC,为 mNC 组经阴道分娩所生,由 mNC 组哺乳;⑥NC-CS,为 mNC 组剖宫产所生,由 mNC 组哺乳;⑦NC-CF,为 mNC 组经阴道分娩所生,mHF 组交叉哺乳;⑧NC-CS-CF,为 mNC 组剖宫产所生,mHF 组交叉哺乳。8 周时取胰腺,4 周和 8 周时收集粪便样本。

1.3 口服葡萄糖耐量实验(OGTT)和胰岛素耐受实验(insulin tolerance test,ITT)

4 周龄时,隔夜禁食后用 50% 葡萄糖(2 g/kg 体重)灌胃进行 OGTT[19]。灌胃后于 0、15、30、60、90、120 min 从尾静脉采血(5 ~ 10 μL),用血糖仪测定血糖。3000 r/min、离心 15 min 血液,收集血清,并用 ELISA 试剂盒(Crystal Chem INC,Downers Grove,IL)进行血清胰岛素浓度定量。空腹 4 h 后腹腔注射重组人短效胰岛素(0.75 U/kg)进行 ITT。分别于给药后 0、15、30、60、90 min 采血(5 ~ 10 μL)测定血糖。

1.4 分离培养原代胰岛细胞

小鼠安乐死后,将其胰腺和胆管暴露在空气中。引入胆管导管,通过注射胶原酶(Sigma,美国)消化胰岛。然后在显微镜下分离收集胰岛。胰岛用 RPMI-1640(Gibco,美国)培养基在 37 ℃、5% CO_2 加湿的环境中培养过夜。随后,用含 20 mmol/L HEPES、115 mmol/L NaCl、5 mmol/L $NaHCO_3$、5 mmol/L KCl、2.6 mmol/L $CaCl_2$、1.2 mmol/L KH_2PO_4、1.2 mmol/L $MgSO_4$、3 mmol/L D-葡萄糖和 10 g/L 牛血清白蛋白(BSA)的缓冲液(pH 值7.4)洗涤胰岛 2 次[20]。

1.5 葡萄糖刺激胰岛素分泌实验(glucose-stimulated insulin secretion test,GSIS)

按照前面的描述进行了 GSIS。用含 675 mmol/L NaCl、18 mmol/L KCl、2.5 mmol/L $MgSO_4 \cdot 7H_2O$、2.5 mmol/L $NaH_2PO_4 \cdot 2H_2O$、7.5 mmol/L $CaCl_2 \cdot 2H_2O$、10 mmol/L $NaHCO_3$、50 mmol/L HEPES 和 1% BSA 的无糖 KRBH 缓冲液 200 μL 在 37 ℃ 条件下预孵育原代胰岛细胞 1 h。然后,将细胞暴露于 200 μL 含 3.3 mmol/L 或 16.7 mmol/L 葡萄糖的 KRBH 缓冲液中,37 ℃ 孵育 1 h。用小鼠胰岛素 ELISA 试剂盒(Crystal Chem,美国)测

定上清液中胰岛素含量。葡萄糖刺激指数（glucose stimulation index，GSI）= 高糖状态下胰岛素释放量/低糖状态下胰岛素释放量。

1.6 实时荧光定量 PCR（real time fluorescent quantitative PCR，qPCR）

用 TRIzol 试剂从胰腺中提取总 RNA。使用反转录第一链 cDNA 合成试剂盒（Thermo Fisher Scientific，美国）合成第一链 cDNA，使用 SYBR Green qPCR 预混液在 Roche Light-Cycler480 Ⅱ 序列检测系统（Roche Diagnostics）上进行 qPCR 检测。β-actin 为内参基因，Pdx-1 上游引物序列为 5′-ATGAACAGTGAGGAGCAGTACTACG-3′，下游引物序列为：5′-GGAGCCCAGGTTGTCTAAAT-3′；MafA，上游引物序列为 5′-ATCATCACTCTGC-CCACCAT-3′，下游引物序列为：5′-AGTCGGATGACCTCCTCCTT-3′；β-actin，上游引物序列为：5′-TGACAGGATGCAGAAGGAGA-3′，下游引物序列为：5′-GCTGGAAGGTGGACAGTGAG-3′。

1.7 统计学处理

所有数据均以（平均值±标准差）表示。采用双尾 t 检验评估两组之间差异的显著性。三组或三组以上的比较采用单因素方差分析，然后对所有两两多重比较采用 Holm-Šidák 检验或图基（Tukey）事后检验。P 值<0.05 提示差异有统计学意义。

1.7.1 粪便菌群测定

在妊娠和产前的第 7 天和第 14 天以及哺乳的第 7 天和第 14 天收集母鼠粪便。在 4 周龄和 8 周龄时收集子代粪便。分别于 4 周龄和 8 周龄时取两组子代粪便样本，并立即置于-80 ℃冰箱或液氮中长期保存。收集时避免尿液污染粪便样本。所有样本采集后都进行测序和分析。

根据制造商的说明书，使用 QIAamp PowerFecal Pro DNA 试剂盒（QIAGEN，USA，51804）从冷冻粪便样本中提取基因组 DNA。对于 16S rRNA 基因扩增子测序，以 5′-CCTACGGGNGGCWGCAG-3′（正向）和 5′-GACTACHVGGGTATCTAATCC-3′（反向）为引物对 16S rRNA 基因 V3~V4 区进行聚合酶链反应（polymerase chain reaction，PCR）扩增[21]。采用两步法聚合酶链反应法制备 16S rRNA 扩增子文库。V3~V4 区 16S rRNA 基因 PCR 有 21 个周期，index PCR 有 8 个周期。随后在 MiSeq 平台（Illumina，美国）上进行扩增子测序，获得 300 bp 的双末端读长（reads）。测序数据使用 QIIME2 软件（2019.7 版本）进行读取。所有测序数据的前向 reads 在 261 bp 处剪切，反向 reads 在 229 bp 处剪切。平均 51 869 个 reads 被用作输入，经过滤波、降噪、合并正反读长和去除嵌合体后，平均恢复 32 730 个 reads。ASV 被识别为 DADA2 插件[22]。在使用 QIIME2 多样性插件进行后续的粪便菌群分析之前，所有样本都被随机二次采样到 14 016 个 reads 的等深度。在这项研究中产生的 Illumina 原始序列数据可在国家生物技术信息中心（NCBI）的序列读取存档(SRA)中获得,编号为(SRP357402)。所有数据均已公开发布。

ASV 的代表性序列使用 QIIME2 的 phylogeny 插件(Align – to – treemafft – fasttree Pipeline)构建到系统发育树中,并使用 Silva 数据库(发布号 132)进行分类分配[23]。为了确定 α 多样性,用多样性插件在 QIIME2 中评估 Shannon 指数值和观察到的 ASV,并用 Graphpad Prism 8 进行可视化。为了检测肠道菌群的变异,利用多样性插件在 QIIME2 中评估样本间的 Jaccard 距离,并基于 Jaccard 距离进行主坐标分析(principal coordinates analysis,PCoA)。结果通过 GraphPad Prism 8 可视化显示小鼠肠道菌群结构的变化。用 Graphpad Prism 8 软件进行 Kruskal–Wallis 检验和 Dunn's 多重比较检验,比较各组间微生物组 Shannon 指数、观察 ASV 和主坐标变量的差异。用 LEfSe(http://hutte nhower. sph. harvard. edu/galaxy/)选择两组间有显著性差异的 ASV。用 R Package Pheatmap (https://cran. r–project. org/web/packa ges/pheat map/index. html)绘制母鼠间差异 ASV 的热图。使用 R Package Pheatmap 显示各组母鼠核心肠道菌群的分布。维恩图(Venn diagrams)是使用在线工具(http://bioin forma tiCS. psb. ugent. be/webto ols/venn/)生成的。

1.7.2 代谢组学分析

采用超高效液相色谱(ultrahigh performance liquid chromatography,UHPLC)系统 (1290 Infinity LC,Agilent Technologies)结合 Quadrupole Time–of–flight Instrument (AB Sciex TripleTOF 6600)进行分析。对于亲水作用色谱(hydrophilic interaction chromatography, HILIC)分离,样品使用 2. 1 mm ×100 mm ACQUITY UPLC BEH 1. 7 μm 色谱柱(Waters, Ireland)进行分析。在电喷雾电离(electron spray ionization,ESI)正、负离子模式下,流动相如下:A 为 25 mmol/L 醋酸铵和 25 mmol/L 氢氧化铵水溶液,B 为乙腈。自动串联质谱 (MS/MS)采集时,仪器设置在 25 ~ 1 000 Da 的 m/z 范围内进行采集,产生扫描累积时间为 0. 05 s/谱。生产扫描采用信息依赖采集(information dependent acquisition,IDA),选择高灵敏度模式。碰撞能量(collision energy,CE)固定在 35 V ±15 eV。去簇电压(DP)设置为 ±60 V[24]。

使用 ProteoWizard MSConvert 将原始 MS 数据(wiff. scan 文件)转换为 MzXML 文件,并使用 XCMS 进行特征检测、保留时间校正和对齐。用质量精度(<25 ppm)和 MS/MS 数据对代谢产物进行鉴定,并与我们的标准数据库进行匹配。首先,利用 SIMCA–P 软件(1.6.1 版本)对正离子模式和负离子模式下的代谢产物进行正交偏最小二乘判别分析(OPLS–DA)。然后对正离子模式和负离子模式下检测到的代谢物进行合并,接下来的分析都是基于合并后的数据。采用 R Package Ropls 对合并数据进行 OPLS–DA,检测各组小鼠粪便代谢物的变化,得到模型中各代谢物的变量重要性投影值(VIP)。采用原 FDR Benjamini 和 Hochbcrg 法校正后的 Wilcoxon 秩和检验对各组间粪便代谢物进行 R package MASS。各组间代谢物的差异倍数(log2 转化)用 R3. 6. 3 计算。符合 OPLS–DA

模型 VIP>1、差异倍数（log2 转化）>1 和 FDR<0.05 的代谢物被认为是各组间有显著差异的代谢物。

1.7.3 共丰度 ASV 及其代谢物的聚类

通过文献[25]的 R Package，利用 Ward 聚类算法，根据 SPARCC 相关性将所有不同的 ASV 聚类成共丰度组（Co-fordaNCe Groups，CAG）。用 FastSpar（https://github.com/scwatts/fasts par）计算 ASV 的 SPARCC 相关系数。用 DeepSplit 为 2，最小聚类为 5 的聚类通过 Dynamic Hybrid Tree-cutting Algorithm 对进行聚类识别。

所有组间差异代谢物也用 R Package WGCNA 聚类成模块。使用 bicor( ) 函数[26]计算 WGCNA 中所有受检子代小鼠的符号加权代谢物共丰度相关网络。采用无标度拓扑准则选择代谢物相关性的软阈值 $\beta=12$。用 DeepSplit 为 4，最小聚类大小为 5 的识别簇通过 Dynamic Hybrid Tree-cutting Algorithm 对聚类进行识别。Hub ASV 和代谢物定义为每个 CAG 或模块中 Module Membership（MM）值最高的 ASV 或代谢物。

1.7.4 多组学相关分析

利用 MATLAB R2019b 软件，corr( ) 函数计算不同 ASV、不同粪便代谢物与临床参数的 Spearman 相关系数。用 Benjamini 和 Hochberg 的原始 FDR 方法将相关系数的 P 值调整为 FDR 值。当 FDR<0.05 时，为显著相关。使用在线工具 Charliculator（https://chart icula tor. com/app/index. html）进行多组学相关性的可视化。

2 结果

2.1 妊娠期高血糖对子代菌群改变和代谢缺陷的影响

我们首先建立了一个 HIP 小鼠模型，在交配前用高脂饮食（HFD）或正常饮食（NCD）喂养 8 周（图 3-1-1A）。如预期的那样，喂养 HFD 的小鼠（mHF 组）在 HFD 8 周后体重增加明显高于正常饮食喂养（NCD）的小鼠（mNC 组）（图 3-1-1B），与口服葡萄糖耐量试验（OGTT）和曲线下面积（AUC）值测量的血糖水平升高一致（图 3-1-1C），表明 HIP 小鼠模型成功建立。然后，mHF 和 mNC 组小鼠与喂养 NCD 的同龄雄性小鼠交配，雌性小鼠保持与它们在孕前期时接受的饮食相同。所有子代均经阴道分娩，由各自生母抚养。在出生后第 21 天断乳，所有的子代在断乳后都给予 NCD（图 3-1-1A）。虽然 mHF 小鼠的子代（HF 组）体重低于 mNC 小鼠的子代（NC 组），但从 1 周龄开始 HF 组体重迅速增加（图 3-1-1D）。4 周龄时，HF 组在葡萄糖注射后 0 和 120 min 葡萄糖清除能力受损，OGTT 的葡萄糖 AUC 值更高（图 3-1-1E）。与 NC 组相比，HF 组血清胰岛素浓度显著升高（图 3-1-1F），同时在胰岛素耐受性试验（ITT）中胰岛素敏感性降低（图 3-1-1G）。在葡萄糖刺激胰岛素分泌试验（GSIS）中，HF 组高糖（HG）偶联胰岛素分泌低于 NC 组（图

在胰腺发育和 β 细胞功能维持中发挥重要作用的 Pdx1 和 MafA 在 HF 组中表达减少,表明 β 细胞功能障碍(图 3-1-1I)。总的来说,以上数据表明,糖代谢异常的母代的子代出现糖耐量、胰岛素敏感性和胰岛素分泌的改变。

为了解母代糖代谢异常时子代肠道菌群的变化及其与母体肠道菌群的关系,我们采用 16S rRNA 基因扩增子测序法,对 mHF 组和 mNC 组及其子代(HF 组和 NC 组)粪便样本进行了对比。在妊娠和哺乳期,mHF 组和 mNC 组肠道菌群的丰富度和多样性差异较小。通过主坐标分析(PCoA)对肠道菌群结构进行可视化分析,发现 mHF 组和 mNC 组之间存在明显的分离,子代组间也出现了同样的结果(图 3-1-1J)。我们还发现,子代和母代的肠道菌群是紧密聚类的(图 3-1-1J)。我们鉴定出 128 个影响母鼠组间差异的扩增子序列变异(ASV),与 mNC 小鼠相比,mHF 小鼠中有 40 个扩增子序列变异缺失,88 个扩增子序列变异富集。同样,有 63 个 ASV 有助于子代群体之间的差异确定。与 NC 子代相比,HF 子代有 22 个 ASV 显著富集,41 个 ASV 显著缺失(图 3-1-1K)。其中一些 ASV 在母代组中也有不同程度的丰富,如 ASV147_Blautia 在 mNC 组和 NC 组子代中都有富集,表明在母代中观察到的菌群变化也存在于其子代中。

综上所述,我们发现 HIP 母代的糖代谢表型和肠道菌群都可以"传递"给子代,肠道菌群的生态失调可能会导致糖尿病。据此,我们推测肠道菌群的垂直传递在子代糖代谢的发展中起着重要作用。因此,我们假设阻断垂直传递可以阻止 HIP 母代的子代发生糖代谢改变。

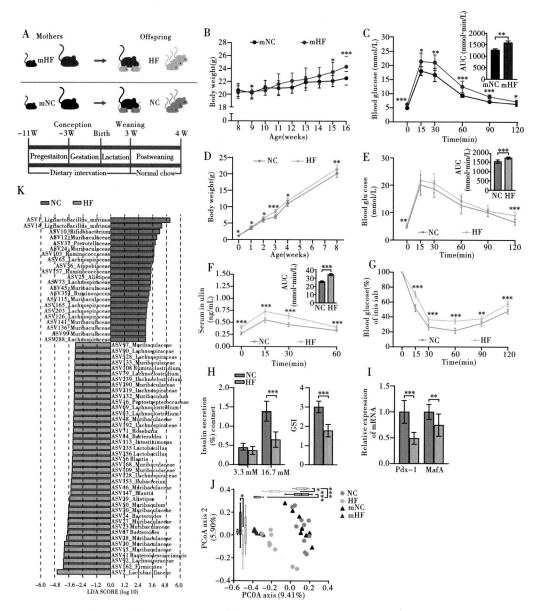

图 3-1-1　HIP 导致小鼠子代肠道菌群改变和代谢缺陷

A：HIP 小鼠模型及实验方案。B：mHF 组和 mNC 组体重。C：mHF 组和 mNC 组口服葡萄糖耐量实验（OGTT）中血糖水平及曲线下面积（AUC）。D：HF 组和 NC 组体重。E：HF 组和 NC 组 OGTT 期间血糖和的 AUC。F：HF 组和 NC 组 OGTT 期间 ELISA 检测血清胰岛素水平及 AUC。G：HF 组和 NC 组胰岛素耐受实验（ITT）时血糖水平（占初始值的百分比）和 AUC。H：分别用 3.3 mmol/L（低）和 16.7 mmol/L（高）葡萄糖刺激 mHF 组和 mNC 组子代胰腺组织胰岛的胰岛素分泌量及葡萄糖刺激指数（GSI）。I：通过 qPCR 检测 mHF 和 mNC 组子代胰腺组织中 Pdx-1 和 MafA mRNA 的表达水平。*P<0.05，**P<0.01，***P<0.001。J：基于 Jaccard 距离对母鼠及其子代在前两个主坐标上进行主坐标分析（PCOA）。采用 Kruskal-Wallis 检验进行差异显著性比较，*P<0.05，**P<0.01，***P<0.001。K：利用线性判别分析效应大小（LEfSe）鉴定影响子代肠道菌群差异的主要扩增子序列变异（ASV）。mHF（n=7）：高脂饮食母鼠。mNC（n=8）：正常饮食母鼠。HF（n=10）：mHF 组子代。NC（n=10）：mNC 组子代。

2.2 剖宫产改变 HIP 小鼠子代糖代谢表型、微生物组成和粪便代谢物水平

为了研究经分娩方式传递的肠道菌群对子代糖代谢的影响,我们采用了剖宫产进行了阻断,所有子代由其生母同组小鼠进行哺乳(图 3-1-2A)。

在 mNC 组的子代中,无论自然分娩(NC 组)还是剖宫产(NC-CS 组),OGTT 和 ITT 测定的糖代谢参数均无显著差异(图 3-1-2B ~ 图 3-1-2D)。对于 mHF 组的子代,虽然 HF 组(自然分娩)和 HF-CS 组(剖宫产)的 OGTT 和 AUC 血糖水平不具有可比性,但 HF-CS 组的血清胰岛素水平低于 HF 组,表明剖宫产减轻了 mHF 组子代的胰岛素抵抗改变(图 3-1-2B ~ 图 3-1-2D)。GSIS 检测结果和 Pdx-1 mRNA 表达也表明 mHF 组的剖宫产子代糖代谢得到改善(图 3-1-2E ~ 图 3-1-2H)。根据这些结果,我们可以认为剖宫产减轻了 HIP 小鼠子代的胰岛 β 细胞分泌功能受损和胰岛素抵抗。

NC-CS 组的菌群多样性显著高于 NC 组,而 mHF 组的子代中,HF-CS 组的菌群多样性与 HF 组没有差异。对单个 ASV 相对丰度的线性判别分析(LEfSe)表明,与 NC 组相比,NC-CS 组有 9 个 ASV 相对丰度明显降低,37 个 ASV 相对丰度较高(图 3-1-2J)。对于 mHF 组的子代,剖宫产导致 19 个 ASV 的相对丰度显著降低,30 个 ASV 富集(图 3-1-2J)。与阴道分娩组(NC 组和 HF 组)相比,剖宫产组(NC-CS 组和 HF-CS 组)的 Muribaculaceae 科和 Dubosiella 属 ASV 的相对丰度明显较高。与此相反,仅在 mHF 组的剖宫产子代(HF-CS 组)中,Bacteroides 属的 ASV 的相对丰度下降,Lachnospiraceae 科的 ASV 相对丰度增加。值得注意的是,归入 Ruminococcaceae 科的 ASV 的相对丰度在 HF-CS 组低于 HF 组,而在 NC-CS 组高于 NC 组。

由于代谢物是肠道菌群发挥作用的重要方式,利用 LC-MS 技术对粪便样本进行非靶向代谢组分析。从正交偏最小二乘判别分析(OPLS-DA)模型中,我们确定了两组差异产物,包括 mHF 组子代中正负离子模式下的 228 种代谢物,以及 mNC 组子代中 222 种代谢物。与 mHF 组自然分娩的子代相比,mHF 组剖宫产的子代中含支链氨基酸(缬氨酸、亮氨酸、异亮氨酸)、水杨酸和异丁酸的二肽更丰富,而含脯氨酸的二肽更少(HF-CS 组与 HF 组对比,图 3-1-2L)。值得注意的是,对于 mNC 组的子代,只有茉莉酸在 NC-CS 与 NC 组中表现出丰富度差异(图 3-1-2K)。

随后,我们分析了子代肠道菌群、粪便代谢物和糖代谢谱的 Spearman 相关网络,以进一步探索糖代谢中的菌群特征(图 3-1-2M)。分析发现,大多数 Muribaculaceae 科 ASV 的相对丰度与血糖和血清胰岛素水平呈正相关,而大多数 Ruminococcaceae 科 ASV 的相对丰度与血清胰岛素水平呈负相关。另外,含支链氨基酸(branched chain amino acids, BCAA)的二肽(缬氨酸、亮氨酸和异亮氨酸)的相对丰度与血清胰岛素水平呈显著负相关;而含脯氨酸的二肽的相对丰度与血糖水平呈正相关。Muribaculaceae 科和 Ruminococcaceae 科的部分 ASV 的相对丰度与含 BCAA 的二肽的相对丰度呈正相关。

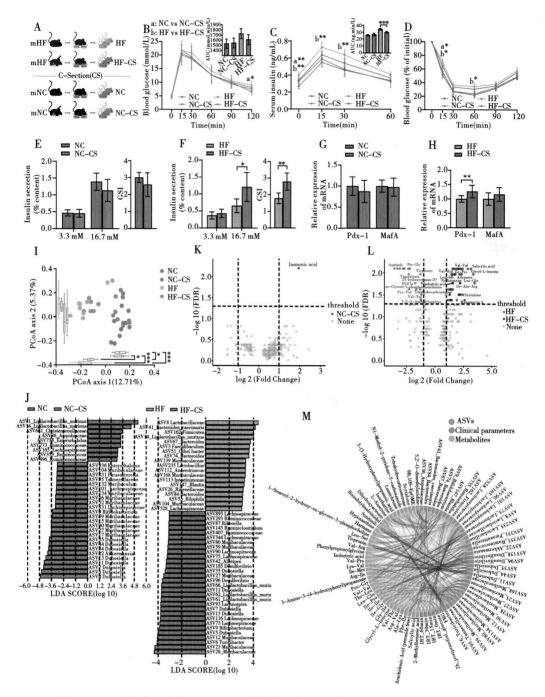

图 3-1-2　剖宫产可改善 HIP 小鼠子代的菌群落结构、粪便代谢物水平和糖代谢功能

A：剖宫产动物模型及实验设计。B、C：分别为在 OGTT 期间血糖和血清胰岛素水平及 AUC。D：在 ITT 期间血糖水平（初始值的%）和 AUC 的变化。E、F：分别为 3.3 mmol/L（低）和 16.7 mmol/L（高）葡萄糖刺激 mHF 组子代（HF和 HF-CS）和 mNC 组子代（NC 和 NC-CS）胰腺组织分离出的胰岛的胰岛素分泌量和胰岛 GSI。G、H：mHF 组子代（HF 组和 HF-CS 组）和 mNC 组子代（NC 和 N-CS）胰腺组织中 Pdx-1 和 MafA mRNA 的表达水平。$*P<0.05$，$**P<0.01$，$***P<0.001$。I：基于 Jaccard 距离对前两个主坐标上的四个子代进行 PCoA。每个点代表一只小鼠。采用

Kruskal-Wallis 检验进行差异显著性比较；* $P<0.05$，* * $P<0.01$，* * * $P<0.001$。J：使用 LEfSe 鉴定引起剖宫产子代肠道菌群差异的主要 ASV。K、L：火山图表示剖宫产引起的 mNC 组和 mHF 组子代的粪便代谢物水平的差异。M：子代肠道菌群、粪便代谢物和糖代谢图谱的 Spearman 相关网络。颜色：红色代表正相关，蓝色代表负相关。HF（$n=10$）：mHF 组子代。NC（$n=10$）：mNC 组所产子代。HF-CS（$n=6$）：mHF 通过剖宫产产生的子代。NC-CS（$n=10$）：mNC 通过剖宫产产下的子代。

综上，通过剖宫产阻断菌群垂直传递后，在糖代谢受损母鼠的子代胰岛素抵抗改善，胰岛素分泌增加，这些变化伴随着粪便代谢物水平的改变。

2.3 交叉哺乳的菌群传递使子代的菌群组成和糖代谢表型趋向于乳母

我们通过对子代实施交叉哺乳，进一步评估了通过哺乳垂直传递的肠道菌群对糖代谢的影响。自然分娩后，子代由另一组的母代抚养（例如，来自 mNC 组但由 mHF 组哺乳的子代，命名为 NC-CF）（图 3-1-3A）。在 mNC 组子代中，尽管 NC-CF 组与 NC 组在糖耐量和胰岛素抵抗方面没有差异（图 3-1-3B、C），但 NC-CF 组的胰岛素敏感性显示出损伤（图 3-1-3D）。然而，对于 mHF 组的子代，与 HF 组相比，交叉哺乳可以缓解 HF-CF 组的高胰岛素分泌（图 3-1-3C），增加胰岛素敏感性（图 3-1-3D）和增强胰岛功能（图 3-1-3F、图 3-1-3H）。这些结果表明交叉哺乳可以改善 HF 子代受损的糖代谢表型。

在肠道菌群方面，NC-CF 组的 α 多样性显著高于 NC 组。PCoA 结果表明，同组母鼠养育的子代具有相似的肠道菌群结构（图 3-1-3I）。对导致组间差异的主要 ASV 的分析表明，NC 组和 NC-CF 组之间有 70 个 ASV（24 个 ASV 减少，46 个 ASV 富集）丰度有显著差异；HF 组和 HF-CF 组之间有 62 个 ASV（27 个 ASV 减少，35 个 ASV 富集）丰度有显著差异（图 3-1-3J）。交叉哺乳诱导的差异丰度 ASV 数大于剖宫产，说明母乳哺乳对子代肠道菌群建立的影响比分娩方式更深刻。尽管 Mulibaculaceae 科和 Lachnospiraceae 科的 ASV 在所有子代组中的相对丰度都呈双向变化，但 NC-CF 组 Mulibaculaceae 科大多数 ASV 的相对丰度增加，HF-CF 组 Lachnospiraceae 科大部分 ASV 的相对丰度增加。Bacteroides 属和 Alistipes 属的相对丰度在 NC-CF 组也高于 NC 组，而 Bifidobacterium 属和 Ruminococcaceae 科的相对丰度在 NC-CF 组低于 NC 组。在 mHF 组母鼠的子代中，HF-CF 组 Lactobacillusshu 属和 Bacteroides 属（包括 Caecimuris Bacteroides）的 ASV 相对丰度下降（图 3-1-3J）。

对于子代各组（NC-CF 组、NC 组、HF-CF 组和 HF 组）的粪便代谢物，我们从 OPLS-DA 模型中鉴定出 mNC 组母鼠的子代在正负离子模式下的代谢物有 325 种，mHF 组母鼠的子代在正负离子模式下的代谢物有 206 种。NC-CF 组含脯氨酸、脂溶性维生素（如麦角钙化醇和视黄醇）和氨基己酸的二肽含量高于 NC 组，而水杨酸、苯丙烷和聚酮酸（如染料木素）的含量低于 NC 组（图 3-1-3K）。与 HF 组相比，我们发现 HF-CF 组 3-(3-羟基苯基)丙酸和脂色素含量较高，而 N-乙酰基酪氨酸、脂质和类脂分子（如视黄醇和花生四烯酸）和棕榈酸含量较低（图 3-1-3I）。

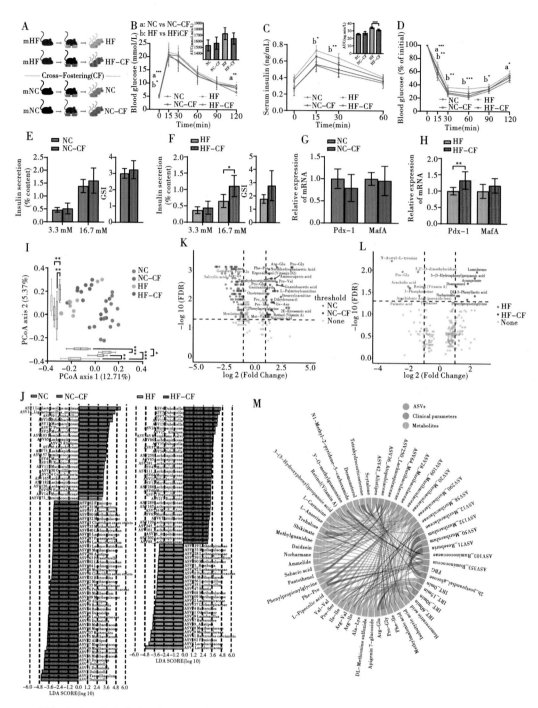

图 3-1-3　交叉哺乳改变了肠道菌群传递,导致子代肠道菌群组成和糖代谢表型趋向于乳母

　　A:交叉哺乳动物模型和实验设计。B、C:分别为 OGTT 期间血糖、血清胰岛素水平及 AUC。D:ITT 过程中血糖水平(初始值的%)和 AUC 的变化。E、F:分别用 3.3 mmol/L(低)和 16.7 mmol/L(高)葡萄糖刺激 mHF 组子代(HF 和 HF-CF 组)和 mNC 组子代(NC 和 NC-CF 组)分离自胰腺组织的胰岛的胰岛素分泌量和胰岛 GSI。G、H:分别为 mHF

组子代(HF 和 HF-CF 组)和 mNC 组子代(NC 和 NC-CF 组)胰腺组织中 Pdx-1 和 MafA mRNA 表达水平;* $P<$ 0.05,** $P<0.01$,*** $P<0.001$。I:基于 Jaccard 距离对四个子代在前两个主坐标上进行主坐标分析(PCoA),每个点代表一只小鼠;* $P<0.05$,** $P<0.01$,*** $P<0.001$。J:利用 LEfSe 鉴定导致 CF 组子代肠道菌群变化的主要 ASV。K、L:火山图表示 mNC 组和 mHF 组子代中 CF 诱导的粪便代谢物水平的差异。M:子代肠道菌群、粪便代谢物和糖代谢图谱的 Spearman 相关网络。颜色:红色代表正相关,蓝色代表负相关。HF ($n=10$):mHF 子代。NC ($n=$ 10):mNC 组子代。HF-CF ($n=10$):mHF 组分娩,mNC 组哺乳的子代。NC-CF ($n=10$):mNC 分娩,mHF 组哺乳的子代。

进一步相关性分析发现,大多数被归入 Mulibaculaceae 科的 ASV 的相对丰度与血糖水平和血清胰岛素水平呈正相关。然而,只有 Atopobiaceae 科的 1 个 ASV 和 Ruminococcaceae 科的 2 个 ASV 的相对丰度分别与空腹血糖(fasting blood glucose,FBG)和餐后 2 h 葡萄糖(2 hours postprandial blood glucose,2hPG)水平呈负相关。特别是含脯氨酸、脂质和类脂分子(视黄醇和花生四烯酸)的二肽的相对丰度与血糖水平呈正相关,含异亮氨酸的二肽的相对丰度与血清胰岛素水平呈负相关。Muribaculaceae 科大多数 ASV 的相对丰度与含脯氨酸二肽的相对丰度呈正相关,与染料木黄酮和含脯氨酸二肽的相对丰度呈负相关。Ruminococcaceae 科和 Atopobiaceae 科的 ASV 的相对丰度与含异亮氨酸的二肽的相对丰度呈正相关(图 3-1-3M)。

以上这些结果表明,哺乳方式的影响使子代的菌群组成趋向于乳母;在糖代谢表型中也能观察到这种现象。

2.4 剖宫产联合交叉哺乳对 mHF 组小鼠子代肠道菌群和糖代谢表型的影响更为显著

考虑到分娩方式和母乳哺乳在肠道菌群形成中的作用,我们还研究了两种机制联合阻断菌群传递对子代糖代谢的影响。为此,我们对两组母鼠的子代均进行剖宫产联合交叉哺乳(分别为 HF-CS-CF 和 NC-CS-CF),并与自然分娩和母乳哺乳(分别为 HF 和 NC)的子代进行糖代谢和菌群的比较(图 3-1-5A)。与 NC 组相比,mNC 组经剖宫产分娩并由 mHF 组哺乳的子代(NC-CS-CF 组)胰岛素敏感性降低(图 3-1-5D),且 NC-CS-CF 组的胰岛素水平高于 NC-CF 组($P<0.05$,图 3-1-4),提示两种阻断方法联合应用的效果强于单独应用的效果。另外,在 mHF 子代中,我们观察到 HF-CS-CF 组的葡萄糖耐量和胰岛素抵抗较 HF 组有所缓解(图 3-1-5B ~ 图 3-1-5D)。更重要的是,HF-CS-CF 组的血糖水平和血清胰岛素水平均低于 HF-CF 组(图 3-1-4),提示剖宫产放大了交叉哺乳的效果。此外,剖宫产结合 mNC 哺乳加强了 HF 子代的秉偶联胰岛素分泌(图 3-1-5F)。Pdx-1 的表达也表现出相似的趋势(图 3-1-5H)。然而,NC-CS-CF 组与 NC 组的结果没有统计学差异(图 3-1-5E、图 3-1-5G)。

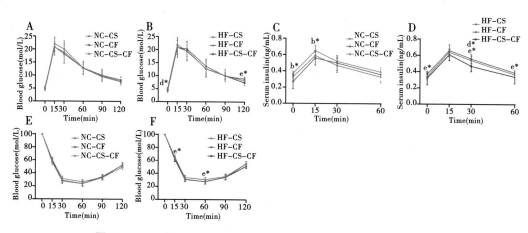

图 3-1-4　NC-CS、NC-CF 和 NC-CS-CF 3 组糖代谢表型的比较

A：NC-CS、NC-CF 和 NC-CS-CF 组的 OGTT 血糖水平。B：HF-CS、HF-CF 和 HF-CS-CF 组的 OGTT 血糖水平。C：NC-CS、NC-CF 和 NCCS-CF 组 OGTT 期间血清胰岛素水平。D：OGTT 期间 HF-CS、HF-CF 和 HF-CS-CF 组血清胰岛素水平。E：NC-CS、NC-CF 和 NC-CS-CF 组胰岛素耐受试验（ITT）血糖水平（初始值的百分比）的变化。F：胰岛素耐受试验（ITT）在 HF-CS、HF-CF 和 HF-CS-CF 组中血糖水平（初始值的百分比）的变化。HF-CS（$n=6$）：mHF 剖宫产子代。NC-CS（$n=10$）：mNC 剖宫产子代。HF-CF（$n=10$）：mHF 组分娩，mNC 组交叉哺乳。NC-CF（$n=10$）：由 mNC 分娩，mHF 组交叉哺乳。HF-CS-CF（$n=7$）：mHF 剖宫产所生且由 mNC 组交叉哺乳的子代。NC-CS-CF（$n=10$）：mNC 剖宫产所生且由 mHF 组交叉哺乳的子代。

与 NC 组和 HF 组相比，剖宫产和交叉哺乳后子代的肠道菌群结构明显不同（图 3-1-5I）。此外，它们的菌群结构与乳母的菌群结构一致（图 3-1-5I）。HF-CS-CF 组和 HF 组之间有 74 个 ASV 丰度有明显差异（42 个 ASV 减少和 32 个 ASV 富集），在 NC-CS-CF 组和 NC 组之间有 52 个 ASV 丰度有明显差异（15 个减少和 37 个富集）（图 3-1-5J）。分别与 NC-CS-CF 组和 HF-CS-CF 组相比，3 种阻断方法的线性判别分析效应大小（LEfSe）显示，NC 组和 HF 组几种细菌的相对丰度变化相似；与 NC 组相比，mNC 组其他子代（NC-CS、NC-CF 和 NC-CS-CF 组）分类为 *Ligilactobacillus murinus* 属的 ASV、ASV165_*Lachnospiraceae* 和 ASV353_*Ruminococcus* 相对丰度降低。与 HF 组相比，mHF 组其他子代（HF-CS、HF-CF 和 HF-CS-CF 组）的 ASV41_*Bacteroides_caecimuris*、ASV162_*Firmicutes*、ASV147_*Blautia* 等基因表达减少（图 3-1-5L）。

从 OPLS-DA 模型中，我们发现了两个差异产物集合，在 mHF 组的子代中包括 212 个正负离子模式下的代谢产物，在 mNC 组的子代中包括 222 个代谢产物。NC-CS-CF 组几乎没有代谢物的水平高于 HF 组，而脂质和类脂分子（如 25-羟基维生素 D_3）的水平低于 HF 组（图 3-1-5K）。HF-CS-CF 组大多数有机酸及其衍生物（如甘氨酸-亮氨酸）的含量高于 HF 组。与 HF-CS 组和 HF 组比较发现，HF-CS-CF 组异丁酸水平较高；此外，与 HF-CF 组和 HF 组比较发现，HF-CS-CF 组的脂质和类脂分子水平较低（图 3-1-5L）。

最后，相关分析结果显示，大部分 *Lachnoclostridium* 属的 ASV 与血糖水平和血清胰岛素水平呈正相关，而部分 Ruminococcaceae 科的 ASV 与血糖水平和血清胰岛素水平呈负相关（图 3-1-5M）。Lachnospiraceae 科和 Muribaculaceae 科的 ASV 与肠道菌群和糖代谢表型呈双重相关。大多数粪便代谢物与代谢参数（包括水杨酸）呈负相关，而含有脯氨酸、脂质和类脂分子（如视黄醇、花生四烯酸和 3-磷酸丝氨酸）的二肽与粪便代谢物呈正相关，这在只进行交叉哺乳干预的组中观察到。水杨酸与 ASV162_*Firmicutes* 呈负相关。

总之，结果表明，剖宫产和交叉哺乳的结合对 mNC 和 mHF 组的子代的糖代谢表型的影响比单独任何一种干预都要明显，并且仅在 mHF 组的子代中观察到肠道菌群结构和粪便代谢物水平的显著差异。

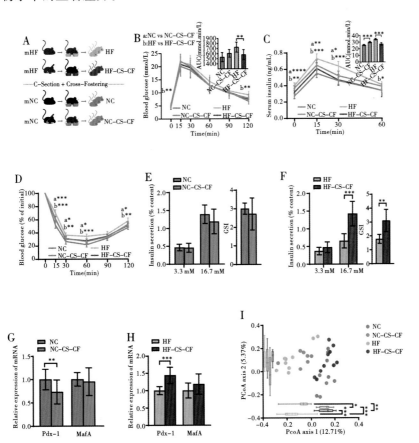

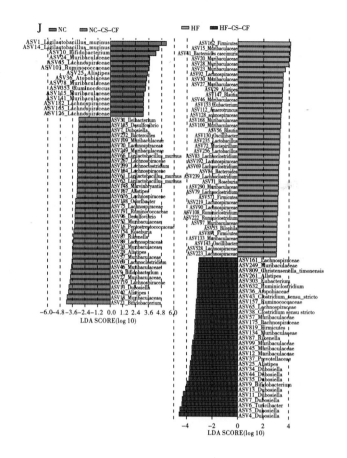

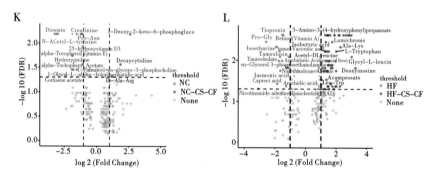

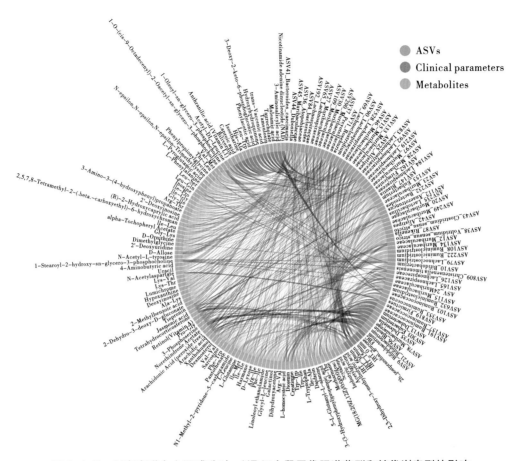

图3-1-5 剖宫产联合交叉哺乳对mHF组小鼠子代肠道菌群和糖代谢表型的影响

A:剖宫产和交叉哺乳动物模型及实验设计。B、C:分别为OGTT期间血糖水平线、血清胰岛素水平线及其AUC。D:ITT期间血糖水平的变化(初始值的百分比)。E、F:分别为mHF组子代(HF和HF-CS-CF)和mNC组子代(NC和NC-CS-CF)胰腺组织分离的胰岛在3.3 mmol/L(低)和16.7 mmol/L(高)葡萄糖刺激下的胰岛素分泌量和GSI。G、H:分别为mHF组子代(HF和HF-CS-CF)和mNC组子代(NC和NC-CS-CF)胰腺组织中Pdx-1和MafA mRNA表达水平;* $P<0.05$,* * $P<0.01$,* * * $P<0.001$。I:基于Jaccard距离对四个子代在前两个主坐标上进行主坐标分析(PCoA);* $P<0.05$,* * $P<0.01$,* * * $P<0.001$。J:使用LEfSe鉴定剖宫产联合交叉哺乳子代肠道菌群变化的主要ASV。K、L:火山图表示剖宫产结合交叉哺乳引起的mNC组和mHF组子代粪便代谢物的差异。M:子代肠道菌群、粪便代谢物和糖代谢图谱的Spearman相关网络。颜色:红色代表正相关,蓝色代表负相关。HF($n=10$):mHF组子代。NC($n=10$):mNC组子代。HF-CS-CF($n=7$):mHF经剖宫产所生,并由mNC组哺乳的子代。NC-CS-CF($n=10$):mNC经剖宫产所生,经mHF组交叉哺乳的子代。

为了探讨肠道菌群在不同糖代谢状态下的垂直传递,我们对与分娩方式和乳母无关的生母与子代之间的共有微生物类群进行了研究。在mNC组及其子代中,共观察到597(96+145+65+18+210+15+34+14)个共有ASV,在mNC组与NC-CS和NC-CF组中分别发现618个和369个共有ASV(图3-1-6A)。另外,373个ASV从mNC组母鼠传给NC-CS-CF组子代。在mNC组和NC组共有的597个ASV中,143(96+18+15+14)个ASV通过剖宫产阻断了母子代传递,328(145+96+65+18)个ASV通过交叉哺乳阻断了母子代传递。剖宫产和交叉哺乳的结合阻断了289(145+96+34+14)个共有ASV的传递。mHF组和HF子代有396(52+35+22+14+47+159+18+49)个共有ASV,mHF组与HF-CS组和HF-CF组分别有332个和363个共有ASV。另外,345个ASV由mHF组传至HF-CS-CF组。在396个共有ASV中,139(52+22+47+18)个ASV通过剖宫产阻断了母子代传递,123(52+35+14+22)个ASV通过交叉哺乳阻断了母子代传递。剖宫产和交叉哺乳的结合阻断了154(52+35+18+49)例共有ASV的传递。

将共有率大于80%的ASV定义为母代的核心菌群,以此来探究母代核心菌群的垂直传递情况。热图显示,大部分由mHF和mNC共有的ASV都传递给了子代。有趣的是,mNC组特异性的ASV大多垂直传递给子代,而mHF组特异性的ASV很少传给子代。此外,交叉哺乳显著提高了乳母某些核心菌群成分在子代中的共同率。在剖宫产联合交叉哺乳组中可以观察到单一阻断法中的上述现象(图3-1-6B)。

我们进一步对所有子代群体的肠道菌群进行了综合分析。除了前文提到的子代(剖宫产、交叉哺乳和剖宫产后立即交叉哺乳)肠道菌群的结构不同(图3-1-2I、3-1-3I和3-1-4I),我们还发现了一些有趣的子代肠道菌群特征,这些特征与母代通过哺乳将菌群传递给子代有关。mHF组所生并由mNC组哺乳的两组子代(HF-CF和HF-CS-CF)与mNC组所生的两组子代(NC和NC-CS),无论是通过自然分娩还是剖宫产,肠道菌群结构相似,mNC组生产和mHF组哺乳的子代也有类似的结果。由此可见,与剖宫产相比,交叉哺乳对子代肠道菌群的影响更为深远(图3-1-6C)。

根据SparCC相关性,在上述分析中所鉴定出的子代组间所有不同ASV被聚类为15个共丰度组(common abundance group,CAG)(图3-1-6D)。有3个ASV(ASV19_*Romboutsia*,ASV52_*Muribaculaceae*,ASV109_*Muribaculaceae*),不仅是3个CAG(CAG2、CAG12和CAG109)的hub ASV,而且是mHF组特异的母体核心ASV的成员(图3-1-6B、图3-1-6D)。上述分析中所有子代间差异代谢物根据其bicor相关性被聚类为12个模块(图3-1-6D)。在此基础上,我们分析了所有子代的CAG、粪便代谢物模块和糖代谢表型之间的相关性(图3-1-6E)。有趣的是,上述两种CAG,CAG2和CAG6与两个糖代谢相关参数(FBG和IRT_30 min)呈正相关,与含二肽亮氨酸(一种BCAA)和水杨酸等

6 个粪便代谢模块(模块 2,3,4,6,7,13)呈负相关,且这些粪便代谢模块与上述两种糖代谢相关参数(FBG 和IRT_30 min)呈正相关。

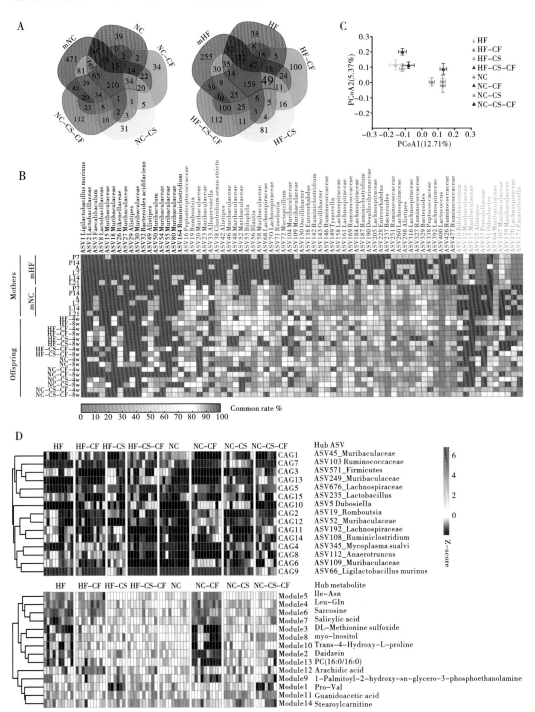

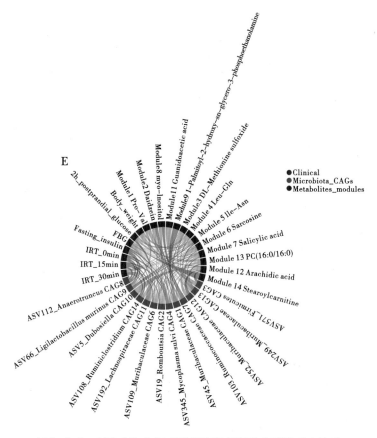

图 3-1-6 剖宫产和交叉哺乳都能阻断肠道菌群的垂直传递

A:维恩图显示,具有不同糖代谢特征的母代与其子代共享 ASV。B:热图显示了按 80% 以上的共享率定义的不同组母代的母体核心菌群,显示了母体核心肠道菌群的垂直传递。黑色文字标记的 ASV 代表高脂饮食和正常饮食母鼠的部分核心菌群,红色文字标记的 ASV 仅代表高脂饮食母鼠的部分核心菌群,蓝色文字标记的 ASV 仅代表正常饮食母鼠的部分核心菌群。C:基于 Jaccard 距离对所有子代在前两个主坐标上进行主坐标分析(PCoA)。D:子代小鼠肠道菌群 ASV 共丰度组(CAG)的相对丰度以及子代小鼠粪便代谢物共丰度模块的相对丰度。E:菌群 CAG、粪便代谢物模块与临床指标的 Spearman 相关网络。颜色:红色代表正相关、蓝色代表负相关。标记在相应 CAG 或模块旁边的 ASV 或代谢物是 hub ASV 或代谢物。mHF($n=7$):高脂饮食组。mNC ($n=8$):母鼠,正常饮食对照组。HF($n=10$):mHF 组子代。NC ($n=10$):mNC 组子代。HF-CS ($n=6$):mHF 通过剖宫产产生的子代。NC-CS($n=10$):mNC 组通过剖宫产产下的子代。HF-CF ($n=10$):mHF 组分娩,mNC 组交叉哺乳。NC-CF($n=10$):mNC 组分娩,mHF 组交叉哺乳的子代。HF-CS-CF ($n=7$)。mHF 经剖宫产所生,并由 mNC 组交叉哺乳的子代;NC-CS-CF ($n=10$):mNC 组经剖宫产所生,由 mHF 组交叉哺乳的子代。

3 讨论

在本研究中,我们发现特定细菌及其代谢物的垂直传递导致 HIP 母代的子代发生糖代谢缺陷。此外,子代与乳母肠道菌群结构的相似性高于生母。

既往临床研究显示,产前暴露于母亲高血糖的婴儿在童年时期肥胖和胰岛素抵抗的风险增加,成年后糖耐量受损和 T2DM 的风险增加[27-30]。同样,我们的数据也证实了 HFD 母鼠的子代葡萄糖耐量、胰岛素敏感性和胰岛素分泌受损,这与之前的动物研究一致[11]。此外,HFD 喂养诱导母鼠及其子代的肠道菌群结构和组成发生了重大变化,并在代际间发现了共同的菌株。肠道菌群已被证明是 T2DM 的病因和干预靶点[31],我们合理推断肠道菌群的垂直传递促进了母代糖代谢缺陷遗传给子代。

子代肠道菌群的定植发生在宫内发育、分娩和产后哺乳期间,母体菌群是其建立的第一来源[32-33]。长期以来,人们一直认为婴儿出生前生活在无菌环境中,但有研究表明婴儿的肠道菌群定殖可能发生在出生前[34]。关于宫内肠道菌群的建立,目前仍存在争议。在本研究中,我们主要关注生产过程中和产后的菌群传递,其中分娩和哺乳方式是这一过程的关键环节。

为了验证肠道菌群的垂直传递在母子代间糖代谢缺陷遗传中发挥的作用,我们通过剖宫产和交叉哺乳阻断了菌群的传递。据报道,剖宫产会使妊娠期健康的儿童肥胖的风险增加 46%[35]。然而,在本研究中剖宫产略微缓解了 mHF 组子代的胰岛素抵抗,并部分恢复了胰岛 β 细胞的分泌功能。我们推断胰岛素抵抗的缓解和胰岛 β 细胞分泌功能的改善与肠道菌群垂直传递过程中 Muribaculaceae 科相对丰度的降低和 Ruminococcaceae 科相对丰度的增加有关。一项基于 T2DM 动物模型的研究报道,阿卡波糖在降低血糖的同时改善了 Muribaculaceae 科相对丰度的下降[36]。有趣的是,一些研究显示 Ruminococcaceae 科有助于降低血糖,支持了我们的结论;然而,有少量研究报道 Ruminococcaceae 科与高血糖呈正相关[37]。

HIP 小鼠剖宫产子代糖代谢改善的另一个可能原因是肠道菌群代谢物。例如,剖宫产显著增加了 mHF 小鼠子代体内异丁酸的水平,异丁酸通过过氧化物酶体增殖物激活受体 α(peroxisome proliferators−activated receptors α,PPARα)诱导白色脂肪棕色化和肝脏氧化[38]。BCAA 是另一类在阻断菌群传递后显著改变的代谢物。具体来说,经剖宫产分娩的 mHF 子代小鼠 BCAA 相对丰度增加,且与血糖及血清胰岛素水平呈负相关。然而,许多研究已经将血清 BCAA 水平升高定义为代谢综合征发展的生物标志物[39]。一种可能的解释是肠源性 BCAA 和循环性 BCAA 之间的差异,这一点得到了动物研究结果的支持,研究表明特别富含亮氨酸(一种 BCAA)的饮食可以改善葡萄糖稳态[40]。肠道菌群与宿主或微生物来源的代谢产物之间的关系尚需要进一步研究。剖宫产有可能降低 HIP 母亲子代的糖代谢功能受损的风险。

出生后,母乳是塑造子代肠道菌群的首要因素[41]。在目前的研究中,mHF 交叉哺乳增加了 NC-CF 组小鼠的 *Lactobacillus* 属相对丰度,*Lactobacillus* 属是哺乳期间母乳中核心菌群的组成部分[42-43]。我们的结果表明,*Lactobacillus* 属可以通过 mHF 组的乳汁传递给被哺育的幼仔。此外,我们从结果中得出子代含有乳母特有的 ASV 使其的肠道菌群结构向相应乳母的肠道菌群结构转移。与我们的研究类似,一项前瞻性的纵向研究也报告了婴儿肠道菌群与其母亲的乳汁和皮肤的关系比与生母更为密切[44]。

在这项研究中,我们首次发现由于交叉哺乳比剖宫产有更多丰度有差异的 ASV,在肠道菌群的建立方面哺乳比剖宫产的影响更深远。最近,一项旨在检查儿童 1 型糖尿病的病例对照研究也将哺乳视为与菌群组成相关的最重要因素[45]。通过不同的哺乳方式改变肠道菌群来治疗相关疾病值得更多探讨。

既往尚无研究发现在交叉哺乳的子代之间丰度发生显著变化的特定微生物及其代谢产物,但在我们这项研究中可以看到,在 NC-CF 组小鼠中,mHF 组哺乳增加了 Bacteroidaceae 科的相对丰度,但降低了 *Bifidobacterium* 属的相对丰度,而 mNC 组哺乳相应降低了 HF-CF 组小鼠中 *Bifidobacterium* 属的相对丰度。以往关于 *Bacteroides* 属对糖代谢影响的研究得出的结论并不一致。多项横断面研究指出,*Bacteroides* 属的相对丰度与T2DM 发病率呈负相关[37],但一些临床研究报道称二甲双胍治疗或减肥手术对糖尿病的改善作用与 Bacteroidaceae 科相对丰度的降低有关[46-47]。在我们的研究中,一方面,mHF哺乳诱导的 *Bacteroides* 属相对丰度的增加可能解释了肠道菌群参与代谢功能受损的潜在代偿机制。另一方面,mNC 哺乳降低了 HF-CF 组小鼠的棕榈酸水平,它可以刺激促炎反应和胰岛素抵抗[48-49]。这是 mNC 交叉哺乳改善 mHF 组子代胰岛素敏感性的另一种解释。*Bifidobacterium* 属相对丰度高对糖尿病的保护作用已被广泛接受。广泛的临床和动物研究强调了 *Bifidobacterium* 属通过产生特异性短链脂肪酸来降低脂肪量、增加胰岛素敏感性和改善炎症的能力[50-51]。母婴研究表明,母乳哺乳与 *Bifidobacterium* 属水平较高有关[45]。综合分析来自不同地区的婴儿队列数据显示 *Bifidobacterium* 属缺乏与母乳利用相关基因缺陷显著相关,长期来看可能对免疫力产生不良后果[52]。因此,我们认为肠道菌群传递引起的 *Bifidobacterium* 属相对丰度改变对糖代谢起着至关重要的作用。这些影响子代糖代谢的关键肠道菌群及代谢物与子代糖代谢之间的因果关系及具体机制有待进一步研究。综上,对子代糖代谢起调节作用的细菌和代谢物,如 *Bifidobacterium* 属、SCFA 等可作为新的菌群靶向治疗应用于临床。

在本研究中,我们还通过 NC-CS-CF 组和 HF-CS-CF 组的菌群比较探讨了分娩方式与哺乳之间的相互影响。mHF 哺乳对无论生母是谁的经阴道分娩的子代的粪便代谢物影响都非常显著,但在剖宫产时几乎完全抑制。然而,mNC 哺乳的影响几乎不受分娩方式的影响,甚至剖宫产时影响更大。这些结果表明,在肠道菌群的垂直传递中,分娩方式和哺乳方式并不是独立起作用的,两者联合对受损糖代谢的固有影响并非单纯叠加。

4 结论

部分阻断菌群垂直传递可改善子代胰岛素敏感性和胰岛功能。重要的是,通过分娩和哺乳获得的菌群存在显著差异,它们在子代肠道菌群及代谢产物的形成中发挥着不同的作用。

参考文献

[1] MAGLIANO D J, SACRE J W, HARDING J L, et al. Young-onset type 2 diabetes mellitus-implications for morbidity and mortality[J]. Nat Rev Endocrinol, 2020, 16(6): 321-331.

[2] COSSON E, CARBILLON L, VALENSI P. High fasting plasma glucose during early pregnancy: a review about early gestational diabetes mellitus[J]. J Diabetes Res, 2017, 2017: 8921712.

[3] FEDERATION I D. IDF diabetes atlas[M]. 10th ed. Brussels, Belgium: International Diabetes Federation, 2021.

[4] SCHWARTZ R, GRUPPUSO P A, PETZOLD K, et al. Hyperinsulinemia and macrosomia in the fetus of the diabetic mother[J]. Diabetes Care, 1994, 17(7): 640-648.

[5] FETITA L S, SOBNGWI E, SERRADAS P, et al. Consequences of fetal exposure to maternal diabetes in offspring[J]. J Clin Endocrinol Metab, 2006, 91(10): 3718-3724.

[6] PLOWS J F, STANLEY J L, BAKER P N, et al. The pathophysiology of gestational diabetes mellitus[J]. Int J Mol Sci, 2018, 19(11): 3342.

[7] TAM W H, MA R C W, OZAKI R, et al. In utero exposure to maternal hyperglycemia increases childhood cardiometabolic risk in offspring[J]. Diabetes Care, 2017(5), 40: 679-686.

[8] GAO B, ZHONG M, SHEN Q, et al. Gut microbiota in early pregnancy among women with Hyperglycaemia vs. Normal blood glucose[J]. BMC Pregnancy Childbirth, 2020, 20(1): 284.

[9] CATERINA NERI E S, MORLANDO M, FAMILIARI A. Microbiome and gestational diabetes: interactions with pregnancy outcome and long-term infant health[J]. J Diabetes Res, 2021, 2021: 9994734.

[10] PONZO V, FERROCINO I, ZAROVSKA A, et al. The microbiota composition of the offspring of patients with gestational diabetes mellitus (GDM)[J]. PLoS One, 2019, 14(12): e0226545.

[11] KIMURA I, MIYAMOTO J, OHUE-KITANO R, et al. Maternal gut microbiota in pregnan-

cy influences offspring metabolic phenotype in mice［J］. ScieNCe,2020,367（6481）: eaaw8429.

［12］MAQSOOD R,RODGERS R,RODRIGUEZ C,et al. Discordant transmission of bacteria and viruses from mothers to babies at birth［J］. Microbiome,2019,7（1）:156.

［13］FERRETTI P,PASOLLI E,TETT A,et al. Mother-to-infant microbial transmission from different body sites shapes the developing infant gut microbiome ［J］. Cell Host Microbe,2018,24（1）:133-145.

［14］TUN H M,BRIDGMAN S L,CHARI R,et al. Roles of birth mode and infant gut microbiota in intergenerational transmission of overweight and obesity from mother to offspring［J］. JAMA Pediatr,2018,172（4）:368-377.

［15］WANG S,RYAN C A,BOYAVAL P,et al. Maternal vertical transmission affecting early-life microbiota development［J］. Trends Microbiol,2020,28（1）:28-45.

［16］SHAO Y,FORSTER S C,TSALIKI E,et al. Stunted microbiota and opportunistic pathogen colonization in caesarean-section birth［J］. Nature,2019,574（7776）:117-121.

［17］BODE L,RAMAN A S,MURCH S H,et al. Understanding the mother-breastmilk-infant "triad"［J］. Science,2020,367（6482）:1070-1072.

［18］BAUMANN-DUDENHOEFFER A M,D'SOUZA A W,TARR P I,et al. Infant diet and maternal gestational weight gain predict early metabolic maturation of gut microbiomes［J］. Nat Med,2018,24（12）:1822-1829.

［19］CHEN F,SHA M,WANG Y,et al. Transcription factor Ets-1 links glucotoxicity to pancreatic beta cell dysfunction through inhibiting PDX-1 expression in rodent models［J］. Diabetologia,2016,59（2）:316-324.

［20］ZHU Y,YOU W,WANG H,et al. MicroRNA-24/MODY gene regulatory pathway mediates pancreatic beta-cell dysfunction［J］. Diabetes,2013,62（9）:3194-3206.

［21］KLINDWORTH A,PRUESSE E,SCHWEER T,et al. Evaluation of general 16S ribosomal RNA gene PCR primers for classical and next-generation sequencing-based diversity studies［J］. Nucleic Acids Res,2013,41（1）:e1.

［22］CALLAHAN B J,MCMURDIE P J,ROSEN M J,et al. DADA2:High-resolution sample inference from Illumina amplicon data［J］. Nat Methods,2016,13（7）:581-583.

［23］QUAST C,PRUESSE E,YILMAZ P,et al. The SILVA ribosomal RNA gene database project:improved data processing and web-based tools［J］. Nucleic Acids Res,2013;41: D590-596.

［24］FANG Y,ZHANG C,SHI H,et al. Characteristics of the gut microbiota and metabolism in patients with latent autoimmune diabetes in adults:a case-control study［J］. Diabetes

糖尿病微生态机制探索

Care,2021,44:2738-2746.

[25]LANGFELDER P,HORVATH S. WGCNA:an R package for weighted correlation network analysis[J]. BMC Bioinformati C S,2008,9:559.

[26]LANGFELDER P,HORVATH S. Fast R functions for robust correlations and hierarchical clustering[J]. J Stat Softw,2012,46（11）:i11.

[27]LOWE W L JR,LOWE L P,KUANG A,et al. Maternal glucose levels during pregnancy and childhood adiposity in the Hyperglycemia and Adverse pregnancy Outcome Follow-up Study[J]. Diabetologia,2019,62（4）:598-610.

[28]LOWE W L JR,SCHOLTENS D M,LOWE L P,et al. Association of gestational diabetes with maternal disorders of glucose metabolism and childhood adiposity［J］. JAMA,2018,320（10）:1005-1016.

[29]BONEY C M,VERMA A,TUCKER R,et al. Metabolic syndrome in childhood:association with birth weight,maternal obesity,and gestational diabetes mellitus[J]. Pediatri C S,2005,115（3）:e290-296.

[30]LOWE W L JR,SCHOLTENS D M,KUANG A,et al. Hyperglycemia and adverse pregnancy outcome follow-up study（HAPO FUS）:maternal gestational diabetes mellitus and childhood glucose metabolism[J]. Diabetes Care,2019,42（3）:372-380.

[31]ZHAO L,ZHANG F,DING X,et al. Gut bacteria selectively promoted by dietary fibers alleviate type 2 diabetes[J]. Science,2018,359（6380）:1151-1156.

[32] MUELLER N T, BAKACS E, COMBELLICK J, et al. The infant microbiome development:mom matters[J]. Trends Mol Med,2015,21（2）:109-117.

[33]DERRIEN M,ALVAREZ A S,DE VOS W M. The gut microbiota in the first decade of life [J]. Trends Microbiol,2019,27（12）:997-1010.

[34]PEREZ-MUNOZ M E,ARRIETA M C,RAMER-TAIT A E,et al. A critical assessment of the "sterile womb" and "in utero colonization" hypotheses:implications for research on the pioneer infant microbiome[J]. Microbiome,2017,5（1）:48.

[35]MARTINEZ KA 2ND,DEVLIN J C,LACHER C R,et al. Increased weight gain by C-section:functional significance of the primordial microbiome[J]. Sci Adv,2017,3（10）:eaao1874.

[36]LI Z R,JIA R B,WU J,et al. Sargassum fusiforme polysaccharide partly replaces acarbose against type 2 diabetes in rats[J]. Int J Biol Macromol,2021,170:447-458.

[37]GURUNG M,LI Z,YOU H,et al. Role of gut microbiota in type 2 diabetes pathophysiology[J]. E Bio Medicine,2020,51:102590.

[38]ROBERTS L D,BOSTROM P,O'SULLIVAN J F,et al. Beta-aminoisobutyric acid in-

duces browning of white fat and hepatic beta – oxidation and is inversely correlated with cardiometabolic risk factors[J]. Cell Metab,2014,19 (1):96–108.

[39]WURTZ P,SOININEN P,KANGAS A J,et al. Branched–chain and aromatic amino acids are predictors of insulin resistance in young adults[J]. Diabetes Care,2013,36 (3):648–655.

[40]ZHANG Y,GUO K,LEBLANC R E,et al. Increasing dietary leucine intake reduces diet–induced obesity and improves glucose and cholesterol metabolism in mice via multimechanisms[J]. Diabetes,2007,56 (6):1647–1654.

[41]ROGIER E W,FRANTZ A L,BRUNO M E,et al. Secretory antibodies in breast milk promote long–termintestinal homeostasis by regulating the gut microbiota and host gene expression[J]. Proc Natl Acad Sci USA,2014,111(8):3074–3079.

[42]RAVEL J,GAJER P,ABDO Z,et al. Vaginal microbiome of reproductive–age women [J]. Proc Natl Acad Sci USA,2011,108(Suppl 1):4680–4687.

[43]MURPHY K,CURLEY D,O'CALLAGHAN T F,et al. The composition of human milk and infant faecal microbiota over the first three months of life:a pilot study[J]. Sci Rep,2017,7:40597.

[44]PANNARAJ P S,LI F,CERINI C,et al. Association between breast milk bacterial communities and establishment and development of the infant gut microbiome [J]. JAMA Pediatr,2017,171 (7):647–654.

[45]STEWART C J,AJAMI N J,O'BRIEN J L,et al. Temporal development of the gut microbiome in early childhood from the TEDDY study[J]. Nature,2018,562 (7728):583–588.

[46]WU H,ESTEVE E,TREMAROLI V,et al. Metformin alters the gut microbiome of individuals with treatment–naive type 2 diabetes,contributing to the therapeutic effects of the drug[J]. Nat Med,2017,23 (7):850–858.

[47]MURPHY R,TSAI P,JULLIG M,et al. Differential changes in gut microbiota after gastric bypass and sleeve gastrectomy bariatric surgery vary according to diabetes remission[J]. Obes Surg,2017,27 (4):917–925.

[48]WANG Y,QIAN Y,FANG Q,et al. Saturated palmitic acid induces myocardial inflammatory injuries through direct binding to TLR4 accessory protein MD2 [J]. Nat Commun,2017,8:13997.

[49]WEN H,GRIS D,LEI Y,et al. Fatty acid–induced NLRP3–ASC inflammasome activation interferes with insulin signaling[J]. Nat Immunol,2011,12 (5):408–415.

[50]CANI P D. Microbiota and metabolites in metabolic diseases[J]. Nat Rev Endocrinol,

2019,15（2）:69-70.

［51］ARON - WISNEWSKY J, WARMBRUNN M V, NIEUWDORP M, et al. Metabolism and metabolic disorders and the microbiome：the intestinal microbiota associated with obesity, lipid metabolism, and metabolic health - pathophysiology and therapeutic strategies ［J］. Gastroenterology,2021,160（2）:573-599.

［52］OLM M R,DAHAN D,CARTER M M,et al. Robust variation in infant gut microbiome assembly across a spectrum of lifestyles［J］. Science,2022,376（6598）:1220-1223.

2 远端对称性多发性神经病变患者的肠道菌群特征及以肠道菌群为靶点的微生态治疗

杨俊朋[1※]　杨雪丽[1※]　吴国军[3,4※]　黄凤连[1]　史晓阳[1]　韦伟[1]　张颖超[1]　张海辉[2]
程黎娜[2]　于璐[1]　尚敬[1]　吕英华[1]　王晓冰[1]　翟芮[3]　李潘[5]　崔伯塔[5]　方圆圆[1]
邓欣如[1]　汤莎莎[1]　王丽敏[1]　袁倩[1]　赵立平[3,4#]　张发明[5#]　张晨虹[3#]　袁慧娟[1#]

(1.河南省人民医院内分泌代谢病科;2.河南省人民医院消化内科;3.上海交通大学
生命科学技术学院;4.新泽西州立罗格斯大学;5.南京医科大学第二附属医院)

※作者为共同第一;#作者为共同通讯

(本文已发表于《Cell Metabolism》,收录时有改动)

摘要:

目的:观察糖尿病远端对称性多发性神经病(DSPN)患者肠道菌群的特点和评估肠道菌群移植对DSPN的影响。方法:①选取我院血糖水平正常受试者、未合并DSPN和合并DSPN的糖尿病患者,应用16S rRNA评估三组人群的肠道菌群特点;②动物研究中将DSPN患者、单纯DM患者和血糖水平正常受试者的肠道菌群移植给db/db小鼠,评估其对db/db小鼠周围神经病变的影响;③在随机、双盲和安慰剂对照(RCT)的临床试验,将健康供体的肠道菌群移植给DSPN患者,评估其对DSPN是否有改善作用。结果:与健康人群、未合并DSPN的糖尿病患者相比,DSPN患者的肠道菌群整体结构发生了变化;动物研究中将DSPN患者的菌群移植给db/db小鼠加重了其神经病变;RCT研究中将健康供体的菌群移植给DSPN患者后显著改善了其神经病变的症状和神经电生理指标,且该作用独立于血糖之外。多伦多量表(TCSS)评分高低代表了DSPN的严重程度,菌群结果显示与TCSS相关的肠道菌群基因组被归纳在两个相互竞争的功能群(Guild)中。DSPN患者接受菌群移植(FMT)后,具有更高产丁酸盐能力的Guild 1水平增加,含有更多内毒素合成途径基因的Guild 2水平下降;这可能与FMT后肠道屏障完整性改善和促炎细胞因子水平降低有关。此外,当移植物和受体之间肠型相匹配时FMT后患者肠道菌群的Guild 1水平增加和Guild 2水平下降更多,TCSS的改善更显著。结论:两个竞争的Guild可能参与介导肠道菌群对DSPN的致病作用,并有可能成为有效的治疗靶点。

关键词:糖尿病;远端对称性多发性神经病变;肠道菌群;Guild

远端对称性多发性神经病(distal symmetric polyneuropathy,DSPN)是最常见的糖尿病

（diabetes mellitus，DM）周围神经病变类型，其患病率超过了50%[1-2]。DSPN可伴发严重的痛性神经病变，增加了患者的下肢截肢率和死亡率，这对患者的生理状态、情绪、睡眠和生活质量产生了巨大的负面影响[3-4]。虽然生活方式改善、血糖控制和相关药物治疗可能对DSPN的症状有所改善，但由于对其潜在的发病机制了解不够全面和缺乏有效的治疗靶点，目前DSPN治疗方法仍是亟待解决的难题[1,5]。

越来越多的研究证据表明，肠道菌群在维持葡萄糖稳态中发挥关键作用[6-10]，且肠道菌群在"肠-脑轴"和"神经免疫-内分泌轴"的交汇处发挥作用，形成一个影响神经系统的复杂网络[11-12]。研究表明，肠道菌群和大脑之间的相互作用可能对中枢神经系统的神经退行性疾病如帕金森病和阿尔茨海默病产生至关重要的影响[13-14]。此外，另有研究表明肠道菌群及其代谢物可调节宿主的生物能量学、炎症及DSPN其他可能的致病通路[15-17]。最近，一项小样本队列研究表明，DSPN患者与健康对照组相比肠道菌群不同[18]。然而，肠道菌群与DSPN之间的因果关系仍未确定。

菌群移植（FMT）是一种用来证明肠道菌群在DSPN等特定疾病中发挥致病的强有力的策略和方法，包括将健康供体肠道菌群移植给患者，将患者肠道菌群移植到无菌小鼠[19-20]。本研究中，我们发现DSPN患者、无DSPN的DM患者及血糖水平正常受试者的肠道菌群结构存在显著差异。此外，我们在动物研究中发现与移植了血糖正常受试者的肠道菌群相比，移植了DSPN患者的菌群后导致db/db鼠的周围神经病变更加严重，该结果表明肠道菌群的稳态失调对DSPN的发病和进展有促进作用。在进一步的RCT研究中，我们通过FMT把健康供体的菌液移植到对常规治疗反应不佳的DSPN患者肠道内，结果发现来自健康供体的菌液可通过调节肠道菌群的组成和功能显著改善DSPN。这项研究揭示了肠道菌群与糖尿病周围神经系统疾病之间存在潜在的致病关系，这可为开发有效治疗方法提供新靶点，为实现微生物组健康科技的转化研究与临床应用提供新依据和新策略。

1 材料与方法

1.1 DSPN患者与无DSPN的DM患者及血糖水平正常受试者的肠道菌群比较

首先，我们招募了27名1型或2型DSPN患者。纳入标准：①根据2017年美国糖尿病协会推荐的DSPN的诊断标准[5]，患者有至少一种异常症状（包括局部或远端麻木、疼痛、蚁走感和感觉异常）和体征（包括针刺觉、温度觉、振动觉、本体觉、10 g单丝和踝反射），多伦多量表（Toronto clinical scoring system，TCSS）评分>5分或视觉疼痛量表（visual analogue scale，VAS）评分≥4分；排除其他疾病引起的周围神经病变。②年龄18～70岁。③糖化血红蛋白（HbA1c）<11%。④对至少3个月（84 d）的常规治疗反应不佳。常规治疗包括生活方式改善、血糖控制和相关药物治疗；对常规治疗反应不佳定义为与治疗前相比，患者的TCSS评分下降<3分和（或）VAS评分下降<25%。

排除标准:①入组前3个月内连续使用抗生素超过3 d;②有任何临床上显性或不稳定的神经或精神疾病或癫痫;③有其他原因引起的神经病变,如骨性关节炎、颈腰椎疾病、结缔组织疾病、周围血管疾病、肿瘤所致周围神经病变、带状疱疹感染、甲状腺功能异常或严重营养不良等;④曾接受过胃切除术、胃底折叠术、结肠造口术或其他消化系统手术;⑤有持续呕吐或疑似胃肠道梗阻;⑥服用过异烟肼、呋喃唑酮等可引起周围神经病变的药物;⑦有严重心脑血管疾病或肝、肾、造血系统疾病;⑧酗酒(1 周内饮酒5 次以上,烈酒100 g 以上,米酒250 g 或啤酒5 瓶);⑨妊娠;⑩有肢体残疾、生活自理能力障碍或因其他原因无法清楚回忆和回答问题的;⑪没有时间参与该项目。所有受试者均签署了书面的知情同意书。

我们从本团队邓欣如等人已发表的文章中[21]选择了30 名年龄和性别匹配的无DSPN 患者(无 DSPN 症状和 TCSS 评分≤5 分),使用了他们的基线数据(药物治疗前);从本团队方圆圆等人已发表的队列研究中选取了29 名血糖水平正常受试者,并使用了这部分数据[22]。

1.2 随机、双盲、安慰剂对照试验

这项随机、双盲、安慰剂对照的临床试验(RCT)已在中国临床试验注册中心(ChiCTR1800017257)注册,于2018 年 8 月开始,到2022 年 2 月完成。所有受试者均签署了书面的知情同意书。

1.2.1 样本量估计

由于之前没有 FMT 治疗 DSPN 的临床试验,因此本研究概念验证性的招募了39 名受试者。

根据我们 RCT 研究中观察到的 TCSS 评分变化幅度(FMT 组 3.1 分,对照组 0.6 分)和两组总的标准差(2.4 分),以 $\alpha = 0.05$,$1-\beta = 0.8$ 的功率进行样本量计算,按照 FMT 和安慰剂之间 2:1 的比例,计算出 $n = 36$,加上 10% 的出组率后大约是 40 名受试者。据此,我们的 RCT 研究样本量与这个计算值是相似的。

1.2.2 研究对象

我们招募了39 名 DSPN 受试者,纳入和排除标准与上述横断面研究对象相同。

1.2.3 FMT 的临床试验

为避免混杂因素对肠道菌群的潜在影响,所有受试者先进入 14 d 的洗脱期。洗脱期内除胰岛素外所有降糖药物均停用,所有 DSPN 患者的常规治疗均停用;其他非糖尿病药物保持不变,同时根据《中国糖尿病饮食指南(2017)》对所有患者进行饮食指导。在基线时,综合评估所有受试者的临床特征,收集外周血进行生化和生物学分析,收集粪便样本

进行肠道菌群分析。14 d 的洗脱期完成后,按 2∶1 的比例将受试者随机分到 FMT 组或对照组,并进行 84 d 随访。

随机编码由计算机生成的随机序列确定[随机序列由 R 软件的 blockrand(version 1.5)包生成]。为了保证试验的双盲性,随机编码的生成和安慰剂的配置均由中华粪菌库的工作人员完成,他们不参与研究的注册和整个移植过程。参与 FMT 过程的所有医生、操作人员和患者均保持双盲,在患者完成最后一次随访(第 84 天)后,由中华粪菌库工作人员进行揭盲。

本研究的主要观察指标为 FMT 后第 84 天时 TCSS 评分与基线相比的变化幅度;次要观察指标为第 84 天时 VAS 评分、汉密顿焦虑量表评分(Hamilton anxiety scale,HAMA)、汉密顿抑郁量表评分(Hamilton depression rating scale,HAMD)、匹兹堡睡眠量表(Pittsburgh sleep quality index,PSQI)和世界卫生组织生活质量简表评分(brief table of the World Health Organization's quality of life,WHOQOL - BREF)、神经传导速度(nerve conduction velocity,NCV)和感觉阈值定量(current perception threshold,CPT)与基线相比的变化;机制指标为肠道菌群结构和功能变化、外周血炎症因子和肠道屏障完整性指标变化。按照《常见不良事件评价标准》(*Common Terminology Criteria for Adverse Events*,*CTCAE*)对所有不良事件进行记录和描述。

1.2.4 供体选择和移植准备

供体由“中华粪菌库”进行挑选和筛查。FMT 供体筛选的标准包括年龄、生理、病理、心理、诚信、时间、生活环境和受者等 8 个方面。供体年龄在 18 ~ 24 岁之间,所有供体都接受了综合评估,包括身体发育、体重指数、睡眠质量、日常习惯、饮食、体育锻炼和排便习惯等,详细方案在我们之前的论文[23-24]中有报道。

本研究中的 FMT 又称为洗涤菌群移植(washed microbiota transplantation,WMT)[23],该方案中的菌液制备在南京医科大学生物安全三级实验室内使用自动化仪器(GenFMTer,FMT Medical,南京,中国)进行。有关供体和实验过程的信息都记录在中国微生物移植系统(China microbiota transplantation system,CMTS)中。我们采用 1 h 制备方案,要求从采集粪便到微生物菌悬浮液在 -80 ℃ 冰箱中储存的所有步骤要在 1 h 内完成,具体步骤在我们已发表的研究报道和共识中[23,25]。安慰剂的外观、形态、颜色和体积与菌液相同,由生理盐水和食品级别的着色南瓜粉和紫色土豆粉(每天总量为 13.2 g)组成。

1.2.5 FMT 试验期和随访

FMT 的具体方法参考我们之前的报道和研究[26]。简而言之,患者按照常规胃镜和结肠镜检查的方法进行清肠准备。移植当日麻醉后在胃镜引导下将直径为 2.7 mm 的肠管(transendoscopic enteral tubing,TET)置入空肠上端[27]。所有患者均接受结肠镜检查以排除复杂的肠道疾病,FMT 组($n=6$)和对照组($n=5$)均在降结肠和乙状结肠交界处取 6 块黏膜进行活检,黏膜组织取得后立即保存在液氮中用于进一步的免疫荧光检测。将来自中华粪菌库的冷冻菌液或安慰剂在 37 ℃ 水浴箱中进行复苏。每次移植得混悬液菌群总量为 $5×10^{13}$ 菌落,共 150 mL,经 TET 管输送到空肠上端。研究员在患者背后进行操作输注菌液,输注时患者并不知情;移植后患者保持坐位 30 min,禁食 2 h;第 2 天通过 TET 管注入同批次菌群。

所有患者在 FMT 后 3 d(3D)、28 d(28D)、56 d(56D)和 84 d(84D)接受定期随访评估。在整个随访过程中,抗生素、益生菌和酸奶均不能服用。每次随访时,患者均接受 TCSS、VAS、HAMA、HAMD、PSQI 和 WHOQOL 量表的标准检查,并同时给予饮食指导,所有这些均由一名经验丰富且固定的研究者进行。每次随访时收集外周血和粪便样本并储存在 -80 ℃。此外,在基线(0D)和终点(84D)时评估 NCV 和 CPT 水平。值得注意的是,最后一次随访(84D)完成后再由中华粪菌库工作人员进行揭盲。根据 CTCAE 标准对不良事件进行描述,并提交给 CMTS 进行长期监测:分级是指根据 CTCAE 标准不良事件的严重程度,分为 1～5 级,并对不良事件的严重程度进行临床描述。

1.3 RCT 后研究

完成 RCT 研究后,RCT 研究中对照组所有患者($n=10$)均再次移植,移植物为健康供体的微生物菌悬浮液,按照与 RCT 研究相同的方案进行治疗、随访、样本采集和临床参数检测。

1.4 db/db 小鼠动物研究

1.4.1 来自 DSPN,DM 和血糖水平正常受试者(NG)的移植物制备

在厌氧操作室(80% N_2:10% CO_2:10% H_2,Don Whitley Scientific,UK)内,将 DSPN 患者、DM 患者或 NG 受试者的冷冻等量粪便在 37 ℃ 融化混合。每种混合粪便(1 g)用 50 mL 无菌林格工作缓冲液(9 g/L 氯化钠、0.4 g/L 氯化钾、0.25 g/L 脱水氯化钙和 0.5 g/L L-半胱氨酸盐酸盐)稀释。将稀释后的粪便移植物涡旋悬浮 5 min,重力沉淀 5 min,将澄清后的上清液移入干净的试管中,加入等量 200 g/L 脱脂牛奶。移植物在移植试验当天新鲜制备,移植后剩余移植物在 -80 ℃ 保存至接种。

1.4.2 动物研究

所有动物实验程序均经郑州大学动物实验中心委员会批准(ZZU-LAC20211015[10]),并按照委员会指导方针进行。从江苏集萃药康生物科技股份有限公司购买 10 周龄 SPF 雄性 BKS-DB(Lepr)(db/db)小鼠共 12 只[合格证号:SCXK(苏)2018—0008],在郑州大学实

验动物中心 SPF 环境下饲养。给予喂食无菌普通鼠粮(3.9 kcal/g;环宇生物,GB 14924. 3-2010),饲养温度为(22±2)℃、湿度为(50±10)%、每天光照 12 h(早上 7:00 开始)。

适应性喂养 1 周后,对所有 db/db 小鼠在饮用水中分别加用万古霉素(0.5 g/L)、硫酸新霉素(1 g/L)、氨苄青霉素(1 g/L)和甲硝唑(1 g/L)处理。抗生素混合物治疗 2 周后,将小鼠随机分为 3 组:M-DSPN 组($n=13$),接种 DSPN 患者菌液移植物的 db/db 小鼠;M-DM 组($n=13$),接种 DM 患者菌液移植物的 db/db 小鼠;M-NG 组($n=13$),接种 NG 受试者菌液移植物的 db/db 小鼠。

不同组别小鼠分别在前 3 d 接受各自对应移植物灌胃,之后每 3 天加强 1 次。3 周后收集粪便,采用机械痛敏、热痛敏和运动神经传导速度测量神经病变指标。然后将小鼠处死,采集血样及足底、背根神经节和坐骨神经组织。所有样品均保存在 -80 ℃。

1.5　方法详细信息

1.5.1　问卷

(1)多伦多临床评分系统(TCSS)

DSPN 的严重程度采用 TCSS 评估[28],包括症状、反射和感觉测试的评分。症状评分包括下肢疼痛、麻木、刺痛和乏力;共济失调和上肢症状。腱反射包含膝和踝反射。感觉测试包括针刺感、温度觉、轻触觉、振动觉和位置觉,这些测试均在大脚趾上进行。TCSS 由一位经验丰富且固定的研究人员进行调查。

症状评分:1 分代表存在,0 分代表不存在。反射评分:2 分代表无,1 分代表减退,0 分代表正常。感觉测试评分:1 分代表异常,0 分代表正常。总分越高,症状越严重。

(2)视觉模拟量表(VAS)

采用 VAS 评估神经性疼痛的严重程度[29]。在纸上画 10 cm 水平线,水平线一端为 0,表示无疼痛;另一端是 10,表示剧痛;中间部分表现出不同程度的疼痛。要求患者根据自己的感受在线上标记任何形式的疼痛程度。1~3 分表示轻度疼痛,4~10 分表示中/重度疼痛。

(3)汉密尔顿焦虑量表(HAMA)

采用 HAMA[30]评定焦虑程度。HAMA 包括 14 个项目;每一项得分从 0 到 4,得分越高反映焦虑越严重。

(4)汉密尔顿抑郁量表(HAMD)

采用 HAMD[30]进行抑郁评估。它由 17 个项目组成;每个项目的得分从 0(不存在)到 7(严重),总分越高表明抑郁症越严重。

(5)匹兹堡睡眠质量指数(PSQI)

睡眠质量由 PSQI[31]评估,主要由 19 个自评问题组成,评估与睡眠质量相关的多种因素,包括对睡眠持续时间和潜伏期的估计,以及特定睡眠相关问题的频率和严重程度。

这 19 项目分为 7 个组成部分分数,每项分数在 0~3 范围内均等。然后将 7 个组成部分的分数相加,得出一个整体的 PSQI 分数,其范围为 0~21;得分越高说明睡眠质量越差。

（6）世界卫生组织生活质量简表（WHOQOL-BREF）

生活质量采用 WHOQOL-BREF[32-33]进行评估,其中包含 26 个项目,并以 24 个方面项目来表示。这 24 个方面或项目进一步分为 4 个领域:身体能力（7 个项目）、心理健康（6 个项目）、社会关系（3 个项目）和环境（8 个项目）。每一项都使用 1~5 的评分标准,得分越高说明生活质量越好。域分数的计算方法是将每个域包含的所有分数的平均值乘以4,每个域的潜在分数从 4 到 20 不等,例如,社会关系分数 = (Q20+Q21+Q22)/3×4。

1.5.2 神经电生理学检查

（1）感觉阈值定量（CPT）

使用 NeurometerRCPT 检测器（Neurotron 公司,Baltimore,USA）测试感觉阈值定量（CPT）,由一名经验丰富且经常工作的调查人员按照设备的标准规程操作,患者采取坐姿,充分暴露检查部位,室温保持在（24±1）℃。测试部位为双手背食指远端指骨和双脚背拇趾远端指骨。测试点分别用 2 000 Hz、250 Hz 和 5 Hz 正弦波电流进行刺激。根据厂家说明书,每个低于或高于参考范围的结果分别被定义为感觉过敏或感觉减退。

（2）神经传导速度（NCV）

在临床研究中,运动神经传导速度（motor nerve conduction velocity,MNCV）和感觉神经传导速度（sensory nerve conduction Velocity,SNCV）通过肌电图仪（MEB-9400C,Nihon Kohden Corporation,东京,日本）评估,整个随访期间由同一位经验丰富的研究者按照设备的标准进行操作。患者取仰卧位,充分暴露测试部位,并使用表面电极刺激相关神经。患者肢体温度保持在 32 ℃,室温保持在 28~30 ℃。

小鼠研究中,NCV 的测量方法基本参照之前的研究所述[34]。并将电极放置在肢端和坐骨切迹处。采用 Nicolet EDX 肌电仪记录电刺激时的肌电图,计算运动 MNCV。

（3）机械痛敏和热痛敏性

在小鼠研究中,使用校准的 Von Frey 丝（Stoelting）评估机械痛觉,根据文献中的方法[35],使用热刺激仪（YLS-6B）评估热痛觉。

1.5.3 免疫荧光和免疫组化

（1）临床研究中患者结肠紧密连接蛋白的免疫荧光分析

患者的结肠在冷冻切片机（Cryotome E,Thermo,MA,USA）下被切割制备成冷冻切片（4 μm 厚度）。然后与 ZO-1(1∶100)、Claudin-1(1∶100)和 Claudin-4(1∶100)一抗在4 ℃孵育过夜。切片用 PBST 洗涤后,用山羊抗兔菁 3（Cy3）（红色）二抗（Boster 生物技术公司,CA,USA）孵育;用 4-6-二氨基-2-苯基吲哚-2 HCl（DAPI,Beyotime,江苏,中国）观察细胞核。然后用共聚焦扫描显微镜（BX53,Olympus,Tokyo,Japan）扫描染色玻片。

我们通过评估 5 mm 的切片来观察每个免疫荧光标记物。在每个 5 mm 的切片上手工选择三个不同区域（ROI）进行测量观察，每个 ROI 测量值为 0.5 mm×0.5 mm，然后计算每个 ROI 的平均值。使用 Image-Pro Plus 6.2（Media Cybernetics Inc., Rockville, MD, USA）对免疫荧光密度进行数字量化。

（2）动物研究中的免疫组织化学分析

1）表皮内神经纤维密度测量

用直径 2 mm 的皮肤活检仪器对小鼠足底皮肤进行水平钻孔。用眼科剪刀剪下包括表皮和真皮的足底皮肤，直接用 40 g/L 多聚甲醛固定，用于后续免疫组化。使用 PGP 9.5 抗体染色测量表皮内神经纤维密度（intraepidermal nerve fibre density, IENFD）。切片用伊红（Sigma-Aldrich eosin Y 溶液 HT110316）染色以描绘真皮表皮连接处的纤维。IENFD 是通过真皮-表皮交界处神经纤维的完整基线交叉数计算的（以纤维/mm 为单位）[36]。

2）背根神经节和坐骨神经

将石蜡包埋的背根神经节、坐骨神经组织和结肠组织标本用二甲苯脱蜡，用不同浓度的乙醇溶液脱水，然后用柠檬酸盐或 EDTA 缓冲液（ethylenediaminetetraacetic acid, EDTA）进行抗原提取。用体积分数 3% H_2O_2 封闭内源性过氧化物酶 15 min，然后使用稀释的山羊血清封闭 30 min 以减少非特异性染色。背根神经节和坐骨神经组织切片与抗-NF200（neurofilament 200, NF200）（1∶3 000）、抗-MBP（myelin basic protein, MBP）（1∶1 000）和抗-BDNF（brain derived neurotrophic factor, BDNF）（1∶5 000）一抗 4 ℃ 孵育过夜。

3）结肠的紧密连接蛋白

将结肠组织样品与抗 Claudin-1（1∶600）、抗 Claudin-4（1∶200）和抗 ZO-1（1∶300）的一抗在 4 ℃ 下孵育过夜。在孵育和随后的洗涤后，将对应于一抗的二抗添加到样品中并在室温下孵育 50 min。用 PBS 洗涤 3 次后，切片用二氨基联苯胺（diaminobenzidine, DAB）染色。使用显微镜获得图像，并通过 ImageJ 软件计算阳性 DAB 染色区域。

1.6　ELISA

在临床研究中，使用市售 ELISA 试剂盒测定血清中 LBP（lipopolysaccharide binding protein, LBP）（HK315, Hycult ® Biotech, UDEN, 荷兰）、TNF-α（HSTA00E, QuantikineHS, R&D Systems Minneapolis, MN, USA）和 IL-6（JL14113, 上海江莱生物科技有限公司, 中国上海）的表达水平。LBP、TNF-α 和 IL-6 的最低检测浓度分别为 4.4 ng/mL、0.011 pg/mL 和 3.12 pg/mL。

在小鼠研究中，使用市售 ELISA 试剂盒测定血清 LBP（E-EL-M2686c, Elabscience, 武

汉,中国)、TFN-α(E-EL-M3063,Elabscience,武汉,中国)和 IL-6 水平(E-EL-M0044c,Elabscience,武汉,中国)。LBP、TNF-α 和 IL-6 的最低可检测浓度分别为 3.13 ng/mL、7.81 pg/mL 和31.25 pg/mL。

1.7 肠道微生物组分析

1.7.1 DNA 提取

使用 QIAamp PowerFecal Pro DNA 试剂盒(QIAGEN,USA,51804)从人和小鼠的粪便中提取基因组 DNA。

1.7.2 16S rRNA 基因 V3-V4 区域测序

使用 PCR 引物 5′-CCTACGGGNGGCWGCAG-3′和 5′-GACTACHVGGGTATC TAATCC-3′[37]对细菌 16S rRNA 基因 V3~V4 区进行扩增,在 Illumina MiSeq(Illumina,CA,USA)平台上进行双端测序,测序长度为 300 bp。

使用 Quantitative Insights Into Microbial Ecology2(QIIME2)平台版本 2019.7[38]对测序获得的序列进行分析。首先,使用 QIIME2 的"cutadapt"插件切除原始序列的接头和引物。之后,使用 DADA2 插件对序列加以修剪,并进一步过滤、去噪、去嵌合体以及划分扩增子序列(amplicon sequence variant, ASV)[39],获得 ASV 的丰度和代表性序列。然后使用 QIIME2 对三批 ASV 的原始丰度表以及代表序列进行合并。利用 FastTree 对 ASV 的代表序列构建进化树,利用 SILVA 数据库(release 132)[40]对 ASV 的分类地位进行注释。为了消除不同测序深度导致的影响,将所有样本序列数标准化为 23 154。

利用 QIIME2 的 diversity 插件进行 α 多样性分析和主坐标分析(principal coordinate analysis,PCoA)。采用 R 进行置换多元方差分析(permutational multivariate analysis of variance test,PERMANOVA,999 次置换检验)。

1.7.3 宏基因组测序

使用 GENEWIZ 公司(中国北京)的 Illumina HiSeq 3000 平台进行宏基因组测序。按照平台提供的[41]工作流程,进行簇(cluster)生成、模板杂交、等温扩增、线性化、阻断变性和杂交。构建约 500 bp 的插入文库,然后进行双端高通量测序,测序长度为 150 bp。

Trimmomatic[42]用于去除接头序列,移除低质量碱基,移除长度小于 60 bp 的短读长序列。使用 Bowtie2[43]软件比对人类基因组数据库(*Homo sapiens*,UCSC hg19)删除宿主序列。

使用 IDBA_UD[44]对每个样品进行从头组装。通过使用 MetaBAT2[45]进一步对组装的重叠群进行分箱组装(默认参数)。采用 CheckM[46]评估上一步分箱产出的基因组序列的完整性和污染度。选择完整性>95%,污染度<5%,菌株异质性<0.05,的高质量基因组草图进行后续分析。为了改进分析,我们还下载了 Samuel 等人构建的 HGG(human gastrointestinal bacteria genome collection)基因组[47]。利用 dRep[48]软件对组装的高

质量基因组草图和 HGG 基因组进行去重,获得非冗余基因集,以便进一步分析(如果 dRep 后的基因簇包含从我们的数据集组装的基因组草图,我们使用其中质量最好的基因组作为集群的该簇的代表基因组)。使用 CoverM v0.6.1(https://github.com/wwood/CoverM)计算基因组的丰度,使用 GTDB-Tk[49] 对基因组进行分类注释。

Seemann[50] 用于注释非冗余基因集。采用 KofamKOALA[51] 软件基于 HMMSEARCH against KOfam 数据库对每个基因组中的预测蛋白质序列注释 KEGG 直系同源物 ID。基于 KEGG 直系同源物(KO)ID 鉴定脂质 A 生物合成相关基因。FMT 后肠道微生物功能的整体结构变化由使用基于 KO 的 Bray-Curtis 距离的 PCoA 表示,这揭示了 FMT 后肠道微生物功能的显着变化,对应于菌株水平的分析结果。甲酸四氢叶酸连接酶、丙酰辅酶 A:琥珀酸辅酶 A 转移酶和丙酸辅酶 A 转移酶的蛋白质序列通过文本搜索从 NCBI 数据库获得。4Hbt、AtoA、AtoD、Buk 和 But 的蛋白质序列从 IMG 数据库中获得[52]。使用 BLASTP 将每个基因组中的预测蛋白质序列与这些序列进行比对(最佳配对:E 值 <1e[-5],同一性 >80% 和覆盖率 >70%)。采用基于 CARD 数据库[53] 的抗性基因识别软件(resistance gene identifier)对抗生素耐药基因进行鉴定。

1.8 统计学处理

1.8.1 临床数据分析

使用 R 软件(版本 3.5.3)进行统计分析。计量值表示为(平均值±标准误)、中位数和四分位间距(interquartile range,IQR)或数字。临床研究采用单因素方差分析(one-way ANOVA)或 Kolmogorov-Smirnov 检验检测 DSPN 组、DM 组和 NG 组间临床参数的差异。采用 Mann-Whitney U 法检测 DM 组与 NG 组之间的差异。在 RCT 研究中,采用 Mann-Whitney U 检验、Student's t 检验(双尾)或 χ^2 检验检测 FMT 组与对照组之间的差异;采用 Paired t 检验(双尾)或 Wilcoxon 配对符号秩检验对各组内的每一对比较进行分析。在 RCT 后研究期间,采用单因素 RM 方差分析分析三个时间点之间的差异。在动物实验中,采用 Student's t 检验(双尾)比较两组之间的差异。以上统计计算方法均采用 MASS(version 7.3-51.4)或 ade4(version 1.7-15)包进行。

1.8.2 菌群数据分析

基于 Jaccard 距离的受试者调整的基因组 PCoA 图是使用 aPCoA(adjusted principal coordinate analysis,aPCoA)包[54] 进行的。Wilcoxon 配对符号秩检验用于分析每个配对比较,并在 R 项目中使用包 MASS(版本 7.3-51.4)执行。MaAslin2[55] 用于使用线性混合效应模型以受试者为随机效应来查找与 TCSS 评分相关的基因组。在我们的研究中使用了默认显著性截止调整 P 值 <0.25。重复测量相关性用于计算 TCSS 相关基因组之间的共丰度相关性[56]。

2 结果

2.1 来自DSPN供体的肠道菌群加重db/db小鼠的周围神经病变

我们收集了DSPN患者(DSPN组,$n=27$)的粪便样本,并将他们的肠道菌群与无DSPN的DM患者(DM组,$n=30$)和血糖水平正常的受试者(NG组,$n=29$)进行了比较,这些受试者来自我们之前已发表文章的数据集[21-22]。根据16S rRNA基因V3~V4区域的测序数据结果,DSPN患者的肠道菌群丰富度显著高于DM和NG组(图3-2-1A)。基于Jaccard距离的主坐标分析(PCoA)显示,DSPN中肠道菌群的整体结构与DM和NG组不同(图3-2-1B)。

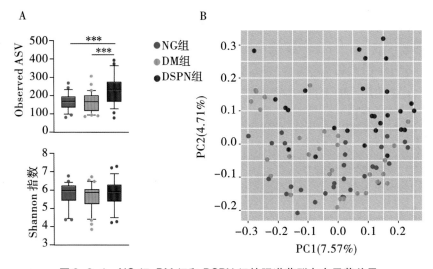

图3-2-1 NG组、DM组和DSPN组的肠道菌群存在显著差异

A:肠道菌群的丰度(Observed ASV)和多样性(Shannon指数),***$P<0.001$。B:基于Jaccard距离的主坐标分析(PCoA)。

接下来,为了评估肠道菌群失调是否促进远端对称性多发性神经病的发展,我们分别将NG,DM和DSPN组受试者的肠道菌群移植到db/db小鼠体内。用抗生素混合物对db/db小鼠清肠2周,然后将NG受试者(M-NG)、伴有DSPN患者(M-DSPN)和无DSPN的DM患者(M-DM)的粪便微生物群对其灌胃3周。结果显示,在FMT后第三周结束时,M-DSPN小鼠的肠道菌群结构与M-NG小鼠、M-DM小鼠均存在显着差异($P=0.004$,PerMANOVA检验),受体小鼠的肠道菌群与相应的供体肠道菌群更相似。我们评估了小鼠周围神经病变的严重程度,发现与M-NG组和M-DM组相比,M-DSPN组小鼠的机械痛敏和热敏感性显著降低,表现为50%阈值和热潜伏期显著增加。此外,M-DSPN组坐骨神经的运动神经传导速度(MNCV)显著低于M-NG组(图3-2-2A)。免疫组织化学分析显示,与M-NG小鼠相比,M-DSPN小鼠足底后皮肤的用于评估小纤维中的神经病变的表皮内神经纤维密度(IENFD)也显著降低(图3-2-2B)。在周围神经系统(PNS)中,标记物神经丝200(NF200)是A纤维的特殊标志物,髓鞘碱性蛋白(MBP)区域与髓鞘的形成和维持相关,脑源性神经营养因子(BDNF)是神经元和神经胶质细胞的生存、增殖、迁移和分化所必需的[35,57-58]。既往研究表明,糖尿病周围神经损伤时,背根神经节(Dorsal Root Ganglion,DRG)和坐骨神经中的NF200、MBP和BDNF显著降低[35,57]。本研究中,我们观察到与M-NG组相比,M-DSPN组的DRG和坐骨神经中NF200,MBP和BDNF的表达显着降低(图3-2-2C和3-2-2D)。

此外,我们使用来自不同NG受试者和DSPN糖尿病患者的人群粪便微生物群灌胃给db/db小鼠进行了独立重复实验,小鼠肠道菌群和周围神经病变的结果与上述实验一致。上述结果表明,DSPN患者的肠道微生物群加重了db/db小鼠的周围神经病变,其作用并非由DM相关的菌群失调所触发。

我们还评估了DSPN患者肠道微生物群对db/db小鼠肠道屏障功能的影响。免疫组化染色结果显示,M-DSPN小鼠结肠粘膜活检标本中紧密连接蛋白ZO-1、Claudin-1和Claudin-4的表达明显低于M-NG和M-DM组(图3-2-2E),表明M-DSPN小鼠肠道屏障功能更差。此外,M-DSPN组血清中的FITC-dextran浓度显著高于M-NG组和M-DM组(图3-2-2F)。然后,我们测定了脂多糖(LPS)结合蛋白(LBP)的血清水平,该蛋白可以与细菌产生的内毒素等抗原结合,并作为一种替代生物标志物,将血液中的细菌抗原负荷与宿主炎症反应联系起来。值得注意的是,M-DSPN小鼠的LBP水平显著高于M-NG和M-DM M-NG组(图3-2-2G)。我们通过观察与DSPN进展相关的全身炎症生物标志物TNF-α和IL-6的血清水平[59-60],对小鼠的炎症状态进行评估。M-DSPN小鼠TNF-α和IL-6水平均显著高于M-NG组(图3-2-2G),M-DSPN组的TNF-α水平也显著高于M-DM组(图3-2-2G);而M-NG组和M-DM组之间无显著差异。且在我们的独立重复实验中显示出一致的结果。这些结果进一步证明DSPN患者的肠道菌群可能导致肠道屏障功能障碍、更高的抗原负荷和更严重的全身炎症,从而加剧周围神经病变。

我们进一步评估了DSPN组肠道菌群对肠道屏障功能的影响。免疫荧光染色显示,M-DSPN组小鼠结肠黏膜活检标本中紧密连接蛋白ZO-1、Claudin-1和Claudin-4的表达明显低于M-NG组(图3-2-2E),表明M-DSPN组小鼠的肠道屏障功能更差。然后我们检测了脂多糖(lipopolysaccharide,LPS)结合蛋白(LBP)的血清水平,它可以与细菌产生的内毒素等抗原结合,可作为一种将血液中的细菌抗原负荷与宿主炎症反应联系起来的生物标志物[59-60]。值得注意的是,M-DSPN组小鼠的LBP水平明显高于M-NG组(图3-2-2F),且M-DSPN组小鼠中与DSPN进展相关的全身炎症生物标志物TNF-α和IL-6显著高于M-NG组(图3-2-2F)。这些结果表明,肠道屏障功能障碍、更高的抗原负荷和更严重的全身炎症可能是导致DSPN肠道菌群引起远端对称性多发性神经病加重的潜在机制。

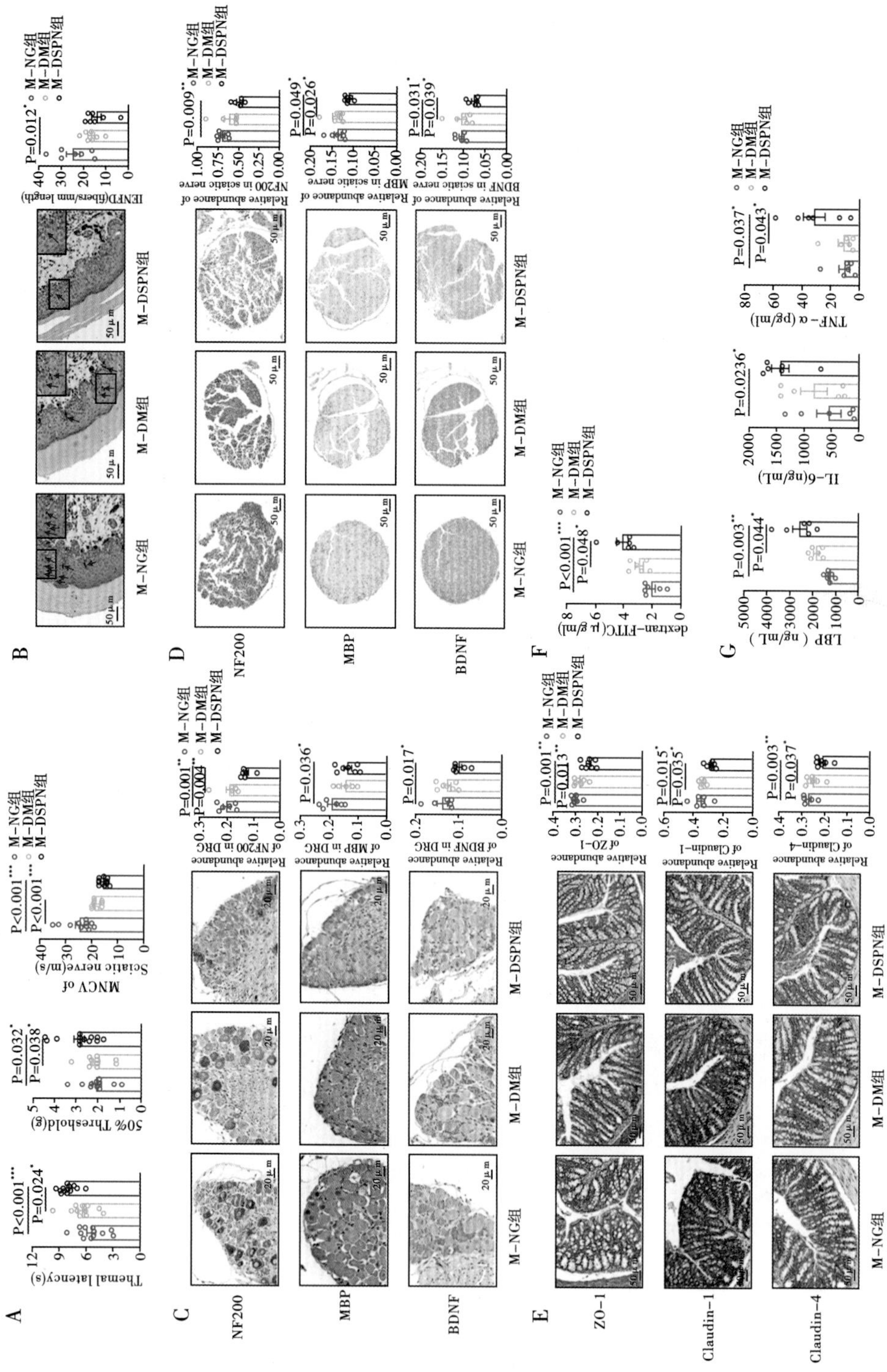

图 3-2-2　与正常供体的肠道菌群相比，来自 DSPN 供体的肠道菌群加重 db/db 小鼠的远端对称性多发性神经病

A:坐骨神经的机械痛敏、热痛敏和运动神经传导速度(MNCV);B:后足底皮肤的免疫组织化学染色和表皮内神经纤维密度(IENFD,由 PGP9.5 标记)的综合光密度(IOD)分析;C:背根神经节和 D:坐骨神经的免疫组织化学染色和神经丝 200(NF200)、髓鞘碱性蛋白(MBP)和脑源性神经营养因子(BDNF)的 IOD 分析;E:结肠组织免疫组化染色和紧密连接蛋白 ZO-1、Claudin-1 和 Claudin-4 的表达及 IOD 分析;F:血浆 dextran-FITC 水平;G:血浆 LBP、IL-6 和 TNF-α 水平。$*P<0.05$、$**P<0.01$ 和 $***P<0.001$。M-NG 表示 db/db 小鼠接受了来自血糖水平正常受试者的粪便菌群,M-DM 表明 db/db 小鼠接受了糖尿病不伴 DSPN 患者的粪便菌群,M-DSPN 表示 db/db 小鼠接受了来自 DSPN 患者的粪便菌群。图 A,M-NG 组和 M-DM 组 $n=11$;M-DSPN 组 13 例。图 B,M-NG 组、M-DM 组和 M-DSPN 组各 7 例。图 C,M-NG 组 NF200、BDNF,$n=6$;M-DM 组和 M-DSPN 组,$n=7$。图 C,M-NG 组 MBP,$n=6$;M-DM 组,$n=5$;M-DSPN 组 7 例。图 D、F 和 G,M-NG 组、M-DM 组和 M-DSPN 组 $n=6$。E 组,M-NG 组和 M-DM 组 $n=6$;M-DSPN 组 7 例。对于 B、D 和 E,比例尺表示 50 μm;对于 C,比例尺表示 20 μm。

2.2 FMT 减轻了 DSPN 患者远端对称性多发性神经病的严重程度

以上研究表明肠道菌群失调导致 DSPN 的发生,我们进一步探索肠道菌群的改善是否可以缓解 DSPN 患者的临床表现。本临床试验共纳入 37 名 DSPN 患者以 2:1 的比例随机分到 FMT 组或对照组。参加本试验前,所有患者接受至少 84 d 的常规治疗(生活方式改变、血糖控制和药物干预)后,他们的 DSPN 症状依然没有改善。经过 14 d 洗脱期后,这些患者接受了来自健康供体的粪便微生物或安慰剂 FMT,然后随访 84 d。最后,FMT 组共 22 名患者和对照组的 10 名患者完成了这项 RCT 研究。两组的人口统计学和人体测量学指标以及血糖控制在基线(0D)时无明显差异,特别是 TCSS[28] 量表分值和 DSPN 的感觉和运动神经功能状态没有显著差异(图 3-2-3 和图 3-2-4)。在移植后 84 d(84D),两组的糖脂代谢、血压和体重无显著变化,两组之间的胰岛素需求相似,且在试验期间没有记录到严重的不良事件。

TCSS 评分用于评估患者的神经病变症状和体征,作为评估 DSPN 严重程度的标准[28]。本研究的主要观察指标是 FMT 后 84D 时 TCSS 评分与基线相比的变化幅度。结果显示 FMT 组 TCSS 水平的下降幅度明显高于对照组(图 3-2-3A)。此外,接受 FMT 的患者在 84D 时的 TCSS 水平显著低于基线,但在对照组中没有观察到变化,并且在 84D 时 FMT 组的 TCSS 水平显著低于对照组(图 3-2-3A)。我们应用 VAS 评估了患者的神经性疼痛。与基线相比,FMT 后 VAS 评分显著下降,但对照组没有。在 84D 时,VAS 水平明显低于对照组(图 3-2-3B)。值得注意的是,FMT 组中的 15 名患者在基线时患有中度/重度神经性疼痛(VAS 评分≥4),其中 8 人(53.3%)在 84D 时与基线相比疼痛缓解超过 50%;文献提示干预后 VAS 缓解超过 50% 被认为疗效显著[29]。而根据 VAS,对照组只有 14.29% 的患者在 84D 疼痛缓解超过 50%,明显低于 FMT 组。这些结果表明,FMT 可稳定缓解 DSPN 患者的症状和体征,尤其是神经性疼痛。

由于严重的神经病变症状会诱发 DSPN 患者的焦虑、抑郁、睡眠障碍并降低生活质量[61],我们使用 HAMA[30]、HAMD[30]、PSQI[31] 和 WHOQOL-BREF[32] 评估了 FMT 对焦虑、抑郁、睡眠质量和整体生活质量的影响。移植84D后,HAMA 和 HAMD 评分显示 FMT 组的焦虑和抑郁状态显著改善,而对照组则没有(图3-2-3C 和图3-2-3D)。PSQI 评估显示,在84D时,接受 FMT 的患者的睡眠质量显著改善,而接受安慰剂的患者则没有(图3-2-3E)。在84D时,FMT 组和对照组的 WHOQOL-BREF 评分均显著增加,表明不论移植的是菌液或者安慰剂,FMT 后所有患者的生活质量均有所提高(图3-2-3F)。

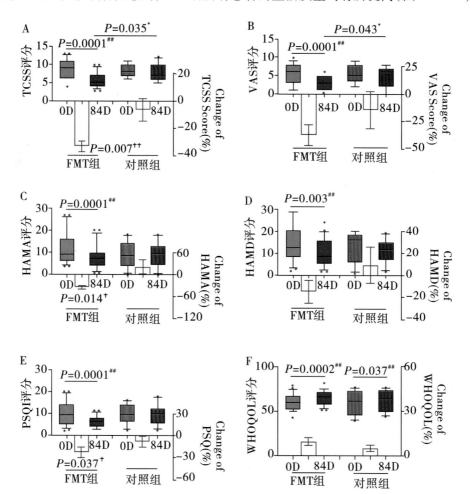

图3-2-3　FMT 改善了 DSPN 患者的周围神经病变、焦虑、抑郁的严重程度,并改善了睡眠和生活质量

　　A:多伦多临床评分系统(TCSS)评分;B:视觉模拟量表(VAS)分数;C:汉密尔顿焦虑量表(HAMA)评分;D:汉密尔顿抑郁量表(HAMD)评分;E:匹兹堡睡眠质量指数(PSQI)评分;F:世界卫生组织的生活质量简表(WHOQOL-BREF)评分。0D 表示基线,84D 表示 FMT 后84 d。图中,箱线中间的线代表中位数,箱线的下限和上限分别指第25和第75个百分位数。误差线代表第10个和第90个百分位数,且离群值已显示。Mann-Whitney U 检验用于分析 FMT 和安慰剂之间的差异,＊:P<0.05。Wilcoxon 配对符号秩检验用于分析每组内0D 和84D 每个配对比较,#P<0.05 和##P<0.01。Mann-Whitney U 检验用于分析 FMT 组和对照组之间变化的差异(组间变化),＊:P<0.05,＊＊:P<0.01。FMT 组,n=22;对照组,n=10。

我们进一步应用电生理指标神经传导速度（NCV）和感觉阈值定量（CPT）来客观评估 FMT 是否能改善 DSPN[62]。移植后84D，腓肠神经和尺神经的感觉神经传导速度（SNCV）在 FMT 组显著增加，且 FMT 组 SNCV 变化明显大于对照组（图 3-2-4A～图 3-2-4C）。FMT 组患者的远端正中神经、胫后神经和腓总神经的运动神经传导速度（MNCV）显著改善，而对照组没有（图 3-2-4D～图 3-2-4G）。CPT 可反映不同类型纤维对电刺激的敏感性，包括厚有髓（Aβ）纤维（2 000 Hz）、薄有髓（Aδ）纤维（250 Hz）和无髓（C）纤维（5 Hz）[63]。对于腓浅神经和腓深神经，84 D 后 FMT 组 5 Hz 的 CPT 水平显著降低，且 FMT 组明显低于对照组，说明 FMT 对下肢神经 C 纤维感觉功能有改善作用（图 3-2-4H～图 3-2-4J）。对于远端正中神经，84D 后 FMT 组在 2 000 Hz、250 Hz 和 5 Hz 的 CPT 水平均显著下降，且 FMT 组 250 Hz 和 5 Hz 的 CPT 变化幅度明显大于对照组，提示 FMT 可能影响上肢远端的 Aβ、Aδ 和 C 神经纤维（图 3-2-4K～图 3-2-4M）。以上结果表明来自健康供体的肠道菌群可改善 DSPN 患者周围神经的电生理功能。

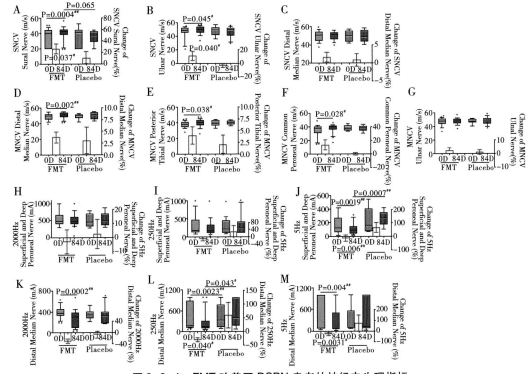

图 3-2-4　FMT 改善了 DSPN 患者的神经电生理指标

A:腓肠神经 SNCV;B:尺神经 SNCV;C:远端正中神经 SNCV;D:远端正中神经 MNCV;E:胫后神经 MNCV;F:腓总神经 MNCV;G:尺神经 MNCV;H:2 000 Hz 时腓浅、深神经 CPT 水平;I:250 Hz 时腓浅、深神经 CPT 水平;J:5 Hz 时腓浅、深神经 CPT 水平;K:2 000 Hz 时测量远端正中神经 CPT 水平;L:250 Hz 时测量远端正中神经 CPT 水平;M:在 5 Hz 时测量远端正中神经 CPT 水平,0D 为基线,84D 为 FMT 后 84 d。在箱线图中,箱线中间的线代表中位数,箱线的下限和上限分别指第 25 和第 75 个百分位数。误差线代表第 10 个和第 90 个百分位数,且离群值已显示。Mann-Whitney U 检验用于分析 FMT 组和对照组之间变化的差异（组间变化）,＊:$P<0.05$,＊＊:$P<0.01$。Mann-Whitney U 检验分析两组间差异,＊:$P<0.05$。采用 Wilcoxon 配对符号秩检验对各组内的每组比较进行分析,#:$P<0.05$,##:$P<0.01$。FMT 组,$n=22$;对照组,$n=10$。FMT:粪便菌群移植。SNCV:感觉神经传导速度。MNCV:运动神经传导速度。CPT:感觉阈值定量。

RCT 研究完成后,为进一步验证 FMT 对 DSPN 患者神经病变症状和体征的缓解作用,我们来自健康供体的粪便微生物悬液移植到对照组的所有 10 名患者中(RCT 后研究)。与基线或 RCT 研究结束时相比,这些患者在接受健康供体移植 84 d 后,神经病变的症状和体征、焦虑状态、睡眠质量、总体生活质量和周围神经电生理功能均有明显改善(图 3-2-5 和图 3-2-6)。

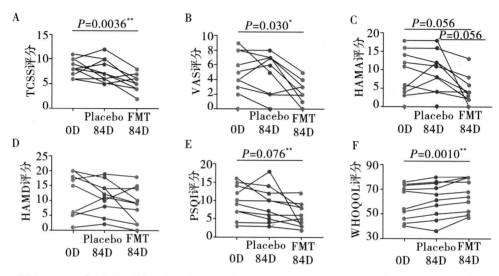

图 3-2-5 对照组周围神经病变的严重程度、焦虑、抑郁、睡眠和生活质量在随机对照试验和健康供体移植的随机对照试验研究中的变化

A:多伦多临床评分系统(TCSS)评分;B:视觉模拟量表(VAS)评分;C:汉密尔顿焦虑量表(HAMA)评分;D:汉密尔顿抑郁量表(HAMD)评分;E:匹兹堡睡眠质量指数(PSQI)评分;F:世界卫生组织的生活质量简表评分。采用 Friedman 检验及 Dunn's 事后检验分析 3 个时间点的差异, * :$P<0.05$, * * :$P<0.01$。0D 表示 RCT 基线($n=10$),安慰剂 84D 表示在 RCT 研究中使用安慰剂进行移植后 84 d($n=10$),FMT 84D 表示在 RCT 研究中使用健康供体进行移植后 84 d($n=10$)。

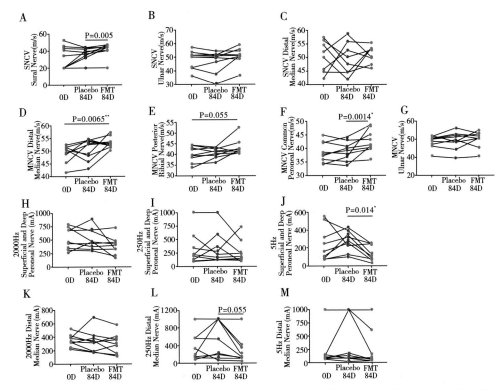

图 3-2-6 对照组患者 NCV 和 CPT 在移植与健康供体移植的 RCT 和 RCT 后研究中的变化

A:腓肠神经 SNCV;B:尺神经 SNCV;C:远端正中神经 SNCV;D:远端正中神经 MNCV;E:胫后神经 MNCV;F:腓总神经 MNCV;G:尺神经 MNCV;H:2 000 Hz 时腓浅、深神经 CPT 水平;I:250 Hz 时腓浅、深神经 CPT 水平;J:5 Hz 时腓浅、深神经 CPT 水平;K:2 000 Hz 时测量远端正中神经 CPT 水平;L:250 Hz 时测量远端正中神经 CPT 水平;M:5 Hz 时测量远端正中神经 CPT 水平。采用 Friedman 检验及 Dunn's 事后检验分析 3 个时间点的差异,∗:$P < 0.05$,∗∗:$P < 0.01$。0D 表示 RCT 基线($n = 10$),安慰剂 84D 表示在 RCT 研究中使用安慰剂进行移植后 84 d($n = 10$),FMT84D 表示在 RCT 研究中使用健康供体进行移植后 84 d($n = 10$)。粪便菌群移植。SNCV:感觉神经传导速度。MNCV:运动神经传导速度。CPT:感觉阈值定量。

2.3 FMT 改善了 DSPN 患者的肠屏障完整性和全身炎症状态

在 2.1 所述动物研究中,我们发现了 DSPN 患者的肠道菌群移植给 db/db 小鼠后导致 db/db 小鼠肠道黏膜屏障受损。为评估 FMT 治疗是否可以改善 DSPN 患者的肠道屏障功能并降低患者的慢性炎症状态,我们在 RCT 研究中收集了部分患者在基线和移植后 84D 的结肠活检标本。免疫荧光染色显示,FMT 组在 84D 时肠黏膜标本中紧密连接蛋白 ZO-1 和 Claudin-1 的表达明显高于对照组(图 3-2-7A 和图 3-2-7B)。此外,Claudin-4 水平在 FMT 组显著增加,在对照组显著下降(图 3-2-7C)。

肠道屏障完整性的改善会降低微生物群的血清抗原负荷,我们检测了 FMT 前后血清

LBP 水平,发现 FMT 组 LBP 的水平显著降低,而对照组没有(图3-2-7D)。然后我们评估了 FMT 后 DSPN 患者的外周血炎症因子表达。结果显示 FMT 组血清 IL-6 和 TNF-α 水平在 84D 时显著下降,而对照组没有变化(图3-2-7E 和图3-2-7F)。以上结果表明 FMT 改善了肠道屏障功能,降低了血清抗原负荷和慢性炎症状态,这可能有助于 DSPN 的修复和好转。

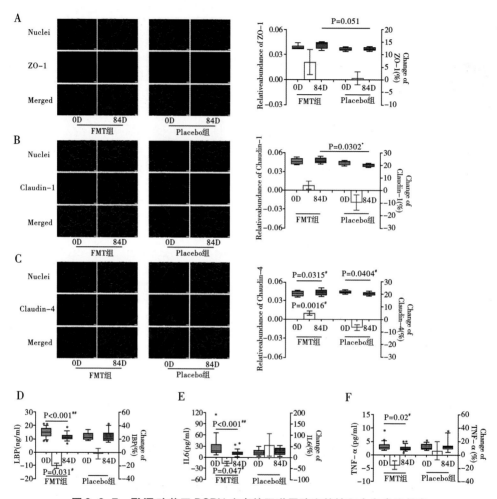

图3-2-7 FMT 改善了 DSPN 患者的肠道屏障完整性和全身炎症状态

结肠中代表性紧密连接蛋白(A)ZO-1、(B)Claudin-1 和(C)Claudin-4 免疫荧光染色。血浆中(D)LBP、(E)IL-6 和(F)TNF-α 的水平。比例尺表示 20 μm。0D 表示基线,84D 表示 FMT 后 84 d。在箱线图中,箱线中间的线代表中位数,箱线的下限和上限分别指第 25 和第 75 个百分位数。误差线代表第 10 个和第 90 个百分位数,且离群值已显示。Independent sample t 检验(双尾)(A、B 和 C)和 Mann-Whitney U 检验(D、E 和 F)用于分析 FMT 和安慰剂之间的差异。∗:$P < 0.05$。Student's t 检验(双尾)(A、B 和 C)和 Wilcoxon 配对符号秩检验(D、E 和 F)用于分析每组内的每个配对比较 0D 和 84D。#:$P < 0.05$,##:$P < 0.01$。Independent sample t 检验(双尾)(A、B 和 C)和 Mann-Whitney U 检验(D、E 和 F)用于分析 FMT 组和对照组之间的变化(组间变化)。∗:$P < 0.05$,∗∗:$P < 0.01$。对于 A 和 C,FMT 组,$n = 6$;对照组,$n = 5$。对于 B,FMT 组,$n = 4$;对照组,$n = 5$。对于 D、E 和 F,FMT 组,$n = 22$;对照组,$n = 10$。

2.4　FMT 诱导 DSPN 患者肠道菌群的整体结构变化

为了进一步探索肠道菌群在 FMT 缓解 DSPN 中的作用,我们对随机对照研究中和随机对照后所有患者移植前(0D)、移植后 3 d(3D)、28 d(28D)、56 d(56D)、84 d(84D)的粪便以及供体的肠道菌群进行宏基因组测序。为了描述 FMT 后患者肠道菌群在菌株水平的变化,我们从宏基因组数据集中从头组装了 1 572 个高质量的基因组草图,并参考整合人类肠道细菌基因组数据库(HGG)[47]以改进宏基因分析。共获得了 1 999 个非冗余的高质量宏基因组组装基因组(high-quality metagenome-assembled genomes,HQMAG)并用于进一步分析。在 RCT 研究期间,安慰剂移植组患者的肠道菌群没有显著改变。我们分析了来自 RCT 研究中 FMT 组的样本、来自 RCT 后研究的样本及来自健康供体的移植物,以揭示 FMT 期间肠道微生物群的变化。为了确定 FMT 后样本中可能的纵向微生物来源,我们比较了在 FMT 前患者(0D)样本和 FMT 移植中可检测到的独特 HQMAG(图 3-2-8A)。仅在 FMT 移植中检测到的 HQMAG 的相对丰度仅占患者 0D 样本和相应移植物之间共享的 HQMAGs 的 48.1%。从 FMT 后第 3 天到第 84 天(3D~84D),移植衍生的 HQMAGs 占相当大比例。FMT 后患者的肠道菌群与相应移植物之间的距离显著降低,但相比移植物,患者的肠道菌群结构更接近自身的基线(图 3-2-8B)。FMT 后 28 天肠道菌群的丰富度显著增加,但香农指数代表的菌群多样性没有改变(图 3-2-8C)。在 HQMAGs 水平上,校正个体后的基于 Jaccard 距离的主坐标分析(aPCoA)表明,患者的肠道菌群在 FMT 后第 3 天(3D)后发生显著变化,在第 28 天(28D)后进一步发生显著变化,之后保持相对稳定(56D~84D)(图 3-2-8D)。这些结果表明,FMT 诱导了 DSPN 患者肠道菌群早期的显著改变,同时伴随着显著且稳定的神经病变症状和体征的改善。

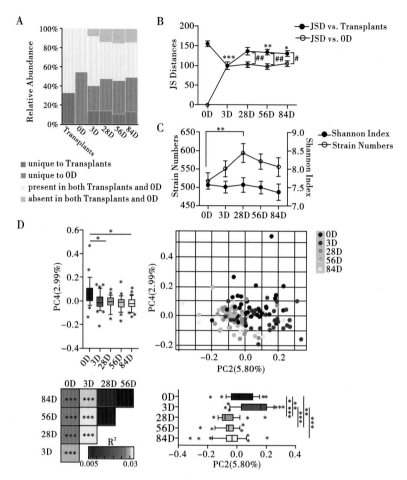

图 3-2-8　FMT 诱导了 DSPN 患者肠道菌群的整体结构变化

A:来自样本的菌株按来源分类(患者基线特有,移植供体特有,患者基线和移植供体均存在,或者患者基线和移植供体均不存在)。B:肠道菌群的 Jensen-Shannon 距离(JSD)。JSD *vs* Transplants:特定时间点的样本与移植样本之间的 JSD;JSD *vs* 0D:特定时间点的样本与基线样本之间的 JSD。数据表示为(平均值±标准差),重复测量数据的方差分析及 Dunn's 事后检验分析每个成对比较,∗:$P<0.05$,∗∗:$P<0.01$。C:肠道菌群的丰富度(菌株数量)和多样性(香农指数)。数据表示为(平均值±标准差),重复测量数据的方差分析及 Dunn's 事后检验分析每个成对比较,∗:$P<0.05$,∗∗:$P<0.01$。D:校正个体后的基于 Jaccard 距离的主坐标分析(aPCoA)。下三角热图显示基于 Jaccard 距离的 PerMANOVA 检验(按受试者分层,999 次置换检验,∗:$P<0.05$,∗∗:$P<0.01$)。箱线图显示了 PC1 或 PC2 上不同时间点肠道菌群的变化(箱体中间的线绘制在中位数,箱体的上下限对应于第 25 和第 75 个百分位数,误差线对应 10 和 90 百分位数,并表示异常值)。Friedman 检验及 Dunn's 事后检验分析每个配对比较,∗:$P<0.05$,∗∗:$P<0.01$,∗∗∗:$P<0.001$。RCT 研究中 FMT 组的样本和健康供体移植的 RCT 后研究中安慰剂组的样本一起分析。0D 表示移植前($n=32$),3D($n=31$)、28D($n=29$)、56D($n=26$)和 84D($n=32$)表示移植后 3 d、28 d、56 d 和 84 d。

2.5 与 TCSS 评分相关的肠道微生物基因组被归纳在两个相互竞争的功能群中

接下来,我们通过 MaAsLin2[55] 使用线性混合效应模型确定了与 TCSS 评分呈显著相关的 54 个 HQMAG(图 3-2-9A),其中 21 个 HQMAG 为负相关,33 个为正相关。与 TCSS 评分负相关的 HQMAGs 大部分(19/21)属于厚壁菌门,其中许多是潜在的有益细菌,如 *Fecalibacterium prausnitzii*、*Agathobacter rectalis*、*Agathobaculum butyriciproducens* 和 *Anaerobutyricum hallii*,可能通过产生丁酸盐来调节黏膜屏障功能以降低肠道通透性和(或)调节宿主免疫反应[64-69]。在与 TCSS 评分呈正相关的 33 个 HQMAG 中,26 个属于拟杆菌门,其中 17 个属于单形拟杆菌门。由于肠道生态系统中的细菌彼此相互作用并形成连接的功能群(又称"Guilds")[70],我们对这 54 个 HQMAG 采用共丰度分析来探索它们之间的相互作用并寻找潜在的 Guild 结构。54 个 HQMAGs 被归纳成两个 Guild:与 TCSS 分数呈负相关的 21 个 HQMAGs 彼此正相关并形成 Guild 1;与 TCSS 分数呈正相关的 33 个 HQMAGs 作为 Guild 2(图 3-2-9B)。两个 Guild 之间只有负相关,表明两个 Guild 之间存在潜在的竞争关系。我们发现,来自健康供体移植物的肠道菌群中,Guild 1 的丰度几乎等于 Guild 2,但在基线 DSPN 患者中,Guild 2 的丰度明显高于 Guild 1(图 3-2-9C)。与移植组相比,DSPN 患者的肠道菌群包含明显更多的 Guild 2,而 Guild 1 略少(图 3-2-9C)。值得注意的是,Guild 2 的丰度在 FMT 3D 后显著降低,Guild 1 的丰度细微增加,而 Guild 1 和 Guild 2 从 28D 到 84D 之间没有明显差异(图 3-2-9C)。

然后我们研究了这两个 Guild 的基因组特征,以了解它们与 DSPN 缓解相关的潜在功能。源自肠道细菌发酵的短链脂肪酸(short-chain fatty acid,SCFA)被认为是影响肠道通透性和调节人体肠道和全身炎症的最重要的细菌代谢物[71]。我们使用编码关键酶的基因丰度来表明 SCFA 产生能力(包括乙酸、丙酸和丁酸)的变化[72]。54 个 HQMAG 中的大多数都携带参与乙酸生物合成途径的 fhs 基因,无论它们属于哪个 Guild。对于在丙酸合成途径中编码关键酶丙酰辅酶 A:琥珀酸辅酶 A 转移酶和丙酸辅酶 A 转移酶(Propionyl-CoA:Succinate-CoA Transferase,pst 和 Propionate CoA Transferase,pct)的基因,据报道其与血糖控制呈负相关[8,73],Guild 2 中 HQMAGs 明显高于 Guild 1 中包含的 pst 或 pct(pst:Guild 1 中的 14.29 *vs* Guild 2 中的 78.79%,Fisher 精确概率法 $P=4.01\times10^{[-6]}$;pct:Guild 1 中的 23.81% *vs* Guild 中的 78.79%,Fisher 精确概率法 $P=1.59\times10^{[-4]}$)(图 3-2-9D)。相反,只有 Guild 1 中的 HQMAGs 具有 but 和 buk 基因,它们是肠道微生物群中丁酸盐生物合成途径的主要末端基因(图 3-2-9D)。此外,我们还评估了内毒素(LPS)生物合成的变化,这是肠道微生物组的主要抗原。脂质 A 是两亲性 LPS 糖脂部分,通过与 Toll 样受体 4 紧密结合来刺激免疫系统[74]。我们发现 Guild 2 中的大多数 HQMAG(78.79%)携带与脂质 A 生物合成相关的基因,但 Guild 1 中只有两个 HQMA 具有这些基因(图 3-2-9D)。在抗生素抗性基因(antibiotic resistance genes,ARGs)方面,Guild 1 中的 8 个 HQMAG 编码了 14 个 ARG,Guild 2 中的 29 个基因组编码了 112 个

ARG(图 3-2-9D)。总而言之,FMT 诱导具有有益丁酸盐产生能力的 Guild 1 增加和可以产生更多抗原负荷的 Guild 2 减少,这有助于减少全身性慢性低度炎症的发生。

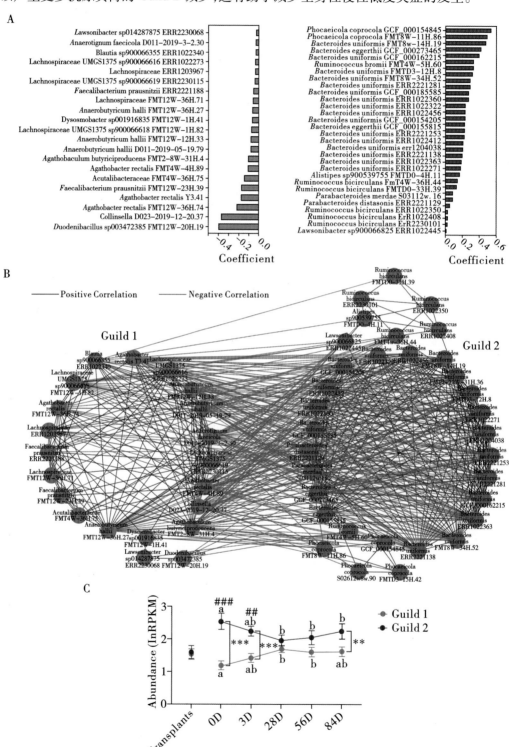

糖尿病微生态机制探索

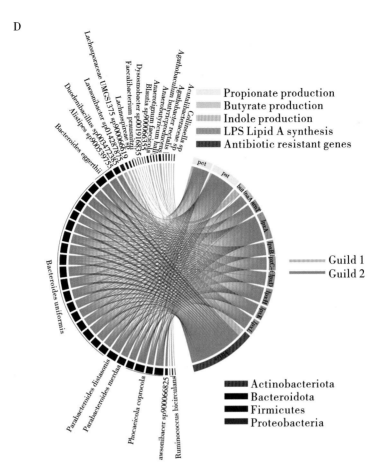

图 3-2-9　与 TCSS 评分相关的肠道菌群基因组被归纳在两个相互竞争的 Guild 中

A:高质量宏基因组组装基因组(HQMAG)与 TCSS 评分显著相关。橙色条表示负相关,紫色条表示正相关;B:
HQMAG 的共同丰富网络反映了两个相互竞争的 Guild。使用重复测量相关性计算 HQMAGs 之间的共丰度相关性。
包括所有与 BH 校正的 $P<0.05$ 的显著相关性。节点之间的边代表相关性。红色和蓝色分别表示正相关和负相关。
节点颜色分别表示 Guild 1(橙色)和 Guild 2(紫色)。C:来自患者的移植物和粪便样本中 Guild 1 和 Guild 2 的丰
度。RCT 研究中 FMT 组的样本和健康供体移植的 RCT 后研究中对照组的样本一起分析。0D 表示移植前($n=$
32)、3D($n=31$)、28D($n=29$)、56D($n=26$)和 84D($n=32$)分别表示健康供体移植后 3 d、28 d、56 d 和 84 d。数据以
对数转换 RPKM 丰度的平均值±标准差表示。公会内和公会间比较采用双因素重复测量方差分析,$**:P<$
0.01,$***:P<0.001$。使用连续字母表示不同时间点在每个公会内的重要性,$P<0.05$ 为临界值。采用单因素
方差分析检验和 Dunnett 事后检验比较移植物和受者在不同时间点的差异,$\#\#:P<0.01$;$\#\#\#:P<0.001$。D:HQMAG
中的功能基因与 TCSS 评分显著相关。编码丙酸、丁酸和吲哚生产、脂质 A 生物合成途径和抗生素抗性基因的关键
酶显示在循环的右侧。与 TCSS 评分显著相关且其基因组包含这些基因的 HQMAG 显示在循环的左侧。菌株与基
因的关联表明该菌株的基因组中含有该基因。橙色线表示 HQMAG 与 TCSS 评分负相关,而紫色线表示 HQMAG 与
TCSS 评分呈正相关。pst:丙酰辅酶,A:琥珀酸辅酶 A 转移酶;pct:丙酸辅酶 A 转移酶;but:丁酰辅酶 A:乙酸辅酶 A
转移酶;tnaA:色氨酸酶;arnT:4-氨基-4-脱氧-L-阿拉伯糖转移酶;lpxA:UDP-N-乙酰氨基葡萄糖酰基转移酶;
lpxB:脂质 A 二糖合酶;lpxCf(lpxC-fabZ):双功能酶 LpxC/FabZ;lpxD:UDP-3-O-(3-羟基肉豆蔻酰)葡糖胺 N-酰
基转移酶;lpxH:UDP-2,3-二酰基氨基葡萄糖水解酶;lpxK:四酰基二糖 4'-激酶;lpxL:脂质 A 生物合成月桂酰转移
酶;ARGs:抗生素抗性基因。

2.6　FMT 供体和受体之间肠型匹配与 DSPN 改善更明显密切相关

在 FMT 研究中,从健康供体移植的肠道菌群和(或)受者体内的原始肠道菌群移植之间的相似性是否与治疗效果有关一直是学者们讨论的话题。本研究中,我们根据 HQMAGs 水平微生物群的 Jaccard 距离将所有样本(包括 FMT 期间的 27 个移植物和 150 个患者样本)聚类为两种肠型(C1 和 C2)(图 3-2-10A)。分类为 C1 的受者(患者 0D 样本)中有 19 个移植物和 17 个原始肠道微生物群,分类为 C2 的受者中有 8 个移植物和 15 个原始肠道微生物群(图 3-2-10B)。首先,为了测试特定的移植肠型是否会影响 FMT 的治疗效果,我们根据他们接受的移植物肠型将患者分为两个亚组。这两个亚组的 TCSS 评分均显示在 FMT 后 84 d 时显著降低,但两个亚组之间没有显著差异。接下来,我们根据患者的原始肠道微生物群和移植物是否属于相同的肠型,将患者重新分为移植接受者匹配组或不匹配组。值得注意的是,与 TCSS 评分负相关的 Guild 1 丰度在 FMT 后 56D ~ 84D 的移植受者匹配组中显著高于未匹配组(图 3-2-10C)。同时,与 TCSS 评分呈正相关的 Guild 2 丰度仅在移植受者匹配组 3D 显著降低,FMT 后 28D ~ 84D 保持较低水平,显著低于非匹配组(图 3-2-10C)。此外,在 84D 时,移植受者匹配组的 TCSS 评分显著低于未匹配组(图 3-2-10D)。这些结果表明,FMT 中移植物和受者之间肠型匹配可能会更好地改变患者的肠道微生物群,并更好地改善 DSPN 的症状和体征。

3　讨论

本研究表明,肠道菌群的失调导致 DSPN 的发生发展,通过 FMT 调节肠道菌群的结构和功能可减轻 DSPN 患者的神经病变症状、改善感觉和运动神经功能。

我们通过人体肠道菌群移植到动物以及人体肠道菌群移植到 DSPN 患者的 FMT 论证了肠道微生物组与糖尿病周围神经系统疾病之间存在因果关系。尽管已有文献报道肠道菌群在肠神经系统和中枢神经系统疾病的病理生理中发挥作用[75-77],但肠道菌群与周围神经系统疾病之间关系尚缺乏研究。本研究中,我们首先发现 DSPN 患者的肠道菌群组成与无 DSPN 的 DM 患者和血糖正常对照受试者相比显著不同。其次,将 DSPN 患者的肠道菌群移植到预先接受抗生素混合物处理的遗传性糖尿病小鼠(db/db 小鼠)体内,会加重肠道屏障功能障碍、引起更高的抗原负荷、更严重的全身炎症以及更严重的周围神经病变。此外,我们的 RCT-FMT 试验表明,从健康供体移植的肠道菌群是改善 DSPN 患者神经功能和神经病变症状的唯一触发因素,以上结果共同验证了肠道菌群参与 DSPN 发展的因果关系[78]。更重要的是,FMT 诱导 DSPN 患者肠道菌群变化发生在症状缓解之前,这支持了 FMT 诱导的肠道菌群变化有助于 DSPN 的改善,而不是 DSPN 严重程度缓解后的结果。

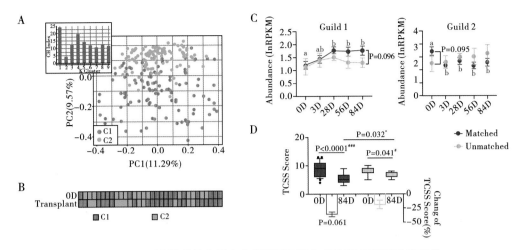

图 3-2-10　FMT 移植和受者之间肠型匹配与 DSPN 更好地改善相关

A：根据 Jaccard 距离对所有样本中的两种肠型进行分类。样本包括所有移植物、RCT 研究中的 FMT 组和健康供体粪便微生物群移植的 RCT 后研究中的对照组。Calinski-Harabasz（CH）指数用于评估最佳聚类数。B：受者与其移植物配对的基线肠道微生物群的肠型；C：Guild 1 和 Guild 2 在匹配和不匹配组中的丰度。将 RCT 研究中 FMT 组的样本和以下健康供体移植试验中对照组的样本一起分析。Matched（匹配组）表示受体的基线肠道菌群及其移植物属于相同的肠型（n=24）。Unmatched（不匹配组）表示受者的基线肠道菌群及其移植物属于不同的肠型（n=8）。0D 表示移植前，3D、28D、56D 和 84D 分别表示健康供体移植后 3 d、28 d、56 d 和 84 d。数据以对数转换 RPKM 丰度的平均值±标准差表示。Guild 内和 Guild 间比较采用双因素重复测量方差分析。使用连续字母表示不同时间点在每个公会内的重要性，P<0.05 为临界值。在不匹配组中，Guild1 和 Guild 2 各时间点的差异均无统计学意义。D：匹配组和不匹配组中 TCSS 分数的变化。在箱线图中，箱线中间的线绘制在中位数，箱线的下限和上限分别对应第 25 和 75 个百分位数。Mann-Whitney U 检验用于分析匹配组和非匹配组之间的差异，*：P<0.05。配对的 Wilcoxon 秩和秩检验用于分析每组内的每个配对比较 0D 和 84D，#：P<0.05，##：P<0.01。条形代表每组基线值的平均变化，相应的标准差，Mann-Whitney U 检验用于分析匹配组和非匹配组之间变化的差异（组间变化）。

　　为了寻找介导肠道菌群保护 DSPN 的关键菌株，我们采用以基因组为中心和基于 Guild 的方法[70,79]对 FMT 前后的微生物组数据进行分析。我们从宏基因组数据集中重新组装了高质量的基因组。使用这些宏基因组组装的基因组作为基本变量，使我们能够以比物种或任何更高的类群更高的分辨率分析微生物组数据[80]。我们建立了一个与主要观察目标 TCSS 评分显著相关的基因组生态网络。这使我们能够探索肠道生态系统中与健康相关的细菌如何相互作用，并形成更高层次的组织来发挥功能[70]。事实证明，这些基因组被归纳成两个相互竞争的 Guild，一个是有益的，一个是有害的。与有害的 Guild 2 相比，有益的 Guild 1 在丁酸盐生产能力方面更强，而内毒素合成途径中的基因更少。这两种相互竞争 Guild 的跷跷板状网络结构已被报道为核心微生物组与各种慢性病密切相关[79]。FMT 有效地增加了 DSPN 患者中有益的 Guild 1 并减少了有害的 Guild 2，导致两个 Guild 的丰度与来自健康供体的移植物相似,这些变化与 DSPN 的缓解是一致的。更重要的是,当供体的菌群和受者菌群属于相同的肠型时,FMT 的疗效更好。与供体肠型相匹配的患者,FMT 后 Guild 1 增加较多,Guild 2 减少较多。这不仅说明了两个相互竞争的 Guild 在 FMT 中的介导作用,而且也说明了供体和受体之间肠道微生物群相似性对提高 FMT 治疗效果的重要性[81-83]。

我们的研究为 FMT 有效缓解 DSPN 的潜在机制提供了新视角。DSPN 的神经功能障碍和神经元细胞死亡是由与糖尿病相关的代谢失衡引发的一系列复杂事件[60],控制血糖和改善生活方式是缓解 DSPN 的常规治疗方法。然而,在整个研究过程中,FMT 组和对照组患者的葡萄糖和脂质代谢相似,这表明 FMT 后 DSPN 患者的神经功能和神经病变症状的缓解可能是独立于血糖之外的。FMT 后肠道菌群对 DSPN 的有益作用可能归因于产丁酸能力增加和产内毒素能力下降的两个竞争 Guild,当肠道菌群内毒素的产生减少后会减少外周血的抗原负荷及炎症反应[84]。肠道菌群产生的丁酸对维持肠道黏膜和肠道屏障的完整性至关重要,其作用机制包括为结肠细胞提供必要的能量来源、激活转录因子缺氧诱导因子-1(HIF-1)以增加肠上皮细胞紧密连接成分的表达、刺激黏液产生等[85]。肠道屏障功能的改善可能会进一步减少内毒素从肠道向外周循环的转移[84]。更重要的是,据报道丁酸盐与 FMT 后的疼痛改善有关,并调节外周神经系统(peripheral never system,PNS)的基因表达和免疫细胞[86]。虽然我们没有研究 PNS 中的炎症,但我们发现 FMT 后 DSPN 患者的 LBP、TFN-α 和 IL-6 的显著降低证明了全身炎症的显著缓解。在 DSPN 的病理过程中,高血糖、血脂异常和(或)胰岛素抵抗会促进多元醇、晚期糖基化终产物、蛋白激酶 C、聚(ADP-核糖)聚合酶和己糖胺途径的激活以及胰岛素信号传导的丧失,最终导致线粒体功能和基因表达的异常以及激活氧化应激和炎症反应[1,87]。全身性炎症反应在 1 型和 2 型糖尿病所致的 DSPN 的发生发展中起关键作用。促炎细胞因子不仅会增强现有的炎症和免疫反应,还会增加细胞氧化/亚硝化应激,在 DSPN 实验模型中促进更多的神经元损伤[88-89]。全身性炎症涉及许多复杂的代谢和免疫过程,它不是 DSPN 特有的。因此,肠道菌群在 DSPN 发生中的分子机制有待进一步研究。

4 结论

我们的研究发现了肠道菌群与 DSPN 的因果关系,有助于我们从新的视角揭示 DSPN 的发病机制,并为探索这种患病率高、致残率高、常规治疗效果不佳和严重影响患者生活质量的糖尿病慢性并发症的治疗方案提供新思路和新靶标。

参考文献

[1]SLOAN G,SELVARAJAH D,TESFAYE S. Pathogenesis, diagnosis and clinical management of diabetic sensorimotor peripheral neuropathy[J]. Nat Rev Endocrinol,2021,17

（7）:400-420.

［2］HICKS C W,SELVIN E. Epidemiology of peripheral neuropathy and lower extremity disease in diabetes[J]. Curr Diab Rep,2019,19(10):86.

［3］SLANGEN R,SCHAPER N C,FABER C G,et al. Spinal cord stimulation and pain relief in painful diabetic peripheral neuropathy:a prospective two-center randomized controlled trial [J]. Diabetes Care,2014,37(11):3016-3024.

［4］LI J,ZHANG H,XIE M,et al. NSE,a potential biomarker,is closely connected to diabetic peripheral neuropathy[J]. Diabetes Care,2013,36(11):3405-3410.

［5］POP-BUSUI R,BOULTON A J,FELDMAN E L,et al. Diabetic neuropathy:a position statement by the American Diabetes Association[J]. Diabetes Care,2017,40(1):136-154.

［6］ZHAO L,ZHANG F,DING X,et al. Gut bacteria selectively promoted by dietary fibers alleviate type 2 diabetes[J]. Science,2018,359(6380):1151-1156.

［7］DE GROOT P,SCHEITHAUER T,BAKKER G J,et al. Donor metabolic characteristics drive effects of faecal microbiota transplantation on recipient insulin sensitivity,energy expenditure and intestinal transit time[J]. Gut,2020,69(3):502-512.

［8］SANNA S,VAN ZUYDAM N R,MAHAJAN A,et al. Causal relationships among the gut microbiome,short-chain fatty acids and metabolic diseases[J]. Nat Genet,2019,51(4):600-605.

［9］METWALY A,REITMEIER S,HALLER D. Microbiome risk profiles as biomarkers for inflammatory and metabolic disorders[J]. Nat Rev Gastroenterol Hepatol,2022,19(6):383-397.

［10］TANG S S,LIANG C H,LIU Y L,et al. Intermittent hypoxia is involved in gut microbial dysbiosis in type 2 diabetes mellitus and obstructive sleep apnea-hypopnea syndrome [J]. World J Gastroenterol,2022,28(21):2320-2333.

［11］PANE K,BOCCELLA S,GUIDA F,et al. Role of gut microbiota in neuropathy and neuropathic pain states:a systematic preclinical review [J]. Neurobiol Dis, 2022, 170(105773).

［12］FUNG T C,OLSON C A,HSIAO E Y. Interactions between the microbiota,immune and nervous systems in health and disease[J]. Nat Neurosci,2017,20(2):145-155.

［13］TANSEY M G,WALLINGS R L,HOUSER M C,et al. Inflammation and immune dysfunction in Parkinson disease[J]. Nat Rev Immunol,2022,22(11):657-673.

［14］BULGART H R,NECZYPOR E W,WOLD L E,et al. Microbial involvement in Alzheimer disease development and progression[J]. Mol Neurodegener,2020,15(1):42.

[15] BONHOF G J, HERDER C, STROM A, et al. Emerging biomarkers, tools, and treatments for diabetic polyneuropathy[J]. Endocr Rev, 2019, 40(1): 153-192.

[16] THEVARANJAN N, PUCHTA A, SCHULZ C, et al. Age-associated microbial dysbiosis promotes intestinal permeability, systemic inflammation, and macrophage dysfunction[J]. Cell Host Microbe, 2017, 21(4): 455-466.

[17] TILG H, ZMORA N, ADOLPH T E, et al. The intestinal microbiota fuelling metabolic inflammation[J]. Nat Rev Immunol, 2020, 20(1): 40-54.

[18] WANG Y, YE X, DING D, et al. Characteristics of the intestinal flora in patients with peripheral neuropathy associated with type 2 diabetes[J]. J Int Med Res, 2020, 48(9): 300060520936806.

[19] SORBONI S G, MOGHADDAM H S, JAFARZADEH-ESFEHANI R, et al. A comprehensive review on the role of the gut microbiome in human neurological disorders[J]. Clin Microbiol Rev, 2022, 35(1): e0033820.

[20] HANSSEN N M J, DE VOS W M, NIEUWDORP M. Fecal microbiota transplantation in human metabolic diseases: from a murky past to a bright future? [J]. Cell Metab, 2021, 33(6): 1098-1110.

[21] DENG X, ZHANG C, WANG P, et al. Cardiovascular benefits of empagliflozin are associated with gut microbiota and plasma metabolites in type 2 diabetes[J]. J Clin Endocrinol Metab, 2022, 107: 1888-1896.

[22] FANG Y, ZHANG C, SHI H, et al. Characteristics of the gut microbiota and metabolism in patients with latent autoimmune diabetes in adults: a case-control study[J]. Diabetes Care, 2021, 44(12): 2738-2746.

[23] ZHANG T, LU G, ZHAO Z, et al. Washed microbiota transplantation vs. manual fecal microbiota transplantation: clinical findings, animal studies and in vitro screening[J]. Protein Cell, 2020, 11(4): 251-266.

[24] DING X, LI Q, LI P, et al. Long-term safety and efficacy of fecal microbiota transplant in active ulcerative colitis[J]. Drug Saf, 2019, 42(7): 869-880.

[25] SHI Q. Nanjing consensus on methodology of washed microbiota transplantation[J]. Chin Med J(Engl), 2020, 133(19): 2330-2332.

[26] DAI M, LIU Y, CHEN W, et al. Rescue fecal microbiota transplantation for antibiotic-associated diarrhea in critically ill patients[J]. Crit Care, 2019, 23(1): 324.

[27] LONG C, YU Y, CUI B, et al. A novel quick transendoscopic enteral tubing in mid-gut: technique and training with video[J]. BMC Gastroenterol, 2018, 18(1): 37.

[28] ARUMUGAM T, RAZALI S N, VETHAKKAN S R, et al. Relationship between ultrasono-

graphic nerve morphology and severity of diabetic sensorimotor polyneuropathy[J]. Eur J Neurol,2016,23(2):354-360.

[29] PETERSEN E A,STAUSS T G,SCOWCROFT J A,et al. Effect of high-frequency (10 kHz) spinal cord stimulation in patients with painful diabetic neuropathy:a randomized clinical trial[J]. JAMA Neurol,2021,78(6):687-698.

[30]ZHAO C G,SUN W,JU F,et al. Analgesic effects of navigated repetitive transcranial magnetic stimulation in patients with acute central poststroke pain[J]. Pain Ther,2021,10 (2):1085-1100.

[31]BUYSSE D J,REYNOLDS C F,MONK T H,et al. The pittsburgh sleep quality index:a new instrument for psychiatric practice and research[J]. Psychiatry Res,1989,28(2): 193-213.

[32]SAXENA S,CARLSON D,BILLINGTON R,et al. The WHO quality of life assessment instrument (WHOQOL-BREf):the importance of its items for cross-cultural research[J]. Qual Life Res,2001,10(8):711-721.

[33]CHIU W T,HUANG S J,HWANG H F,et al. Use of the WHOQOL-BREF for evaluating persons with traumatic brain injury[J]. J Neurotrauma,2006,23(11):1609-1620.

[34]GOSS J R,GOINS W F,LACOMIS D,et al. Herpes simplex-mediated gene transfer of nerve growth factor protects against peripheral neuropathy in streptozotocin-induced diabetes in the mouse[J]. Diabetes,2002,51(7):2227-2232.

[35]FAN B,LI C,SZALAD A,et al. Mesenchymal stromal cell-derived exosomes ameliorate peripheral neuropathy in a mouse model of diabetes[J]. Diabetologia,2020,63(2):431-443.

[36]CHANDRASEKARAN K,SALIMIAN M,KONDURU S R,et al. Overexpression of Sirtuin 1 protein in neurons prevents and reverses experimental diabetic neuropathy [J]. Brain,2019,142(12):3737-3752.

[37]KLINDWORTH A,PRUESSE E,SCHWEER T,et al. Evaluation of general 16S ribosomal RNA gene PCR primers for classical and next-generation sequencing-based diversity studies[J]. Nucleic Acids Res,2013,41(1):e1.

[38]BOLYEN E,RIDEOUT J R,DILLON M R,et al. Reproducible,interactive,scalable and extensible microbiome data science using QIIME 2[J]. Nat Biotechnol,2019,37(8): 852-857.

[39]CALLAHAN B J,MCMURDIE P J,ROSEN M J,et al. DADA2:high-resolution sample inference from Illumina amplicon data[J]. Nat Methods,2016,13(7):581-583.

[40]QUAST C,PRUESSE E,YILMAZ P,et al. The SILVA ribosomal RNA gene database pro-

ject:improved data processing and web-based tools[J]. Nucleic Acids Res,2013,41(Database issue):D590-D596.

[41]LIU F,LI J L,FENG G F,et al. New genomic insights into "entotheonella" symbionts in theonella swinhoei:mixotrophy,anaerobic adaptation,resilience,and interaction[J]. Front Microbiol,2016,7:1333.

[42]BOLGER A M,LOHSE M,USADEL B. Trimmomatic:a flexible trimmer for illumina sequence data[J]. Bioinformatics,2014,30(15):2114-2120.

[43]LANGMEAD B,SALZBERG S L. Fast gapped-read alignment with Bowtie 2[J]. Nat Methods,2012,9(4):357-359.

[44]PENG Y,LEUNG H C,YIU S M,et al. IDBA-UD:a de novo assembler for single-cell and metagenomic sequencing data with highly uneven depth[J]. Bioinformatics,2012,28 (11):1420-1428.

[45]KANG D D,LI F,KIRTON E,et al. MetaBAT 2:an adaptive binning algorithm for robust and efficient genome reconstruction from metagenome assemblies[J]. Peer J,2019,7: e7359.

[46]PARKS D H,IMELFORT M,SKENNERTON C T,et al. CheckM:assessing the quality of microbial genomes recovered from isolates,single cells,and metagenomes[J]. Genome Res,2015,25(7):1043-1055.

[47]FORSTER S C,KUMAR N,ANONYE B O,et al. A human gut bacterial genome and culture collection for improved metagenomic analyses[J]. Nature biotechnology,2019,37 (2):186-192.

[48]OLM M R,BROWN C T,BROOKS B,et al. dRep:a tool for fast and accurate genomic comparisons that enables improved genome recovery from metagenomes through de-replication[J]. Isme J,2017,11(12):2864-2868.

[49]CHAUMEIL P A,MUSSIG A J,HUGENHOLTZ P,et al. GTDB-Tk:a toolkit to classify genomes with the Genome Taxonomy Database[J]. Bioinformatics,2019,36(6):1925-1927.

[50]SEEMANN T. Prokka:rapid prokaryotic genome annotation[J]. Bioinformatics,2014,30 (14):2068-2069.

[51]ARAMAKI T,BLANC-MATHIEU R,ENDO H,et al. KofamKOALA:KEGG ortholog assignment based on profile HMM and adaptive score threshold[J]. Bioinformatics,2020,36 (7):2251-2252.

[52]VITAL M,HOWE A C,TIEDJE J M. Revealing the bacterial butyrate synthesis pathways by analyzing (meta)genomic data[J]. mBio,2014,5(2):e00889.

糖尿病微生态机制探索

［53］ALCOCK B P,RAPHENYA A R,LAU T T Y,et al. CARD 2020:antibiotic resistome sur-veillance with the comprehensive antibiotic resistance database［J］. Nucleic acids research,2020,48（D1）:D517-D525.

［54］SHI Y,ZHANG L,DO K A,et al. aPCoA:covariate adjusted principal coordinates analysis ［J］. Bioinformatics,2020,36（13）:4099-4101.

［55］MALLICK H,RAHNAVARD A,MCIVER L J,et al. Multivariable association discovery in population-scale meta-omics studies［J］. PLoS Comput Biol,2021,17（11）:e1009442.

［56］BLAND J M,ALTMAN D G. Calculating correlation coefficients with repeated observa-tions:part 1—correlation within subjects［J］. BMJ,1995,310（6977）:446.

［57］ZHANG C H,LV X,DU W,et al. The Akt/mTOR cascade mediates high glucose-induced reductions in BDNF via DNMT1 in Schwann cells in diabetic peripheral neuropathy［J］. Exp Cell Res,2019,383（1）:111502.

［58］MCGREGOR C E,ENGLISH A W. The role of BDNF in peripheral nerve regeneration: activity-dependent treatments and val66Met［J］. Front Cell Neurosci,2018,12:522.

［59］HERDER C,KANNENBERG J M,HUTH C,et al. Proinflammatory cytokines predict the incidence and progression of distal sensorimotor polyneuropathy:KORA F4/FF4 study ［J］. Diabetes Care,2017,40（4）:569-576.

［60］FELDMAN E L,NAVE K A,JENSEN T S,et al. New horizons in diabetic neuropathy:mechanisms,bioenergetics,and pain［J］. Neuron,2017,93（6）:1296-1313.

［61］GYLFADOTTIR S S,CHRISTENSEN D H,NICOLAISEN S K,et al. Diabetic polyneurop-athy and pain,prevalence,and patient characteristics:a cross-sectional questionnaire study of 5 514 patients with recently diagnosed type 2 diabetes［J］. Pain,2020,161（3）: 574-583.

［62］DYCK P J,DAVIES J L,LITCHY W J,et al. Longitudinal assessment of diabetic polyneu-ropathy using a composite score in the Rochester Diabetic Neuropathy Study cohort［J］. Neurology,1997,49（1）:229-239.

［63］LV S L,FANG C,HU J,et al. Assessment of peripheral neuropathy using measurement of the current perception threshold with the neurometer（R）in patients with type 1 diabe-tes mellitus［J］. Diabetes Res Clin Pract,2015,109（1）:130-134.

［64］MAIOLI T U,BORRAS-NOGUES E,TORRES L,et al. Possible benefits of faecalibacteri-um prausnitzii for obesity-associated gut disorders［J］. Front Pharmacol,2021,12: 740636.

［65］LI Y,LV L,YE J,et al. Bifidobacterium adolescentis CGMCC 15058 alleviates liver injury,enhances the intestinal barrier and modifies the gut microbiota in D-galactosamine-treated rats[J]. Appl Microbiol Biotechnol,2019,103(1):375-393.

[66]DERRIEN M,TURRONI F,VENTURA M,et al. Insights into endogenous Bifidobacterium species in the human gut microbiota during adulthood[J]. Trends Microbiol,2022;30 (10):940-947

[67]GOMES A C,HOFFMANN C,MOTA J F. The human gut microbiota:metabolism and perspective in obesity[J]. Gut Microbes,2018,9(4):308-325.

[68]WATERS J L,LEY R E. The human gut bacteria christensenellaceae are widespread,heritable,and associated with health[J]. BMC Biol,2019,17(1):83.

[69]CANI P D,DEPOMMIER C,DERRIEN M,et al. Akkermansia muciniphila:paradigm for next-generation beneficial microorganisms[J]. Nat Rev Gastroenterol Hepatol,2022,19 (10):625-637.

[70]WU G,ZHAO N,ZHANG C,et al. Guild-based analysis for understanding gut microbiome in human health and diseases[J]. Genome Med,2021,13(1):22.

[71]KOH A,DE VADDER F,KOVATCHEVA-DATCHARY P,et al. From dietary fiber to host physiology:short-chain fatty acids as key bacterial metabolites[J]. Cell,2016,165 (6):1332-1345.

[72]CLAESSON M J,JEFFERY I B,CONDE S,et al. Gut microbiota composition correlates with diet and health in the elderly[J]. Nature,2012,488(7410):178-184.

[73]TIROSH A,CALAY E S,TUNCMAN G,et al. The short-chain fatty acid propionate increases glucagon and FABP4 production,impairing insulin action in mice and humans [J]. Sci Transl Med,2019,11(489):eaav 0120.

[74]ZHANG L,LIU C,JIANG Q,et al. Butyrate in energy metabolism:there is still more to learn[J]. Trends Endocrinol Metab,2021,32(3):159-169.

[75]MORAIS L H,SCHREIBER H L,MAZMANIAN S K. The gut microbiota-brain axis in behaviour and brain disorders[J]. Nat Rev Microbiol,2021,19(4):241-255.

[76]CRYAN J F,O'RIORDAN K J,SANDHU K,et al. The gut microbiome in neurological disorders[J]. Lancet Neurol,2020,19(2):179-194.

[77]JOLY A,LEULIER F,DE VADDER F. Microbial modulation of the development and physiology of the enteric nervous system[J]. Trends Microbiol,2021,29(8):686-699.

[78]CARTWRIGHT N. A philosopher's view of the long road from RCTs to effectiveness[J]. Lancet,2011,377(9775):1400-1401.

[79]WU G,XU T,ZHAO N,et al. Two competing guilds as a core microbiome signature for chronic diseases[J]. bioRxiv,2022,2022.05.02.490290.

[80]ZHANG C,ZHAO L. Strain-level dissection of the contribution of the gut microbiome to

human metabolic disease[J]. Genome Med,2016,8(1):41.

[81]KIM J E,KIM H E,CHO H,et al. Effect of the similarity of gut microbiota composition between donor and recipient on graft function after living donor kidney transplantation [J]. Sci Rep,2020,10(1):18881.

[82]HOLVOET T,JOOSSENS M,VAZQUEZ-CASTELLANOS J F,et al. Fecal microbiota transplantation reduces symptoms in some patients with irritable bowel syndrome with predominant abdominal bloating:short-and long-term results from a placebo-controlled randomized trial[J]. Gastroenterology,2021,160(1):145-157.

[83]OLESEN S W,GERARDIN Y. Re-evaluating the evidence for faecal microbiota transplantation 'super-donors' in inflammatory bowel disease[J]. J Crohns Colitis,2021,15 (3):453-461.

[84]PAN F,ZHANG L,LI M,et al. Predominant gut Lactobacillus murinus strain mediates anti-inflammaging effects in calorie-restricted mice[J]. Microbiome,2018,6(1):54.

[85]XIAO S,JIANG S,QIAN D,et al. Modulation of microbially derived short-chain fatty acids on intestinal homeostasis,metabolism,and neuropsychiatric disorder[J]. Appl Microbiol Biotechnol,2020,104(2):589-601.

[86]BONOMO R R,COOK T M,GAVINI C K,et al. Fecal transplantation and butyrate improve neuropathic pain,modify immune cell profile,and gene expression in the PNS of obese mice[J]. Proc Natl Acad Sci USA,2020,117(42):26482-26493.

[87]DEWANJEE S,DAS S,DAS A K,et al. Molecular mechanism of diabetic neuropathy and its pharmacotherapeutic targets[J]. Eur J Pharmacol,2018,833:472-523.

[88]VINCENT A M,CALABEK B,ROBERTS L,et al. Biology of diabetic neuropathy[J]. Handb Clin Neurol,2013,115:591-606.

[89]SCHLESINGER S,HERDER C,KANNENBERG J M,et al. General and abdominal obesity and incident distal sensorimotor polyneuropathy:insights into inflammatory biomarkers as potential mediators in the KORA F4/FF4 cohort[J]. Diabetes Care, 2019, 42 (2): 240-247.

3 卡格列净治疗 2 型糖尿病患者引起肠道菌群的改变

宋小健[1] 梁程红[1] 王丽敏[1] 郑楠[1] 陈耀楠[1] 王萍萍[1] 张发明[2] 姜长涛[3] 袁慧娟[1*]

(1.河南省人民医院内分泌代谢病科;2.南京医科大学第二附属医院;

3.北京大学基础医学院)

摘要:

目的:探讨卡格列净治疗对 2 型糖尿病患者肠道菌群的影响。方法:选择接受 4 周卡格列净单药治疗的 19 例受试者,使用无菌粪便标本管收集患者治疗前后的新鲜粪便标本,利用 16S rRNA 测序技术进行肠道菌群分析。结果:与干预前相比,干预后空腹血糖、糖化血清蛋白、体重下降。卡格列净干预后,肠道菌群在门水平上,放线菌门相对丰度降低,拟杆菌门相对丰度增加,属水平上,毛螺菌属相对丰度升高,双歧杆菌属与科林氏菌属相对丰度降低。结论:卡格列净可以改变 2 型糖尿病患者肠道菌群的组成,可能作为药物发挥作用的另一个靶点,从而降低 2 型糖尿病患者的血糖水平及体重。

关键词:SGLT2i;卡格列净;糖尿病;肠道菌群

2 型糖尿病(type 2 diabetes mellitus,T2DM)已成为世界上最常见的公共卫生问题之一,基因突变、肥胖和缺乏体育锻炼可能是导致这种疾病发生和发展的因素。近年来,研究发现肠道菌群失调与 T2DM 发生发展密切相关,可能是导致 T2DM 的根本原因[1-2]。随着多基因测序技术的发展,肠道菌群及其代谢产物可通过外周反应和中枢反应调节胰岛素和血糖的水平[3]。有学者分析发现降糖药物(特别是口服药物)与肠道菌群存在双向相互作用,即肠道菌群影响药物活性,某些药物会影响肠道菌群组成[4]。卡格列净是近年批准用于治疗 T2DM 的一类新型降糖药物,属于钠-葡萄糖共转运蛋白 2 抑制剂(sodium-glucose cotransporter 2 inhibitor,SGLT2i)的一种,通过抑制肾脏近端肾小管对葡萄糖重吸收,增强尿葡萄糖排泄,从而降低机体的葡萄糖负担;且对肾功能不全、心力衰竭和血管疾病具有保护作用[5]。然而,目前临床上关于卡格列净对肠道菌群影响的相关研究较少,为探讨卡格列净治疗前后肠道菌群是否存在差异,我们设计了该研究。

糖尿病微生态机制探索

1 材料与方法

1.1 研究对象

选择 2020 年 11 月—2021 年 5 月于河南省人民医院内分泌科门诊就诊的 25 名 T2DM 患者。其中未用药患者 3 名,使用其他口服降血糖药患者 1 名,腹泻患者 2 名,本研究可进行肠道菌群分析的患者有 19 名。

T2DM 诊断标准:根据 2011 年世界卫生组织诊断标准,凡符合下列条件之一者可诊断 T2DM:①有糖尿病典型症状(多饮、多食、多尿、体重下降),任意时间血糖≥11.1 mmol/L 或空腹血糖≥7.0 mmol/L;②口服葡萄糖耐量试验(OGTT),2 h 血糖≥11.1 mmol/L。

入选标准:①年龄 30~70 岁;②符合 2011 年世界卫生组织糖尿病诊断标准;③新发糖尿病或未用任何口服降血糖药的 T2DM 患者。

排除标准:①1 型糖尿病患者、妊娠糖尿病、其他特殊类型糖尿病;②使用口服降血糖药;③纳入前 3 个月使用过抗生素、中药、益生菌或任何其他可能影响肠道菌群药物的患者;④患有严重器质性疾病,如癌症、肝炎、肝硬化、脑梗死等;⑤持续性呕吐或怀疑有消化道梗阻者,胃切除术、胃底折叠术、结肠造瘘等消化系统外科手术;⑥患有甲状腺功能亢进、甲状腺功能减退、多囊卵巢综合征等其他内分泌疾病;⑦酗酒;⑧肢体残疾或其他原因引起的生活不能自理、不能清楚地回忆、回答问题者,或有明显的运动障碍;⑨不能保证充足的时间参与本项目的。

符合上述标准的患者均采用自愿原则,并在收集标本前告知其试验目的、过程、结果及注意事项和相关风险,签署知情同意书,可随时退出研究或拒绝参加。本研究经河南省人民医院伦理委员会批准,编号为(2020)伦审第(110)号。所有受试者均获得知情同意,并签署知情同意书。

1.2 样市及数据收集

患者填写基本信息问卷,包括姓名、性别、年龄、饮食习惯。卡格列净治疗 4 周前后均测定空腹血糖(fasting blood glucose,FBG)、糖化血清蛋白(glycated serum protein,GSP)、总胆固醇(total cholesterol,TC)、甘油三酯(triglyceride,TG)、高密度脂蛋白(high Density Lipoprotein,HDL)、低密度脂蛋白(low Density Lipoprotein,LDL),清晨空腹受试者统一服装测量体重、收缩压(systolic blood pressure,SBP)、舒张压(diastolic blood pressure,DBP),计算体重指数(body mass index,BMI)、腰臀比(waist-hip ratio,WHR)。

1.3 采集粪便标市

粪便样本要求志愿者于清晨使用无菌勺采集新鲜粪便放入 8 mL 灭菌冻存管中并立

即置于在−80 ℃冰箱中保存。患者在取样前应洗手并进行其他必要的清洁措施,交付给患者的收集容器标明患者的姓名和日期。采集时避免粪便样品被尿液污染。

1.4 信息分析

①利用16S rRNA基因V3～V4区作为目标扩增区进行PCR。制备测序文库,进行高通量测序分析;②对所获得的序列筛选后进行OTU归并划分;③根据OTU在不同样本中的丰度分布,评估每个样本的多样性水平;④对各组样本在不同分类水平的具体组成进行分析;⑤通过多变量统计学分析工具,进一步衡量不同组间的菌群结构差异及与差异相关的物种。

1.5 统计学处理

数据处理及统计学分析使用Excel 2021软件及SPSS 25.0软件。正态分布计量资料采用(Mean±SD)表示,组间比较采用配对t检验,非正态分布计量数据用中位数(上、下四分位数)表示,组间比较采用秩和检验。$P<0.05$为差异有统计学意义。

2 结果

2.1 临床数据分析

用药前后腰臀比、SBP、DBP、TC、TG、HDL、LDL等数据差异无统计学意义($P>0.05$)。体重、BMI、FBG、GSP差异有统计学意义($P<0.05$),表3-3-1)。

表3-3-1 治疗前后的各指标比较

组别	年龄/岁	体重/kg	BMI/(kg/m²)	腰臀比	SBP/mmHg	DBP/mmHg
干预前	50.63±10.74	71.86±11.67	25.38±3.15	0.94±0.07	130±18	79±12
干预后		70.44±11.27	24.90±3.10	0.93±0.06	127±15	77±12
P值		<0.001	<0.001	0.223	0.214	0.154

组别	FBG/(mmol/L)	c(GSP)/(μmol/L)	c(TC)/(mmol/L)	c(TG)/(mmol/L)	c(HDL)/(mmol/L)	c(LDL)/(mmol/L)
干预前	7.80 (6.70,8.70)	285.00 (260.00,346.00)	4.63±0.87	1.23 (1.00,1.70)	1.33±0.36	2.43 (2.07,3.06)
干预后	6.80 (5.90,7.70)	263.00 (246.00,351.00)	4.72±0.90	1.30 (1.05,1.69)	1.34±0.32	2.73 (2.03,2.88)
P值	0.002	0.04	0.615	0.409	0.720	0.365

2.2 用药前后肠道菌群的变化

2.2.1 α 多样性变化

物种累积曲线,横坐标是样本量,纵坐标是 OTU 数量,即物种数量,随着样本量的增多,曲线逐渐平缓,说明再增加样本量,新物种的增加无明显变化(图 3-3-1A)。干预前(pre-I)与干预后(post-I)T2DM 患者粪便菌群的 ACE、Chao、Shannon 和 Simpson 多样性指数在两组粪便样本中均没有显著差异,表明干预后粪便菌群的 α 多样性相比干预前没有显著变化($P>0.05$)(图 3-3-1B)。

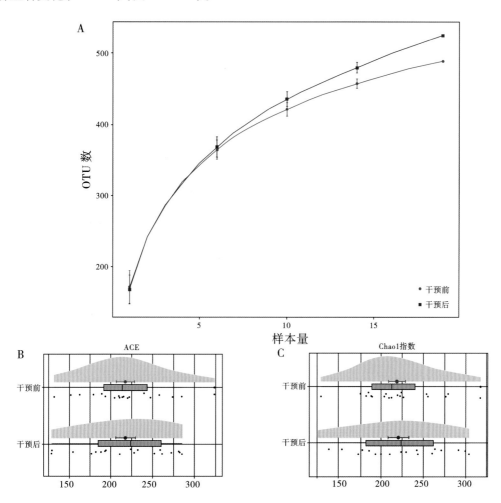

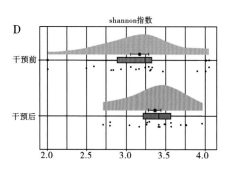
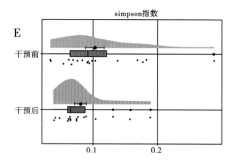

图 3-3-1　治疗前后的肠道菌群 α 多样性比较

A:物种累积曲线;B~E:粪便菌群的 ACE、Chao1、Shannon 和 Simpson 指数。

2.2.2　β 多样性变化

基于 Weighted-UniFrac 距离的 PCoA 分析,发现干预前后的粪便样本聚集到图中不同位置的趋势(图 3-3-2);基于 Weighted-UniFrac 距离 Adonis 分析同样发现,干预前后的粪便菌群在整体上存在一定的差异($P=0.059$)。这些结果表明,干预后粪便菌群整体上发生了一定的变化。

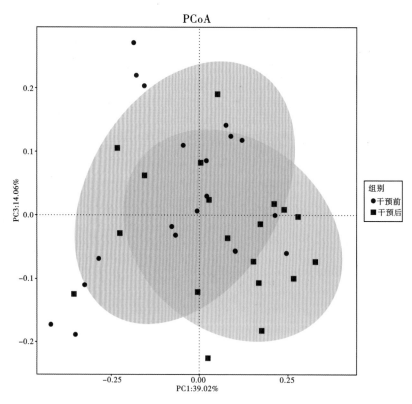

图 3-3-2　治疗前后肠道菌群 β 多样性比较

2.2.3 肠道菌群物种组成差异分析

干预前后,粪便菌群均以厚壁菌门(Firmicutes)、拟杆菌门(Bacteroidota)和变形菌门(Proteobacteria)为优势菌门(图3-3-3A);在属水平上,干预前后粪便菌群以拟杆菌属(*Bacteroides*)、*Faecalibacterium* 和 *Subdoligranulum* 属为优势菌属(图3-3-3B)。

采用 Mann-Whitney U 检验挑选干预前后存在显著差异的优势细菌类群。在门水平,发现拟杆菌门在干预后显著高于干预前,放线菌门(Actinobacteriota)在干预后显著低于干预前(图3-3-3C);在属水平,双歧杆菌属(*Bifidobacterium*)、[*Ruminococcus*]_torques_group 和科林氏菌属(*Collinsella*)在干预后显著低于干预前,毛螺菌属(*Lachnospira*)在干预后显著高于干预前(图3-3-3D)。

基于 LEfSe 分析,挑选出在干预前后的粪便菌群中存在显著差异的细菌属。发现双歧杆菌属、科林氏菌属、*Gemella*、*Saccharimonadales* 和 *Granulicatella* 属在干预前显著高于干预后(图3-3-3E)。

利用 Random-forest 分析,发现22个OTU在干预前后的粪便菌群中有差异,其中9个OTU在干预后高于干预前,它们分别属于 *Phocea*、大肠杆菌属(*Colidextribacter*)、颤杆菌克属(*Oscillibacter*)、*Oscillospiraceae*_UCG-003、*Ruminococcaceae*_UBA1819、*Alistipes*、拟杆菌属和毛螺菌科的一个未分类的属;其余13个OTU在干预前高于干预后,它们分别属于消化链球菌属(*Peptostreptococcus*)、*Oribacterium*、*Saccharimonadales*、*Gemella*、*Granulicatella*、*Eggerthella*、链球菌属(*Streptococcus*)、科林氏菌属、*Coprococcus*、*Blautia*、[*Eubacterium*]_hallii_group 和[*Ruminococcus*]_torques_group 属(图3-3-3F)。

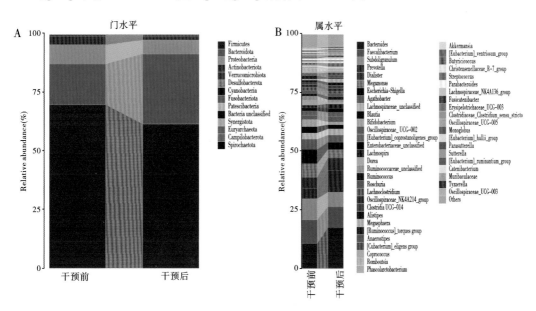

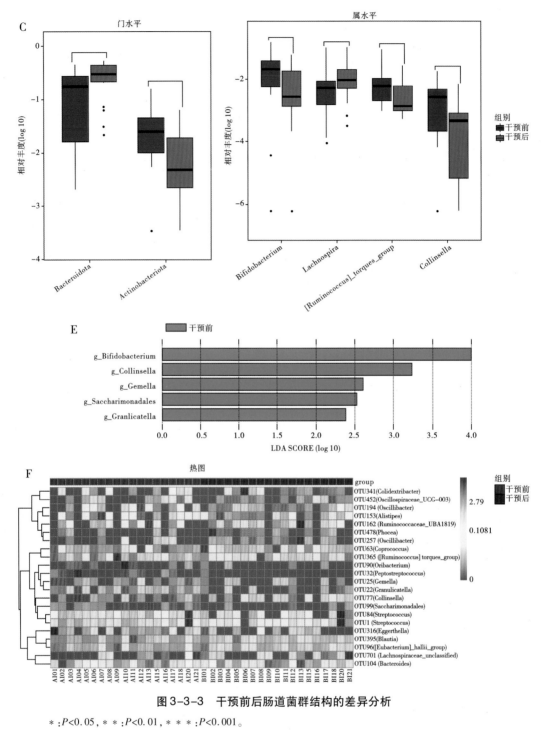

图3-3-3　干预前后肠道菌群结构的差异分析

*:$P<0.05$, **:$P<0.01$, ***:$P<0.001$。

2.3　功能预测分析

粪便菌群 16S rRNA 测序数据基于 KEGG pathway 数据库进行 PICRUSt 功能预测,再通过 LEfSe 分析,挑选出在干预前后的粪便菌群中存在显著差异的代谢通路(L3 水平),图中挑选出的差异代谢通路满足 P 值显著且 LDA≥2.0(图 3-3-4)。与干预前相比,干预后 T2DM 患者钙信号通路(calcium signaling pathway)、细胞凋亡(apoptosis)、蛋白质降解和吸收(protein degradation and absorption)、N 多糖生物合成(N glycan biosynthesis)等通路显著升高,硝基甲苯降解(nitrotoluene degradation)、糖酵解糖质新生(glycolysis gluconeogenesis)、蛋白酶体(proteasome)等通路显著降低。

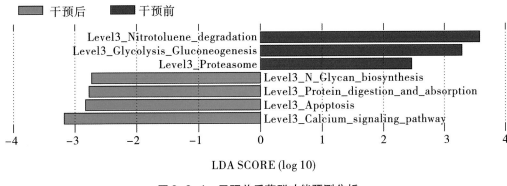

图 3-3-4　干预前后菌群功能预测分析

3　讨论

本研究探讨单药卡格列净治疗对 T2DM 患者肠道菌群的影响,我们的研究发现卡格列净治疗降低 T2DM 患者 FBG、GSP、体重的同时,改变肠道菌群组成。在门水平上,放线菌门在干预后显著低于干预前,而拟杆菌门增加,在属水平上,毛螺菌属在干预后显著高于干预前,双歧杆菌属、科林氏菌属降低。

肠道是人体最大的免疫器官,肠道菌群在维持肠道稳态、调节新陈代谢和免疫力等方面发挥着重要作用,也被称为“第二基因组”[6]。健康成人的肠道菌群以拟杆菌门和厚壁菌门为主,放线菌门、变形菌门、梭杆菌门和疣微菌门占较小比例[7]。越来越多的研究将肠道微生物组与糖尿病和肥胖症等代谢疾病联系起来,失衡的促炎和免疫调节作用可能是胰岛素抵抗和糖尿病的触发因素[8]。有学者分析降糖药物与肠道菌群之间的相互关系发现,降糖药物改善血糖的同时会改变肠道菌群的组成,获得与健康人相似的肠道菌群[9]。

SGLT2 主要在肾脏近端小管中表达,而钠-葡萄糖共转运蛋白 1(sodium-glucose cotransporter 1,SGLT1)在肠道中高度表达[10]。卡格列净既是一种 SGLT2i,也是一种低效 SGLT1 抑制剂,即给药后肠道卡格列净水平足够高,可以瞬时抑制肠道 SGLT1,从而延缓肠道葡萄糖吸收[11]。Mori 等[12]通过小肠模拟试验预测,口服临床剂量的卡格列净

（100～300 mg/d）后，SGLT1 的抑制率预计为 40%～60%。Rooj 等[13]发现乳杆菌及其代谢物上调肠道中 SGLT1 表达，从而增加细胞对葡萄糖的摄取。此外，Bolla 等[14]通过免疫组化、免疫荧光及葡萄糖转运蛋白的基因表达发现 1 型糖尿病患者和健康对照组的肠道黏膜中存在 SGLT2 较低水平的表达。然而目前暂无研究证明肠道菌群可作用于肠道黏膜上的 SGLT2 受体。

SGLT2i 可导致肠道菌群组成改变。Yang 等[15]发现，达格列净和二甲双胍在放线菌和双歧杆菌的相对丰度中发挥互补作用，即达格列净降低两种菌群的丰度，而二甲双胍增加。这暗示达格列净与二甲双胍联合治疗可能更具有临床价值。此外，该研究发现达格列净组富集毛螺菌科、脱硫弧菌科（Desulfovibrionaceae）、颤杆菌克，该研究与我们的发现存在一致性。一项动物实验研究发现，给予达格列净治疗后菌群丰富度和多样性降低，在门水平上，厚壁菌门降低，拟杆菌门增加。此外，该研究发现给予达格列净后单核细胞趋化蛋白-1（monocyte chemotactic protein-1，MCP-1）、白细胞介素-1β（interleukin-1β，IL-1β）和白细胞介素-6（interleukin-6，IL-6）水平显著降低[16]。因此我们推测卡格列净通过改变肠道菌群降低炎症反应。

在本研究中，T2DM 患者规律服用卡格列净治疗后，FBG、GSP、体重有下降趋势，这与既往研究结果一致[17]。一项对 96 名超重/肥胖受试者和 32 名消瘦受试者的横断面研究发现，消瘦受试者毛螺菌属的丰度高于超重/肥胖受试者，且与总胆固醇和低密度脂蛋白胆固醇水平呈负相关[18]。拟杆菌属和毛螺菌属是产生短链脂肪酸（short chain fatty acids，SCFAs）的菌群，SCFAs 可以通过与结肠 G 蛋白偶联受体结合，促进肌肉和脂肪组织葡萄糖储存相关的胃肠激素肽（peptide YY，PYY）和胰高血糖素样肽-1（glucagon-like peptide-1，GLP-1）的释放，从而改善血糖，调节脂质代谢和能量消耗减轻体重，并且还具有调节免疫细胞迁移、黏附、细胞因子表达、细胞增殖、激活和凋亡的抗炎活性[19-20]。

目前，双歧杆菌属被认为含有对 T2DM 具有潜在保护作用的菌群。Lactis GCL2505（BlaG）是一种在肠道中高度增殖的双歧杆菌菌株，通过调节肠道菌群来改善代谢紊乱，从而导致 SCFAs 升高，尤其是醋酸盐的升高，从而改善葡萄糖耐量和减少脂肪积累[21]。同样，一项研究发现，接受灭菌双歧杆菌 4 周的小鼠，可抑制脂肪积累，改善葡萄糖耐量并降低了胰岛素抵抗[22]。然而，在本实验中，给予卡格列净治疗后，双歧杆菌属明显降低。Mishima 等[23]对小鼠的盲肠内容物进行 16S rRNA 基因测序，结果显示，与正常对照组相比，卡格列净通过抑制肠道中 SGLT1 减少碳水化合物在小肠的吸收，诱导葡萄糖进入大肠，从而改变菌群的组成及其发酵过程，导致菌群来源的尿毒症毒素减少，并增加肾衰竭时结肠 SCFAs 的产生。该研究意外发现卡格列净显著降低肠道中异常增多的双歧杆菌。他们认为，肠道中 SCFAs 增加与整个肠道微生物群的代谢有关，除了双歧杆菌，肠道中其他菌群也参与 SCFA 的产生。综上所述，毛螺菌属、双歧杆菌属都具有产生 SCFAs 的能力。虽然，在本实验中，给予卡格列净治疗后，毛螺菌属丰度明显增加、双歧杆菌属丰度降低,我们推测增加的毛螺菌属产生短链脂肪酸的量大于减少的双歧杆菌所能产生短链脂肪酸的量,导致整体 SCFA 较用药前仍然是增加的。

科林氏菌属属于放线菌门,可以通过改变肠道胆固醇吸收、减少肝脏中的糖生成和增加甘油三酯合成来影响新陈代谢[24]。与健康对照受试者相比,T2DM 患者中科林氏菌属丰度有所增加[25]。本研究发现,给予卡格列净治疗 4 周后科林氏菌属丰度降低。Companys 等[18]发现,产气科林氏菌(*Collinsella aerofaciens*)与体重和 BMI 呈正相关,并且被视为肥胖的微生物群生物标志物。同样,一项关于结构化减肥对肥胖 T2DM 患者肠道微生物群组成影响的调查研究发现,干预 15 周后,科林氏菌属减少 8.4 倍,且与体重下降始终保持一致,猜测科林氏菌属的持续减少可能导致胰岛素敏感性增加[26]。综上所述,科林氏菌与体重呈正相关。在本实验中,给予卡格列净 4 周后科林氏菌属减少,我们推测可能通过减少科林氏菌属丰度导致血糖水平及体重下降。

功能预测分析显示,卡格列净治疗后改变的肠道菌群与钙信号通路增加密切相关,细胞内 Ca^{2+} 的急性增加刺激一系列信号级联反应,导致去磷酸化和下游转录因子的激活。这些 Ca^{2+} 信号通路的短期刺激促进许多对 β 细胞功能至关重要的细胞过程,包括提高活力、复制和胰岛素的生产和分泌。相反,长期刺激 Ca^{2+} 信号通路会增加 β 细胞内质网应激,导致 β 细胞分化状态的丧失[27]。经卡格列净治疗 4 周后,短期增加钙信号通路促进 β 细胞功能可能在降低血糖方面也有一定作用,但是具体的机制,需要进一步研究证实。

综上所述,我们的研究初步证明卡格列净治疗降低 T2DM 患者血糖及体重的同时,改变肠道菌群物种组成,并大胆推测,改变的肠道菌群通过增加肠道中 SCFAs 和(或)钙信号通路降低炎症反应及胰岛素抵抗,从而改善血糖及降低体重。然而,因本研究样本量小且未涉及具体的代谢组学,因此,本研究只能说明卡格列净治疗导致肠道菌群发生改变,具体机制需要更严谨的研究设计和更大的样本量进行阐述。

4 结论

在这项研究中,我们发现卡格列净治疗降低 T2DM 患者血糖及体重的同时,肠道菌群的组成发生改变,门水平上,放线菌门相对丰度降低,拟杆菌门增加,属水平上,毛螺菌属相对丰度升高,双歧杆菌属与科林氏菌属降低。我们猜测卡格列净可能通过改变肠道菌群的组成降低血糖及体重,作为卡格列净发挥作用的另一个靶点。总之,这项研究的发现可能为卡格列净降低血糖和体重提供新的线索。

[1]ARORA A,BEHL T,SEHGAL A,et al. Unravelling the involvement of gut microbiota in type 2 diabetes mellitus[J]. Life Sci,2021,273:119311.

［2］郭攀,冯津萍,冯超,等.肠道菌群与相关疾病的研究进展［J］.中华内科杂志,2019,58(6):476-480.

［3］SCHERTZER J D,LAM T K T. Peripheral and central regulation of insulin by the intestine and microbiome［J］. Am J Physiol Endocrinol Metab,2021,320(2):E234-E239.

［4］LEE C B,CHAE S U,JO S J,et al. The relationship between the gut microbiome and metformin as a key for treating type 2 diabetes mellitus［J］. Int J Mol Sci,2021,22(7):3566.

［5］MINAMI T,KAMEDA A,TERAUCHI Y. An evaluation of canagliflozin for the treatment of type 2 diabetes:an update［J］. Expert Opin Pharmacother,2021,22(16):2087-2094.

［6］LYNCH S V,PEDERSEN O. The human intestinal microbiome in health and disease［J］. N Engl J Med,2016,375(24):2369-2379.

［7］HOLLISTER E B, GAO C, VERSALOVIC J. Compositional and functional features of the gastrointestinal microbiome and their effects on human health［J］. Gastroenterology, 2014,146(6):1449-1458.

［8］GÓROWSKA-KOWOLIK K,CHOBOT A. The role of gut microbiome in obesity and diabetes［J］. World J Pediatr,2019,15(4):332-340.

［9］MERKEVIČIUS K,KUNDELIS R,MALECKAS A,et al. Microbiome changes after type 2 diabetes treatment:a systematic review［J］. Medicina (Kaunas),2021,57(10):1084.

［10］TAHRANI A A,BARNETT A H,BAILEY C J. SGLT inhibitors in management of diabetes［J］. Lancet Diabetes Endocrinol,2013,1(2):140-151.

［11］POLIDORI D,SHA S,MUDALIAR S,et al. Canagliflozin lowers postprandial glucose and insulin by delaying intestinal glucose absorption in addition to increasing urinary glucose excretion:results of a randomized,placebo-controlled study［J］. Diabetes Care,2013,36(8):2154-2161.

［12］MORI K,SAITO R,NAKAMARU Y,et al. Physiologically based pharmacokinetic-pharmacodynamic modeling to predict concentrations and actions of sodium-dependent glucose transporter 2 inhibitor canagliflozin in human intestines and renal tubules［J］. Biopharm Drug Dispos,2016,37(8):491-506.

［13］ROOJ A K,KIMURA Y,BUDDINGTON R K. Metabolites produced by probiotic lactobacilli rapidly increase glucose uptake by caco-2 cells［J］. BMC Microbiol,2010,10:16.

［14］BOLLA A M,BUTERA E,PELLEGRINI S,et al. Expression of glucose transporters in duodenal mucosa of patients with type 1 diabetes［J］. Acta Diabetol,2020,57(11):1367-1373.

［15］YANG M,SHI F H,LIU W,et al. Dapagliflozin modulates the fecal microbiota in a type 2 diabetic rat model［J］. Front Endocrinol (Lausanne),2020,11:635.

［16］LEE D M,BATTSON M L,JARRELL D K,et al. SGLT2I inhibition via dapagliflozin im-

糖尿病微生态机制探索

proves generalized vascular dysfunction and alters the gut microbiota in type 2 diabetic mice [J]. Cardiovasc Diabetol,2018,17(1):62.

[17]YANG L,ZHANG L,HE H,et al. Efficacy and safety of sodium-glucose cotransporter 2 inhibitors in east asians with type 2 diabetes:a systematic review and meta-analysis[J]. Diabetes Ther,2019,10(5):1921-1934.

[18]COMPANYS J,GOSALBES M J,PLA-PAGÀ L,et al. Gut microbiota profile and its association with clinical variables and dietary intake in overweight/obese and lean subjects: a cross-sectional study[J]. Nutrients,2021,13(6):2032.

[19]COUTO M R,GONÇALVES P,MAGRO F,et al. Microbiota-derived butyrate regulates intestinal inflammation:Focus on inflammatory bowel disease [J]. Pharmacol Res, 2020,159:104947.

[20]ISLAM M R,ARTHUR S,HAYNES J,et al. The role of gut microbiota and metabolites in obesity-associated chronic gastrointestinal disorders[J]. Nutrients,2022,14(3):624.

[21]AOKI R,KAMIKADO K,SUDA W,et al. A proliferative probiotic bifidobacterium strain in the gut ameliorates progression of metabolic disorders via microbiota modulation and acetate elevation[J]. Sci Rep,2017,7:43522.

[22]KIKUCHI K,BEN OTHMAN M,SAKAMOTO K. Sterilized bifidobacteria suppressed fat accumulation and blood glucose level[J]. Biochem Biophys Res Commun,2018,501(4): 1041-1047.

[23]MISHIMA E,FUKUDA S,KANEMITSU Y,et al. Canagliflozin reduces plasma uremic toxins and alters the intestinal microbiota composition in a chronic kidney disease mouse model[J]. Am J Physiol Renal Physiol,2018,315(4):F824-F833.

[24]GOMEZ-ARANGO L F,BARRETT H L,MCINTYRE H D,et al. Connections between the gut microbiome and metabolic hormones in early pregnancy in overweight and obese women[J]. Diabetes,2016,65(8):2214-2223.

[25]AFOLAYAN A O,ADEBUSOYE L A,CADMUS E O,et al. Insights into the gut microbiota of nigerian elderly with type 2 diabetes and non-diabetic elderly persons [J]. Heliyon,2020,6(5):e03971.

[26]FROST F,STORCK L J,KACPROWSKI T,et al. A structured weight loss program increases gut microbiota phylogenetic diversity and reduces levels of collinsella in obese type 2 diabetics:a pilot study[J]. PLoS One,2019,14(7):e0219489.

[27]SABATINI P V,SPECKMANN T,LYNN F C. Friend and foe:β-cell Ca^{2+} signaling and the development of diabetes[J]. Mol Metab,2019,21:1-12.

4 卡格列净治疗 2 型糖尿病患者引起眼表菌群的改变

王丽敏[1]　宋小健[1]　郑楠[1]　梁程红[1]　陈耀楠[1]　王萍萍[1]　张发明[2]　姜长涛[3]　袁慧娟[1*]

(1.河南省人民医院内分泌代谢病科;2.南京医科大学第二附属医院;
3.北京大学基础医学院)

摘要:

目的:探讨 2 型糖尿病患者给予卡格列净干预前后的眼表菌群组成变化。方法:选择 21 名 2 型糖尿病受试者,给予为期 4 周的卡格列净单药治疗,观察干预前后体重、体重指数、空腹血糖、糖化血清蛋白、腰臀比、收缩压、舒张压、总胆固醇、甘油三酯、高密度脂蛋白、低密度脂蛋白的变化,通过对结膜囊分泌物菌群进行 16S rRNA 测序,分析 2 型糖尿病患者干预前后眼表菌群的构成差异。结果:干预后体重($P<0.001$)、体重指数($P<0.001$)、空腹血糖($P=0.001$)、糖化血清蛋白($P=0.031$)显著下降,腰臀比($P=0.409$)、收缩压($P=0.084$)、舒张压($P=0.101$)、总胆固醇($P=0.425$)、甘油三酯($P=0.281$)、高密度脂蛋白($P=0.425$)、低密度脂蛋白($P=0.275$)未见明显统计学差异。眼表菌群 α 多样性分析发现 Shannon 指数在干预后显著高于干预前($P=0.022$)。眼表菌群 β 多样性基于 Weighted-UniFrac 距离的 Adonis 分析发现,干预前后的眼表菌群在整体上存在显著差异($P=0.009$)。与干预前相比,干预后不动杆菌属($P=0.005$)与沙雷氏菌属($P=0.018$)相对丰度显著降低,拟杆菌属($P=0.014$)显著升高。结论:卡格列净可以调节 2 型糖尿病患者眼表菌群的结构,降低眼表机会致病菌群及增加保护性菌群,改变的眼表菌群可能通过增加氨基酸生物合成降低炎症反应从而降低眼部疾病的发生发展。

关键词:2 型糖尿病;SGLT2i;卡格列净;眼表菌群

糖尿病是由胰岛素分泌缺陷和/或其障碍引起的一组以高血糖、微血管和大血管并发症为生物学功能特征的代谢性疾病[1]。糖尿病视网膜病变为糖尿病最常见的微血管并发症之一。数据[2]显示,糖尿病视网膜病变、非增殖性糖尿病视网膜病变和增殖性糖尿病视网膜病变的患病率分别为 18.45%、15.06% 和 0.99%。此外,糖尿病患者易发生一系列其他眼部并发症,如黄斑水肿、白内障、青光眼或角膜病变等[3]。有研究发现,与对照组相比,2 型糖尿病(type 2 diabetes mellitus,T2DM)及 T2DM 合并角膜神经病变患者眼表菌群发生改变[4-5]。糖尿病眼部疾病严重影响患者的生活质量,因此,糖尿病眼部疾病的防治应从糖尿病早期开始。除了血糖控制,大量研究致力于寻找更有效的眼部药

物,以有效治疗眼部疾病。近年研究[6]发现,钠－葡萄糖共转运蛋白 2 抑制剂
(sodium-glucose cotransporter 2 Inhibitor,SGLT2i)在降低血糖的同时具有防治糖尿病视网
膜病变的额外获益。本研究旨在探讨给予 4 周 100 mg 卡格列净干预前后眼表菌群组成
变化,为卡格列净防治糖尿病眼部疾病提供部分依据。

1 材料与方法

1.1 研究对象

选择 2020 年 11 月—2021 年 5 月于河南省人民医院内分泌科门诊就诊的 21 例
T2DM 患者。研究对象必须满足全部标准才能入选。纳入标准:①年龄 30～70 岁;②未
用任何口服降血糖药的 T2DM 患者,根据 2011 年世界卫生组织诊断标准[7],凡符合下列
条件之一者可诊断 T2DM:a. 有糖尿病典型症状(多饮、多食、多尿、体重下降),任意时间
血糖≥11.1 mmol/L 或空腹血糖≥7.0 mmol/L;b. 口服葡萄糖耐量试验(OGTT),2 h 血糖
≥11.1 mmol/L;③无严重的全身系统疾病和眼部疾病史。排除标准:①近 6 个月使用抗
生素或糖皮质激素;②近 6 个月使用滴眼液;③佩戴隐形眼镜或美瞳;④既往有眼部相关
手术史;⑤患有严重器质性疾病,如癌症、肝炎、肝硬化、脑梗死等;⑥受试者妊娠或哺乳
期;⑦患有甲状腺功能亢进、甲状腺功能减退、多囊卵巢综合征等其他内分泌疾病;⑧酗
酒;⑨肢体残疾,或其他原因引起的生活不能自理、不能清楚地回忆、回答问题者,或有明
显的运动障碍。本研究经河南省人民医院伦理委员会批准,编号为(2020)伦审第(110)
号。所有受试者均获得知情同意,并签署知情同意书。

1.2 样市及数据收集

患者填写基本信息问卷,包括姓名、性别、年龄、全身或眼部疾病病史及用药史。卡
格列净治疗 4 周前后均测定空腹血糖(fasting blood glucose,FBG)、糖化血清蛋白
(glycated serum protein,GSP)、总胆固醇(total cholesterol,TC)、甘油三酯(triglyceride,
TG)、高密度脂蛋白(high density lipoprotein,HDL)、低密度脂蛋白(low density
lipoprotein,LDL)及清晨空腹受试者统一服装测量受试者体重、体重指数(body mass
index,BMI)、腰臀比(waist-hip ratio,WHR)、收缩压(systolic blood pressure,SBP)、舒张压
(diastolic blood pressure,DBP)。

1.3 眼表菌群标市采集

采集受试者结膜囊标本时先清洗眼睑皮肤,5 g/L 盐酸丙美卡因滴眼液行眼表局部麻
醉,使用一次性无菌干棉签于受试者结膜囊处采集标本,禁止接触睫毛和外睑皮肤,以防止
污染。采集后的棉签独立放置于 1.5 mL Eppendorf 灭菌管中,5～10 min 内放入－80 ℃冰箱

保存直至 DNA 提取。

1.4 生物信息学分析

①利用 16S rRNA 基因 V3～V4 区作为目标扩增区进行 PCR。制备测序文库,进行高通量测序分析;②对所获得的序列筛选后进行 OTU 归并划分;③根据 OTU 在不同样本中的丰度分布,评估每个样本的多样性水平;④对各组样本在不同分类水平的具体组成进行分析;⑤通过多变量统计学分析工具,进一步衡量不同组间的菌群结构差异及与差异相关的物种。

1.5 统计学处理

数据处理及统计学分析使用 Excel 2021 软件及 SPSS 25.0 软件。正态分布计量资料采用(Mean±SD)表示,组间比较采用配对 t 检验,非正态分布计量数据用中位数(上、下四分位数)表示,组间比较采用秩和检验。$P<0.05$ 为差异有统计学意义。

2 结果

2.1 临床数据分析

用药前后体重、BMI、FBG、GSP 比较,差异有统计学意义($P<0.05$);而腰臀比、SBP、DBP、TC、TG、HDL、LDL 比较,差异无统计学意义($P>0.05$,表3-4-1)。

表3-4-1 治疗前后的各指标比较

组别	体重/kg	BMI/(kg/m²)	腰臀比	SBP/mmHg	DBP/mmHg
干预前	71.36±11.19	25.32±3.00	0.94±0.07	124±14	77±12
干预后	69.93±10.81	24.83±2.95	0.93±0.06	118±14	75±14
P 值	<0.001	<0.001	0.409	0.084	0.101

组别	$c(\text{FBG})/$ (mmol/L)	$c(\text{GSP})/$ (μmol/L)	$c(\text{TC})/$ (mmol/L)	$c(\text{TG})/$ (mmol/L)	$c(\text{HDL})/$ (mmol/L)	$c(\text{LDL})/$ (mmol/L)
干预前	7.80 (6.70,9.15)	291.00 (264.00,353.00)	4.66±0.89	1.23 (1.02,1.76)	1.33±0.36	2.43±0.81
干预后	7.10 (5.95,7.55)	275.00 (251.00,342.50)	4.79±0.92	1.28 (1.06,1.66)	1.36±0.32	2.59±0.79
P 值	0.001	0.031	0.425	0.281	0.425	0.275

2.2 用药前后眼表菌群变化

2.2.1 α多样性变化

物种累积曲线,横坐标是样本量,纵坐标是 OTU 数量,即物种数量,随着样本量的增多,曲线逐渐平缓,说明再增加样本量,新物种的增加无明显变化(图 3-4-1A)。干预前与干预后 T2DM 患者眼表菌群的 ACE(159.63 *vs* 173.05)和 Shannon(3.39 *vs* 3.81)多样性指数在干预后有增多的趋势,其中 Shannon 指数在干预后显著高于干预前($P=$ 0.022),Simpson 指数在干预后显著低于干预前(0.08 *vs* 0.06,$P=0.043$)(图 3-4-1B ~ 图 3-4-1D)。这些结果表明,与干预前相比,干预后眼表菌群的 α 多样性增加。

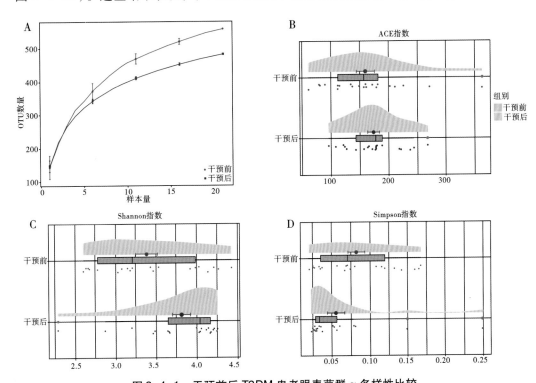

图 3-4-1　干预前后 T2DM 患者眼表菌群 α 多样性比较

A:物种累积曲线;B:ACE 指数;C:Shannon 指数;D:Simpson 指数。

2.2.2 β多样性变化

基于 Weighted-UniFrac 距离的 PCoA 分析,发现干预前后的眼表样本有聚集到图中不同位置的趋势(图 3-4-2);基于 Weighted-UniFrac 距离的 Adonis 分析发现,干预前后的眼表菌群在整体上存在显著差异($P=0.009$);这些结果表明,干预后眼表菌群整体上发生显著变化。

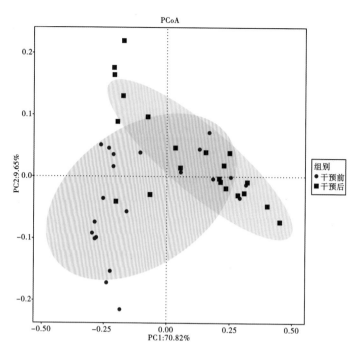

图 3-4-2　干预前后 T2DM 患者眼表菌群 β 多样性比较

2.2.3　眼表菌群物种组成分析

门水平眼表菌群物种分析显示,干预前后,眼表菌群均以变形菌门(Proteobacteria)、厚壁菌门(Firmicutes)、放线菌门(Actinobacteriota)和拟杆菌门(Bacteroidota)为优势菌门(图3-4-3A);在属水平上,干预前眼表菌群以不动杆菌属(*Acinetobacter*)、迪茨氏菌属(*Dietzia*)、盐单胞菌属(*Halomonas*)、拟杆菌属(*Bacteroides*)和 *Aliidiomarina* 属为优势菌属,干预后眼表菌群以不动杆菌属、拟杆菌属、迪茨氏菌属、*Subdoligranulum*、棒状杆菌(*Corynebacterium*)和盐单胞菌属为优势菌属(图3-4-3B)。

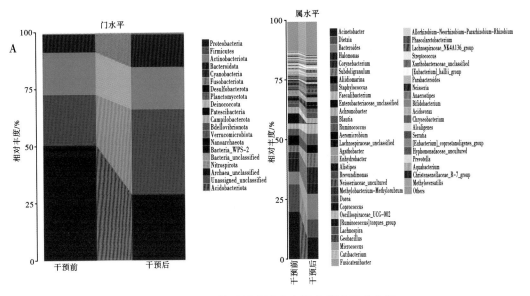

图 3-4-3　干预前后 T2DM 患者眼表菌群组成分析

　　采用 Mann-Whitney U 检验挑选干预前后眼表菌群中存在显著差异的优势细菌类群。在门水平,发现变形菌门(50.72% vs 29.07%,P = 0.002)在干预前显著高于干预后,而厚壁菌门(22.24% vs 37.36%,P = 0.009)和拟杆菌门(8.02% vs 14.41%,P = 0.024)在干预后显著高于干预前(图 3-4-4A);在属水平,发现不动杆菌属(20.26% vs 9.31%,P = 0.005)、水栖菌属(*Enhydrobacter*)(1.51% vs 0.53%,P = 0.034)、沙雷氏菌属(*Serratia*)(0.65% vs 0.09%,P = 0.018)、伊丽莎白菌属(*Elizabethkingia*)(0.47% vs 0.00%,P = 0.010)、寡养单胞菌属(*Stenotrophomonas*)(0.41% vs 0.06,P = 0.011)等属在干预前显著高于干预后,拟杆菌属(5.15% vs 10.56%,P = 0.014)、*Subdoligranulum*(2.69% vs 5.90%,P = 0.006)、粪杆菌属(*Faecalibacterium*)(2.18% vs 4.08%,P = 0.010)、瘤胃球菌属(*Ruminococcus*)(1.21% vs 1.63%,P = 0.041)、另枝菌属(*Alistipes*)(0.49% vs 1.39%,P = 0.002)、*Dorea*(0.50% vs 1.01%,P = 0.016)、考拉杆菌属(*Phascolarctobacterium*)(0.24% vs 0.80%,P = 0.011)、副拟杆菌属(*Parabacteroides*)(0.23% vs 0.69%,P = 0.009)、[*Eubacterium*]_coprostanoligenes_group(0.25% vs 0.48%,P = 0.021)、副萨特菌属(*Parasutterella*)(0.12% vs 0.45%,P = 0.002)、(*Eubacterium*)_siraeum_group(0.14% vs 0.36%,P = 0.039)、*Lachnoclostridium*(0.14% vs 0.32%,P = 0.039)、*Butyricicoccaceae_UCG*-008(0.09 vs 0.33,P = 0.031)、副普氏菌属(*Paraprevotella*)(0.09% vs 0.28%,P = 0.018)、*Odoribacter*(0.07 vs 0.24,P = 0.004)等属在干预后显著高于干预前(图 3-4-4B)。

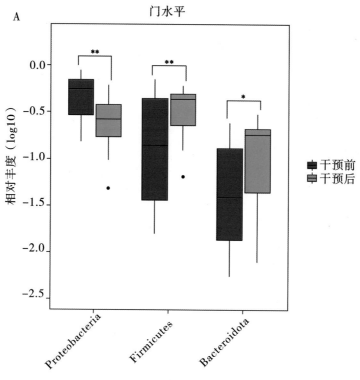

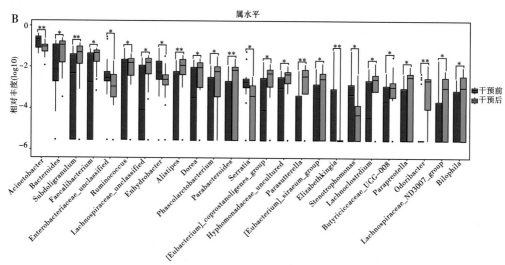

图 3-4-4　干预前后 T2DM 患者眼表菌群 Mann-Whitney U 检验分析

*：$P<0.05$，**：$P<0.01$，***：$P<0.001$。

　　基于 LEfSe 分析，挑选出在干预前后的眼表菌群中存在显著差异的细菌属。发现拟杆菌属、*Subdoligranulum*、粪杆菌属、颤杆菌克属（*Oscillibacter*）、另枝菌属、嗜胆菌属（*Bilophila*）、副普氏菌属、*Odoribacter*、*Lachnospiraceae _ ND3007 _ group*、*Dorea*、

Negativibacillus、*Barnesiella*、副萨特菌属、考拉杆菌属、（*Eubacterium*）_siraeum_group、*Butyr-icicoccaceae_UCG_008*、瘤胃球菌属、*Lachnoclostridium*、副拟杆菌属、*Ralstonia*和（*Eubacterium*）_coprostanoligenes_group 等属在干预后显著高于干预前；不动杆菌属、*Enterobacteriaceae_unclassified*、*Niveispirillum*、水栖菌属、*Blastomonas*、韦永氏球菌属（*Veillonella*）、马赛菌属（*Massilia*）、寡养单胞菌属和沙雷氏菌属等在干预前显著高于干预后（图3-4-5）。

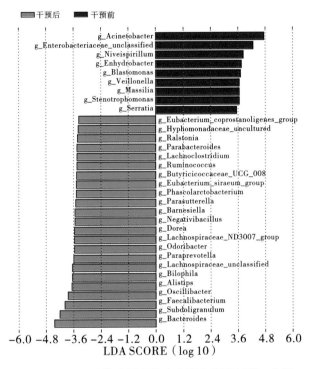

图3-4-5　干预前后T2DM患者眼表菌群LEfSe分析

利用Random-forest分析,发现41个OTU在干预前后的眼表菌群中有差异,其中24个OTU在干预后高于干预前,它们分别属于*Lachnoclostridium*、不动杆菌属、短芽孢杆菌属（*Brevibacillus*）、*Negativibacillus*、嗜胆菌属、*Lachnospiraceae_ND3007_group*、*Odoribacter*、副普氏菌属、*Ralstonia*、另枝菌属、*Butyricicoccaceae_UCG-008*、毛螺菌属（*Lachnospira*）、副萨特菌属、*Dorea*、*Lachnospiraceae_NK4A136_group*、考拉杆菌属、瘤胃球菌属、拟杆菌属、*Subdoligranulum*和粪杆菌属等;其余17个OTU在干预前高于干预后,它们分别属于马赛菌属、气单胞菌属（*Aeromonas*）、普氏菌属（*Prevotella*）、韦永氏球菌属、*Blastomonas*、颗粒链菌属（*Granulicatella*）、不动杆菌属、寡养单胞菌属、沙雷氏菌属、链球菌属（*Streptococcus*）、*Allorhizobium_Neorhizobium_Pararhizobium_Rhizobium*和迪茨氏菌属等（图3-4-6）。

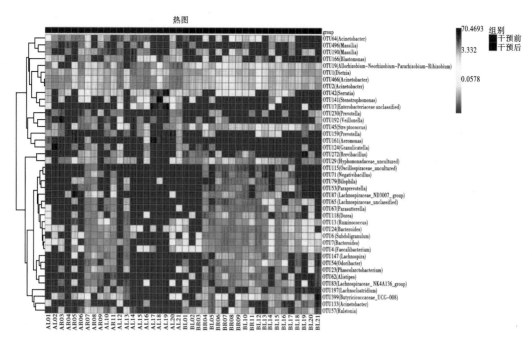

图 3-4-6　干预前后 T2DM 患者眼表菌群 Random-forest 分析

2.3　功能预测分析

　　眼表菌群 16S 测序数据基于 KEGG pathway 数据库进行 Tax4Fun2 功能预测,再通过 LEfSe 分析,挑选出在干预前后的眼表菌群中存在显著差异的代谢通路(L3 水平),图 3-4-7 中挑选出的差异代谢通路满足 P 值显著且 LDA ≥3.0。与干预前相比,干预后氨基酸生物合成(Biosynthesis_Of Amino_Acids)、淀粉和蔗糖代谢(Starch_And_Sucrose_ Metabolism)、半乳糖代谢(Galactose_Metabolism)、其他多糖降解(Other_Glycan_ Degradation)、肽聚糖生物合成(Peptidoglycan_Biosynthesis)、Homologous_Recombination、氨酰生物合成(Aminoacyl_tRNA_Biosynthesis)通路显著升高。芳香化合物的降解(Degradation _Of Aromatic_Compounds)、硫代谢(Sulfur_Metabolism)等通路显著降低(图 3-4-7)。

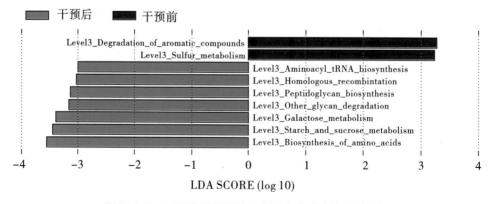

图 3-4-7　干预前后 T2DM 患者眼表菌群功能预测分析

3 讨论

正常眼表菌群的组成在维持眼部的健康、眼表稳态、预防眼部感染方面起着重要作用。核心眼表菌群占总眼表菌群的40%，其中放线菌门占核心眼表菌群的53%，其次是变形菌门占39%，厚壁菌门占8%[7]。健康的眼表共生菌群间保持平衡，但眼表菌群失衡可导致眼部疾病。细菌被认为是眼部感染的主要诱因，眼部感染如果不及时治疗，会导致视力障碍和失明[8]。一项调查发现，约33.07%的糖尿病患者同时患有糖尿病性黄斑病变和糖尿病视网膜病变，36.02%的患者同时患有糖尿病性黄斑病变和白内障[9]。Karimsab等[10]对糖尿病患者和正常人结膜菌群进行比较，发现糖尿病患者的菌群培养阳性率高于非糖尿病患者，且在糖尿病患者中，与没有视网膜病变的人相比，患有糖尿病视网膜病变的人结膜培养阳性率更高。增殖性糖尿病视网膜病变患者的双侧结膜培养阳性率明显高于没有视网膜病变及非增殖性糖尿病视网膜病变的患者。

卡格列净是一种SGLT2i，作用于肾脏近端小管，促进尿葡萄糖排泄，三期临床试验已证实其具有降糖、降压、减重的作用，此外对心血管和肾脏具有保护作用[11]。SGLT2i治疗T2DM患者可延缓糖尿病视网膜病变的进展，并且这种保护作用独立于其降糖作用[12]。Dziuba等[13]使用阿基米德模型预测T2DM患者20年内心血管和微血管并发症事件的发生，他们发现，与标准护理相比，服用达格列净的患者预计糖尿病视网膜病变的发生率降低9.8%。同样，Yoshizumi等[14]的一份病例报告显示，患有糖尿病性黄斑水肿的女性在二肽基肽酶-4抑制剂、西格列汀（50 mg/d）、二甲双胍（250 mg/d）和皮质激素对其产生难治性后，将二甲双胍改为伊格列净（25 mg/d），患者视力在4周内得到改善，糖尿病性黄斑水肿在16周内减轻，因此，SGLT2抑制剂可能是糖尿病性黄斑水肿治疗的潜在候选药物。研究发现视网膜周细胞中存在SGLT2，高血糖会导致视网膜周细胞SGLT2过表达，与视网膜病变有关[15]。Maekawa等[16]通过一项动物实验，评估根皮苷对糖尿病视网膜病变的影响，发现给予根皮苷治疗后，表皮内神经纤维密度降低、线粒体损伤和炎症的组织病理学标志物降低，支持SGLT2i治疗在改善高血糖大鼠神经自我调节和炎症小体功能丧失相关的生理结果中重要作用的观点。

我们的研究表明，与干预前相比，卡格列净干预后不动杆菌属、沙雷氏菌属相对丰度显著降低。Ham等[17]发现，与正常人相比，糖尿病患者眼表中不动杆菌属丰度明显增高。Talreja等[18]将鲍曼不动杆菌注射到小鼠眼睛内发现，视网膜中白细胞介素-1β（interleukin-1β，IL-1β）、白细胞介素-6（interleukin-6，IL-6）和肿瘤坏死因子-α（tumor necrosis factor-α，TNF-α）表达显著增加，进一步通过组织学及细胞死亡（TUNEL标记）染色显示视网膜细胞死亡增加，从而引起视网膜损伤，导致视力丧失。黏质沙雷菌作为眼部感染的机会致病菌，是一种罕见但毒性很强的眼内炎病因[19]。其中内源性眼内炎占眼内炎病例的5%～10%，糖尿病是其危险因素之一，当血液中的微生物进入眼睛，穿过血视网膜屏障,感染眼组织时,可导致此病的发生[20]。Zhou 等[21]通过动物实验研究表明,沙雷氏菌属可通过激活 TLR4/MD-2/MyD88 和 IL-1R1/MyD88 通路诱导角膜炎症。我们推测眼表菌群参与 T2DM 所致眼部疾病风险的发生发展,卡格列净可能通过改变眼表菌群降低 T2DM 相关眼病的风险,然而这需要将来纳入 T2DM 相关眼病患者进行进一步的研究。

我们的研究发现,干预后拟杆菌属显著升高。Qu 等[22]通过体内及体外实验发现,拟杆菌属可通过诱导短链脂肪酸(short chain fatty acid, SCFA)和白细胞介素-10(interleukin-10,IL-10)的产生降低全身炎症反应。目前,广泛认为拟杆菌属是通过调节淋巴细胞和细胞因子表达及控制代谢降低炎症的有益菌群[23]。慢性炎症和氧化应激被认为是糖尿病视网膜病变发病机制的关键组成部分,高血糖通过诱导过量活性氧(reactive oxygen species,ROS)产生引起局部炎症、线粒体功能障碍、微血管功能障碍和细胞凋亡,导致糖尿病视网膜病变发生率增加[24]。ROS 促进核因子-κB(nuclear factor-kappa Beta,NF-κB)的产生和激活,进而转移到细胞核并促进炎性细胞因子(如 IL-1β 和 IL-6)的表达[25]。卡格列净可激活 AMP 活化蛋白激酶,抑制 IL-1β、单核细胞趋化蛋白-1(monocyte chemotactic protein-1,MCP-1)和 IL-6 的分泌,减轻动脉硬化程度[26]。正如一项研究表明,卡格列净治疗可以降低 TNF 受体 1(tumor necrosis factor receptor-1,TNFR1)、IL-6、基质金属蛋白酶 7(matrix metalloproteinase-7,MMP-7)和纤连蛋白 1(fibronectin 1,FN1)的水平,表明卡格列净具有逆转炎症的作用[27]。此外,Chen 等[28]通过免疫荧光染色发现,与非糖尿病患者相比,糖尿病患者晶状体上皮细胞(lens epithelial cells,LEC)中 SGLT2、葡萄糖转运蛋白 1 型(the glucose transporter type 1,GLUT1)和葡萄糖转运蛋白 5 型(the glucose transporter type 5,GLUT5)水平明显升高,进一步研究发现,给予达格列净治疗,可降低晶状体上皮切片中的 SGLT2、GLUT1 和 GLUT5 蛋白水平,从而下调晚期糖基化终产物和吞噬细胞型烟酰胺腺嘌呤二核苷酸磷酸氧化酶等因子,防止 ROS 积累,并保护 LEC。综上,我们推测卡格列净可能通过增加可下调促炎细胞因子的菌群来降低炎症反应,降低眼部疾病的发生发展。

基于 KEGG 的功能预测发现,氨基酸生物合成在卡格列净治疗后显著富集。近年研究发现氨基酸可降低炎症反应,维持眼表稳态,并可能改善因不同原因引起的眼表疾病[29]。其中脯氨酸转运和利用在维持视网膜代谢和健康中具有重要作用,视网膜色素上皮可利用脯氨酸促进线粒体代谢,合成氨基酸,构建细胞外基质,对抗氧化应激[30]。膳食脯氨酸可改善视网膜色素上皮特异性氧化损伤小鼠模型的视觉功能[31]。我们推测,给予卡格列净治疗后,眼表菌群可能通过产生氨基酸降低炎症反应,从而降低眼部疾病的发生发展。

综上所述,我们的研究初步证明卡格列净可以调节 T2DM 患者眼表菌群的结构,降低眼表机会致病菌群及增加保护性菌群,我们大胆推测改变的眼表菌群可能通过增加氨基酸生物合成降低炎症反应。然而,本研究存在一定的局限性。首先,样本量较小。其次,未涉及使用卡格列净治疗前后代谢组学及炎症指标的变化。因此,本研究只能说明给予卡格列净治疗前后眼表菌群存在差异,具体机制将会在将来的试验中进行研究。

4 结论

我们的研究初步证明卡格列净可以调节 T2DM 患者眼表菌群的结构,与干预前相比,干预后不动杆菌属与沙雷氏菌属相对丰度显著降低,拟杆菌属显著升高。基于 KEGG 的功能预测发现,氨基酸生物合成在卡格列净治疗后显著富集,我们大胆推测改变的眼表菌群可能通过增加氨基酸生物合成降低炎症反应。这项研究可能为卡格列净治疗 T2DM 眼部疾病提供新的线索。

📖 **参考文献**

[1]SUN B,LUO Z,ZHOU J. Comprehensive elaboration of glycemic variability in diabetic macrovascular and microvascular complications[J]. Cardiovasc Diabetol,2021,20(1):9.

[2]SONG P,YU J,CHAN K Y,et al. Prevalence,risk factors and burden of diabetic retinopathy in China:a systematic review and meta-analysis[J]. J Glob Health,2018,8(1):010803.

[3]KATTAR A,CONCHEIRO A,ALVAREZ-LORENZO C. Diabetic eye:associated diseases,drugs in clinic,and role of self-assembled carriers in topical treatment[J]. Expert Opin Drug Deliv,2021,18(11):1589-1607.

[4]王丽敏. 2 型糖尿病患者眼表病变及菌群变化的研究[D]. 郑州:郑州大学,2020.

[5]常田,王丽敏,高山俊,等. 2 型糖尿病患者角膜神经病变与眼表菌群相关性的研究[J]. 中华内分泌代谢杂志,2021,37(6):534-541.

[6]SHA W,WEN S,CHEN L,et al. The role of SGLT2i inhibitor on the treatment of diabetic retinopathy[J]. J Diabetes Res,2020,2020:8867875.

[7]DELBEKE H,YOUNAS S,CASTEELS I,et al. Current knowledge on the human eye microbiome:a systematic review of available amplicon and metagenomic sequencing data[J]. Acta Ophthalmol,2021,99(1):16-25.

[8]TEWELDEMEDHIN M,GEBREYESUS H,ATSBAHA A H,et al. Bacterial profile of ocular infections:a systematic review[J]. BMC Ophthalmol,2017,17(1):212.

[9]YAO X,PEI X,YANG Y,et al. Distribution of diabetic retinopathy in diabetes mellitus patients and its association rules with other eye diseases[J]. Sci Rep,2021,11(1):16993.

[10]KARIMSAB D,RAZAK S K. Study of aerobic bacterial conjunctival flora in patients with diabetes mellitus[J]. Nepal J Ophthalmol,2013,5(1):28-32.

[11]SARRAJU A,SPENCER-BONILLA G,RODRIGUEZ F,et al. Canagliflozin and cardio-vascular outcomes in type 2 diabetes[J]. Future Cardiol,2021,17(1):39-48.

[12]CHO E H,PARK S J,HAN S,et al. Potent oral hypoglycemic agents for microvascu-lar complication:Sodium-glucose cotransporter 2 inhibitors for diabetic retinopathy[J]. J Diabetes Res,2018,2018:6807219.

[13]DZIUBA J,ALPERIN P,RACKETA J,et al. Modeling effects of SGLT-2 inhibitor dapa-gliflozin treatment versus standard diabetes therapy on cardiovascular and microvascular outcomes[J]. Diabetes Obes Metab,2014,16(7):628-635.

[14]YOSHIZUMI H,EJIMA T,NAGAO T,et al. Recovery from diabetic macular edema in a diabetic patient after minimal dose of a sodium glucose co-transporter 2 inhibitor[J]. Am J Case Rep,2018,19:462-466.

[15]WAKISAKA M,NAGAO T. Sodium glucose cotransporter 2 in mesangial cells and retinal pericytes and its implications for diabetic nephropathy and retinopathy [J]. Glycobiology,2017,27(8):691-695.

[16]MAEKAWA T,TADAKI H,SASASE T,et al. Pathophysiological profiles of SDT fatty rats,a potential new diabetic peripheral neuropathy model[J]. J Pharmacol Toxicol Meth-ods,2017,88(Pt 2):160-166.

[17]HAM B,HWANG H B,JUNG S H,et al. Distribution and diversity of ocular microbi-al communities in diabetic patients compared with healthy subjects [J]. Curr Eye Res,2018,43(3):314-324.

[18]TALREJA D,KAYE K S,YU F S,et al. Pathogenicity of ocular isolates of acinetobacter baumannii in a mouse model of bacterial endophthalmitis [J]. Invest Ophthalmol Vis Sci,2014,55(4):2392-2402.

[19]FERNÁNDEZ VECILLA D,BLASCO PALACIO P B,UNZAGA BARAÑANO M J,et al. Serratia marcescens as cause of delayed onset endophtalmitis[J]. Rev Esp Quimioter, 2021,34(1):67-69.

[20] KERNT M, KAMPIK A. Endophthalmitis: pathogenesis, clinical presentation, management,and perspectives[J]. Clin Ophthalmol,2010,4:121-135.

[21]ZHOU R,ZHANG R,SUN Y,et al. Innate immune regulation of Serratia marcescens-in-duced corneal inflammation and infection[J]. Invest Ophthalmol Vis Sci,2012,53(11): 7382-7388.

[22]QU D,SUN F,FENG S,et al. Protective effects of bacteroides fragilis against lipopolysac-charide-induced systemic inflammation and their potential functional genes[J]. Food Funct,2022,13(2):1015-1025.

［23］TAN H，ZHAI Q，CHEN W. Investigations of bacteroides spp. towards next－generation probiotics［J］. Food Res Int，2019，116：637－644.

［24］WU M Y，YIANG G T，LAI T T，et al. The oxidative stress and mitochondrial dysfunction during the pathogenesis of diabetic retinopathy［J］. Oxid Med Cell Longev，2018，2018：3420187.

［25］HOMME R P，SINGH M，MAJUMDER A，et al. Remodeling of retinal architecture in diabetic retinopathy：disruption of ocular physiology and visual functions by inflammatory gene products and pyroptosis［J］. Front Physiol，2018，9：1268.

［26］MANCINI S J，BOYD D，KATWAN O J，et al. Canagliflozin inhibits interleukin－1β－stimulated cytokine and chemokine secretion in vascular endothelial cells by AMP－activated protein kinase－dependent and－independent mechanisms［J］. Sci Rep，2018，8（1）：5276.

［27］HEERSPINK H J L，PERCO P，MULDER S，et al. Canagliflozin reduces inflammation and fibrosis biomarkers：a potential mechanism of action for beneficial effects of SGLT2I inhibitors in diabetic kidney disease［J］. Diabetologia，2019，62（7）：1154－1166.

［28］CHEN Y Y，WU T T，HO C Y，et al. Dapagliflozin prevents nox－and SGLT2I－dependent oxidative stress in lens cells exposed to fructose－induced diabetes mellitus［J］. Int J Mol Sci，2019，20（18）：4357.

［29］RUSCIANO D，ROSZKOWSKA A M，GAGLIANO C，et al. Free amino acids：an innovative treatment for ocular surface disease［J］. Eur J Pharmacol，2016，787：9－19.

［30］DU J，ZHU S，LIM R R，et al. Proline metabolism and transport in retinal health and disease［J］. Amino Acids，2021，53（12）：1789－1806.

［31］YAM M，ENGEL A L，WANG Y，et al. Proline mediates metabolic communication between retinal pigment epithelial cells and the retina［J］. J Biol Chem，2019，294（26）：10278－10289.

5 卡格列净治疗2型糖尿病患者引起口腔菌群的改变

王丽敏[1] 宋小健[1] 梁程红[1] 郑楠[1] 陈耀楠[1] 王萍萍[1] 张发明[2] 姜长涛[3] 袁慧娟[1*]

(1.河南省人民医院内分泌代谢病科;2.南京医科大学第二附属医院;3.北京大学基础医学院)

摘要:

目的:探讨2型糖尿病患者给予卡格列净干预前后的口腔菌群组成变化。方法:选取21例2型糖尿病患者为受试者,接受卡格列净单药治疗4周,观察干预前后体重、体重指数、空腹血糖、糖化血清蛋白、腰臀比、收缩压、舒张压、总胆固醇、甘油三酯、高密度脂蛋白、低密度脂蛋白变化,使用无菌唾液采集管收集患者治疗前后的唾液标本,通过16S rRNA测序技术进行口腔菌群分析。结果:治疗后体重、空腹血糖、糖化血清蛋白水平显著下降($P<0.05$)。口腔菌群α多样性无显著差异($P>0.05$),普雷沃氏菌属、韦永氏球菌属显著高于治疗前($P<0.05$),而巴斯德氏菌科的一个未分类属降低。功能预测分析表明,口腔菌群糖胺聚糖降解通路显著富集。结论:卡格列净降低血糖及体重的同时可改变口腔菌群的组成,可能会增加牙周炎的发生率。

关键词:SGLT2i;卡格列净;糖尿病;口腔菌群

近年来,糖尿病(diabetes mellitus,DM)逐渐成为影响国民健康的一大严重慢性疾病。据估计,2021年全球20~79岁人群的糖尿病患病率为10.5%(约5.366亿人),到2045年将上升至12.2%(约7.832亿人)。其中中国糖尿病患者人数最多,2021年超过1亿4000万人,预计2045年将超过1亿7400万人[1]。随着近年来研究的逐渐深入,有研究表明,糖尿病导致口腔菌群发生改变,增加牙周病的发病率[2]。一方面糖尿病与牙周炎之间存在一种相互影响的双向关系即糖尿病是牙周炎的一个危险因素,增加牙周炎和牙齿脱落的风险,另一方面,在糖尿病患者中,并发牙周炎会对血糖的控制产生不利影响,增加心血管疾病、视网膜病和肾脏疾病等并发症的风险。此外,降低糖尿病患者的血糖水平可延缓牙周炎的进展以及牙周炎治疗可降低血液中的糖化血红蛋白水平[3]。Yang等[4]将健康者、未接受治疗的糖尿病患者、接受二甲双胍或联合治疗的糖尿病患者的唾液菌群进行比较,结果揭示糖尿病发病和治疗后某些细菌含量发生了变化。

钠-葡萄糖共转运蛋白2抑制剂(sodium-glucose cotransporter-2 inhibitor,SGLT2i)是近年批准用于治疗2型糖尿病(type 2 diabetes mellitus,T2DM)的一类新的降血糖药物,这些药物抑制近端肾小管对葡萄糖的重吸收,增强尿葡萄糖排泄,从而降低血糖水平[5]。卡格列净是一种 SGLT2i,也是一种低效钠-葡萄糖共转运蛋白 1(sodium-glu-cose cotransporter-1,SGLT1)抑制剂[6]。SGLT1 在唾液腺的腺泡和导管细胞中高表达,可将葡萄糖从血液转运到唾液进入集合管,以维持导管细胞代谢[7]。然而,目前暂无 SGLT2i 对口腔菌群影响的相关文章。因此,在本研究中,我们通过收集 T2DM 患者接受卡格列净单药治疗 4 周前后的唾液,利用 16S rRNA 高通量基因测序技术描述样本中菌群的 α 多样性和 β 多样性,并研究其物种差异,以期明确卡格列净是否导致口腔菌群改变。

1 材料与方法

1.1 研究对象

选择 2020 年 11 月—2021 年 5 月于河南省人民医院内分泌科门诊就诊的 T2DM 患者 21 例。研究对象必须满足全部标准才能入选。纳入标准:①年龄 30 ~ 70 岁;②未用任何口服降血糖药的 T2DM 患者,根据 2011 年世界卫生组织诊断标准,凡符合下列条件之一者可诊断 T2DM:a. 有糖尿病典型症状(多饮、多食、多尿、体重下降),任意时间血糖 ≥11.1 mmol/L 或空腹血糖 ≥7.0 mmol/L;b. 口服葡萄糖耐量试验(OGTT),2 h 血糖 ≥11.1 mmol/L;③无严重的全身系统疾病和口腔疾病史。排除标准:①口服降血糖药患者;②已知患有严重牙周病的患者或过去一年进行过牙周治疗者;③纳入前 3 个月接受抗生素、漱口水、益生菌或任何其他可能影响口腔菌群的药物治疗的患者;④患有严重器质性疾病,如癌症、冠心病、心肌梗死等;⑤持续性呕吐或怀疑有消化道梗阻者;胃切除术、胃底折叠术、结肠造瘘等消化系统外科手术;⑥患有肺结核和肝炎等传染病;⑦酗酒;⑧过去 3 个月内因下列疾病接受药物治疗者:胆囊炎、消化道溃疡、尿路感染、急性肾盂肾炎、膀胱炎、甲状腺功能亢进等甲状腺功能异常;⑨肢体残疾,或其他原因引起的生活不能自理、不能清楚地回忆、回答问题者,或有明显的运动障碍;⑩不能保证充足的时间参与本项目的。本研究经河南省人民医院伦理委员会批准,编号为(2020)伦审第(110)号。所有受试者均获得知情同意,并签署知情同意书。

1.2 样市及数据收集

患者填写基本信息问卷,包括姓名、性别、年龄、全身或口腔疾病病史及用药史、饮食习惯。卡格列净治疗 4 周前后受试者均测定空腹血糖(fasting blood glucose,FBG)、糖化血清蛋白(glycated serum protein,GSP)、总胆固醇(total cholesterol,TC)、甘油三酯(triglyceride,TG)、高密度脂蛋白(high density lipoprotein,HDL)、低密度脂蛋白(low density lipoprotein,LDL),受试者清晨空腹统一服装测量体重、收缩压(systolic blood pressure,SBP)、舒张压(diastolic blood pressure,DBP),计算体重指数(body mass index,

BMI)、腰臀比(waist-hip ratio,WHR)。

1.3 唾液标本采集

早餐后 2 h(时间 9:00 左右)进行唾液采集,在采样前 30 min,患者用 15 mL 无菌蒸馏水清洗口腔,共 3 次。漱口后采集唾液,通过让唾液积聚在口腔底部,然后每 60 s 向样本管中吐入唾液,收集至少 2 mL 未受刺激的唾液,在这 30 min 内不得进食、饮水、吸烟或嚼口香糖。患者在取样前应洗手并进行其他必要的清洁措施;交付给患者的收集容器应标明患者的姓名和日期。每个样品在 20 min 内被转移到实验室,并立即储存在-80 ℃。

1.4 生物信息学分析

①利用 16S rRNA 基因 V3～V4 区作为目标扩增区进行 PCR。使用 Illunima Miseq 2*300 bp 平台测序,制备测序文库,进行高通量测序分析;②对所获得的序列筛选后进行 OTU 归并划分;③根据 OTU 在不同样本中的丰度分布,评估每个样本的多样性水平;④对各组样本在不同分类水平的具体组成进行分析;⑤通过多变量统计学分析工具,进一步衡量不同组间的菌群结构差异及与差异相关的物种。

1.5 统计学处理

数据处理及统计学分析使用 Excel 2021 软件及 SPSS 25.0 软件。正态分布计量资料采用(Mean±SD)表示,组间比较采用配对 t 检验,非正态分布计量数据用中位数(上、下四分位数)表示,组间比较采用秩和检验。$P<0.05$ 为差异有统计学意义。

2 结果

2.1 临床数据分析

共纳入 21 名糖尿病患者,男性 9 例,女性 12 例,平均年龄为(51.19±10.69)岁。卡格列净治疗 4 周后体重、BMI、FBG、GSP 比较,差异有统计学意义($P<0.05$),而腰臀比、SBP、DBP、TC、TG、HDL、LDL 比较,差异无统计学意义($P>0.05$,表3-5-1)。

表 3-5-1　治疗前后的各指标比较

组别	体重/kg	BMI/(kg/m^2)	腰臀比	SBP/mmHg	DBP/mmHg
干预前	71.36±11.19	25.32±3.00	0.94±0.07	124±14	77±12
干预后	69.93±10.81	24.83±2.95	0.93±0.06	118±14	75±14
P	<0.001	<0.001	0.409	0.084	0.101

组别	$c(FBG)/$ (mmol/L)	$c(GSP)/$ (μmol/L)	$c(TC)/$ (mmol/L)	$c(TG)/$ (mmol/L)	$c(HDL)/$ (mmol/L)	$c(LDL)/$ (mmol/L)
干预前	7.80 (6.70,9.15)	291.00 (264.00,353.00)	4.66±0.89	1.23 (1.02,1.76)	1.33±0.36	2.43±0.81
干预后	7.10 (5.95,7.55)	275.00 (251.00,342.50)	4.79±0.92	1.28 (1.06,1.66)	1.36±0.32	2.59±0.79
P	0.001	0.031	0.425	0.281	0.425	0.275

2.2　用药前后口腔菌群多样性分析

2.2.1　α 多样性变化

物种累积曲线,横坐标是样本量,纵坐标是 OTU 数量,即物种数量随着样本量的增多,曲线逐渐平缓,说明再增加样本量,新物种的增加无明显变化(图 3-5-1A)。干预前与干预后 T2DM 患者口腔菌群的 ACE(252.86 vs 245.19)、Chao 1(252.92 vs 246.69)、Shannon(3.05 vs 3.25)和 Simpson(0.12 vs 0.09)多样性指数在两组口腔样本中均没有显著差异($P>0.05$,图 3-5-1B ~ 图 3-5-1E),结果表明干预后口腔菌群的 α 多样性相比干预前没有显著变化。

2.2.2　β 多样性变化

基于 Weighted-UniFrac 距离的 PCoA 分析,发现干预前后的口腔样本在图中有一定的分开趋势(图 3-5-2);基于 Weighted-UniFrac 距离的 Adonis 分析发现,干预前后的口腔菌群在整体上虽然存在一定的差异,但差异并不显著($P=0.0752$);这些结果表明,干预后口腔菌群整体上发生了一定的变化,但并不明显。

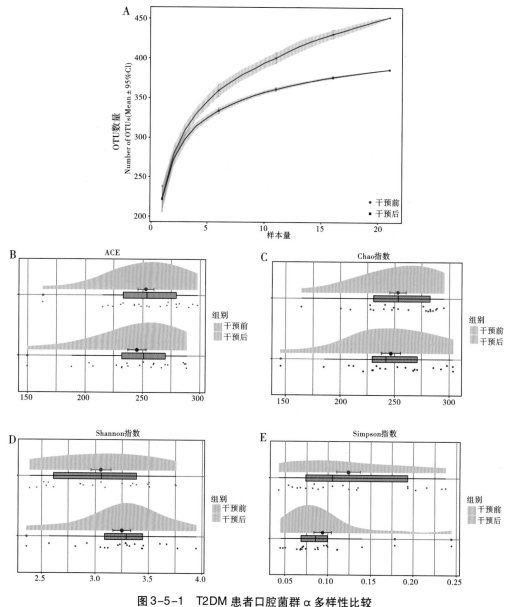

图 3-5-1　T2DM 患者口腔菌群 α 多样性比较

A：T2DM 患者口腔菌群物种累积曲线；B ～ E：干预前后 T2DM 患者口腔菌群的 ACE、Chao 1、Shannon、Simpson 指数

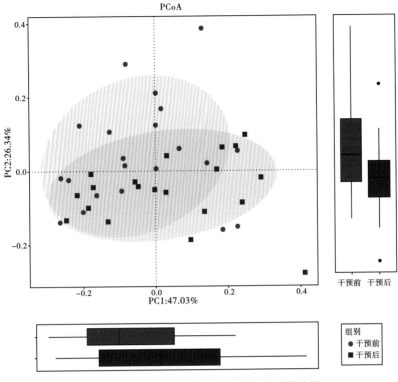

图 3-5-2　T2DM 患者口腔菌群 β 多样性比较

2.3　口腔菌群物种组成分析

2.3.1　门水平上干预前后口腔菌群的结构差异

干预前后,口腔菌群均以变形菌门(Proteobacteria)、厚壁菌门(Firmicutes)、拟杆菌门(Bacteroidota)、放线菌门(Actinobacteriota)和梭杆菌门(Fusobacteriota)为优势菌门(图3-5-3A)。采用 Mann-Whitney U 检验挑选干预前后存在显著差异的优势细菌类群,发现拟杆菌门在干预后显著高于干预前(18.48% vs 25.07 $P=0.013$)(图3-5-3B)。

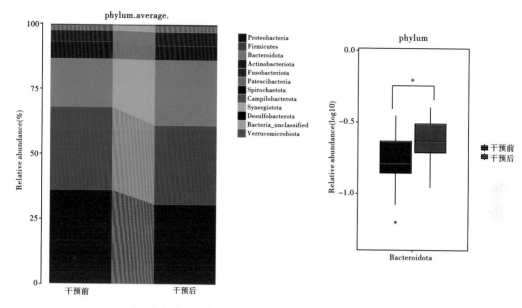

图 3-5-3　门水平上样本口腔菌群结构的差异分析

＊:$P<0.05$,＊＊:$P<0.01$,＊＊＊:$P<0.001$。

2.3.2　属水平上干预前后口腔菌群的结构差异

干预前后口腔菌群以奈瑟氏菌属（*Neisseria*）、链球菌属（*Streptococcus*）、普氏菌属（*Prevotella*）、卟啉单胞菌属（*Porphyromonas*）、嗜血杆菌属（*Haemophilus*）、罗氏菌属（*Rothia*）和韦永氏球菌属（*Veillonella*）为优势菌属（图 3-5-4A）。采用 Mann-Whitney U 检验挑选干预前后存在显著差异的优势细菌类群。普氏菌属（8.53% *vs* 13.48% P = 0.038）、韦永氏球菌属（3.25% *vs* 5.82% P = 0.034）、纤毛菌属（*Leptotrichia*）（1.17% *vs* 1.62% P = 0.013）、莫氏梭菌属（*Solobacterium*）（0.24% *vs* 0.54% P = 0.001）、*Oribacterium*（0.24% *vs* 0.41% P = 0.001）和阿托波菌属（*Atopobium*）（0.10% *vs* 0.24% P = 0.009）在干预后显著高于干预前（$P<0.05$,图 3-5-4B）。

基于 LEfSe 分析,挑选出在干预前后的口腔菌群中存在显著差异的细菌属。发现普氏菌属、韦永氏球菌属、纤毛菌属、莫氏梭菌属、*Oribacterium*、*Lachnoanaerobaculum*、阿托波菌属、*Erysipelotrichaceae_UCG_006*、*Phocaeicola*、*Stomatobaculum*、分支杆菌属（*Mogibacterium*）、*Anaerovoracaceae_Family_XIII_UCG_001* 和 *Bacilli_RF39* 属在干预后显著高于干预前;巴斯德氏菌科（Pasteurellaceae）和微球菌目（Micrococcales）的一个未分类属在干预前显著高于干预后（图 3-5-4C）。

利用 Random-forest 分析,发现 26 个 OTU 在干预前后的口腔菌群中有差异,其中 18 个 OTU 在干预后高于干预前,它们分别属于普氏菌属、假单胞菌属（*Pseudomonas*）、*Johnsonella*、*Candidatus_Saccharimonas*、*Stomatobaculum*、小拟杆菌属（*Dialister*）、纤毛菌属、

阿托波菌属、放线菌属(*Actinomyces*)、*Lachnoanaerobaculum*、[*Eubacterium*]_*nodatum*_ *group*、*Oribacterium*、莫氏梭菌属和韦永氏球菌属;其余8个OTU在干预前高于干预后,它们分别属于*Limnobacter*、*Fretibacterium*、奈瑟氏菌属、链球菌属和嗜血杆菌属等(图3-5-4D)。

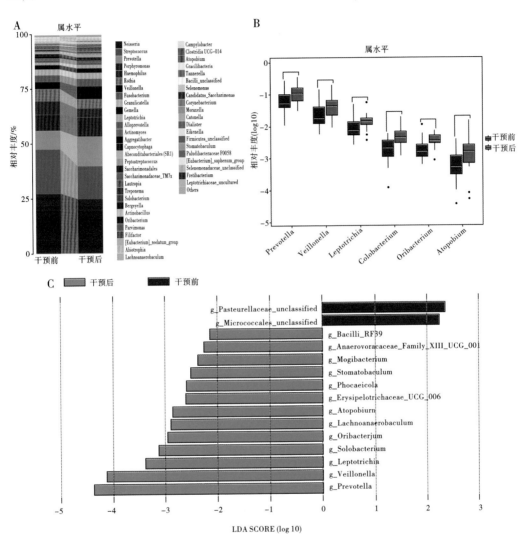

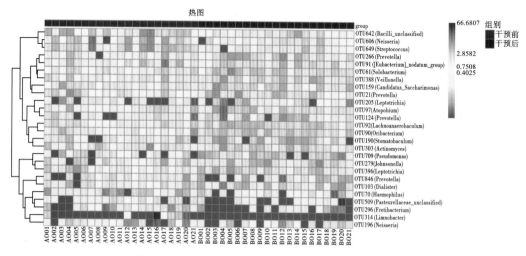

图 3-5-4　属水平上样本口腔菌群结构的差异分析

∗:$P<0.05$, ∗∗:$P<0.01$, ∗∗∗:$P<0.001$。

2.4　功能预测分析

口腔菌群 16S rRNA 测序数据基于 KEGG pathway 数据库进行 PICRUSt 功能预测,再通过 LEfSe 分析,挑选出在干预前后的口腔菌群中存在显著差异的代谢通路(L3 水平),图中挑选出的差异代谢通路满足 P 值显著且 LDA≥2.0(图 3-5-5)。与干预前相比,糖胺聚糖降解(_Glycosaminoglycan_degradation)、卟啉和叶绿素代谢(_Porphyrin_and_chlorophyll_metabolism)、其他类型的 O 聚糖生物合成(Other_types_of_O_glycan_biosynthesis)、核糖核酸聚合酶(RNA_polymerase)、细胞凋亡(_Apoptosis)、蛋白质消化吸收(_Protein_digestion_and_absorption)、_Epithelial_cell_signa[..]elicobacter_pylori_infection、protein-processing-in-endoplasmic-reticulum 通路显著升高,脂肪酸合成(Fatty-acid-biosynthesis)、_C5_Branched_dibasic_acid_metabolism、_Sulfur_relay_system、缬氨酸亮氨酸和异亮氨酸的生物合成(_Valine_leucine_and_isoleucine_biosynthesis)、Glycerophospholipid metabolism、Phenylalanine-tyrosine-and-treptophan-biosynthesis、不饱和脂肪酸生物合成途径(Biosynthesis-of-unsaturated-fatty-acids)、_Two_component_system、butanoate-metabolism、蛋白质输出(Protein-export)、胰岛素信号通路(Insulin_signaling_pathway)通路显著降低。

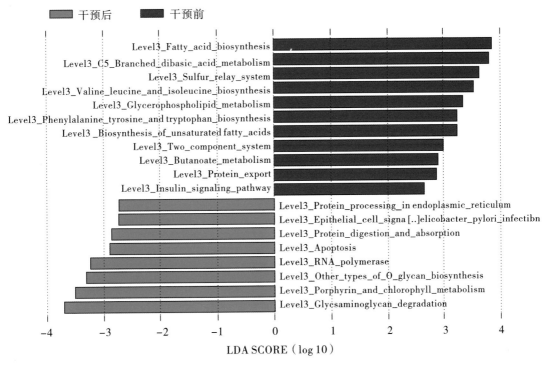

图 3-5-5　干预前后菌群功能预测分析

3　讨论

本研究首次探讨 SGLT2i 对 T2DM 患者口腔菌群的影响,我们发现卡格列净干预在降低 T2DM 患者血糖及体重的同时,改变了口腔菌群物种组成。给予 SGLT2i 治疗后普氏菌属、韦永氏球菌属增多,而巴斯德氏菌科和微球菌目的一个未分类属降低。

在人类宿主中,口腔微生物作为仅次于肠道的第二大多样性微生物群,其中包含 700 多种微生物[8]。在健康个体中,口腔菌群通常以生物膜的形式存在,口腔菌群与宿主之间处于动态平衡状态,内源性和外源性因素可打破此平衡,导致口腔疾病及全身性疾病的发生发展[9]。Saeb 等[10]通过比较健康者、糖耐量减低和糖尿病患者的口腔菌群多样性和种群结构的研究发现,与健康对照组口腔菌群相比,糖尿病组和糖尿病前期组口腔微生物组的生物多样性明显减少。同样,Longo 等[11]研究发现,血糖控制不足组(HbA1c≥8%)龈下菌群的多样性低于血糖控制充分组(HbA1c<7.8%)。

迄今为止,人们普遍认为红色复合病原体(牙龈卟啉单胞菌、连翘拟杆菌和齿状密螺旋体)是主要的牙周炎病原体,橙色复合病原体(梭杆菌属、普氏菌属和弯曲杆菌属)也与牙周炎关系密切[12]。Wei 等[13]发现普雷沃氏菌与韦永氏球菌属与血糖水平呈正相关,且可能导致疾病的发展。我们发现,给予卡格列净治疗后,随着血糖水平的降低,普雷沃氏菌及韦永氏球菌属反而增多。已有研究发现普雷沃氏菌及韦永氏菌可以激活牙周组织中广泛的宿主免疫细胞，释放白细胞介素-1β（interleukin-1β，IL-1β）、白细胞介素-6（interleukin-6，IL-6）和白细胞介素-23（interleukin-23，IL-23）、白细胞介素-10（interleukin-10，IL-10）和肿瘤坏死因子-α（tumor necrosis factor-α，TNF-α）等炎症介质，导致牙周疾病的发生[14-15]。Balmasova 等[16] 将健康受试者、慢性牙周炎、慢性牙周炎合并糖尿病患者龈下菌群进行分析，结果显示与慢性牙周炎组和对照组相比，慢性牙周炎合并糖尿病患者组的巴斯德菌科相对丰度较低。同样，Xu 等[17] 利用宏基因组测序方法分析 40 名儿童口腔菌群，结果显示，与有龋齿儿童相比，在未患龋齿儿童龈上菌斑中以 Gammaproteobacteria、巴氏杆菌科、Aggregatibacter、Chloroflexi 为优势菌。综上所述，我们推测给予卡格列净治疗后，口腔中增加的普雷沃氏菌及韦永氏球菌属可能通过激活炎症反应，增加口腔疾病的发生发展。

糖尿病和糖尿病前期患者唾液中葡萄糖水平升高可能会影响口腔环境，高血糖会导致免疫力下降，从而增加菌群致病性。增加的致病菌群可能通过产生有毒化合物抑制益生菌的生长导致益生菌缺失。这种变化可能是不可逆的，药物治疗无法使口腔环境恢复到原来的状态。此外，高血糖会导致口腔环境的酸化，从而导致口腔微生物组的普遍扰动，导致糖尿病患者口腔菌群多样性减少，部分细菌"丢失"。在口服药物治疗后 pH 恢复正常，这些"丢失"的细菌也无法正常生长[4]。我们推测，给予卡格列净治疗后，即使降低血糖水平，可能也无法将口腔环境恢复至正常状态，丢失的有益菌无法恢复。此外，增加的治病菌，通过增加炎症反应，增加了口腔疾病的发生发展。

功能预测分析显示，卡格列净治疗后改变的口腔菌群与糖胺聚糖降解增加有关。微生物感染的结果很大程度上取决于病原体破坏宿主成分及其活动的能力。糖胺聚糖是复杂的线性多糖，在细胞内、细胞表面和细胞外环境中表达，它们与生长因子、细胞外基质成分、黏附受体、抗菌因子和其他生物活性分子结合，调节许多涉及健康和疾病的细胞过程。各种微生物病原体可通过破坏糖胺聚糖促进它们附着和入侵宿主细胞，此外病原体可利用降解的糖胺聚糖覆盖其表面以逃避免疫识别[18]。我们推测，经卡格列净治疗改变的口腔菌群通过增加糖胺聚糖降解来逃避免疫识别，导致口腔疾病的发生。

综上所述，我们的研究初步证明卡格列净治疗可降低 T2DM 患者血糖，从而增加口腔致病菌。并且我们大胆猜测，改变的口腔菌群通过增加糖胺聚糖降解逃脱免疫识别，从而增加牙周疾病的发生率。然而，本研究只能说明卡格列净治疗导致口腔菌群发生改变，具体机制需要更严谨的研究设计和更大的样本量来进行阐述。

4 结论

我们的研究发现卡格列净在降低血糖及体重的同时可改变口腔菌群的组成，与干预前相比，给予SGLT2i治疗后普氏菌属、韦永氏球菌属增多，而巴斯德氏菌科和微球菌目的一个未分类属降低。功能预测分析显示，卡格列净治疗后改变的口腔菌群与糖胺聚糖降解增加有关。我们猜测，改变的口腔菌群通过增加糖胺聚糖降解来逃脱免疫识别，从而增加牙周疾病的发生率。

参考文献

[1]SUN H,SAEEDI P,KARURANGA S,et al. IDF Diabetes Atlas:global,regional and country-level diabetes prevalence estimates for 2021 and projections for 2045[J]. Diabetes Res Clin Pract,2022,183:109119.

[2]QIN H,LI G,XU X,et al. The role of oral microbiome in periodontitis under diabetes mellitus[J]. J Oral Microbiol,2022,14(1):2078031.

[3]ADDA G,AIMETTI M,CITTERIO F,et al. Consensus report of the joint workshop of the Italian Society of Diabetology,Italian Society of Periodontology and Implantology,Italian Association of Clinical Diabetologists(SID-SIdP-AMD)[J]. Nutr Metab Cardiovasc Dis,2021,31(9):2515-2525.

[4]YANG Y,LIU S,WANG Y,et al. Changes of saliva microbiota in the onset and after the treatment of diabetes in patients with periodontitis[J]. Aging(Albany NY),2020,12(13):13090-13114.

[5]VALLON V,THOMSON S C. Targeting renal glucose reabsorption to treat hyperglycaemia:the pleiotropic effects of SGLT2 inhibition[J]. Diabetologia,2017,60(2):215-225.

[6]POLIDORI D,SHA S,MUDALIAR S,et al. Canagliflozin lowers postprandial glucose and insulin bydelaying intestinal glucose absorption in addition to increasing urinary glucose excretion:results of a randomized,placebo-controlled study[J]. Diabetes Care,2013,36(8):2154-2161.

[7]CETIK S,HUPKENS E,MALAISSE W J,et al. Expression and localization of glucose transporters in rodent submandibular salivary glands[J]. Cell Physiol Biochem,2014,33(4):1149-1161.

[8]DEO P N,DESHMUKH R. Oral microbiome:unveiling the fundamentals[J]. J Oral Maxillofac Pathol,2019,23(1):122-128.

[9]JIA G,ZHI A,LAI P F H,et al. The oral microbiota-a mechanistic role for systemic diseases[J]. Br Dent J,2018,224(6):447-455.

［10］SAEB A T M,AL-RUBEAAN K A,ALDOSARY K,et al. Relative reduction of biological and phylogenetic diversity of the oral microbiota of diabetes and pre-diabetes patients［J］. Microb Pathog,2019,128:215-229.

［11］LONGO P L,DABDOUB S,KUMAR P,et al. Glycaemic status affects the subgingival microbiome of diabetic patients［J］. J Clin Periodontol,2018,45(8):932-940.

［12］SOCRANSKY S S,HAFFAJEE A D,CUGINI M A,et al. Microbial complexes in subgingival plaque［J］. J Clin Periodontol,1998,25(2):134-144.

［13］WEI Y S,HSIAO Y C,SU G W,et al. Identification of hyperglycemia-associated microbiota alterations in saliva and gingival sulcus［J］. Arch Biochem Biophys,2020,682:108278.

［14］LARSEN J M. The immune response to prevotella bacteria in chronic inflammatory disease［J］. Immunology,2017,151(4):363-374.

［15］MATERA G,MUTO V,VINCI M,et al. Receptor recognition of and immune intracellular pathways for veillonella parvula lipopolysaccharide［J］. Clin Vaccine Immunol,2009,16(12):1804-1809.

［16］BALMASOVA I P,OLEKHNOVICH E I,KLIMINA K M,et al. Drift of the subgingival periodontal microbiome during chronic periodontitis in type 2 diabetes mellitus patients［J］. Pathogens,2021,10(5):504.

［17］XU Y,JIA Y H,CHEN L,et al. Metagenomic analysis of oral microbiome in young children aged 6-8 years living in a rural isolated Chinese province［J］. Oral Dis,2018,24(6):1115-1125.

［18］AQUINO R S,PARK P W. Glycosaminoglycans and infection［J］. Front Biosci (Landmark Ed),2016,21(6):1260-1277.

6 恩格列净心血管获益与 2 型糖尿病患者肠道菌群和血浆代谢物的相关性研究

邓欣如[1*] 张晨虹[2*] 王鹏旭[1*] 韦伟[1] 史晓阳[1] 王萍萍[1] 杨俊朋[1] 王丽敏[1]

汤莎莎[1] 方圆圆[1] 刘亚雷[1] 陈奕锜[1] 张云[1] 袁倩[1] 尚敬[1] 阚全娥[1]

杨慧慧[1] 曼华[1] 王丹钰[1] 袁慧娟[1*]

(1. 河南省人民医院内分泌代谢病科;2. 上海交通大学生命科学技术学院)

*作者为共同第一

(本文已发表于 *The Journal of Clinical Endocrinology & Metabolism*

2022 年第 107 卷第 7 期,收录时有改动)

摘要:

目的:既往研究提示,恩格列净对 2 型糖尿病(T2DM)患者具有心血管保护作用,但潜在机制尚未明确。本研究设想恩格列净心血管获益与肠道菌群和血浆代谢物改变有关,且恩格列净可作为合并心血管疾病危险因素的 T2DM 患者的起始治疗药物。方法:本研究为一项随机、开放、双臂临床试验,试验共纳入 76 例未接受治疗合并心血管疾病(CVD)危险因素的 T2DM 患者,随机接受恩格列净(10 mg/d,$n=40$)或二甲双胍(1700 mg/d,$n=36$)药物治疗 3 个月。研究评估恩格列净及二甲双胍药物干预后糖代谢和 CVD 危险因素相关的临床指标的变化,分别采用 16S rRNA 基因测序和液相色谱质谱联用仪检测肠道菌群和血浆代谢物。结果:研究发现恩格列净和二甲双胍组受试者的糖化血红蛋白水平均显著降低,但仅恩格列净组受试者心血管疾病危险因素明显改善。恩格列净治疗 1 个月后,受试者肠道菌群发生显著改变并维持至研究结束。恩格列净增加了受试者血浆代谢物鞘磷脂的水平,降低了甘氨鹅脱氧胆酸、顺式乌头酸和尿酸水平。同时,恩格列净提高了短链脂肪酸产生菌丰度,例如 *Roseburia*、*Eubacterium*、*Faecalibacterium*,并降低 *Escherichia-Shigella*、*Bilophila* 和 *Hungatella* 有害菌的水平。结论:恩格列净可能是更适合于合并 CVD 危险因素 T2DM 患者的起始降血糖药物;其心血管获益可能与肠道菌群和血浆代谢产物的改变有关。

关键词:心血管疾病;恩格列净;肠道菌群;代谢组学;2 型糖尿病

恩格列净是一种选择性钠-葡萄糖协同转运蛋白 2 抑制剂(sodium-glucose cotransporter-2 inhibitor,SGLT2i),通过降低肾脏葡萄糖重吸收和提高尿葡萄糖排泄量来降低 2 型糖尿病(type 2 diabetes mellitus,T2DM)患者的高血糖[1]。此外,恩格列净治疗不仅可以改善高血糖,还可以减轻体重,降低血压,减少心血管事件和死亡率[2]。因此,美国食品和药物管理局增加了恩格列净的适应证,将其作为第一种降低 T2DM 合并心血管疾病(cardiacvascular disease,CVD)患者的主要不良心血管死亡风险的降血糖药物[3]。然而,几乎所有来自美国糖尿病协会,国际糖尿病联合会和世界卫生组织(World Health Organization,WHO)关于 T2DM 管理的指南都建议排除禁忌后,将二甲双胍作为 T2DM 患者的起始治疗药物[4-6]。考虑到心血管获益,我们提出假设,对于合并心血管疾病风险的 T2DM 患者,恩格列净可能是一种更优的起始治疗方法。

此外,恩格列净对心血管系统影响的潜在机制尚不明确。既往动物研究表明,除了恩格列净的利尿作用,其抗氧化、抗炎和抗凋亡作用也可能有助于心血管获益[7]。越来越多的证据表明,肠道菌群调节宿主的代谢以及氧化和炎症反应,影响 T2DM 和 CVDs 的发生发展[8-10]。一项动物研究提示,另一种 SGLT2i 达格列净能轻微改变 T2DM 小鼠肠道菌群的结构[11]。据报道,降血糖药物(如二甲双胍,阿卡波糖和利拉鲁肽)可以通过调节肠道菌群及其代谢产物降低血糖并改善其他代谢指标[12-15]。然而,恩格列净是否会改变 T2DM 患者肠道菌群及恩格列净心血管获益与肠道菌群之间的关系尚不明确。

本研究探讨了合并 CVD 风险 T2DM 患者的恩格列净临床及心血管获益与血浆代谢物和肠道菌群变化之间的可能关联。为此,我们进行了一项随机、开放、双臂、为期 3 个月的临床试验,给予未经治疗且合并 CVD 危险因素的 T2DM 患者恩格列净或二甲双胍药物治疗。

1 材料与方法

1.1 研究对象

本研究是一项随机、开放、双臂的临床试验,经河南省人民医院(中国河南)伦理委员会和临床研究委员会批准,并在中国临床试验注册中心(chiCTR1800018825)注册。所有受试者均签署书面知情同意书,研究严格按照《赫尔辛基宣言》原则进行。

研究纳入于河南省人民医院就诊的未经治疗合并 CVD 危险因素的 T2DM 患者 76 名,随机分为 2 组,接受恩格列净(10 mg/d,$n = 40$,Boehringer Ingelheim Pharma, Ingelheim am Rhrin,Germany)或二甲双胍(1 700 mg/d,$n = 36$,Merck Serono,Darmstadt, Germany)药物治疗 3 个月。随机化代码由未参与受试者招募的生物统计人员生成。我们推荐 20 ~ 25 kcal/kg 的低热量饮食并改变生活方式如定期的体育活动(150 min/周)。

纳入标准:①年龄 18 ~ 70 岁;②以 1999 年 WHO 标准诊断的未经治疗的 T2DM[13];③6.5% ≤糖化血红蛋白(glycated hemoglobin A1c,HbA1c)≤13%;④至少合并一项 CVD 危险因素,a. 收缩压(systolic blood pressure,SBP)≥140 mmHg 或舒张压(diastolic blood pressure,DBP)≥90 mmHg;b. 男性超过 50 岁,女性超过 60 岁;c. 低密度脂蛋白胆固醇

（LDL-C）≥2.6 mmol/L 或总甘油三酯（TG）≥2.3 mmol/L 或高密度脂蛋白胆固醇（HDL-C）≤0.88 mmol/L；d. 体重指数（BMI）≥28 kg/m²[16]；e. 尿白蛋白肌酐比值（A/C）≥30；f. 任一侧踝肱指数≤0.9。

排除标准：①1 型糖尿病；②严重的糖尿病并发症，如糖尿病足；③SBP≥180/110 mmHg 或总胆固醇（TC）≥6.2 mmol/L；④最近 3 个月内使用抗生素超过 3 d；⑤妊娠期或哺乳期；⑥每周饮酒 5 次或以上；⑦入组前 6 个月内患有严重精神疾病；⑧因胆囊炎、消化性溃疡、尿路感染、急性肾盂肾炎、膀胱炎或甲状腺功能亢进接受药物治疗；⑨除阑尾炎或疝气手术外的胃肠道手术；⑩严重肝脏疾病，包括慢性肝炎、肝硬化，或同时存在乙型肝炎病毒表面抗原阳性和丙氨酸转氨酶（ALT）或天冬氨酸转氨酶（AST）水平异常（>正常上限的 2.5 倍）；⑪炎性肠病或库欣综合征；⑫垂体功能障碍；⑬严重的全身性疾病，如癌症、冠心病和脑卒中；⑭传染病，如获得性免疫缺陷综合征和肺结核；⑮无法理解研究性质、范围和可能后果；⑯血红蛋白<10 g/dL。

所有受试者均接受糖尿病教育，进行标准问卷调查，在基线和每月随访时进行体格检查和代谢评估并采集血液、尿液和粪便样本。

1.2　酶联免疫吸附实验

患者隔夜禁食 8 h 后采集血样，将其置于 25 ℃储存 30 min 后以 3 000 g 离心 20 min 获取血浆和血清。在-80 ℃冻存前，将血浆和血清保存在干冰中。采集粪便和尿液样本后立即在干冰中保存，然后在-80 ℃冻存。

根据试剂盒说明书，使用以下高灵敏度酶联免疫吸附实验（enzyme linked immunosorbent assay，ELISA）试剂盒测量血清炎性细胞因子浓度：脂多糖结合蛋白（lipopolysaccharide binding protein，LBP）（HBT－HK315－02，RRID：AB_10989485，Hycult® Biotech，the Netherlands），白细胞介素 6（interleukin－6，IL－6）（HS600C，RRID：AB_2893335，QuantikineHS，R&D Systems，USA），肿瘤坏死因子-α（tumor necrosis factor-α，TNF-α）（HSTA00E，RRID：AB_2893336，QuantikineHS，R&D Systems）。LBP、IL-6、TNF-α 的检测极限分别为 4.4 ng/mL、0.031 pg/mL、0.022 pg/mL。分析均按照每个试剂盒的说明书进行。

1.3　统计学处理

使用 STATA 15.0（STATA Corp，College Station，TX，USA）进行统计分析。失访率为 20%，每组 40 名受试者可以提供 90% 的效力来检测 HbA1c 0.5% 的差异。连续型变量以（均数±标准差）来表示。分类型变量以数字（构成比）表示。使用 Wilcoxon 秩和检验评估恩格列净组和二甲双胍组间的临床指标差异。使用 Wilcoxon 配对符号秩检验评估干预前后连续型变量的差异。使用 χ^2 检验（双尾）评估受试者分类型变量的差异。$P<0.05$

具有统计学意义。

1.4 非靶向代谢组学分析

上海应用蛋白质技术有限公司（中国上海）采用超高效液相色谱（ultra high performance liquid chromatograph，UHPLC）（1290 Infinity LC，Agilent Technologies，Santa Clara，CA，USA）联用四极杆飞行时间（AB Sciex TripleTOF 6600）进行液相色谱–串联质谱（Liquid Chromatography–Tandem Mass Spectrometry，LC–MS/MS）分析。

根据 10 折交叉验证正交偏最小二乘判别分析（orthogonal partial least squares discriminant analysis，OPLS–DA）模型及阈值为 1 的变量投影重要性（variable importance in the projection，VIP）识别差异代谢物，使用 Benjamini 和 Hochberg 的原始 FDR 方式及 Wilcoxon 配对符号秩检验以错误发现率（false discovery rate，FDR）值<0.1 进行验证。基于 VIP>1 和 FDR 值<0.05 定义显著不同的代谢物。使用 MATLAB 2019b 绘制恩格列净和二甲双胍组第 0 周和第 4、8、12 周之间差异代谢物的热图。参照 KEGG（https://www.kegg.jp/）、BRITE 和 HMDB（https://hmdb.ca/）Subclass 结果对代谢物进行描述。

1.5 DNA 提取及 16S rRNA 基因测序

采用 QIAamp PowerFecal Pro DNA 试剂盒（51804，QIAGEN，Hilden，Germany）提取粪便样本基因组 DNA。通过 16S rRNA 基因扩增子测序的方法分析粪便样品中菌群的构成。使用正向（5′–CCTACGGGNGGCWGCAG–3′）和反向（5′–GAC TACHVGGGTATCT AATCC–3′）引物对 16S rRNA 基因的 V3 ~ V4 区域进行 PCR[17]，随后在 MiSeq 平台上进行测序长度为 300 个碱基对（base pairs，bp）的扩增子测序（Illumina，San Diego，CA，USA）。采用 QIIME2 pipeline 2019.7 版本对测序数据进行解复用。将所有测序数据的正向读数和反向读数分别修剪为 279 bp 和 230 bp。输入样本序列数平均为 51 543，经过滤、去噪、合并正向和反向读数、去嵌合体后，样本序列数平均恢复为 31 106。使用 DADA2 插件定义扩增序列变体（amplicon sequence variant，ASV）[18]。在使用 QIIME2 diversity 插件进行粪便菌群分析前，为了消除不同测序深度导致的影响，将所有样本序列数标准化为 12 272。可在 NCBI 的序列存档中以登录号 SRP278004 获得本研究的原始 Illumina 序列数据。

1.6 测序数据分析

利用 FastTree 对 ASV 的代表序列构建进化树，并基于 SILVA132 数据库对 ASV 的分类地位进行鉴定[19]。为计算 α 多样性，将 Shannon index 和 Observed ASV 在 QIIME2 中进行评估，并采用 GraphPad Prism 8.0（GraphPad Software Inc，La Jolla，CA，USA）绘制图形。在 QIIME2 中评估样本之间的 Unweighted UniFrac 距离以检测肠道菌群的变化。采

用基于样本间 Unweighted UniFrac 距离的置换多元方差分析(permutational multivariate analysis of variance,PerMANOVA)和个体校正主坐标分析(subject‐adjusted principal coordinate analysis,aPCoA)检验患者肠道菌群在恩格列净或二甲双胍治疗后 4、8、12 周是否发生显著改变。分别使用 Vegan 和 aPCoA 软件包进行 PerMANOVA 及 aPCoA 分析,再用 ggplot2 软件绘制图表。采用线性判别分析(linear discriminant analysis effect size,LEfSe)(http://huttenhower.sph.harvard.edu/galaxy/)分别定义恩格列净和二甲双胍治疗组中第 0 周和第 4、8、12 周之间的差异 ASV。使用 MATLAB 2019b 计算和绘制所有差异 ASV 的 Spearman 相关系数和热图。

采用 Prism 8.0.1 版本的(GraphPad Software Inc.)Dunnett 多重检验和混合效应模型分析,将恩格列净和二甲双胍组第 4、8、12 周的 Shannon index 和 observed ASV 与第 0 周的进行比较。通过配对单因素方差分析和 Geisser‐Greenhouse 校正将第 4、8、12 周时每个主成分(principal component,PC)(恩格列净组的 PC1 和 PC3;二甲双胍组的 PC2 和 PC5)样本的 PC 得分与第 0 周进行比较。P 值<0.05 具有统计学意义。

1.7 多组学相关性分析

采用 Bland 和 Altman 的方法分别计算恩格列净和二甲双胍组在第 0 周和第 12 周时的差异 ASV、差异血清代谢物和临床指标的相关系数[20]。使用 Benjamini 和 Hochberg 的原始 FDR 方式将相关性 P 值调整为 FDR 值。将 FDR 值<0.05 定义为有显著相关性。使用 Cytoscape 3.7.2 版本进行多组学相关性的图形绘制。

2 结果

2.1 恩格列净可以改善糖代谢和心血管疾病相关风险

共筛查 116 例未治疗的合并心血管疾病危险因素的 T2DM 患者。研究纳入 76 名受试者,随机分为 2 组分别接受 3 个月的恩格列净或二甲双胍治疗。91% 的受试者完成了研究,并纳入最终分析(图 3‐6‐1)。两组间基线时糖代谢、人体测量指标和大部分生化指标及 CVD 危险因素未见明显差异(表 3‐6‐1)。

经过 3 个月的干预,恩格列净和二甲双胍组受试者的 HbA1c 和餐后血糖均显著降低(图 3‐6‐2)。此外,两组患者的体重、腰围和腰臀围比(waist‐hip circumference ratio,WHR)等中心性肥胖相关指标均显著降低,全身炎症标志物显著改善(图 3‐6‐2 和表 3‐6‐1)。恩格列净组患者体重和 IL‐6 降低的更为明显(图 3‐6‐2)。此外,仅在恩格列净治疗的患者中观察到血压和尿酸的降低以及血细胞比容和脂联素的增加(图 3‐6‐2 和表 3‐6‐1)。结果显示恩格列净可能对心血管系统有益并可显著改善 CVD 危险因素相关临床指标(表 3‐6‐1)。

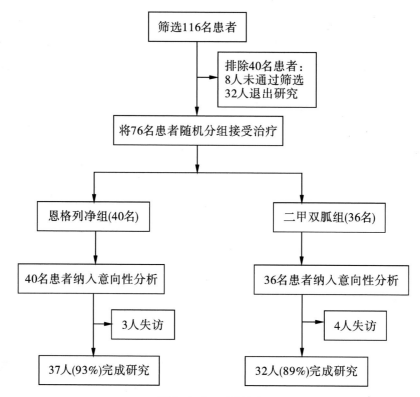

图 3-6-1　研究流程

表 3-6-1　恩格列净或二甲双胍药物治疗前后临床指标的改变

临床指标	恩格列净组 （$n=40$）			二甲双胍组 （$n=36$）			治疗前 P （恩格 列净 vs 二甲双 胍）	治疗后 P （恩格 列净 vs 二甲双 胍）
	治疗前	治疗后	P	治疗前	治疗后	P		
人体测量指标								
体重/kg	78.1± 16.1	74.7± 16.6	<0.0001	77.7± 8.3	75.8± 8.8	0.025	0.463	0.246
BMI/(kg/m²)	27.9± 4.2	26.5± 4.3	<0.0001	27.8± 3.6	26.9± 3.0	0.006	0.884	0.410
WC/cm	95.4± 11.1	90.5± 10.5	<0.0001	95.8± 7.8	91.8± 6.5	<0.0001	0.755	0.252
WHR	0.96± 0.05	0.93± 0.04	<0.0001	0.97± 0.04	0.95± 0.04	0.002	0.486	0.172

临床指标	恩格列净组（$n=40$）			二甲双胍组（$n=36$）			治疗前 P（恩格列净 vs 二甲双胍）	治疗后 P（恩格列净 vs 二甲双胍）
	治疗前	治疗后	P	治疗前	治疗后	P		
糖代谢相关指标								
HbA1c/%	8.9±1.9	6.7±0.7	<0.0001	9.2±1.7	6.5±0.7	<0.0001	0.365	0.332
c(FPG)/(mmol/L)	7.4±1.5	7.0±1.2	0.082	6.9±1.4	6.7±1.4	0.347	0.181	0.236
c(PPG)/(mmol/L)	16.5±2.5	12.5±3.3	<0.0001	15.6±2.4	12.9±3.0	<0.0001	0.171	0.920
血糖 AUC/(mmol/L·min)	2646±440	2066±440	<0.0001	2499±319	2162±310	0.001	0.374	0.765
胰岛素 AUC/(pmol/L·min)	5322±3546	4424±2827	0.128	4570±5741	4130±3651	0.431	0.063	0.193
HOMA-IR	3.42±2.06	2.00±1.58	0.014	2.09±1.45	1.71±1.17	0.011	0.004	0.550
β-羟基丁酸/(mmol/L)	0.13±0.11	0.24±0.36	0.204	0.09±0.08	0.07±0.05	0.602	0.154	0.002
血压相关指标								
SBP/mmHg	130.7±14.8	121.7±10.2	0.0002	128.7±13.9	126.3±10.3	0.331	0.441	0.155
DBP/mmHg	79.8±9.8	75.2±8.2	0.005	79.3±10.0	78.0±10.1	0.559	0.979	0.263
血脂相关指标								
c(TG)/(mmol/L)	2.8±1.6	2.2±1.1	0.011	2.3±1.5	2.1±1.1	0.511	0.115	0.616
c(TC)/(mmol/L)	5.0±0.9	4.7±0.9	0.062	4.7±0.7	4.4±0.7	0.212	0.119	0.170
c(LDL-C)/(mmol/L)	2.7±0.8	2.7±0.8	0.704	2.4±0.7	2.5±0.6	0.986	0.151	0.300
c(HDL-C)/(mmol/L)	1.1±0.2	1.2±0.3	0.310	1.0±0.2	1.1±0.2	0.031	0.718	0.885

第三章 糖尿病防治与微生态研究

255

临床指标	恩格列净组 (n=40)			二甲双胍组 (n=36)			治疗前 P (恩格列净 vs 二甲双胍)	治疗后 P (恩格列净 vs 二甲双胍)
	治疗前	治疗后	P	治疗前	治疗后	P		
c(游离脂肪酸)/(mmol/L)	0.56± 0.20	0.71± 0.28	0.018	0.46± 0.19	0.54± 0.22	0.054	0.027	0.007
p(脂联素)/(mg/L)	2.8± 1.3	3.6± 1.4	<0.0001	3.1± 1.3	3.1± 1.3	0.415	0.362	0.184
脂肪相关指标								
ALT/(U/L)	34.4± 19.8	24.2± 10.9	0.006	30.1± 16.8	27.6± 13.7	0.165	0.392	0.363
AST/(U/L)	25.5± 9.8	22.1± 6.4	0.181	22.4± 9.1	21.1± 5.8	0.304	0.128	0.697
GGT/(U/L)	43.7± 25.0	33.0± 24.8	<0.0001	32.7± 16.8	23.8± 9.1	0.0001	0.030	0.205
HSI	41.1± 6.8	37.8± 5.4	<0.0001	40.7± 6.0	39.8± 4.7	0.120	0.978	0.069
FIB-4	0.18± 0.09	0.21± 0.10	0.097	0.19± 0.13	0.17± 0.07	0.859	0.830	0.099
肾功能相关指标								
c(UA)/(μmol/L)	356.0± 101.6	303.1± 98.1	0.001	318.6± 70.8	337.1± 70.4	0.392	0.062	0.478
c(肌酐)/(μmol/L)	55.8± 13.6	56.6± 11.0	0.765	56.3± 11.0	54.4± 9.8	0.564	0.774	0.463
A/C/(mg/g)	28.8± 39.0	27.1± 47.3	0.202	22.3± 36.7	24.8± 36.7	0.577	0.104	0.296
eGFR/[mL/(min·1.73 m^2)]	176.5± 40.3	170.5± 33.4	0.543	177.7± 35.9	182.7± 28.7	0.634	0.774	0.062
炎症因子								
p(LBP)/(ng/mL)	5.4± 3.9	6.1± 3.6	0.307	11.6± 3.8	11.6± 3.7	0.899	<0.0001	<0.0001
p(IL-6)/(pg/mL)	9.1± 8.7	6.0± 8.8	0.0001	5.3± 1.6	4.5± 1.4	0.023	0.020	0.874

临床指标	恩格列净组 (n=40)			二甲双胍组 (n=36)			治疗前 P (恩格列净 vs 二甲双胍)	治疗后 P (恩格列净 vs 二甲双胍)
	治疗前	治疗后	P	治疗前	治疗后	P		
$p(TNF-\alpha)/(pg/mL)$	1.3± 0.9	0.6± 0.6	0.0004	1.7± 0.8	1.1± 0.4	0.0003	0.041	<0.0001
CVD 危险因素数量/ [例/(%)]							0.274	0.364
0	0(0)	1(3)	1.000	0(0)	2(6)	0.500		
1	7(18)	14(38)	0.039	12(33)	10(31)	0.774		
2 个及以上	33(82)	22(59)	0.008	24(67)	20(62)	1.000		

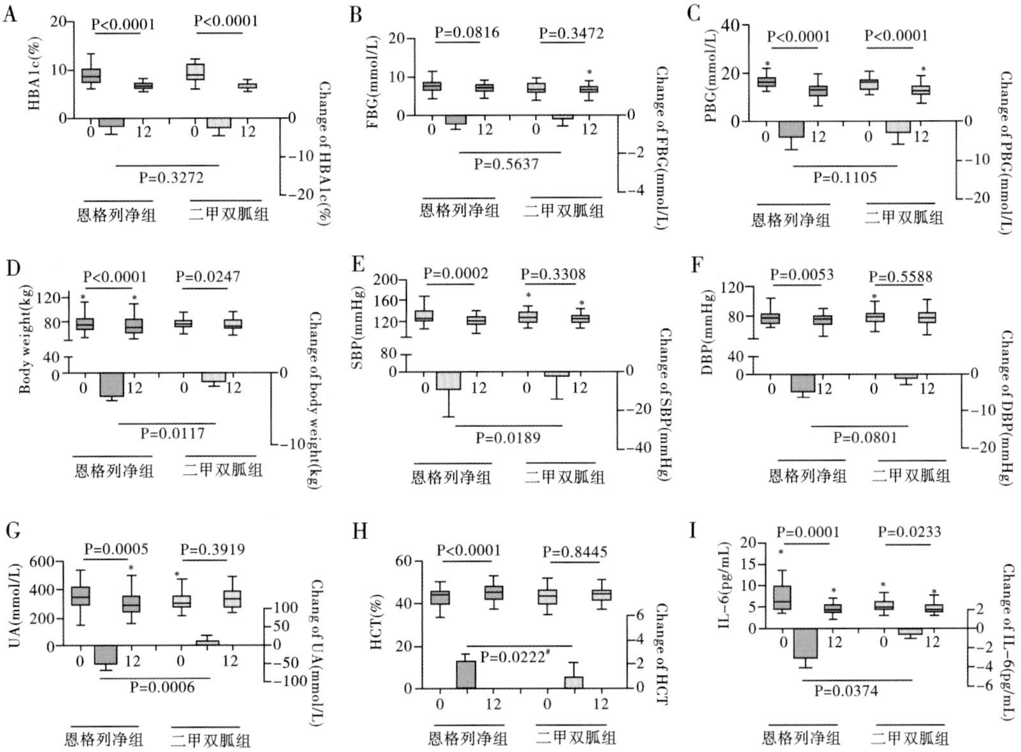

图 3-6-2　恩格列净或二甲双胍治疗后患者的主要临床指标

Empagliflozin, 恩格列净；Metformin, 二甲双胍；HbA1c, 糖化血红蛋白；FPG, 空腹血糖；PPG, 餐后血糖；SBP, 收缩压；DBP, 舒张压；UA, 尿酸；HCT, 血细胞比容；IL-6, 白细胞介素-6。在箱线图中，箱线中间的线代表中位数，箱线的下限和上限分别指第 25 和第 75 个百分位数。晶须代表第 10 个和第 90 个百分位数，且离群值已显示。

2.2 恩格列净改变血浆代谢物

研究分析了治疗前后的血浆代谢物谱,并使用 10 折交叉验证的 OPLS-DA 模型在恩格列净组和二甲双胍组分别发现了 27 种和 30 种差异代谢物(图 3-6-3 和图 3-6-4[21])。恩格列净治疗 3 个月的 T2DM 患者,体内脂肪酸、脂肪酰、有机酸、鞘磷脂和其他代谢物(如山楂酸)的水平明显增加,氨基酸及其衍生物、脂质、维生素、糖醇和其他代谢物(如尿酸)的水平明显下降(图 3-6-3)。二甲双胍治疗则增加了血清中脂肪酸和有机酸的水平,并降低了部分氨基酸和衍生物以及胆红素和酪胺等其他代谢物的水平(图 3-6-3)。我们发现在恩格列净组中,鞘磷脂和癸酸水平显著增加,甘氨鹅脱氧胆酸、顺式乌头酸、赤藓糖醇和尿酸水平降低,但在二甲双胍组中未发现(图 3-6-3)。另外,所有顺式-亚麻酸、α-亚麻酸、2-羟基-3-甲基丁酸、亚麻酸、(4Z,7Z,10Z,13Z,16Z,19Z)-4,7,10,13,16,19-二十二碳六烯酸、芥酸、D-异鼠李糖、L-艾杜糖醇和双辛基马来酰亚胺 I 在二甲双胍组中显著增加,但在恩格列净组中未发现(图 3-6-3)。

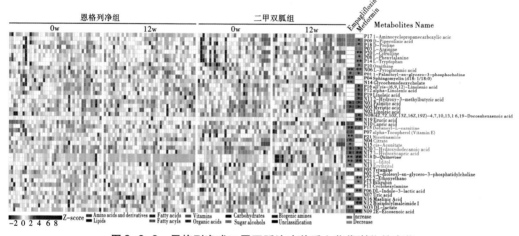

图 3-6-3　恩格列净或二甲双胍治疗前后血浆代谢物的变化

代谢物的丰度分布转化为 Z 值。当行丰度低于平均值时,Z 得分为负(以蓝色显示)。差异代谢物定义为 OPLS-DA 模型中使用 Benjamini 和 Hochberg 的原始 FDR 方法通过 Wilcoxon 配对符号秩检验进行检验,变量 VIP 高于 1 及 FDR 值<0.1。使用 Wilcoxon 配对符号秩检验和 Benjamini 和 Hochberg 的原始 FDR 方法,将显著差异代谢物定义为 VIP>1 且 FDR 值<0.05 的代谢物。＊＊:FDR 值<0.01,＊:FDR 值<0.05。

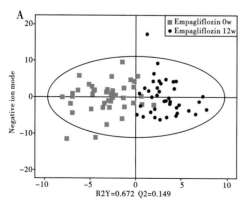

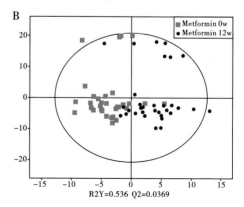

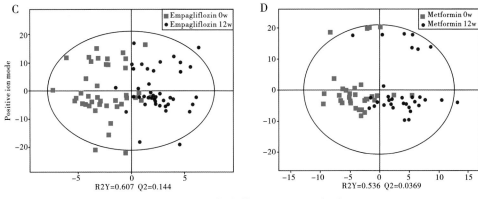

图 3-6-4　血浆代谢物 OPLS-DA 得分

A:恩格列净组在负离子模式下的比较;B:二甲双胍组在负离子模式下的比较;C:恩格列净组在正离子模式下的比较;D:二甲双胍组在正离子模式下的比较。

2.3　恩格列净改变肠道菌群的组成

为了比较恩格列净和二甲双胍对肠道菌群的影响,我们分别对基线时和干预后第 4、8、12 周共 245 个粪便样本的 16S rRNA 基因(V3～V4 区域)进行测序。在恩格列净组中肠道菌群的丰度(ASV)和多样性(Shannon 指数)显著增加,但在二甲双胍组未发现(图 3-6-5[21])。Bray-Curtis distance 的 aPCoA 表明,在恩格列净治疗 4 周后患者的肠道菌群显著变化,然后保持相对稳定(图 3-6-6A)。然而,在二甲双胍治疗组仅在第 4 周观察到相对于基线的显著变化(图 3-6-6B)。然后我们使用 LEfSe 识别对恩格列净或二甲双胍治疗有反应的细菌。恩格列净组的 43 个 ASV 和二甲双胍组的 25 个 ASV 发生显著改变(图 3-6-6C)且对恩格列净或二甲双胍治疗有反应的 ASV 是不同的(图 3-6-6C 和图 3-6-7[21])。我们鉴定出 4 个 ASV 属于 *Firmicutes*,分别是 *Blautia* 的 ASV110、*Roseburia* 的 ASV178、*Ruminococcaceae* 的 ASV653 和 *Lachnospira* 的 ASV169;这些菌群对恩格列净或二甲双胍展现出相似的反应,并在治疗后丰度增加。此外,研究发现在恩格列净组中 *Eubacterium*、*Faecalibacterium*、*Lachnospiraceae*、和 *Eggerthellaceae* 的 ASV 显著增加,而 *Escherichia-Shigella*、*Bilophila* 和 *Hungatella* 则减少;但在二甲双胍组中未发现。

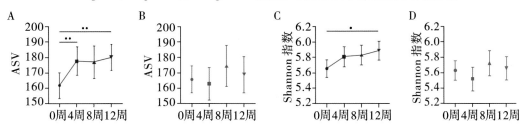

图 3-6-5　恩格列净或二甲双胍治疗患者在 0 周、4 周、8 周和 12 周时肠道菌群 α 多样性的变化

A:恩格列净组肠道菌群的 ASV;B:二甲双胍组肠道菌群的 ASV;C:恩格列净组肠道菌群的 Shannon 指数;D:二甲双胍组肠道菌群的 Shannon 指数。将各组在 4 周、8 周和 12 周时 ASV 和 Shannon 指数与 0 周时的进行比较。

*:$P<0.05$;**:$P<0.01$。

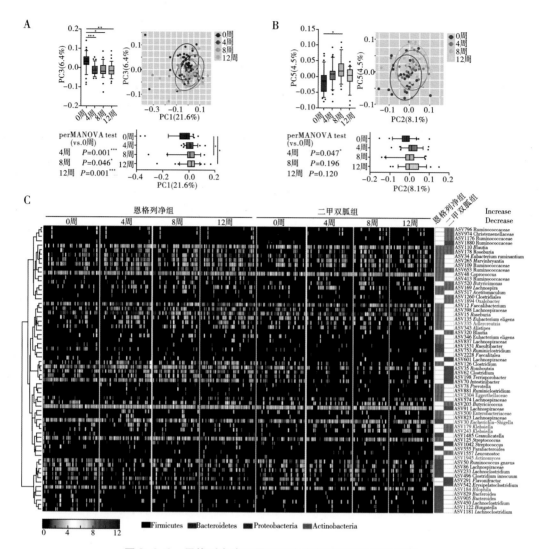

图 3-6-6　恩格列净或二甲双胍治疗期间肠道菌群的变化

基于未加权 UniFrac distance 的个体校正主坐标分析,用于(A)恩格列净组和(B)二甲双胍组。图中显示了基于未加权 UniFrac distance(主体中的分层,999 次替换)的 PerMANOVA 分析检验的 P 值。∗:$P<0.05$;∗∗:$P<0.001$。边缘箱形图显示了 PC 上不同时间点肠道菌群的变化(箱线中间的线绘制在中位数,箱线的上下限对应第 25 和第 75 百分位数,须对应到第 10 个和第 90 个百分位数,并显示离群值)。使用带有 Geisser-Greenhouse 校正的配对单因素方差分析测试来分析 4 周、8 周或 12 周与 0 周的差异。∗:$P<0.05$;∗∗:$P<0.01$;∗∗∗:$P<0.001$。C:恩格列净或二甲双胍治疗后显著改变的 ASV;基于 Spearman 相关系数的 ASV 聚类显示在图左侧。中间的热图显示了治疗期间不同时间点患者样本中每种 ASV 的相对丰度(log2 转换)。ASV 的变化显示在热图的右列;橙色列代表在相应组中增加的 ASV;绿色列代表相应组中减少的 ASV。采用 LEfSe 模型定义差异 ASV。

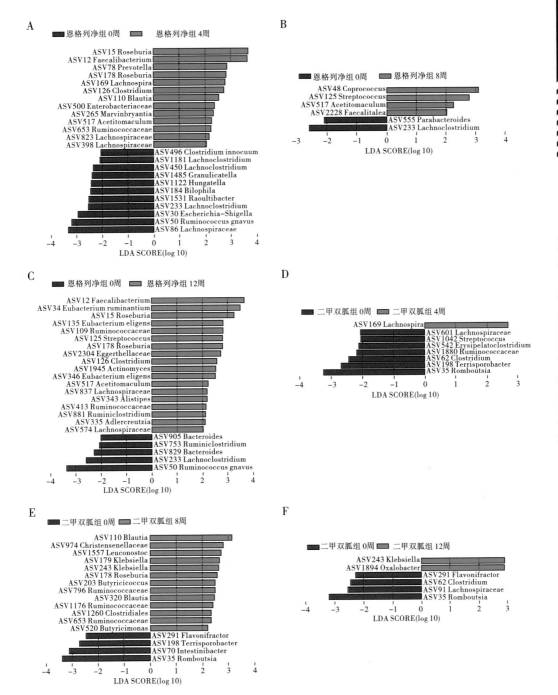

图 3-6-7　作用于恩格列净或二甲双胍治疗患者肠道微生物群变化的 ASV

A：在 0 周和 4 周对恩格列净组肠道菌群变化起作用的 ASV；B：在 0 周和 8 周对恩格列净组肠道菌群变化起作用的 ASV；C：在 0 周和 12 周对恩格列净组肠道菌群变化起作用的 ASV；D：在 0 周和 4 周对二甲双胍组肠道菌群变化起作用的 ASV；E：在 0 周和 8 周对二甲双胍组肠道菌群变化起作用的 ASVs；F：在0 周和 12 周对二甲双胍组肠道菌群变化起作用的 ASV。

2.4 与肠道菌群和代谢物相关的恩格列净临床获益

最后,我们分析了接受恩格列净或二甲双胍治疗患者的肠道菌群、代谢物和临床表型之间的相关性(图3-6-8)。恩格列净和二甲双胍的临床获益均与血浆代谢物的改变有关;同时,血浆代谢物的改变与患者肠道菌群的变化也有相关性。恩格列净改变了包括血糖水平、炎性因子和心血管疾病相关因素的临床指标,而这些临床指标与肠道菌群和血浆代谢物改变有关;然而二甲双胍仅改变了与血糖及体重相关的血浆代谢物和肠道菌群。

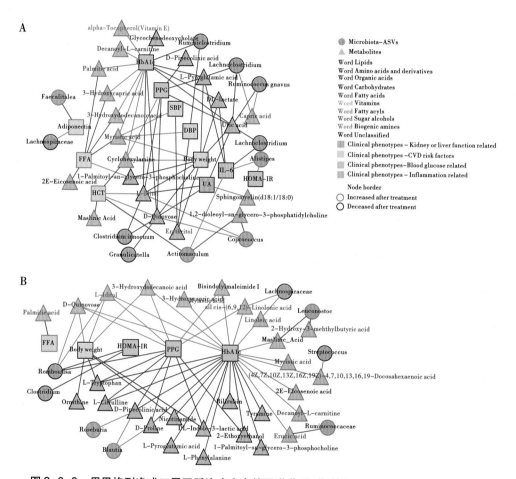

图3-6-8 用恩格列净或二甲双胍治疗患者的肠道菌群、代谢物和临床表型变化的相关性

A:恩格列净治疗患者肠道菌群、代谢物和临床表型变化的相关性;B:二甲双胍治疗患者肠道菌群、代谢物和临床表型变化的相关性。使用 Bland 和 Altman 描述的方法计算相关系数。红色连接表示正相关(FDR<0.05),而蓝色连接表示负相关(FDR<0.05)。

3 讨论

在这项随机、开放、双臂的临床试验中,我们发现,尽管恩格列净和二甲双胍均能降低 HbA1c 水平,但恩格列净还能改善心血管疾病的危险因素。恩格列净可能通过不同于二甲双胍的机制来改变血浆代谢物和肠道菌群。

研究发现,对于合并至少一个心血管疾病危险因素的 T2DM 患者,3 个月的恩格列净与二甲双胍(一种一线降糖药)治疗具有相似的降血糖作用,但恩格列净有额外心血管获益。CVD 事件链由一系列危险因素引发并导致终末期 CVD 的发生[22],早期管理 CVD 危险因素有助于延迟 CVD 的发展。因此,对于合并至少一个心血管疾病危险因素的 T2DM 患者,恩格列净可能是比二甲双胍更合适的起始药物,但我们仍需要大样本多中心临床试验予与证实。

研究采用非靶向代谢组学分析来系统地研究恩格列净对血浆代谢物的影响。例如,鞘磷脂是哺乳动物细胞中次常见的鞘脂,可以抑制肠道菌群产生的脂多糖的易位及促炎作用[23]。恩格列净可显著增加上述代谢物的水平,而降低甘氨鹅脱氧胆酸和顺式乌头酸的水平。甘氨鹅脱氧胆酸是一种结合胆汁酸和法尼醇 X 受体激动剂,与肥胖相关的胰岛素抵抗和肝脂肪变性有关[24-25]。顺式乌头酸可产生调节巨噬细胞功能的抗炎分子衣康酸[26-27]。此外,在恩格列净治疗组中,与充血性心力衰竭、动脉性高血压、房颤、全因死亡率和心血管死亡率相关的血尿酸水平也有所降低[28]。与二甲双胍相比,恩格列净引起的上述血浆代谢物改变可能是 T2DM 患者血糖及心血管获益的潜在机制。

恩格列净治疗 3 个月后,显著改变了合并 CVD 危险因素的 T2DM 患者肠道菌群的结构和组成。Van Bommel 等[29]人在 T2DM 患者中进行了一项双盲随机试验,探讨另一种 SGLT2i(达格列净)对肠道菌群的影响,研究提示达格列净未改变肠道菌群的结构。本研究提示,恩格列净提高了短链脂肪酸产生菌的丰度,例如 *Roseburia*,*Eubacterium* 和 *Faecalibacterium*,降低了 *Escherichia-Shigella*、*Bilophila* 和 *Hungatella* 有害菌的水平。与既往研究结果不一致可能与肠道菌群分析以及干预队列的选择存在差异有关。据调研,这是目前第一项系统性研究恩格列净对合并心血管疾病危险因素的未治疗 2 型糖尿病患者肠道菌群影响的研究。

恩格列净显著增加了肠道菌群的丰度和多样性,这与改善 CVD 风险有关[30]。本研究发现,肠道菌群对恩格列净的应答中最重要的变化是短链脂肪酸(short-chain fatty acid,SCFA)产生菌的增加,例如 *Roseburia*,*Eubacterium*,*Ruminococcaceae*,*Faecalibacterium*[31-34]。越来越多的证据表明,短链脂肪酸可以调节血糖,抗炎和抗肿瘤,并减少氧化应激[35-36]。此外,短链脂肪酸可以诱导 AMP 活化蛋白激酶激活和脂肪组织中葡萄糖转运蛋白 4(glucose transporter 4,GLUT4)的表达,改善糖尿病小鼠心血管疾病相关的代谢紊乱。因此,短链脂肪酸被认为是预防心血管疾病的一种新的潜在策略[37]。另外,接受恩格列净治疗患者肠道菌群的另一个特征是有害菌丰度明显降低，例如 *Escherichia-Shigella*、*Bilophila*、*Hungatella*，它们均是革兰氏阴性菌且多为诱发炎症和破坏肠道屏障功能的机会性病原体[38-40]，可能导致胰岛素抵抗、高血糖和心血管疾病。因此，恩格列净对肠道菌群的调节可以改善血糖并为心血管系统提供额外获益。

一系列研究证实二甲双胍可通过改变肠道菌群改善高血糖。既往研究提示，使用二甲双胍的糖尿病患者 *Akkermansia muciniphila*（一种已知的黏蛋白降解菌）和短链脂肪酸产生菌（如 *Butyrivibrio*，*Bifidobacterium bifidum*，*Megasphaera*，*Shewanella* 和 *Blautia*）的相对丰度较高，而 *Intestinibacter bartlettii*，*Roseburia*，*Intestinibacter*，*Ruminococcaceae* 丰度降低[12,41-44]。这在一定程度上与我们的研究结果一致，因为我们发现在使用二甲双胍12周后，*Blautia*，*Klebsiella*，*Ruminococcaceae* 增加，而 *Clostridium* 和 *Intestinibacter* 减少。但我们也发现二甲双胍减少了 *Streptococcus*，增加了 *Christensenellaceae*，这与既往研究有所不同[43]。

二甲双胍与恩格列净治疗相比，血浆亚油酸、二十二碳六烯酸和芥酸等有益代谢产物显著增加。血浆亚油酸是膳食中主要的多不饱和脂肪酸，与T2DM、代谢症候群及心血管疾病的风险呈负相关[45-48]。既往研究表明，二十二碳六烯酸可能对糖尿病起到防护作用，并可能通过抑制脂毒性和炎症反应来改善胰岛素敏感性[49]。它在大脑中也具有抗炎作用，并且对脂多糖诱导的神经元损伤有保护作用[49]。芥酸是一种单不饱和 ω-9 脂肪酸，在小鼠中对东莨菪碱引起的记忆缺陷有改善作用[50]。

本研究是第一个系统性评估恩格列净对合并心血管危险因素 T2DM 患者肠道菌群及血浆代谢物影响的随机对照试验，但研究仍具局限性。第一，本研究采用了开放式设计。第二，样本量相对较小。第三，随访时间较短，无法评估恩格列净和二甲双胍对 T2DM 患者心血管事件的长期影响。

恩格列净的多重获益不能仅仅通过抑制钠-葡萄糖协同转运蛋白 2 来解释，本研究提示肠道菌群和血浆代谢物的改变可能也是潜在机制之一。为了系统地阐明药物的作用机制，有必要探讨药物对患者代谢物谱及肠道菌群的影响。同时，恩格列净对血浆代谢物和肠道菌群影响的潜在机制仍需进一步研究。

4　结论

本研究表明，与二甲双胍相比，恩格列净改善了未治疗的合并 CVD 危险因素的 T2DM 患者的高血糖以及患 CVD 风险，其可能是上述患者更优的起始降糖药物。此外，恩格列净的心血管获益可能与患者肠道菌群和血浆代谢物的变化有关。为了研究肠道相关的代谢物与肠道菌群之间的相互作用对改善患者临床指标的影响，进一步探讨粪便代谢组学至关重要。

[1] RIEG T, VALLON V. Development of SGLT1 and SGLT2 inhibitors [J]. Diabetologia, 2018,61(10):2079-2086.

[2] ZINMAN B, WANNER C, LACHIN J M, et al. Empagliflozin, cardiovascular outcomes, and mortality in type 2 diabetes [J]. N Engl J Med,2015,373(22):2117-2128.

[3] American Diabetes Association. 10. Cardiovascular disease and risk management: standards of medical care in diabetes-2020 [J]. Diabetes Care,2020,43(Suppl 1):S111-S134.

[4] American Diabetes Association. 9. Pharmacologic approaches to glycemic treatment: standards of medical care in diabetes-2020 [J]. Diabetes Care,2020,43(Suppl 1):S98-S110.

[5] World Health Organization. Diagnosis and management of type 2 diabetes (HEARTS-D). 2020.

[6] International Diabetes Federation. IDF clinical practice recommendations for managing type 2 diabetes in primary care. 2017. www. idf. org/managing-type2-diabetes

[7] PERRONE-FILARDI P, AVOGARO A, BONORA E, et al. Mechanisms linking empagliflozin to cardiovascular and renal protection [J]. Int J Cardiol,2017,241:450-456.

[8] GILL S R, POP M, DEBOY R T, et al. Metagenomic analysis of the human distal gut microbiome [J]. Science,2006,312(5778):1355-1359.

[9] ZHAO L. The gut microbiota and obesity: from correlation to causality [J]. Nat Rev Microbiol,2013,11(9):639-647.

[10] MORAN-RAMOS S, LÓPEZ-CONTRERAS B E, CANIZALES-QUINTEROS S. Gut microbiota in obesity and metabolic abnormalities: a matter of composition or functionality? [J]. Arch Med Res,2017,48(8):735-753.

[11] LEE D M, BATTSON M L, JARRELL D K, et al. SGLT2 inhibition via dapagliflozin improves generalized vascular dysfunction and alters the gut microbiota in type 2 diabetic mice [J]. Cardiovasc Diabetol,2018,17(1):62.

[12] WU H, ESTEVE E, TREMAROLI V, et al. Metformin alters the gut microbiome of individuals with treatment-naive type 2 diabetes, contributing to the therapeutic effects of the drug [J]. Nat Med,2017,23(7):850-858.

[13] ZHANG X, FANG Z, ZHANG C, et al. Effects of acarbose on the gut microbiota of prediabetic patients: a randomized, double-blind, controlled crossover trial [J]. Diabetes Ther,2017,8(2):293-307.

[14] WANG L, LI P, TANG Z, et al. Structural modulation of the gut microbiota and the relationship with body weight: compared evaluation of liraglutide and saxagliptin treatment

[J]. Sci Rep,2016,6:33251.

[15]MONTANDON S A,JORNAYVAZ F R. Effects of antidiabetic drugs on gut microbiota composition[J]. Genes (Basel),2017,8(10):250.

[16]ZHOU B F. Predictive values of body mass index and waist circumference for risk factors of certain related diseases in Chinese adults—study on optimal cut – off points of body mass index and waist circumference in Chinese adults[J]. Biomed Environ Sci, 2002,15(1):83–96.

[17]KLINDWORTH A,PRUESSE E,SCHWEER T,et al. Evaluation of general 16S ribosomal RNA gene PCR primers for classical and next – generation sequencing – based diversity studies[J]. Nucleic Acids Res,2013,41(1):e1.

[18]CALLAHAN B J,MCMURDIE P J,ROSEN M J,et al. DADA2:high–resolution sample inference from Illumina amplicon data[J]. Nat Methods,2016,13(7):581–583.

[19]PRUESSE E,PEPLIES J,GLÖCKNER F O. SINA:accurate high–throughput multiple sequence alignment of ribosomal RNA genes[J]. Bioinformatics,2012,28(14):1823–1829.

[20]BLAND J M,ALTMAN D G. Calculating correlation coefficients with repeated observations:part 1—correlation within subjects[J]. BMJ,1995,310(6977):446.

[21]DZAU V J,ANTMAN E M,BLACK H R,et al. The cardiovascular disease continuum validated:clinical evidence of improved patient outcomes:part I:pathophysiology and clinical trial evidence (risk factors through stable coronary artery disease) [J]. Circulation, 2006,114(25):2850–2870.

[22]NORRIS G H,BLESSO C N. Dietary sphingolipids:potential for management of dyslipidemia and nonalcoholic fatty liver disease[J]. Nutr Rev,2017,75(4):274–285.

[23]SUN L,PANG Y,WANG X,et al. Ablation of gut microbiota alleviates obesity–induced hepatic steatosis and glucose intolerance by modulating bile acid metabolism in hamsters[J]. Acta Pharm Sin B,2019,9(4):702–710.

[24]WAHLSTRÖM A,SAYIN S I,MARSCHALL H U,et al. Intestinal crosstalk between bile acids and microbiota and its impact on host metabolism[J]. Cell Metab,2016,24(1): 41–50.

[25]SUGIMOTO T,KATO T,PARK E Y. Functional analysis of cis–aconitate decarboxylase and trans–aconitate metabolism in riboflavin–producing filamentous Ashbya gossypii[J]. J Biosci Bioeng,2014,117(5):563–568.

[26]MILLS E L,RYAN D G,PRAG H A,et al. Itaconate is an anti–inflammatory metabolite that activates Nrf2 via alkylation of KEAP1[J]. Nature,2018,556(7699):113–117.

糖尿病微生态机制探索

［27］NDREPEPA G. Uric acid and cardiovascular disease［J］. Clin Chim Acta,2018,484:
150-163.

［28］VAN BOMMEL E J M,HERREMA H,DAVIDS M,et al. Effects of 12-week treatment
with dapagliflozin and gliclazide on faecal microbiome:results of a double-blind random-
ized trial in patients with type 2 diabetes［J］. Diabetes Metab,2020,46(2):164-168.

［29］KELLY T N,BAZZANO L A,AJAMI N J,et al. Gut microbiome associates with life-
time cardiovascular disease risk profile among Bogalusa heart study participants［J］. Circ
Res,2016,119(8):956-964.

［30］KASAHARA K,KRAUTKRAMER K A,ORG E,et al. Interactions between Roseburia in-
testinalis and diet modulate atherogenesis in a murine model［J］. Nat Microbiol,2018,3
(12):1461-1471.

［31］XU J,LIANG R,ZHANG W,et al. Faecalibacterium prausnitzii-derived microbial anti-
inflammatory molecule regulates intestinal integrity in diabetes mellitus mice via modula-
ting tight junction protein expression［J］. J Diabetes,2020,12(3):224-236.

［32］KANG J D,MYERS C J,HARRIS S C,et al. Bile acid 7α-dehydroxylating gut bacteria
secrete antibiotics that inhibit clostridium difficile:role of secondary bile acids［J］. Cell
Chem Biol,2019,26(1):27-34.

［33］BOESMANS L,VALLES-COLOMER M,WANG J,et al. Butyrate producers as potential
next-generation probiotics:safety assessment of the administration of butyricicoccus pulli-
caecorum to healthy volunteers［J］. mSystems,2018,3(6):e00094-18.

［34］HAMER H M,JONKERS D,VENEMA K,et al. Review article:the role of butyrate on co-
lonic function［J］. Aliment Pharmacol Ther,2008,27(2):104-119.

［35］TAN J,MCKENZIE C,POTAMITIS M,et al. The role of short-chain fatty acids in health
and disease［J］. Adv Immunol,2014,121:91-119.

［36］GAO F,LV Y W,LONG J,et al. Butyrate improves the metabolic disorder and gut micro-
biome dysbiosis in mice induced by a high-fat diet［J］. Front Pharmacol,2019,10:1040.

［37］PINAUD L,SANSONETTI P J,PHALIPON A. Host cell targeting by enteropathogenic
bacteria T3SS effectors［J］. Trends Microbiol,2018,26(4):266-283.

［38］DAVID L A,MAURICE C F,CARMODY R N,et al. Diet rapidly and reproducibly alters
the human gut microbiome［J］. Nature,2014,505(7484):559-563.

［39］GENONI A,CHRISTOPHERSEN C T,LO J,et al. Long-term paleolithic diet is associat-
ed with lower resistant starch intake,different gut microbiota composition and increased
serum TMAO concentrations［J］. Eur J Nutr,2020,59(5):1845-1858.

［40］DE LA CUESTA-ZULUAGA J,MUELLER N T,CORRALES-AGUDELO V,et al. Metformin is associated with higher relative abundance of mucin-degrading Akkermansia muciniphila and several short-chain fatty acid-producing microbiota in the gut[J]. Diabetes Care,2017,40(1):54-62.

[41]MCCREIGHT L J,BAILEY C J,PEARSON E R. Metformin and the gastrointestinal tract [J]. Diabetologia,2016,59(3):426-435.

[42]WEERSMA R K,ZHERNAKOVA A,FU J. Interaction between drugs and the gut microbiome[J]. Gut,2020,69(8):1510-1519.

[43]MUELLER N T,DIFFERDING M K,ZHANG M,et al. Metformin affects gut microbiome composition and function and circulating short-chain fatty acids:a randomized trial [J]. Diabetes Care,2021,44(7):1462-1471.

[44]HENDERSON G,CROFTS C,SCHOFIELD G. Linoleic acid and diabetes prevention[J]. Lancet Diabetes Endocrinol,2018,6(1):12-13.

[45]MARANGONI F,AGOSTONI C,BORGHI C,et al. Dietary linoleic acid and human health:focus on cardiovascular and cardiometabolic effects[J]. Atherosclerosis,2020, 292:90-98.

[46]PERTIWI K,WANDERS A J,HARBERS M C,et al. Plasma and dietary linoleic acid and 3-year risk of type 2 diabetes after myocardial infarction:a prospective analysis in the alpha omega cohort[J]. Diabetes Care,2020,43(2):358-365.

[47] RICCARDI G. Linoleic acid and risk of type 2 diabetes [J]. Lancet Diabetes Endocrinol,2017,5(12):929-930.

[48]HUANG J P,CHENG M L,HUNG C Y,et al. Docosapentaenoic acid and docosahexaenoic acid are positively associated with insulin sensitivity in rats fed high-fat and high-fructose diets[J]. J Diabetes,2017,9(10):936-946.

[49]KIM E,KO H J,JEON S J,et al. The memory-enhancing effect of erucic acid on scopolamine-induced cognitive impairment in mice[J]. Pharmacol Biochem Behav,2016,142: 85-90.

湛庐 CHEERS

与最聪明的人共同进化

HERE COMES EVERYBODY

U0340039

新机器智能

智能

[美] 杰夫·霍金斯
桑德拉·布莱克斯利 著
Jeff Hawkins &
Sandra Blakeslee

廖璐
陆玉晨 译

On
Intelligence

浙江教育出版社·杭州

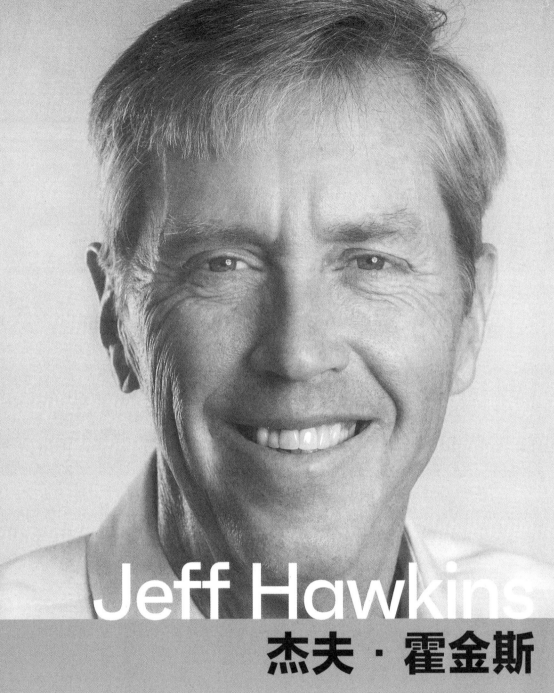

Jeff Hawkins
杰夫 · 霍金斯

Palm 掌上电脑创始人 ●

美国国家工程院院士 ●

计算机科学家和神经科学家 ●

Palm 掌上电脑创始人

1957 年，杰夫·霍金斯出生于美国纽约长岛。他的父亲是一个修理匠和划船爱好者。霍金斯从小受到家庭的熏陶，在建筑和设计方面的经历激发了他对数学、物理和工程学方面的兴趣。他决定进入大学学习电子工程专业，并于 1979 年在康奈尔大学获得了学士学位，之后加入英特尔公司工作。

在英特尔公司工作几年后，霍金斯申请了麻省理工学院人工智能实验室的研究生，提出以大脑理论为基础创造智能机器，但遭到了拒绝。1986 年，霍金斯来到加州大学伯克利分校攻读博士学位，并试图做发展大脑功能完整理论的研究。但由于这个研究风险较大，霍金斯想要专注于该理论的研究提案再一次被拒绝。霍金斯在加州大学伯克利分校的两年中，在图书馆里阅读了大量关于神经科学的论文，也读了许多心理学家、语言学家、数学家和哲学家等对大脑和智能的看法。

后来，霍金斯决定回到硅谷，重新投身工业界。他带着 PalmPrint 专利——一种手写识别的软件算法，加入了 GRID 系统公司，该公司专注于设计和制造商用的便携式计算机。霍金斯担任公司的研究副总裁。

在 GRID 系统公司，霍金斯和他的团队开发了第一台平板电脑 GRIDPad，但是它又大又笨重。一直以来，他在脑海中构想的是开发一台非常小的便携式计算机。1992 年，他离开 GRID 系统公司创办了自己的公司，并获得了风险投资，聘请了公司第一任首席执行官比尔·坎贝尔（Bill Campbell）和帮助他制定战略计划的唐娜·杜宾斯基（Donna Dubinsky）。于是，Palm 电脑公司诞生了。

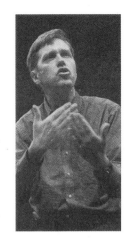

当时，包括苹果公司在内的几家科技公司都在开发掌上电脑。Palm 电脑公司的第一款设备 Zoomer 失败了，它价格昂贵、速度慢且文本识别效率低下。但该公司的下一个产品，Pilot，取得了传奇般的成功。

Pilot 小到可以放在衬衫口袋里，具有日历、任务列表、备忘录书写和地址簿等多个功能。价格合理，不到 300 美元。最重要的是，它采用了霍金斯最新完善的手写识别软件 Graffiti，从而在市场上脱颖而出。第一批设备于 1996 年春季发货，在最初的 18 个月内售出了超过 100 万台。Pilot 很快变成了 PalmPilot，改进后的版本取得了更大的成功。

美国国家工程院院士

1998 年，霍金斯和杜宾斯基创办了 Handspring 公司，并在 1999 年推出了无比成功的 Handspring Visor。2002 年，霍金斯创办了红木神经科学研究所（后更名为红木理论神经科学中心），专注于大脑新皮质的研究。

2003 年，霍金斯当选为美国国家工程院院士，因为他创造了手持计算范式和第一个在商业上取得成功的手持计算设备。

2005 年，霍金斯、杜宾斯基和迪利普·乔治（Dileep George）共同创办了 Numenta 公司，公司的主要目标是专注于大脑新皮质如何工作的理论研究，并将人们所学到的关于大脑的知识应用于机器学习和机器智能。

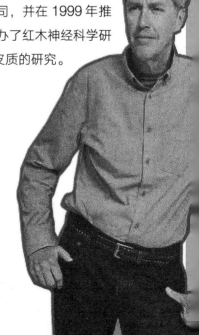

计算机科学家和神经科学家

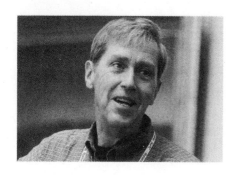

霍金斯推出的掌上电脑在 20 世纪 90 年代成为一种被广泛使用的提高工作效率的工具，但霍金斯最感兴趣的还是大脑本身。

1979 年，因研究基因双螺旋结构获得诺贝尔生理学或医学奖的生物学家弗朗西斯·克里克（Francis Crick）在一篇关于大脑的文章中感叹，目前依然缺少一个宏大的理论来解释大脑是如何工作的。霍金斯被这篇文章吸引了，决定把研究大脑作为毕生的事业。

霍金斯认为，在开发人工智能之前，必须先把人类智能弄明白，只有这样才能制造出真正像人类大脑一样工作的机器。霍金斯的目标就是要弄清楚人类大脑真正的工作方式，然后对大脑进行逆向工程，并开发模拟其功能的软件，从而实现真正的人工智能。

霍金斯在《新机器智能》一书中解释了关于大脑如何工作的"记忆－预测模型"。他认为，人类的大脑皮质并不能像处理器那样工作，而是依赖于一个记忆系统，帮助我们智能地预测接下来会发生什么。

2018 年，霍金斯提出了千脑智能理论，并在他的《千脑智能》一书中详细阐释了这个理论，以及这个理论如何影响机器智能的未来、理解大脑对人类面临的威胁和机遇来说意味着什么。这本书提供了一个当前人工智能领域缺失的理论。

　　直至 16 世纪，宇宙模型还是由地球，以及围绕它运行的太阳、行星和恒星组成。然而，这一模型尽管能解释一些天文现象，却总有无法避免的偏差——金星出现在晚早，不像预期穿越苍穹；木星在夜空移动，却忽又折返……对旧模型的修补无法消弭所有偏差，直到地球和行星以椭圆轨道绕太阳运行的日心模型提出。

　　今天的 AI 尚未如我们期待那般智慧，与探寻深度学习极限的多数同行有别，霍金斯选择了另一条孤独求索的道路，也许是该有更多人加入他的行列，从修补偏差，转向发展新理论了——我们需要"AI 日心说"。

张宏江

北京智源人工智能研究院理事长

　　《千脑智能》和《新机器智能》两本书是大师级学者杰夫·霍金斯教授深入浅出地探究人脑工作原理以及机器如何实现脑认知的著作。对于脑的推理能力和机器是否可能存在意识，这两本书都进行了深入的解读，对于未来的人类和机器世界的共存方式进行了有意思的思考。译者翻译清楚、简洁，意思也很准确，这是两本很值得读的书。

唐杰

清华大学计算机系教授

国际计算机协会会士，国际电气与电子工程师协会会士

　　《千脑智能》和《新机器智能》是著名的脑科学"狂人"、曾经的优秀企业家杰夫·霍金斯写的两本关于大脑智能的书。作者基于自己对脑科学知识的梳理，对大脑工作原理的基本框架提出了大胆的假设，也比较了当前人工智能与生物智能的不足。

　　这两本书特别适合非脑科学专业但同时又对大脑智能充满好奇的读者阅读，大家可以从中获取关于大脑结构的一些基本知识，并和作者一起对大脑工作的奥秘这个可能最具挑战性的科学问题，展开深入而有趣的思考。

吴思

北京大学心理与认知科学学院教授

　　1992 年，霍金斯应邀到英特尔演讲。他提出未来计算的技术将被小到足以放入口袋的计算机所主导。当时，数码音乐与摄影、WiFi 与蓝牙等还没有诞生，包括英特尔的创始人在内，没有人相信他的预测。但是，他是对的——手机已经成为我们生活的全部。2003 年，霍金斯应邀在 TED 上进行演讲。他提出了大脑智能的第一性原理：由新皮质中成百上千根皮质柱所构建的世界模型。当时，深度学习尚未登上舞台中央，而脑科学还挣扎在对单个神经元的记录中，于是，他的猜想再次被人们忽略。但是，霍金斯可能是对的，而我们现在有了验证他猜想的一切工具。更重要的是，如果他是对的，那么通用人工智能也许就不再那么触不可及。

刘嘉

清华大学基础科学讲席教授、脑与智能实验室首席研究员我曾经是《新机器智能》2013 年中文版译者之一，在认真翻译每句话的过程中，对杰夫·霍金斯雄辩的大脑智能理论深感震撼。近 10 年过去了，我们经历了深度学习浪潮，人工智能成为显学，这时重温他书中的理论，仍能强烈感受到，他对智能本质的深刻见解，很多还是现在神经网络模型没有触及的。看到霍金斯的新著《千脑智能》和《新机器智能》被一起引进国内，相信可以为人工智能发展碰撞出新的火花。特别值得一提的是，霍金斯先生知行合一，他对人类智能本质的兴趣，不仅停留在理论建构上，还亲力亲为创立公司进行探索实践。人类正是因为有像霍金斯这样的孜孜探索者，才产生了绚烂的文明与科技。虽不能至，心向往之，特别希望这两本书也能激励更多我国有志之士，投身对人类智能本质的探索与实践中。

刘知远

清华大学计算机科学与技术系副教授

2007 年，作为美国神经科学学会年会的演讲嘉宾，霍金斯激情澎湃地解释了为什么研究大脑对于设计人工智能系统是如此重要，以及他自己对大脑工作原理的深刻理解。作为台下数千名听众中的一员，霍金斯的演讲在我心中埋下了从事类脑智能研究的种子。十几年过去了，人工智能和脑科学的研究都取得了巨大的进展，我们也来到了类脑智能腾飞的前夜。我相信《千脑智能》和《新机器智能》的出版将会启发更多的中国年轻人思考脑与智能的奥秘，在他们的心中点燃创新的火花。

余山

中国科学院自动化所研究员

杰夫·霍金斯是科技界的一代传奇，早在几十年前，他创建的 Palm 掌上电脑，成为今天无所不在的智能手机的原型和先驱。而商业界的功成名就只是他职业生涯的上半场，霍金斯真正的志向是探索大脑背后的奥秘，并借此构建更好的机器智能，让我们摆脱生物进化的束缚，为人类的未来文明开启更多的可能性。这或许是当今科技界最具挑战性的艰深领域，因为大脑的深处，通向了另一个浩瀚的宇宙。

余晨

易宝支付总裁，《看见未来》《元宇宙通证》作者

《新机器智能》将在人工智能领域引起巨大反响。每个人都应该读一读这本书，它为理解大脑奠定了基础。

詹姆斯·沃森

诺贝尔奖得主，分子生物学家

《新机器智能》提出了关于新皮质在感知、认知、行动和智力方面的功能的新理论。这个理论的独特之处在于，它基于对大脑工作方式的广泛了解，并结合现有的关于新皮质及其结构的看法展开讨论。霍金斯称该理论为真正的智能，而不是基于计算机的人工智能。因此，这本书是每个对大脑好奇并想知道它是如何工作的人的必读之书。

埃里克·坎德尔

诺贝尔奖得主，神经科学家

《新机器智能》是一部里程碑式作品，首次提出了人们期盼已久的有关人脑工作原理的普适框架。本书充满智慧、见解独特，一针见血地指出人工智能未能取得较大进展的根本原因，对人脑工作原理的描述可谓精妙。

麦克·梅策尼希

加州大学神经科学教授

《新机器智能》提出了有关大脑工作原理的全新假设，极为精彩。

帕特里克·麦戈文

美国国际数据集团创始人

你了解机器智能如何像人类大脑一样工作吗？

扫码鉴别正版图书
获取您的专属福利

- 打败国际象棋世界冠军加里·卡斯帕罗夫的计算机名叫：

  A. AlphaGo

  B. 深蓝

  C. AlphaZero

  D. Belle

扫码获取全部测试题及答案，
一起了解人类智能和机器
智能

- 人类可以轻松接住球，而机械臂却很难做到这一点，这是因为
  人脑的计算速度更快吗？

  A. 是

  B. 否

- 智能机器的记忆能力可远远超越人类吗？

  A. 可以

  B. 不可以

扫描左侧二维码查看本书更多测试题

探索大脑理论的孤胆英雄

黄铁军

北京智源人工智能研究院院长，北京大学教授

　　杰夫·霍金斯是我佩服的极少数人之一。这里我之所以用"人"，而没有用学者（他确实醉心于研究）、院士（他是美国工程院院士）或企业家（他是掌上电脑先驱企业 Palm 创始人）等称呼，是因为很难有一个称呼可以概括他。如果一定要有一个称呼，我想说他是一位智能时代的孤胆英雄。

　　点燃霍金斯学者梦想的是基因双螺旋结构的发现者弗朗西斯·克里克。克里克于 1977 年移居美国，开始探索大脑和意识这个更难的问题，1979 年 9 月在《科学美国人》（*Scientific American*）杂志上发表科普文章《思考大脑》（*Thinking About the Brain*），

指出"脑科学研究明显缺乏的是一个普适的思想框架来解释这些研究结果"。那一年，霍金斯刚从康奈尔大学电子工程专业毕业，进入英特尔公司工作，被克里克的文章深深吸引。从此，寻找大脑运行背后的理论框架，就成了这名电子工程师的人生目标。

可是，英特尔公司虽然是"电脑"企业的领头羊，却没有研究"大脑"的部门，于是霍金斯转向信息领域最有可能研究这个问题的顶级学府麻省理工学院，申请人工智能实验室的博士研究生。招生面试组问他想做什么，他回答说，希望"以大脑理论为基础创造智能机器"，然而得到的答复却是：大脑只是一台混乱的计算机，研究它没有任何意义。于是他又转向了美国西海岸更加开放的加州大学伯克利分校，1986年1月被神经科学博士研究生项目录取。这次他的研究课题有所收敛——研究新皮质如何进行预测，当时的系主任弗兰克·韦伯林（Frank Werblin）组织的教授组积极肯定了这个课题的重要性，但霍金斯不确定如何开展工作，也找不到研究这个方向的导师。

作为博士生导师，我想说这样的学生特别难得。绝大多数博士生更习惯导师指定研究方向甚至论文题目，而不是追求自己发自内心热爱的研究方向。即使有霍金斯这种博士生，如果发现缺乏导师，往往也会知难而退，转向"更保险的"研究课题，发表几篇论文，顺利毕业。因此，很多学校的博士生获得学位的比例很高，但原始创新率很低。

霍金斯没有知难而退，而是在图书馆泡了两年，读了过去50年神经科学领域最重要的数百篇论文，以及心理学家、语言学家、数学家和哲学家对大脑和智能的看法。虽然没找到答案，但人类对这个问题的认知水平他已经了然于胸。霍金斯认为这就是一流教育，我完全同意，这才是每名博士研究生的必修课：不是导师告诉你做什么，而是求教于追寻这一问题的所有先贤，经过了这一关，你就已经和他们站到一起了。

霍金斯经过了这一关，清楚地知道几年的博士研究实现不了自己的梦想，于是决定从长计议。他返回工业界，并开启了掌上电脑的传奇，成立的 Palm 公司取得了巨大成功。如果他醉心商业，把掌上电脑的成功扩展到手机，苹果手机成功的历史可能会被他改写。但霍金斯志不在此，他心心念念的还是大脑。2002 年，他用创业积累的资金成立了红木神经科学研究所（Redwood Neuroscience Institute），专注新皮质理论研究，聘任了 10 位全职科学家，吸引了 100 多名访问学者。

但是，顶级神经科学家都知道大脑是个巨大的神秘丛林，他们更愿意聚焦于力所能及的新发现，而不是霍金斯追求的大脑理论。因此，霍金斯决定把红木神经科学研究所捐给加州大学伯克利分校，并创立了研究公司 Numenta，自己带领团队专注于大脑理论研究。2010 年，他提出了一种皮质柱预测模型，开发了相应的开源软件 HTM，并应用于股票市场异常检测等领域。

我怀着对霍金斯传奇经历的仰慕，于 2016 年 1 月访问 Numenta。访问之前，我的研究团队把 HTM 用于模糊运动目标的检测，验证了模型的独特价值。霍金斯很高兴地看了我的演示，我也顺道指出了他的《新机器智能》一书中的几处小错误，谈了我对大脑和智能之间关系的看法。也正是在那一年，霍金斯有了新发现，就是《千脑智能》（*A Thousand Brains*）中的"新皮质中的地图状参考系"。

这里就不剧透这个新发现了。如果成功的话，这个新发现对脑科学的意义，就像进化论对生命科学的意义一样重大。我期望这个新学说能够成功，至少作为大脑原理的一部分与世长存，让这位追逐梦想 40 余年的孤胆英雄稍感慰藉。

　　然而，作为一名痴迷大脑的同好，我的看法与霍金斯并不相同。我认为未来 20 年，更重要的任务是实现人类大脑的精细解析、建模和仿真，进而制造出媲美甚至超越人类大脑的超级大脑，之后才算正式踏上揭示大脑奥秘的征程。简言之，霍金斯主要是从功能模拟的角度探索大脑原理（虽然他比很多类脑专家更关心大脑的结构），是基于自顶向下的方法论，类似生命科学中的进化论；我强调的是从结构仿真出发构造大脑，再重现大脑功能，是基于自底向上的方法论，类似生命科学中的从基因组出发合成生命。自顶向下和自底向上论者从来都争执不休，但最终会走到一起，就像进化论和基因组结合才能揭示生命的奥秘一样。希望同样拥有梦想的你我和霍金斯一起努力，创造超级大脑，揭示大脑的奥秘，共同见证那个伟大的会师时刻。

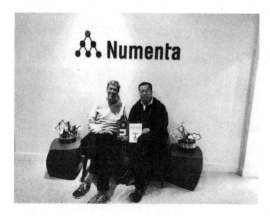

2016 年，黄铁军访问 Numenta
公司时与霍金斯的合影

在机器上重构人类智能

吴甘沙

驭势科技（北京）有限公司联合创始人兼 CEO

人工智能学者——图灵的门徒，偏重于黑盒方法，用机器复现人类行为，对人类智能的形成机制感兴趣（可以说是 brain-inspired），但不将这种机制作为前提条件。脑科学学者希望用白盒方法理解大脑工作的每一个细节，比如每一个神经元的工作过程，从而自下而上地构建人类智能的全景。霍金斯是个特立独行的科学企业家，他的方法（我暂且称之为灰盒方法）是希望用一个统一的、自上而下的框架，把几十年来神经科学、认知科学每一个零散的进步串联起来，形成理论和实验结果上的自洽，进而指导其在机器上重构出人类智能。

这次湛庐出版的两本书《新机器智能》和《千脑智能》，完整地呈现了霍金斯的理论体系，但千万不用担心读不懂，两本书的可读性非常强。40多年前，霍金斯就是被《科学美国人》上的一篇科普文章深深吸引，才投身这个领域的。所以，他的读者，并不需要专业的背景知识，而是对人类自身充满好奇心的人。

我10多年前就读过《新机器智能》，当时惊为天人：霍金斯所诠释的大脑新皮质工作机制极其简洁优美（后来李国杰院士也专门著文谈感想）。霍金斯是新皮质至上主义者，这正是他与脑科学研究者最大的区别。他的立论基础是新皮质基于一套通用的算法，在这个算法上发展出来各种功能（包括各种知觉和行为），并且用盲人的听觉触觉特别敏锐这一现象完美地阐释了这一见解的合理性。这一理论后来启发了吴恩达等深耕深度学习的研究人员。算法所基于的硬件是具有6层结构的新皮质，他提出了认知过程中的时间模式、空间模式和记忆－预测模型，这些为他针对智能的形成机制进行解释奠定了基础。

这套框架并没有包含的是针对新皮质内部功能结构的解析，以及认知过程中，新皮质对世界模型的具体构建过程。在《千脑智能》中，霍金斯基于后来的研究进展，完美地填补了这些空白。首先，他将基本功能单位聚焦于皮质柱，任何物体或概念的模型都基于大量离散的皮质柱以及它们之间的"民主共识"。其次，大量模型的协同和互补（这让我想到机器学习中经常使用的 ensemble 模型），构建了对世界的整体感知，这也是书名"千脑智能"的由来。这个新体系的可解释性与《新机器智能》是完美契合的。其中，时间模式和空间模式所反映的位置和运动在学习过程中扮演了重要角色，而世界模型的参考系也基于记忆－预测模型。当然，让我最为震撼的是，《千脑智能》最后从智能研究延展到了人类未来，揭示了旧脑（为自私的基因所驱动）和新脑（由对世界的好奇、知识的传承和人类命运的整体价值所驱动）的辩证关系。

如同霍金斯 40 多年前被《科学美国人》启迪，希望更多有志于认识人类自身的科学爱好者会因为读了这两本书而投身于这项事业。值得一提的是，霍金斯的公司 Numenta 致力于将其理论付诸于实践，并发起了开源项目。8 年前，我还曾下载并做了一些初步的尝试，相信现在这些项目又有了长足的进展。

从大脑中探索智能的起源

崔彧玮

神经科学博士，Numenta 公司前员工，汤恩科技创始人

2010 年春天，我在中国科学院上海神经科学研究所（以下简称"神经所"）从事本科毕业论文的相关研究。神经科学如同一盒庞大繁杂的拼图，从分子及细胞生物学、解剖学，到系统神经学、心理学、哲学，横跨了十余个艰深的学科。理解大脑如何工作固然是一件令人兴奋的事，但在实际的研究工作中，我却常常有以管窥豹、不见全局的苦恼。

在神经所图书馆的一角，我偶然看到了《新机器智能》这本书的英文版，这是我第一次看到对大脑理论的系统性阐述。如同许多革命性的科学理论框架一样，《新机器智能》提出了一个关键的科学假设：大

脑建立学习世界的模型并预测未来。这是一个简单、优雅，却富有指导意义的框架。这个框架并非像很多神经科学领域的学术论文一样追求数据支持和实验验证，而是在很大程度上基于缜密的逻辑推演和大胆假设，即使到今天依然有很多尚未得到证实的部分。

在霍金斯开始研究大脑是如何工作的时代，图书馆里并没有一本书系统地讲述大脑可能是如何工作的。而我很庆幸在开始接触神经科学的时候能读到这样的思想框架，这本书在很大程度上直接影响了我对研究方向和职业的选择，让我选择了计算神经科学作为博士阶段的研究方向，将设计和制造智能机器作为职业目标。我愿意将《新机器智能》这本书推荐给任何一个想要探索大脑是如何工作、想要了解智能的本源是什么的人，或许它不仅会改变你对智能的看法，还会对你的人生和事业产生意想不到的影响。

2014 年 5 月，在我博士学业的最后一年，我有幸加入霍金斯的 Numenta 公司，零距离目睹并参与了"千脑智能理论"的诞生。2014 年是人工智能开始快速发展的一年，由于深度学习算法的进展和硬件算力的提升，这门学科在短时间内吸引了大量的关注，在图像识别、语音识别、自然语言处理等领域得到了大量的应用，标志性的学术论文被数万人引用，无数的人工智能创业公司如雨后春笋般成立。在同一年，神经科学领域还有另一个标志性的事件。2014 年诺贝尔生理学或医学奖授予了位置细胞的发现者约翰·奥基夫（John O'Keefe），以及网格细胞的发现者爱德华·莫泽（Edvard Moser）、梅 - 布里特·莫泽（May - Britt Moser）。这件事虽然在社会上的受关注程度远不如深度学习，但对《千脑智能》这本书中大脑是如何为世界建立参考系的部分产生了重要的启发。

　　霍金斯有一种穿越周期的非同寻常的洞察力，既能让 Numenta 的研究方向不轻易受外界的热点干扰，又能敏锐地捕捉到神经科学领域的关键实验结果，将其用于搭建机器智能的理论框架。这样的例子在《千脑智能》这本书里还有很多。在 Numenta 工作的几年间，也是我第一次感受到神经科学领域一个个有趣却零散的实验发现，例如树突脉冲、迷你皮质柱等很多高度专业化，并不为很多人所知的神经科学概念，是可以被纳入一个系统性的智能理论框架中的。千脑智能理论是一个还在不断生长和发展的智能理论，我相信未来它会包容和解释更多的实验结果，同时为智能机器的研究提供新的思路和方法。

人工智能与大脑

杰夫·霍金斯

我写了两本关于人工智能和大脑的书，分别是《新机器智能》和《千脑智能》。《新机器智能》被译成了十几种语言，《千脑智能》目前正在被译成第16种语言，很快就会陆续问世。湛庐同时出版这两本书的中文版，并邀请我为这两本书写一篇序言。

这两本书都基于相同的基本前提：要创造真正智能的机器，我们首先需要对大脑进行逆向工程。我认为，我们需要研究大脑，不仅是为了了解它是如何工作的，也是为了了解什么是智能。人类的大脑是我们拥有的关于智能最好的例子，但今天的人工智能在很多方面还远不如人类智能。因此，我写这两本书的原因之一是，解释为什么如今的人工智能并不智能，以及为什么实现机器智能的最快途径是理解大脑的工作原理，然后在计算机中模仿这些原理。

那么这两本书有什么不同呢？

第一本书《新机器智能》指出了大脑理论应该是什么样的。这本书提出的关键科学观点是，大脑学习世界的一个模型，并使用这个模型来预测未来。我们使用这个内部模型来了解我们在哪里、在做什么，并用它解决问题。我认为，要想变得智能，人工智能系统还必须学习世界的模型。如今的深度学习没有任何类似这种模型的东西，这就是它脆弱、僵化、无法解决新问题的原因。

在写《新机器智能》之后的几年里，我们有了几个重要的发现，这些发现揭示了大脑如何学习预测模型的细节。我的公司 Numenta 正在开发基于这些原理工作的人工智能系统的技术。我的新书《千脑智能》就是在阐释这些新发现，并揭示这些发现将对人工智能产生的影响。

《千脑智能》中的关键科学思想是：

- 我们通过运动来学习。当我们运动时，大脑会跟踪我们的感官相对于身体以及相对于正在感知的事物的位置。大脑将感觉输入与其位置相结合，以学习人、地点和事物的三维模型。令人惊讶的是，大脑使用相同的机制来学习概念和抽象概念。

- 我们有很多"模型"。大脑不会只学习一种世界模型，它会学习许多我们所知道的一切的互补模型。这就解释了我们的个人经历和大脑结构，以及我们如何构建强大的人工智能系统。

- 我们利用参考系存储知识。大脑中的许多神经元都会创建参考系，以跟踪我们的感官相对于世界上事物的位置。我在书中解释了为什么这些位置跟踪神经元会出现在大脑中的几乎每个区域。参考系是创造智能机器所需的关键组件之一。

《千脑智能》这本书描述了这些发现将如何改变人工智能的未来，以及未来人工智能将如何改变人类。

在阅读《千脑智能》之前，你并不需要先阅读《新机器智能》。因为这本新书是独树一帜的。然而，《新机器智能》的内容仍然是与大脑相关的，它提出了《千脑智能》中解决的问题。这两本书一起展示了我们所面临的挑战和目前所取得的进展。对科学研究的历史感兴趣的读者可能会发现这两本书是一个有趣的案例研究。此外，想要更深入地理解《千脑智能》中提出的理论的读者，也会在《新机器智能》一书中有所获益。

当我写《新机器智能》的时候，预测模型的重要性虽然不是闻所未闻，但并不是当时的主流观点。许多读者告诉我，这个理论是一种启示，改变了他们对自己、对智能、对人工智能的看法。如今，预测模型在人工智能研究人员中已是众所周知。尽管目前很少有人工智能系统遵循这些原则，但越来越多的研究人员相信，预测模型在未来将至关重要。基于这些原因，我认为《新机器智能》中的论点仍然有意义。

　　我在一年多前完成了《千脑智能》一书的写作，所以现在判断它的长期影响还为时过早。书中的预言之一是，在大脑最大的部分、与感知和智能最相关的新皮质中，可以找到创建参考系的神经元，即网格细胞。这个预测与大多数关于大脑的理论背道而驰，因此这是对我们理论的一个很好的测试。我可以很高兴地在这里说，目前已经有越来越多的证据支持这一猜想。书中的其他许多预测还有待实验验证。

　　那么，这两本书的总体前提是什么呢？那就是人工智能将从目前的深度学习过渡到模仿大脑的原理，比如通过运动来学习和使用参考系来编码知识。这一切还没有发生，但我对此非常有信心。

　　事实上，许多顶尖的人工智能研究人员已经得出结论，深度学习有着根本的局限性，需要某种东西来取代它。《新机器智能》指出，大脑理论将向我们展示如何制造令人惊叹的智能机器，而《千脑智能》则解释了如何做到这一点以及它对人工智能和人类的影响。

制造像大脑一样工作的机器智能

这本书以及我的生命都因我对两类事物的痴迷而生机勃勃。

几十年来，我一直对移动计算怀揣满腔热忱。在硅谷的高科技世界里，我为人所知主要有两方面原因：一方面，我创办了 Palm 和 Handspring 两家公司；另一方面，我是许多掌上电脑和手机的设计师，如 PalmPilot 和 Treo。

但是，在我迷上计算机之前，我对另一件事尤为痴迷，我认为后者更为重要，那就是我对大脑尤为着迷。我想了解大脑是如何工作的，不只是从哲学的角度，不只是以一般的方式了解，更希望能从更详细具体的工程学角度来了解。我不仅想了解什么是智能以及大脑是如何工作的，而且想知道如何制造以相同的方式工作的机器。我想制造真正的智能机器。

对智能的研究是科学发展的伟大前沿领域。大多数大的科学问题都涉及发生在数十亿年前的大大小小的事件。每个人都有一个大脑，你的大脑就代表你。如果你想了解为什么你会有这样的感觉、如何感知世界、为什么会犯错、为什么有创造力、为什么音乐和艺术有吸引力、人类存在的意义究竟是什么，那么你需要了解大脑。此外，一个有关智能和大脑功能的成功理论将产生巨大的社会效益，而不仅仅是帮助人类治疗与大脑相关的疾病。我们将能够制造真正的智能机器，尽管它们不像流行小说和科幻电影中的机器人。相反，智能机器将在一套关于智能本质原则的指导下产生。因此，它们将帮助人类加快对世界的认识，帮助人类探索宇宙，并使世界更加安全。而在此过程中，一个庞大的产业也会随之产生。

幸好我们生活在当下这个时代，想了解智能是可以实现的。我们这一代人有机会获得数百年来收集的关于大脑的大量数据，而且我们收集更多数据的速度正在加快。仅美国就有数千名神经科学家。然而，对于什么是智能或大脑如何整体运作，我们还没有任何卓有成效的理论。大多数神经生物学家不怎么考虑大脑的整体理论，因为他们专注于做实验，收集大脑众多子系统的更多数据。尽管大批程序员曾尝试使计算机智能化，但都失败了。我相信，只要他们继续忽视计算机和大脑之间的差异，还会继续失败。

那么，什么是大脑有而计算机没有的智能呢？为什么一个 6 岁的孩子能在河床上优雅地从一块石头上跳到另一块石头上，而我们这个时代最先进的机器人却像一具笨重的僵尸？为什么 3 岁的孩子已经能够很好地掌握语言，而程序员经过了半个多世纪的不懈努力，设计出的计算机却无法达到这一水平呢？这些都是重大的未解之谜。我们已经掌握了很多线索，现在需要的是几个至关重要的见解。

你可能想知道为什么一个计算机设计师要写一本关于大脑的书。或者换个说法，如果我喜欢大脑，为什么我没有在脑科学或人工智能方面有所建树？答案是我尝试过好几次，但我不想像前人那样研究智能问题。我相信解决这个问题的最好方法是将大脑的详细生物学知识作为一种约束和指导，而把智能当作一个计算问题来思考，这是介于生物学和计算机科学之间的一种立场。许多生物学家倾向于拒绝或无视从计算角度思考大脑的想法，而计算机科学家往往并不认为生物学有什么值得借鉴的。另外，科学界对风险的接受程度远比商业界低。在科技企业中，如果一个人采用合理的方法去尝试实现一个新的想法，那么无论这个想法能否成功实现，他的职业生涯都会因此受益。许多成功的企业家在早期都曾经历过失败。但在学术界，如果一个年轻人花几年时间去检验一个新想法，而结果表明，该想法并不可行，那么他的职业前途或将就此断送。因此，我同时追求我生命中两件痴迷之事，相信在商业界取得的成功会帮助我实现了解大脑这个梦想。要想实现我的科学目标，我需要资金支持，我需要学习那些能够影响世界的变化，学习兜售新想法，所有这些我都希望能从我在硅谷的工作中找到答案。

2002 年 8 月，我成立了一个研究中心，即红木神经科学研究所，专门研究大脑理论。世界上有许多神经科学研究中心，但它们的研究目标并不是寻找有关新皮质的整体理论，从而在整体上理解人脑中这个负责智能的部分。而这些正是我们在红木神经科学研究所中做的事情。从许多方面看，它都像一家初创公司。我们正在追逐一个在有些人看来根本无法实现的梦想，但我们很幸运地找到了一大群志同道合的人，我们的努力已经开始结出果实。

真正的智能

本书主题宏大，介绍了一个关于大脑如何工作的综合理论。它描述了什么是智能以及大脑如何创造智能。我提出的并不是一个全新的理论。许多想法在之前就以某种形式存在过，但尚未有人将它们以一种连贯的方式整合起来。这应该是意料之中的事。有人说"新思想"往往是对旧思想的再包装和重新解释。这当然适用于我在本书中提出的理论，但包装和解释可以使世界变得不同，这种不同是大量细节和令人满意的理论之间的区别。这种不同曾打动许多人，我希望它也能打动你。我听到读者常见的反应是："这很有意义。我从来没有这样想过智能问题，但听了你的描述，我知道了它们是如何结合在一起的。"知道了这些后，大多数人开始重新认识自己。读者开始观察自己的行为，会说："我明白刚才在我脑子里发生了什么。"希望当你读完这本书后，你会对自己为什么会出现这样的想法以及为什么会做出那样的行为有全新的认识。我还希望一些读者会受到启发，将自己的职业生涯奋斗方向转向制造遵循本书提及的原则的智能机器。

我经常把这种综合理论和我研究智能的方法称为"真正的智能"，以区别于"人工智能"。人工智能科学家试图通过编程使计算机产生像人类一样的行为，但在此之前他们没有回答"什么是智能"以及"理解意味着什么"这两个问题。他们遗漏了制造智能机器最重要的部分，即智能！"真正的智能"提出了这样一个观点：在我们试图制造智能机器之前，必须先了解大脑是如何思考的，这里没有任何人为因素的干预。应该先解答这个问题，再来考虑如何制造智能机器。

本书首先介绍一些背景情况，即为什么以前理解智能和制造智能机器的尝试都失败了。然后我将介绍并发展"大脑是如何工作的"这一理论的核心思想，即我所说的记忆－预测模型。在第 6 章中，我会详细介绍真正的大脑是如何构建记忆－预测模型的，也就是大脑实际上是如何工作的。然后我会讨论该理论带来的社会影响和其他影响，对许多读者来说，这可能是最引人深思的部分。本书最后会讨论智能机器，也就是我们如何制造它们以及它们在未来会是什么样子的。我希望这本书足够吸引你。以下是你在阅读过程中会遇到的一些问题。

◎　计算机真的智能吗？

几十年来，人工智能领域的科学家都宣称，当计算机足够强大时，它们就会拥有智能。我不这么认为，稍后我会解释原因。大脑和计算机做的事，从根本上说是不同的。

◎　神经网络不是应该衍生智能机器吗？

当然，大脑是由神经元网络组成的，但如果我们没有首先了解大脑的作用，简单的神经网络在制造智能机器方面不会比计算机程序更成功。

◎　为什么弄清大脑的工作原理如此困难？

大多数科学家都认为，大脑如此复杂，人类需要很长时间才能了解它。我不赞同这种说法。复杂是混乱的表现，而不是原因。相反，我认为我们做出了一些直观但不正确的假设，进而受到了误导。其中，最大的错误是认为智能是由智能行为定义的。

◎　如果不以行为来定义，那应该怎样定义智能呢？

大脑使用大量的记忆来构建一个世界模型，你所知道和学到的一切都储存在这个模型中。大脑利用这个基于记忆的模型对未来的事件进行连续预测。对未来进行预测的能力才是智能的关键。我将深入描述大脑的预测能力，它是本书的核心思想。

◎　大脑是如何工作的？

智能是在新皮质产生的。尽管新皮质能力十足，也有强大的灵活性，但在建构细节方面出奇地规律。新皮质的不同部分，无论是负责视觉、听觉、触觉还是负责语言，都是按照共同的原则工作的。理解新皮质的关键是理解这些共同的原则，特别是其层次结构。我们将详细研究新皮质，以显示其结构如何捕捉到现实世界的结构。这一讨论将是本书中涉及技术性内容最多的部分，但感兴趣的非科学家读者应该也能够理解它。

◎　这一理论的含义是什么？

这种大脑理论能够解释许多事情，例如人类为何具有创造性，为何会有意识，为何会表现出偏见，如何学习，以及为什么年纪大的人较难习得新知识。我将讨论其中的一些话题。总的来说，通过

这一理论，我们能深入了解我们是谁，以及为什么要做我们所做的
事情。

◎ 我们能否制造出智能机器，它们会做什么？

是的。我们可以，而且我们也会这样做。在接下来的几十年
里，你将看到这种机器的能力在迅速发展，并朝着有趣的方向发
展。有些人担心智能机器会对人类造成威胁，但我强烈反对这种想
法。人类不会被机器人取代。制造在物理学和数学等高级思维能力
上超过人类的机器，要比制造我们在流行小说中看到的会走路、会
说话的机器人容易得多。我将探索这项技术可能的、不可思议的发
展方向。

我的目标是以大众都能理解的方式解释这个关于智能机器和大脑如
何工作的新理论。一个好的理论应该是容易理解的，而不应该充斥着行
话或曲折的论证。我将从一个基本框架开始，然后逐渐增加细节。有些
细节只涉及逻辑推理，有些则将涉及大脑电路的某些方面。我给出的某
些细节或许会存在错误，这种情况在任何科学领域都存在。一个理论从
提出到发展至完全成熟需要多年时间，但这并不会削弱其核心思想的
力量。

一本关于智能理论的书

许多年前，我只有十几岁，但已经能够在当地图书馆找到各种写得
好的书了。通过阅读这些书，我了解了我感兴趣的所有主题。关于相对
论、黑洞、魔术和数学，我都能找到很多书。然而，当我第一次对大脑

产生兴趣时，我去当地图书馆寻找一本能解释大脑如何工作的好书，却一无所获。我开始意识到，没有人知道大脑究竟是如何工作的，就连错误的或未经证实的理论都没有，这很反常。例如，没有人知道恐龙是怎么灭绝的，但你可以读到很多相关理论。而与大脑相关的理论却极为少见。起初我很难相信这一点，人类竟然不知道这个关键的器官是如何工作的，这让我很烦恼。在研究大脑的已知部分和已知功能时，我开始相信，一定有一个直接的解释。大脑并不神奇，而且在我看来，答案应该并不复杂。数学家保罗·厄尔多斯（Paul Erdös）认为，最简单的数学证明已经存在于一些超凡绝伦的书中，数学家的工作就是找到它们，从而"阅读它们"。同样的道理，我觉得对智能的解释就"在那里"，我想找到它，我想读到那本书。

在过去的几十年里，我一直在头脑中构想那本简单明了的小书，它就像兔子面前的胡萝卜那样让我心生动力。这个构想最终变成你手中的这本书。我从来不喜欢复杂的东西，无论是科学还是技术都是如此。你从我设计的产品中就能看出这一点，这些产品往往因方便易用而受到关注。最强大的东西往往都很简单。因此，这本书提出了一个简单明了的智能理论，我希望你能喜欢它。

目录

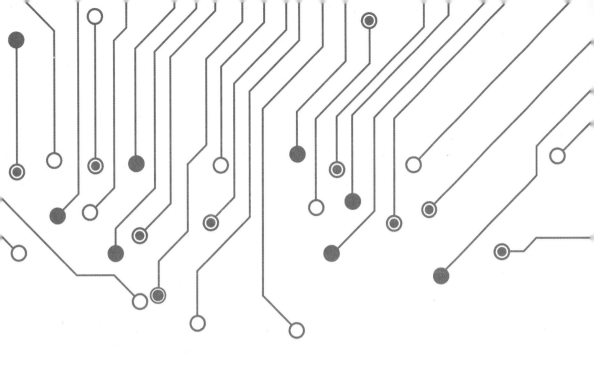

第 1 章

人工智能与人类智能

ON
INTELLIGENCE

　　1979 年 6 月，当我从康奈尔大学电气工程专业毕业时，对自己的生活没有任何规划。我开始在美国俄勒冈州波特兰市新成立的英特尔公司担任工程师。当时，微型计算机行业刚刚起步，而英特尔公司则是行业翘楚。我的工作是分析和解决我们公司的主要产品，即单板机在使用过程中出现的问题。由于英特尔公司发明了微处理器，从而使整台计算机可以放在一块电路板上。我印发了一份新闻简报，去了一些地方旅行，并拜访了一些客户。尽管那时我很年轻，很想念在俄亥俄州辛辛那提工作的好友，但说实话日子过得不错。

　　几个月后发生的一件事改变了我的人生方向。我阅读了新出版的《科学美国人》9 月刊。那一期的内容全部与大脑有关，它重新点燃了我童年时对大脑的兴趣。这期杂志很吸引人，从中我了解到大脑的组织结构、发育情况和化学成分，视觉、运动和其他特殊功能的神经机制，以及精神障碍的生物学基础。我觉得这是《科学美国人》有史以来最好的一期。与我交谈过的几位神经科学家告诉我，这期杂志对他们的职业选择起到的作用，就像它对我产生的影响一样重要。

　　该期杂志中，最后一篇文章《思考大脑》是弗朗西斯·克里克写的，他是 DNA 双螺旋结构的发现者之一，当时他致力于研究大脑。克里克认为，尽管关于大脑的详细知识在不断积累，但大脑的工作原理仍然是一个难解之谜。科学家通常不写他们不知道的东西，但克里克不在乎。他就像那个指出皇帝没穿衣服的男孩。根据克里克的说法，神经科学只有大量的数据，没有一种理论。他的原话是："目前明显缺乏的是一个普适的思想框架。"对我来说，这位英国绅士的言外之意是：我们对大脑的工作原理毫无头绪。在当时，情况的确如此；而到了今天，情况依然如此。

　　克里克的话对我来说有一种号召力。它唤醒了我渴望了解大脑和制造智能机器的毕生愿望。虽然我当时刚刚大学毕业，但我决定改变职业方向。我要研究大脑，不仅要了解它是如何工作的，而且要以这些知识作为新技术的基础，制造智能机器。但是，要将这个计划付诸行动，我还需要一些时间。

　　1980 年春天，我被调到英特尔公司的波士顿办事处，与我未来的妻子团聚，那时她刚刚开始读研。我当时的工作是教导客户和员工如何设计基于微处理器的系统。但一个不同的目标吸引了我：我想弄清楚如何设计基于大脑理论的系统。我心中的工程师角色意识到，只要了解了大脑是如何工作的，就可以制造它们，而制造人工大脑的自然方法是用硅芯片。而我当时就在一家发明了硅存储芯片和微处理器的公司工作，因此我想，说不定我可以劝说英特尔公司高层，让我能花部分时间思考智能以及如何设计类似大脑的存储芯片的问题。我给英特尔公司时任董事长戈登·摩尔（Gordon Moore）写了一封信。这封信的主要内容如下：

亲爱的摩尔博士：

　　我建议公司成立一个研究小组，研究大脑的工作原理。这个小组可以先从一个人开始，那个人就是我。我相信我们能弄清楚这个问题。总有一天，这将成为一门大生意。

　　　　　　　　　　　　　　　　　　　　　　　　杰夫·霍金斯

　　摩尔帮我与英特尔公司的首席科学家特德·霍夫（Ted Hoff）取得了联系。我飞到加利福尼亚去见他，并提出了研究大脑的建议。霍夫因两件事而闻名：第一件事是他在设计第一个微处理器过程中的贡献，我知道这件事。第二件事是他在早期神经网络理论方面的成就，当时我还不知道。霍夫对人工神经元及其应用经验丰富。而彼时的我在这方面还没有太多经验。听完我的建议后，他说他不相信在可预见的未来人们有可能弄清楚大脑是如何工作的，因此对于英特尔公司来说，支持我没有意义。霍夫是正确的，现在几十年过去了，我们才刚开始在理解大脑方面取得重大进展。在商业界，时机就是一切。不过，当时我还是很不服气。

　　我通常会选择一条最简单易行的路来实现我的目标。当时看来，在英特尔公司研究大脑是实现我的目标的最简单办法。在这个选项被排除后，我开始寻找下一个最好的办法。我决定申请麻省理工学院的研究生，该学院的人工智能研究举世闻名，而且它就在这条路上，我去那里很方便。麻省理工学院似乎很适合我。我在计算机科学方面接受过大量培训，我有一个制造智能机器的愿望，这些都没问题。我想先研究大脑，看看它们是如何工作的……呃，这是个问题。这最后一个目标，即想了解大脑的工作原理，在麻省理工学院计算机科学与人工智能实验室的科学家看来，是不可能实现的。

　　我着实有一种碰壁的感觉。麻省理工学院可谓是人工智能领域的西点军校。就在我申请进入麻省理工学院学习时，那里已经聚集了几十个聪明人，他们对通过计算机编程产生智能行为的想法非常着迷。对这些科学家来说，视觉、语言、机器人和数学只是编程问题。大脑可以做到的事情，计算机都能做到，就算是大脑做不到的事情，计算机也能做到，所以为什么要被"自然界计算机"——大脑那与生俱来的混乱状况限制思维呢？研究大脑会限制思维。他们认为，最好是研究计算的极限，然后在数字计算机中完美地表达出来。他们的终极目标是写出最初与人类能力相匹配，然后超越人类能力的计算机程序。他们采取了一种以目的证明手段的方法，却对真正的大脑如何工作不感兴趣，一些人甚至以忽视神经生物学为荣。

　　这让我很震惊，因为我觉得这种解决问题的方式完全错误。直觉告诉我，人工智能的方法不仅无法创造出能产生人类行为的程序，而且也无法使我们理解什么是智能。计算机和大脑秉承两种完全不同的原则。一个是编程，一个是自学；一个必须性能完好才能工作，一个自然灵活且能兼容失误；计算机具备中央处理器（CPU），大脑则没有中央控制机制。个中差异不胜枚举。我了解计算机的工作原理，无论是上层的操作系统，还是底层的物理实现，这些知识让我有一种强烈的直觉，即大脑和计算机在本质上是不同的。我无法证明这一点，但我就是知道这一点，就像一个人可以凭直觉知晓事物一样。

　　最终我推断：人们可以利用人工智能打造有用的产品，但无法制造真正的智能机器。

　　而我想研究大脑生理学和解剖学，了解真正的智能和感知，迎接克里克的挑战，为大脑如何工作提出一个普适的框架。我特意把目光投向了新皮质，即哺乳动物大脑进化过程中最晚出现的部分，也是智能的所在。只有了解了新皮质的工作原理，我们才可以制造智能机器，但在此之前没办法做到。

很可惜，我在麻省理工学院遇到的教授和学生并不认同我的想法。他们不相信需要研究真正的大脑才能了解智能和制造智能机器。1981年，麻省理工学院拒绝了我的入学申请。

能力有限的人工智能

今天许多人还会这样认为，人工智能依旧是一个前景光明的方向，只是在等待足够的算力来兑现它的许多承诺。持这种想法的人认为，当计算机拥有足够大的内存和足够强的处理能力时，人工智能研究人员将能够制造智能机器。我不同意这种观点。人工智能有一个根本缺陷，那就是它未能充分理解什么是智能，或未能理解某个事物意味着什么。简单回顾一下人工智能的历史和它秉承的原则，就能解释这一研究方向是如何走偏的。

人工智能是随着数字计算机的出现而诞生的。早期推动人工智能领域发展的一个关键人物是英国数学家艾伦·图灵（Alan Turing），他是通用计算机概念的提出者之一。他的壮举是正式证明了通用计算的概念，即所有计算机在逻辑上都是等价的，无论它们具体是如何构建的，情况都是如此。作为验证的一部分，他构想了这样一台机器——这台机器有三个基本组成部分：一个处理盒、一条纸带以及一个在纸带上来回移动时读写标记的装置。纸带是用来存储信息的，就像计算机代码中著名的 1 和 0 那样的信息。当时存储芯片或磁盘驱动器还没有发明，所以图灵就想到用纸带存储信息。这个盒子，也就是我们今天所说的 CPU，会遵循一套固定的规则来读取和编辑纸带上的信息。图灵用数学方法证明，如果你为 CPU 选择了一套正确的规则，并给它一个无限长的纸带，它就可以执行宇宙中任何可定义的操作集。这就是通用图灵机的雏形。无论你要处理的问题是计算平方根、计算弹道轨迹、玩游戏、编辑图片，还是核对银行交易信息，它们本质上都是一串由 0 和 1 组成的代码，因此任何通用图灵机都可以通过编程进行处理。这些程序执行的都是信息处理。所有数字计算机在逻辑上都是等价的。

图灵的结论是无可争辩的事实，也是实实在在的成果，计算机革命及其后续所有产品都建立在它的基础之上。然后，图灵又提出了新的问题，即如何制造一台智能机器。他觉得计算机可以拥有智能，但他并不想陷入这是否可能的争论。他也不认为自己能够正式定义智能，所以并没有尝试。但他提出了一种证明智能存在的方法，即著名的图灵测试：如果一台计算机能够欺骗人类提问者，使其认为自己也是一个人，那么根据定义，这台计算机就拥有智能。就这样，以图灵测试为衡量标准，以通用图灵机为媒介，图灵开创了人工智能领域。人工智能领域的核心信条是：大脑只是另一种形式的计算机。怎样设计一个人工智能系统并不重要，只要它能产生类似于人类的行为即可。

人工智能的支持者看到了计算和思考之间的相似之处。他们说："看，人类智能最令人印象深刻的壮举显然涉及对抽象符号的操作，而这也是计算机做的事。当人类说话或倾听时，发生了什么？人类使用定义明确的语法规则来操控名为单词的精神符号。人类下棋时，发生了什么？人类使用心理符号表征各枚棋子的位置和彼此间的恰当联系。当人类看东西时，发生了什么？人类用心理符号表征物体、它们的位置、它们的名称和其他属性。当然，人类是用大脑来执行这一切的，而不是用我们制造的计算机，但图灵已经表明，你如何定义或操纵这些符号并不重要。你可以将多个齿轮装配起来，你可以用电子开关系统，还可以用大脑的神经元网络，不管怎样，只要你的工具能够实现通用图灵机的等效功能即可。"

1943 年，神经生理学家沃伦·麦库洛克（Warren McCulloch）和数学家沃尔特·皮茨（Walter Pitts）发表的一篇科学论文支持了这一假设。这篇论文颇具影响力，其中描述了神经元怎样执行数字功能，也就是说，他们想到了神经细胞怎样复制计算机的核心形式逻辑。他们的想法是，神经元可以像工程师所说的逻辑门那样执行操作。逻辑门实现了简单的逻辑运算，如与运算、或运算和非运算，对应的逻辑运算符分别为 AND、OR 和 NOT。计算机芯片由数以百万计的逻辑门组成，它们被连接成精确而复杂的电路。一个 CPU 只是一个逻辑门的集合。

麦库洛克和皮茨指出，神经元也可以用精确的方式连接在一起执行逻辑功能。由于神经元收集彼此的输入并处理这些输入，从而决定是否启动输出，你可以将神经元想象成活的逻辑门。因此，他们推断，可以将大脑想象成是由"与门""或门"和其他逻辑元素组成的，这些逻辑元素又都是由神经元组成的，与数字电子电路的布线方式十分类似。我不清楚麦库洛克和皮茨是否真的认为大脑是以这种方式工作的，他们只是说有可能是这样。从逻辑上讲，这样看待神经元也能说得通。从理论上讲，神经元可以实现数字功能。然而，没有人质疑这是否为神经元在大脑中的实际接线方式。他们不在乎是否存在生物证据，一厢情愿地认为大脑只是另一种计算机。

另外要注意的是，人工智能哲学还得到了 20 世纪上半叶心理学主流趋势，即行为主义的支持。行为主义者认为我们不可能知道大脑内部发生了什么。他们把大脑称作一个黑盒子，认为人们不知道里面正在发生什么。但人们可以观察和测量动物的环境和行为，即它的感觉和行为，它的输入和输出。他们承认，大脑含有反射机制，可以通过奖励和惩罚来调节动物的新行为。但除此之外，人们不需要研究大脑，尤其是混乱的主观感受，如饥饿、恐惧，或不需要理解某种事物的含义。行为主义最终在 20 世纪下半叶衰落了，但人工智能将长期持续存在。

到第二次世界大战结束后，电子数字计算机得到了更广泛的应用，研究人工智能的先驱们摩拳擦掌，开始编程。语言翻译？简单！就是一种破译代码的方式，我们只需要将系统 A 中的每个符号映射到系统 B 中的对应物上即可。视觉？也很容易。我们已经知道处理旋转、比例和位移的几何理论，而且可以很容易地将它们编码为计算机算法，所以我们已经成功了一半。人工智能专家提出了大胆的设想，即计算机智能将首先与人类智能相当，然后超越人类智能。

具有讽刺意味的是，几乎可以通过图灵测试的计算机程序是一个名为伊丽莎（Eliza）的程序。它扮演的是精神分析师的角色，它采用的策略是将你的问题重新表述给你听。例如，如果一个人输入“我男朋友不再和我说话了”，伊丽莎可能会说：“告诉我更多关于你男朋友的事。”或者会问：“你为什么认为你的男朋友和你不再说话了？”这个程序只是随随便便设计出来的，尽管功能非常简单且微不足道，但它还是骗过了一些人。开发人员做过一些更认真的尝试，比如编写程序“积木世界"（Blocks World）。它是一个模拟房间，里面有不同颜色和形状的积木。你可以向"积木世界"提出问题，如："红色大方块上面有一个绿色金字塔吗？"或者提出要求"把蓝色方块移到红色小方块上面"。程序会回答你的问题或尝试做你要求它做的事情。所有这些都是虚拟的，而它确实能按你的要求行事。但它的这些操作都仅限于它那高度人工化的积木世界，超出这个范围就行不通了。因此程序员无法将其泛化推广，从而做一些有用的事情。

与此同时，公众也被源源不断且看似成功的人工智能技术和新闻报道所打动。有一个能解决数学定理的程序最初令人们兴奋不已。自柏拉图以来，多步骤推理一直被视作人类智能的巅峰，所以一开始人工智能似乎大获成功。但是，就像"积木世界"一样，人们最终发现这个程序是受限的。它只能发现非常简单的定理，而这些定理都是已知的。然后，"专家系统"引起了巨大轰动，这类系统是包含大量知识与经验的数据库，能够解答人类用户提出的问题。例如，医学专家系统可能能够根据人类用户给出的症状清单诊断病人所患疾病。但它们的能力同样有限，没有表现出任何接近于广义智能的能力。计算机国际象棋棋手可以达到专业人类棋手的水平，IBM 开发的国际象棋计算机"深蓝"击败了国际象棋世界冠军加里·卡斯帕罗夫。但这些成功并非真正意义上的成功："深蓝"不是因为比人类聪明而获胜，而是因为它的计算速度是人类计算速度的数百万倍。"深蓝"没有直觉。一个专业的人类棋手看着棋盘上的位置，马上就能看出移动哪些棋子最有可能赢棋或陷入危险，而计算机对什么是重要的没有与生俱来的感知，因此必须探索更多的选择。"深蓝"也对国际象棋游戏的历史毫无感觉，对对手也一无所知。它会下棋却不了解国际象棋，就像计算器会算术却不了解数学一样。

在所有情况下，成功的人工智能程序都只擅长做专门为它们设计的那件特定的事情。它们没有普适性，也没有显示出灵活性，就连它们的创造者都承认它们不会像人类那样思考。起初，人们认为某些人工智能问题很容易解决，但后来没有取得任何进展。即便在今天，也没有一台计算机能够像 3 岁孩童那样理解语言，或者像小老鼠那样看东西。

经过多年的努力，承诺未兑现，成果不尽人意，人工智能开始黯然失色。该领域的科学家转向了其他研究领域。人工智能创业公司失败了，资金也变得越来越少。通过编程让计算机实现感知、语言和行为等最基本的任务，似乎也不太可能完成。直到今天，也尚未有什么进展。正如我之前所说，仍然有人相信人工智能的问题可以通过更快的算力来解决，但大多数科学家认为整个努力的过程都存在缺陷。

我们不应该责怪人工智能先驱的失败。图灵非常聪明。他们都能看出，通用图灵机将改变世界，而且它确实改变了世界，但不是通过人工智能改变的。

不具备智能的计算机

我对人工智能论断的质疑形成于我申请进入麻省理工学院学习那段时间。加州大学伯克利分校颇具影响力的哲学教授约翰·塞尔（John Searle）说，计算机不是也不可能是智能的。为了证明这一点，他在 1980 年设计了一个叫作"中文屋"（Chinese Room）的思想实验。这个实验是这样的：

　　假设你有一个房间，房间的一面墙上有一条窄缝，房间里面有一个只会说英语的人坐在桌子旁边。他手里有一本厚厚的说明书，以及数量足够多的铅笔和草稿纸。这本说明书上用英语写明了操作、分类和比较汉字的方法。请注意，说明书中没有介绍汉字的含义，只介绍了如何复制、擦除、重新排序、抄录汉字等。

　　有人从房间外将一张纸从窄缝处塞了进来。上面用中文写着一个故事和与这个故事有关的问题。房间里的人不会说中文，也不认识汉字，但他拿起纸，按照说明书开始工作。他机械地按照说明书上的指令行事。指令有时告诉他在草稿纸上写字，有时又告诉他移动和擦除字符。这个人按照一条又一条的指令，书写和擦除字符，直到书中的指令告诉他，他的工作已经完成了。他的最终成果是一张写满了汉字的纸，他不知道这些汉字就是问题的答案。说明书告诉他，把这张纸从窄缝处递出去。他照做了，并想知道这乏味的一整套操作到底有什么含义。

　　房间外，一个懂中文的人正在阅读递出的那张纸。他表示，这些答案都是正确的，甚至见解深刻。如果有人问他，这些答案是否出自一个理解了这个故事的聪明人，他一定会说是的。但是他说的对吗？谁理解了这个故事？肯定不是房间里的人。房间里的人不懂中文，不了解这个故事是关于什么的。理解这个故事的也不是那本说明书，那只是一本书，静静地放在写字台上，和一堆纸在一起。那么，理解是在何处发生的呢？塞尔的答案是，没有理解发生，只是一系列无意识的翻页和用铅笔在纸上划来划去的动作而已。现在将这个场景套用到人工智能身上："中文屋"和数字计算机简直一模一样。人是 CPU，无意识地执行指令，书是向 CPU 提供指令的软件程序，而在纸上划来划去相当于将信息存入存储器。因此，无论计算机设计得多么巧妙，哪怕能够通过产生与人相同的行为来模拟智能，它都没有理解力，也没有智能。塞尔明确表示他不知道什么是智能，他只是说不管智能是什么，计算机显然并不具备这一能力。

这一观点在哲学家和人工智能专家之间引起了轩然大波，催生了数以百计的文章，并招来了很多谩骂。人工智能的捍卫者摆出了几十条理由反驳塞尔的这一观点，比如说，尽管房间里的所有部件都不懂中文，但整个房间懂，或者房间里的人在执行操作时理解了中文，只是他自己没有意识到而已。我则认为塞尔的观点是正确的。当我思考有关"中文屋"的争论，以及计算机如何工作时，我没有看到理解发生在任何地方。我确信我们需要理解什么是"理解"，需要一种定义它的方式，这样我们才能清楚一个系统什么时候是智能的，什么时候不是，什么时候理解中文，什么时候不理解中文。而它的行为并没有告诉我们这些。

人不需要通过"做"什么来理解一个故事。我可以安静地读一个故事，虽然我没有明显的行为，但我的理解和领悟是显而易见的，至少对我来说是这样。此外，你不能从我安静的行为中看出我是否理解这个故事，甚至不能看出我是否懂这个故事所使用的语言。你稍后可能会问我问题，看我是否理解了这个故事。但我的理解是在我读故事的时候发生的，而不仅仅是在我回答你的问题时发生的。本书的一个观点是，理解力不能用外部行为来衡量。正如我们在接下来的章节中将看到的那样，它反而是大脑记忆事物并利用这些记忆进行预测的内部衡量标准。"中文屋""深蓝"和大多数计算机程序都没有类似的衡量标准。它们不明白自己在做什么。我们判断计算机是否拥有智能的唯一方法是通过其输出或行为进行判断。

　　人工智能的捍卫者给出的最有说服力的观点是，理论上，计算机可以模拟整个大脑。计算机可以模拟所有神经元及其连接，如果它做到了，就没有什么可以区分大脑的"智能"和计算机模拟的"智能"了。虽然这在实践中可能无法实现，但我认同这个观点。但人工智能研究人员并没有模拟大脑，因此他们的程序也没有智能。如果不先了解大脑的工作方式，就无法模拟它。

从生物学入手研究智能

　　在我遭到英特尔公司和麻省理工学院的拒绝后，我不知道接下来该怎么做。我认为当一个人不知道接下来的路该怎么走时，最好的策略往往是不做任何改变，直到你知道该怎么选了。所以我的选择就是继续留在计算机领域。我对于留在波士顿感到很满足，但在 1982 年，我的妻子想搬到加利福尼亚，所以我们就搬家了（这同样是一条最简单易行的路）。我在硅谷一家名叫 GRID 系统的创业公司找到了一份工作。该公司发明了笔记本电脑，那是一台漂亮的机器，后来成为纽约现代艺术博物馆收藏的第一台计算机。我先是在市场部工作，然后去了工程部，最终发明了一种名为 GridTask 的高级编程语言。我和我发明的这种编程语言在 GRID 系统公司取得成功过程中，发挥了越来越重要的作用，因此，我的事业也得以顺利发展。

　　但是，我仍然无法克制对大脑和智能机器的好奇心。我无法抑制研究大脑的强烈愿望，于是参加了人体生理学的函授课程并开始自学，当然，从来没有人被函授学校拒绝过！在学习了相当多的生物学知识后，我决定申请学习生物学研究生课程，从生物科学内部入手研究智能。如果计算机科学界不想要一个大脑理论家，那么也许生物学界会欢迎一个计算机科学家。那时还没有理论生物学，更没有理论神经科学，所以生物物理学似乎是最符合我兴趣的领域。我努力学习，参加必要的入学考试，准备简历，征求推荐信，后来被加州大学伯克利分校的生物物理学项目录取，成为全日制研究生。

我欣喜若狂。我认为自己终于可以认真地开始研究大脑理论了。我辞去了在 GRID 系统公司的工作，并不打算再涉足计算机行业。当然，这意味着我没了收入。我的妻子在想"是时候买房成家了"，而我则高兴地成为一个不用养家糊口的人。这绝对不是一条最简单易行的路，但这是我最好的选择，我妻子也尊重我的决定。

GRID 系统公司的创始人约翰·埃伦比（John Ellenby）在我离开之前把我拉到他的办公室，对我说："我知道你不打算再回 GRID 系统公司或计算机行业了，但你永远不知道会发生什么。为什么要彻底离开而不选择请假呢？这样的话，如果在一两年内你真的回来了，你还能重新获得你离开时的工资、职位和股票期权。"他的态度很诚恳。我接受了，但我知道，我已经永远离开了计算机行业。

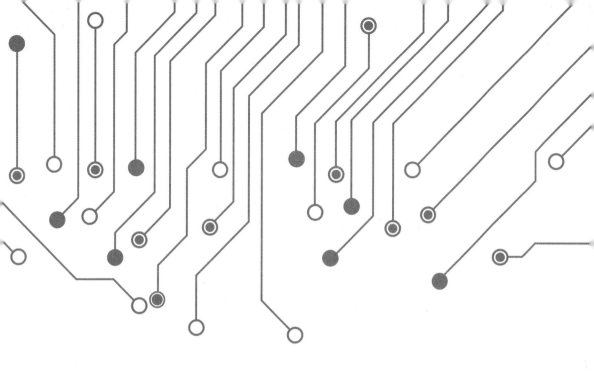

第 2 章

神经网络

ON
INTELLIGENCE

1986 年 1 月，当我进入加州大学伯克利分校工作时，做的第一件事是梳理智能和大脑功能方面相关理论的发展历史。我阅读了由解剖学家、生理学家、哲学家、语言学家、计算机科学家和心理学家所撰写的数百篇论文。许多不同领域的人撰写了大量有关思维和智能的文章，而且每个领域都有一套自己的期刊，各自使用自己的术语。我发现他们的描述既不一致也不完整。语言学家用诸如"句法"和"语义"之类的术语谈论智能，因为对他们而言，大脑和智能都与语言有关；视觉科学家采用的是 2D、2.5D 和 3D 草图，因为在他们看来，大脑和智能都与视觉模式识别有关；计算机科学家则谈论模型和框架，这是他们为了表达知识而创造的新术语。这些人都没有谈及大脑的结构，以及大脑是如何实现这些理论的。虽然解剖学家和神经生理学家撰写了大量有关大脑结构及神经元行为的文章，但他们大多未曾尝试去研究并推导更为普适的理论。不同的实验方法以及由此产生的大量数据，理解起来不仅非常困难，而且令人沮丧。

大约就在此时，一种全新的有关智能机器的发展思路崭露头角，并且颇有前景。自 20 世纪 60 年代末以来，神经网络就以某种形式出现了，但就研究机构获得的资金与人才而言，神经网络和人工智能存在竞争关系。"重达 800 磅的大猩猩"①人工智能明显比神经网络研究更受人们的追捧。神经网络研究人员被列入黑名单，长达数年无法获得资助。不过，仍有少数人在继续思考这一方向，直到 20 世纪 80 年代中期，他们才终于守得云开见月明。很难确切解释为什么大家突然对神经网络产生了兴趣，但毫无疑问，其中一个促成因素是人工智能技术的发展持续遭遇失败。人们设法寻找人工智能的替代品，并在人工神经网络中找到了一种。

神经网络是对人工智能方法的真正改进，因为神经网络的体系结构基于真实的神经系统，不过非常松散。神经网络研究人员，也被称为连接主义者，他们并不热衷于计算机编程，而是渴望研究神经元相互连接后形成的整体所展现的行为。大脑由神经元构成，因而大脑就是一个神经网络。连接主义者希望通过研究神经元之间的相互作用，清楚地了解智能难以捉摸的特性，并通过复制神经元群之间的正确连接来解决人工智能无法解决的一些问题。神经网络与计算机的不同之处在于，它没有CPU，也不会将信息存储在集中式存储器中。神经网络的知识和记忆分布在整个连接中，就像真正的大脑一样。

从表面上看，神经网络似乎与我的兴趣非常契合，但我很快对这个领域的研究感到失望。当时我认为，对于理解大脑而言，有必不可少的三大准则。

第一准则是，考虑大脑的功能时需要包括时间因素。真正的大脑能

---

① 原句为 "the 800-pound gorilla"，它是一句俚语，常用来形容人或事物的强大。——编者注

够处理快速变化的庞大信息流，而这种通过大脑的信息流完全是动态的。

第二准则是反馈的重要性。神经解剖学家早已发现，大脑内部充满了反馈连接。比方说，在新皮质和在大脑中位置比较靠下的丘脑之间的连接回路中，反向连接（即通向输入）的数量几乎经常是正向连接数量的 10 倍！这就意味着，每有一根向前传递信息进入新皮质的神经纤维，就会有 10 根从新皮质反向将信息传递回感官的神经纤维。同时，反馈也控制着整个新皮质的大多数连接。虽然反馈的确切用途还不为人所知，但从已发表的研究成果来看，它确实广泛存在。综上所述，我认为反馈是至关重要的。

第三准则是，任何一个关于大脑的理论或模型都应该能够解释大脑的物理结构。就像后文中提到的那样，新皮质不是一个简单的结构，而是由一个不断重复的层次结构组成的。任何一个没有体现这种结构的神经网络，肯定不会像大脑那样工作。

很可惜，虽然神经网络研究呈爆炸式增长，但大多数研究都止步于一些极其简化的模型，而这些模型都无法满足上述三大准则。大多数神经网络主要是由少量神经元组成的三层网络。第一层神经元被用来表示输入模式；然后，这些输入神经元会被连到第二层神经元，即隐藏层神经元；随后，隐藏层神经元被连到了第三层的输出层神经元。神经元之间的连接具有不同强度。根据连接强度的不同，一个神经元的激活会促进另一个神经元的激活，但可能会抑制第三个神经元的激活。因此通过改变这些连接强度，神经网络可以学会将输入模式映射到输出模式。

这些简陋的神经网络只处理静态的输入模式，不会做出任何反馈，结构上也完全不像人脑中的神经网络。有一种最常见的神经网络叫"反向传播"网络。这种网络通过将错误信号从输出层反向传播回输入层来学习。你可能认为这应该算一种反馈，但其实不是。首先，虽然"反向传播"网络在学习时，会发生错误信息的反向传播，但是当网络经过训练能够正常工作时，信息传播就只有一个方向了，即从输入层到输出层。其次，这些简单神经网络不具备时间的概念。它们只是将静态的输入转变为静态的输出。因此，在这些网络内部不存在任何历史记录，哪怕是刚发生不久的事情。最后，与大脑中那些复杂的层次结构相比，这些神经网络的架构还是显得微不足道。

我以为该领域内的研究会很快转向更为真实的网络，但这种情况并没有发生。由于这些简单的神经网络的应用场景已经有很多，整体研究反而停滞了很多年，并未取得进展。随着这样一种全新又有趣的工具的诞生，一夜之间，成千上万的科学家、工程师和学生可以据此申请研究经费，获得博士学位，出版关于神经网络的书籍。人们忙于创办各种公司，利用神经网络来预测股市、处理贷款申请、核实签名，以及监测其他上百种关于模式分类的应用。也许神经网络的创造者怀有更宏伟的目标，但是这个领域被另一批人主宰了，而这些人对于理解大脑工作原理及智能并没有兴趣。

大众媒体并不太了解这种区别。报纸、杂志和电视科学节目将神经网络描述为"类脑"，或者将其称为"按照与大脑相同的原理"工作。与必须对所有程序进行编程的人工智能不同，神经网络通过样例学习，在某种程度上似乎更智能。NetTalk 就是一个经典案例，它学会了将字母序列映射到语音中。用印刷文本训练神经网络，听起来像是计算机在朗读单词。不难想象，假以时日，神经网络就能与人类对话。各大官方媒体报道都错误地将 NetTalk 称为一种学习如何朗读的机器。NetTalk 是一个很棒的案例，但它的实际功能微不足道。它无法阅读，也不能理解，几乎没有实用价值。它只是将字母组合与预定义的声音模式匹配起来。

关于神经网络和大脑的区别，请让我打个比方。我们先不去想大脑是如何工作的，而是看看计算机是如何工作的。经过多年研究，我们发现，计算机里的部件都由晶体管组成。数亿个晶体管精准而复杂地连接在一起，但我们并不理解计算机是如何工作的，晶体管又为何以这种形式连接。因此，有一天我们决定只连接少数晶体管，想看看会发生什么。我们没有想到，虽然只有 3 根晶体管，但以某种形式连接时，它们就变成了一个放大器：一端的一个信号传输到另一端时被扩大了。收音机和电视里的扩音器就是以这种形式的晶体管组成的。这项发现十分重要，一夜之间，一个新兴产业就出现了，人们纷纷利用晶体管的这种信号放大效应制造晶体管收音机、电视和其他一些电子设备。这虽然也不错，但我们还是不知道计算机是如何工作的。尽管扩音器和计算机都由晶体管组成，但它们之间并无共同点。同理，大脑和一个三层神经网络虽然都由神经元构成，但它们也毫无共同点。

1987 年夏天，有件事情进一步浇灭了我对神经网络的热情。我参加了一次神经网络会议，听了一家名叫 Nestor 的公司相关人员的演讲。该公司试图出售一种神经网络应用程序，用于识别便笺簿上的笔迹。他们公司给该程序定价 100 万美元。这引起了我的注意。尽管 Nestor 公司宣传他们的神经网络算法有多么高超，将它视为又一项重大突破，但我认为可以用更简单传统的方式识别笔迹。

那晚回家后，我开始思考这个问题。两天后，我就设计出一款笔迹识别器，它识别速度很快，尺寸小巧，功能灵活。我的方案没有使用神经网络，也没有像大脑那样工作。尽管受那次会议的启发，我打算设计一种带手写功能的计算机，并最终在 10 年后产生了 PalmPilot，但它也使我确信：神经网络相较于传统方法，并无多大改进。我创建的笔迹识别器最终成为涂鸦（Graffiti）文本输入系统的基础，这套系统用于首批 Palm 产品。我觉得 Nestor 公司离倒闭不远了。

对简单神经网络的介绍就到这里。它们的大多数功能都可以通过其他方法轻松处理，最终媒体也不再报道了。至少，神经网络研究人员并没有声称他们的模型是智能的。毕竟，它们就是非常简单的网络，无法媲美人工智能程序。

我不想给你留下所有神经网络都是简单的三层这种印象，一些研究人员一直在研究不同类型的神经网络。如今，"神经网络"一词用于描述各种模型，其中一些模型的特点在生物学上更符合这个词的本义，另一些则不尽然，但几乎没有人尝试了解新皮质的整体功能或结构。

我认为，大多数神经网络最基本的问题是它们与人工智能程序所共有的特征。两者都因为过于关注行为而承受着不可衡量的损失。

无论将这些行为称为"答案"、"模式"还是"输出"，人工智能和神经网络都是在假定智能就是程序或神经网络在处理给定输入后产生的行为。计算机程序或神经网络的最重要属性是它提供正确的还是所需的输出。受图灵启发，神经网络的研究人员认为智能就等于行为。

但智能不仅是要在行为或表现上体现的问题。行为是智能的体现，但不是智能的核心特征或基本定义。只要稍加思考，你便能明白这一点：你足够智能，可以躺在黑暗中思考和理解。忽略大脑中发生的事情，只将注意力集中在行为上，已经成为理解智能和构建智能机器的一大障碍。

自联想记忆

在探索关于智能的新定义之前，我想先介绍另一项连接主义研究，该研究在描述大脑如何工作方面与大脑的实际情况非常接近。但问题是，很少有人意识到这项研究的重要性。

当神经网络大出风头时，有一小部分神经网络理论家创造了一些并不关注行为的网络，并称之为自联想记忆（auto-associative memory）。这些网络也由简单的神经元构成。神经元之间互相连接，并在达到一定阈值时被激活。不同的是，这些连接包括了许多反馈。比起反向传播网络只是把信息向前传递，自联想记忆会把每一个神经元的输出反馈给输入，就好像自己给自己打电话一样。这样的反馈回路导致出现了一些有趣的特性。当一种行为模式应用于这些人工神经元时，它们会对这种模式形成记忆，同时，网络会把模式与这些记忆自动关联。这也是他们被称作"自联想记忆"的原因。

这样一种连接方式可能第一眼看起来特别荒唐。为了从记忆里检索一种模式，你必须提供你想要检索的模式。这就好像你去水果店买一串香蕉，店主问你如何支付时，你说用香蕉支付。你可能会问，这样做有什么意义呢？但是自联想记忆确实存在几项重要特性，而这些特性也存在于真实的大脑中。

第一个重要的特性就是，你无须使用完整的模式进行检索，只使用这个模式的一部分，或者是被打乱的模式即可。即便你在检索时使用的是一个被弄得一团糟的模式，自联想网络也可以用它检索出正确的模式，就像最初储存时那样。这就好像你去水果店用已经吃了一半的、快烂掉的棕色香蕉，换回一个完整的青色香蕉；或者好像你去银行拿着一张无法辨认的残币，然后收银员对你说："这看起来是一张破损的 100 元纸币。把它给我，我给你换张新的。"

第二个重要特性是，与其他神经网络不同，自联想记忆可以用来记忆一个模式序列，或者是时间模式（temporal pattern）。这个功能可以通过在反馈上加入时间延迟来实现。通过这个延迟，你可以给自联想记忆呈现一个模式的序列，它可以记住这个序列。以一段旋律为例，我先输入"一闪一闪亮晶晶"的前几个音符，然后自联想记忆就可以返回整首歌。即使只输入一部分序列，自联想记忆也可以找回剩余部分。我们之后也会看到，这就是人类学习所有事物的方式。我认为大脑也使用了类似自联想记忆的连接方式来实现这点。

自联想记忆暗示了反馈和时变输入的潜在重要性，但大多数研究人工智能、神经网络以及认知行为的科学家都忽视了它们。

就整体而言，神经科学家并没有做得更好。他们也很了解反馈，因为他们就是发现反馈的人，但大多数人没有形成或发展相关理论，来解释为什么大脑需要这么多反馈，只是在模糊地谈论"阶段"和"调制"。在他们提出的关于大脑整体功能的多数想法中，并没有考虑时间的作用或考虑得不够充分。他们倾向于根据事情发生的地点来绘制大脑图表，而不看随着时间的推移，神经激发模式何时会相互影响，以及以何种方式相互影响。当然，这种偏见部分源自当前实验技术的局限性。

20 世纪 90 年代又被称为"脑研究的黄金十年"，功能成像技术是当时最热门的一项发明之一。功能成像机器可以拍摄人类大脑活动的照片，但无法捕捉快速的变化。因此，科学家要求被试一遍又一遍专注地执行一项任务，就好像要求他们在拍照时一动不动一样，只不过此时拍摄的是心理照片。结果，科学家掌握了大量数据，弄清了在执行某些任务时，相应的活动发生在大脑的哪些区域，而关于真实的随时间变化的输入如何流经大脑的数据却很少。功能成像可以明确在特定时刻，当事情发生时，相应的大脑活动发生在大脑中的哪个位置，但不易捕捉大脑活动是怎样随时间变化的。虽然科学家也想收集这些数据，但他们缺乏优秀的技术手段。因此，许多主流的认知神经科学家继续相信"从输入到输出"的谬论。固定一种输入，然后看会得到何种输出。新皮质的连接图一般按照这样一种流程来展示：从初级感觉区开始，也就是从视觉、听觉、触觉等输入的地方开始，向上流入更高级的分析、规划、运动等区域，再将指令下达给肌肉。先感知，后行动。

我并非想暗示每个人都忽略了时间和反馈。这个领域如此广阔，几乎每个理论都有它的拥护者。近年来，人们越来越相信反馈、时间和预测的重要性。但多年来，人工智能和经典神经网络所受到的热烈追捧，使得其他方法都被抑制和低估了。

行为决定了智能吗

无论是智能领域外行还是专家，都认为行为决定了智能。这一点并不难理解。至少几个世纪以来，人们一直将大脑的能力比作发条，接着又将其比作泵和管道，然后是蒸汽机，后来又比作计算机。从艾萨克·阿西莫夫（Isaac Asimov）提出的机器人学三定律，到《星球大战》（Star Wars）系列影片中的机器人 C-3PO，几十年来，科幻小说中充斥着人工智能的理念。让智能机器做事的想法在我们的想象中根深蒂固。所有机器，无论是人类制造的还是人类想象出来的，都是为了完成某件事而设计的。我们没有会思考的机器，有的只是会行动的机器。即便是观察人类同胞，我们也会关注他们的行为，而不是探究他们潜藏的想法。因此，从直觉上看，智能行为似乎应该是智能系统的度量标准。

然而，纵观科学史，直觉往往是发现真相的最大障碍。科学框架通常很难被发现，并非因为它们很复杂，而是因为人们容易受直觉影响，从而做出一些不正确的假设，进而无法看到正确的答案。在哥白尼提出日心说之前，当时的天文学家错误地认为地球处于宇宙中心，静止不动。因为从感觉上讲，情况就是这样的。从直觉上说，这是显而易见的：群星分布在一个巨大的旋转球体内部，人类就在该球体的中央。假设地球像陀螺一样自转，自转的平均角速度为 7.292×10^{-5} 弧度 / 秒，并且整个地球都在太空中疾驰，更不用说在数万亿千米之外的星星了。提出这些超前的理论，会让人把你当成疯子。但结果证明这是正确的理论框架。有些简单易懂的事情，我们凭直觉认为它们并不正确。

在达尔文提出进化论之前，很明显，物种的类别就是固定的。鳄鱼不与蜂鸟交配，它们是不同物种，无法融合。物种进化的理念不仅违背了宗教教义，也违背了常识。承认进化论，意味着你与这个星球上的每种生物都有一个共同的祖先，包括蠕虫和厨房里的开花植物。我们现在知道这是真的，而直觉却不然。

之所以要提到这些著名的例子，是因为我相信对智能机器的追求也会受到阻碍我们进步的直觉假设的负面影响。当你问自己"智能系统有什么用"时，你会凭直觉从行为的角度进行思考。人类通过言语、写作和行动来展示智慧，对吗？对，但不完全对。智能是发生在你头脑中的事情，行为在这里是一种可有可无的成分。虽然从直觉上说，这并不是显而易见的，但也不难理解。

用简单的框架理解大脑

1986 年春天，我日复一日地坐在办公桌前阅读科学文章，努力梳理智能的历史，并密切关注人工智能和神经网络的研究进展，我发现自己陷入了细节中。的确，有无穷无尽的知识值得研究和阅读，但我对整个大脑到底是怎样工作的，甚至它有什么作用，都没有任何清晰的了解。这是因为之前的神经科学领域本身关注的全是细节，现在仍然如此。每年该领域都会有数以千计的研究报告发表，但这些研究报告内容大同小异，都是对现有研究成果的堆砌，而非内容的整合。至今仍然没有全面的理论或框架解释大脑的运作过程和机制。

我开始想象这个问题的解决方案会是什么样子的，是否会因为大脑的复杂而变得极其复杂？是否需要 100 页密密麻麻的数学运算来描述大脑的工作原理？我们是否需要绘制成百上千个独立电路，才能理解真正有用的发现？我认为情况并非如此。历史表明，科学问题的最佳解决方案往往是简单而优雅的。虽然细节可能令人生畏，通往最终理论的道路可能异常艰辛，但最终的概念框架通常很简单。

　　倘若没有一个核心理念作为指导，那么神经科学家就不会取得太多进展，因为他们试图将收集到的所有细节整合起来，形成逻辑完整的连贯性描述。大脑非常复杂，是一个巨大且令人生畏的细胞团。乍一看，它就像一个填满煮熟的意大利面的体育场。人们将它也描述为电工的噩梦。但是经过仔细检查，我们发现大脑并不是一个随机堆叠起来的东西。它有很多组织和结构，由于组织和结构的数量过于庞大，我们并不能指望只凭直觉了解大脑整体的运作方式。我们可以将破碎花瓶的碎片重新拼在一起，来了解花瓶本来的样子，但不能用同样的方式来探究大脑。神经科学领域之所以没有取得太多成果，不是因为没有足够的数据，也不是缺乏正确的数据。我们需要做的是转变思路。有了适当的框架，细节才会变得有意义且易于操作。想想下面这个奇特的类比，你就明白我的意思了。

　　想象一下，几千年后，人类已经灭绝，来自外星的探险家登陆地球。他们想弄清楚人类当初是怎样生活的。他们尤其对人类的道路网络感到困惑。这些奇怪的复杂结构是做什么用的？他们首先可能会通过卫星和实地勘测，对所有东西进行归类。他们应该是一丝不苟的考古学家，会记录每一个散落的沥青碎片的位置，每一个倒在地上并因受侵蚀而滑下坡的路标，以及他们能找到的每一个细节。他们注意到一些道路网络与其他道路网络不同。在某些地方，道路所处位置多风并且狭窄，看起来几乎是偶然形成的；在某些地方，它们形成了一种很规则的网格，而在另一些地方，它们又变得很宽广，并在沙漠中绵延数百千米。这些探险家收集了大量的细节，但这些细节对他们来说没有任何意义。他们继续收集更多细节，希望能找到一些新数据来解释这一切。这件事困扰了他们很长一段时间。

最终，其中一位探险家说："我明白了！……这些生物无法像我们一样传送自己。他们不得不四处旅行，也许就是借助这些设计巧妙的移动平台。"由这个基本的观点出发，许多细节就说得通了。小而曲折的道路网络出现在交通工具出现的早期，当时的交通工具移动速度缓慢。宽广的道路是为高速长距离行驶而设计的，这就解释了为什么这些道路的标志上会有不同的数字。这些探险家接着又推断出住宅区与工业区的划分方式，以及商业需求和交通基础设施之间可能的关系等。事实证明，他们编目的许多细节都不是很有联系，只是偶然形成的，或因当地地理环境的需要而存在的。此时，依然会有相同数量的原始数据存在，但不再令人费解。

我们可以确信，同样类型的突破也将使我们了解大脑的所有细节。

从大脑内部提取智能

很可惜，并不是每个人都相信人类可以理解大脑是如何工作的。许多人，包括一些神经科学家，都相信大脑和智能在某种程度上是无法解释的。有些人认为，即使我们能理解它们，也不可能制造出以同样的方式工作的机器，这种智能需要人体、神经元，也许还有一些新的、深不可测的物理定律。每当我听到这些争论时，我不禁想起过去的知识分子反对研究天空或反对解剖尸体，阻碍人们了解人体的运行机制。"别费心研究那个，它不会带来任何好处，即使你能理解它是如何工作的，我们也无法用这些知识做任何事情。"诸如此类的观点将我们引向了一个叫作功能主义的哲学分支，这是人类在思维方面形成的简短历史中的最后一站。

根据功能主义的理论，智能或"有思想"纯粹是组织的一种属性，与你是由什么构成的没有本质上的关系。心智可存在于任何系统中，只要其组成部分之间具有正确的因果关系即可，这些部分可以是神经元、硅芯片或其他东西。显然，这种观点对于任何潜在的智能机器制造商来说就是标准的问题。

想一想：如果用盐瓶代替丢失的国际象棋骑士棋子下棋，会不会不那么真实？显然不是。盐瓶在功能上等同于骑士，因为盐瓶在棋盘上移动并与其他棋子相互作用，因此你的游戏还是真正的国际象棋游戏，而不仅仅是一场模拟游戏。再想一想，如果我用光标删除每个字符然后重新输入，这句话会不会一样？或者再想想：每隔几年，你的身体就会替换掉构成你的大部分原子，尽管如此，你在所有重要的方面依然如故。如果一个原子在你的分子构成中发挥相同的功能，那么它们就是等同的。同样的逻辑也适用于大脑：如果一个疯狂的科学家用一个功能等效的微型机器复制品替换了你的每个神经元，那么手术结束后，你依然能够感受到真实的自我，与手术前无异。

根据这个原则，一个使用与人脑相同功能架构的人工系统应该同样具有智能，它不仅是人造的，而且实际上是真正智能的。

人工智能的支持者、连接主义者和我都是功能主义者，因为我们都相信大脑没有什么内在的特殊或神奇之处可以让它变得智能。我们都相信有一天人类将能够以某种方式制造智能机器。但是人们对功能主义有着不同的解释。虽然我已经说明了我认为人工智能和连接主义范式之所以失败，关键在于输入 - 输出谬误，但关于为何人类仍未能设计出智能机器，还有一个关键点。虽然人工智能的支持者采取了我认为是弄巧成拙的强硬路线，但在我看来，连接主义者的主要问题是太胆怯了。

　　人工智能研究人员会问："为什么人类工程师要被进化过程中偶然发现的解决方案所束缚呢？"原则上，他们的这种质疑是有道理的。众所周知，生物系统，如大脑和基因组，并非具有优雅的结构。鲁布·戈德堡机械（Rube Goldberg machine）就是人们常用的比喻，它以大萧条时期的漫画家鲁布·戈德堡（Rube Goldberg）的名字命名。他的漫画中经常会出现一些过于复杂的滑稽装置，它们仅仅是为了完成琐碎的任务而设计的。软件设计师也有一个相关的术语 kludge，它指的是编写程序的人没有远见，使程序中充斥着繁重无用的复杂性，最终连编写者本人也常常难以理解程序的意图了。人工智能研究人员担心大脑同样是一团糟，是一个有着数亿年历史的杂乱无章的东西，充满了低效率和进化的"遗留代码"。如果是这样，他们想知道，为什么不摒弃整个令人遗憾的混乱架构并另辟蹊径呢？

　　许多哲学家和认知心理学家都认同这种观点。他们喜欢将思维比喻为由大脑运行的软件，是计算机硬件的有机模拟物。在计算机中，硬件级别和软件级别彼此不同。相同的软件程序可以在任意通用图灵机上运行。例如，你可以在普通个人计算机、苹果计算机或由克雷公司（Cray）研发的超级计算机上运行 WordPerfect Office 办公套件，即使这三个系统具有不同的硬件配置。如果你正在尝试学习 WordPerfect Office 办公套件，那么硬件的选择对学习没有任何影响。我们由此推断，思维也是这样，大脑没有教人类关于思想的任何东西。

　　人工智能的捍卫者还喜欢指出工程解决方案与自然版本完全不同的历史实例。例如，人类成功地制造出飞行器，可这是通过模仿有翼动物的拍打动作实现的吗？不，人类用固定翼和螺旋桨就做到了，后来用的是喷气发动机。这可能不是大自然的造物方式，但人类创造的方法确实有效，而且比拍打翅膀的方法高效很多。

同样，人类制造了一种速度和行程可以超越猎豹的在陆地上行驶的车辆，但不是通过制造类似猎豹的四足跑步机，而是通过发明轮子来实现的。轮子能够在平地上高效地移动，这说明即便进化从未产生过这种特定策略，也并不代表它不是一种好的策略。一些研究心智的哲学家已经注意到"认知轮"（cognitive wheel）的比喻，即人工智能解决某些问题的方法，尽管与大脑的工作方式完全不同，但同样优秀。换句话说，一个程序假如以某种狭隘但有用的方式，产生类似或超越人类表现的输出，那么它的确与人类大脑做这件事的方式一样好。

我相信这种对功能主义"以目的证明手段"的解释，会导致人工智能研究人员误入歧途。正如约翰·塞尔在表达"中文屋"这个观点时所展示的那样，行为对等是不够的。由于智能是大脑的内部属性，我们必须深入探究大脑才能了解什么是智能。在对大脑尤其是新皮质的研究中，我们需要小心地找出哪些细节只是进化过程中多余的"被冻结的偶发事件"。毫无疑问，许多鲁布·戈德堡式流程中都混入了重要的特征，但是你很快就会看到，强大的力量有一种潜在的优雅，而这种力量绝非现今最好的计算机可以比拟的，它等待我们将其从这些神经回路中提取出来。

连接主义者凭直觉认为大脑不是计算机，大脑的秘密在于神经元连接在一起时的行为方式。这是一个良好的开端，但该领域在早期取得成功后几乎没有新的进展。尽管人们曾对三层网络大力开展研究，而且目前仍有许多人这样做，但很少有人研究新皮质中实实在在的网络。

半个多世纪以来，人类一直将全部聪明才智用于尝试通过编程在计算机中实现智能。在这个过程中，人类创造了文字处理器、数据库、视频游戏、互联网、手机，以及令人信服的计算机动画。但是智能机器仍然没有出现。要想取得成功，人类需要大量借鉴大自然的智能引擎，也就是新皮质。人类必须从大脑内部提取智能，没有其他路可以走。

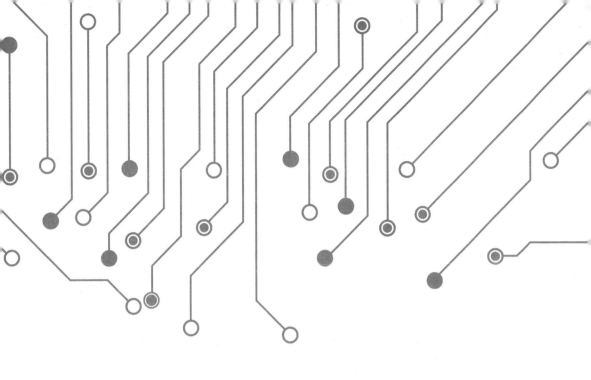

第 3 章

人类大脑的层次结构

ON
INTELLIGENCE

　　那么是什么让大脑与人工智能和神经网络所涉及的编程有着如此巨大的差异呢？大脑的设计有什么不寻常之处，这种设计为什么至关重要？你将在接下来的几章中看到，大脑的结构可以告诉我们很多东西，让我们了解大脑到底是如何工作的，以及为什么它与计算机有着本质区别。

　　我会从整个器官开始介绍。想象一下，桌子上有一个大脑，我们正一起解剖它。你会注意到的第一件事是大脑的外表面看起来非常均匀。它呈粉灰色，类似于光滑的花椰菜，有许多"脊""谷"，分别被称为"脑回"和"脑沟"，摸起来柔软而黏糊。这就是新皮质，一层薄薄的神经组织，包裹着旧脑的大部分。我们将重点关注新皮质。几乎所有我们认为的智能形式，如感知、语言、想象力、数学、艺术、音乐和规划，基本上都发生在这里。你的新皮质正在阅读这本书。

　　现在，我不得不承认我是一个新皮质沙文主义①者。

───────────

① 沙文主义原指极端的民族主义，如今其含义得以扩展，指盲目拥护自己所在团体的一种偏见。这里的新皮质沙文主义是指作者在研究大脑时对新皮质尤为关注。——编者注

我知道在这一方面我会遇到一些阻力，所以让我花一点时间为我的方法辩护，以免偏离正轨。对于大脑的每个部分，都有一群科学家在研究。如果我建议通过理解新皮质从而深入了解智能，肯定会遭到一些研究群体的反对。深感冒犯的他们会这样说："如果你不了解脑区，就不可能理解新皮质，因为这两者高度相关，不同脑区有不同的功能。"我不反对这种说法。诚然，大脑由许多部分组成，其中大部分对人类来说都至关重要。奇怪的是，大脑中细胞数量最多的部分，即小脑是一个例外。如果你出生时没有小脑或小脑受损，你也可以过上颇为正常的生活。然而，对于大多数其他脑部受损的患者来说，情况并非如此。大多数脑区功能正常才能保障人类的基本生活能力或感知能力。

我给出的反驳理由是，我对制造人类不感兴趣。我想要做的是了解智能并制造智能机器。制造人类与制造智能机器是两回事。智能机器不需要有性冲动、饥饿感、脉搏、肌肉、情绪或类似人的身体。人类不仅仅是一台智能机器。人类这种生物，拥有所有必要的，有时甚至是不需要的包袱，而这些包袱来自漫长的进化过程。如果你想制造具有类似于人类行为的智能机器，也就是说，它们能在所有方面通过图灵测试，那么你可能需要重新创造许多只有人类才具备的东西。但是你将在后文中看到，假如目标是要制造具有智能但与人类不完全相同的机器，我们就可以将注意力转向大脑中与智能密切相关的部分。

由于我只关注新皮质，很多人感觉遭到了冒犯。我想说的是，我也认可其他大脑结构，例如脑干、基底神经节和杏仁核，它们能够确保人类新皮质功能正常，这些都毋庸置疑。

但我倾向于让你相信，智能基本上就产生于新皮质，在此过程中，另外两个脑区也扮演着重要的角色：丘脑和海马，我们将在本书后面讨论。从长远来看，我们需要了解所有脑区的功能。但我相信，如果我们从理论上能全面而深入地理解新皮质的功能，那么这些问题会得到最好的解决。这是我对于这件事的看法。下面来认识一下新皮质吧。

拿出 6 张名片或 6 张扑克牌，然后将它们叠放在一起。你现在正拿着一个新皮质的模型。这 6 张名片大约每张有 2 毫米厚，应该能让你感觉到新皮质有多薄。就像你的那叠名片一样，新皮质中的每一层大约有 2 毫米厚，共有 6 层，每一层的厚度都近似于一张名片。

拉平展开后，你会发现人类大脑的新皮质大约有一张大餐巾那么大。其他哺乳动物的新皮质更小：老鼠的新皮质只有邮票那么大，猴子的新皮质大约像一个信封那么大。但无论大小，这些哺乳动物的新皮质大多都有 6 层，就像你手里的这 6 张名片叠在一起的样子。人类更聪明是因为按照身体比例来说，人类的新皮质覆盖的面积相对更大，而不是因为人类的新皮质更厚或包含一些特殊的"智能"细胞。人类的新皮质很大，因为它包裹着大脑的大部分其他脑区。为了适应人类大脑的尺寸，大自然不得不修改人类的整体解剖学结构。人类女性不得不进化出宽阔的骨盆，以便能生下头颅占比较大的婴儿，一些古人类学家认为这一特征与双腿行走的能力是共同进化出来的。但这还不够，所以进化又折叠了新皮质，把它塞进人类的头骨中，就像把一张纸揉成一团扔进一个白兰地酒杯中一样。

新皮质中充满了神经细胞，也叫神经元。这些细胞密密麻麻，所以没有人能够确定其数量。如果你在一叠名片上画一个边长为一毫米的小方块，就相当于你在大约 10 万个神经元中标记了这个位置。想象一下在这么小的空间里数出确切的数字，几乎是不可能的。尽管如此，一些解剖学家已经估计出典型的人类新皮质包含大约 300 亿个神经细胞，但就算这个数字比 300 亿大很多或小很多，应该也不会有人感到惊讶。

那 300 亿个细胞就是你。它们几乎包含了你所有的记忆、知识、技能和积累的生活经验。经过几十年对大脑的思考，我仍然觉得这个事实令人震惊。凭借这一层薄薄的细胞，我们可以看到并感受世界，并且形成世界观，这简直太不可思议了。夏日的温暖和我们对更美好世界的向往，从某种程度上说，都是这些细胞的产物。在《科学美国人》上发表那篇文章多年后，弗朗西斯·克里克写了一本关于大脑的书，名为《惊人的假设》(The Astonishing Hypothesis)。这个惊人的假设简单来说就是，思想是由大脑中的细胞创造的。没有其他东西，没有魔法，没有特殊的调料，只有神经元和信息之舞。我希望你能体会到这种实现方式是多么不可思议。一系列细胞和人类的意识体验之间似乎存在着巨大的哲学鸿沟，但思想和大脑是一体的。克里克称这是一个假设，他的这种做法显然是政治正确的。大脑中的细胞创造了思想，这是一个事实，不是一种假设。我们需要了解这 300 亿个细胞的功能以及它们是如何实现这一功能的。幸好，新皮质不仅仅是一团不规则的细胞，我们可以更深入地研究它的结构，从而了解它是如何产生人类思想的。

新皮质的功能区

让我们重回解剖台，再来看看大脑。肉眼看来，新皮质似乎没有明显的特征。但实际上，还是有一些明显特征的，例如分隔两个大脑半球的巨大裂隙，以及分隔后部和前部脑区的突出沟壑。但在几乎所有你能看到的地方，从左到右、从后到前，新皮质错综复杂的表面看起来几乎一样。没有明显的边界线或颜色变化划分出专门处理不同感觉信息或不同类型思想的区域。

不过，人们早就知道这里面有界限。甚至在神经科学家能够分辨有关新皮质回路的有用信息之前，他们就知道某些大脑功能只由特定的脑区负责。如果病人的右侧顶叶由于中风而遭到破坏，他可能将对左侧身体或左侧空间中的任何东西失去感知能力，甚至想象不出它们的存在。左侧额区被称作布罗卡区（Broca's area），如果这个区域由于中风而遭到破坏，那么人使用语法规则的能力就会受到影响，尽管他的词汇量和理解单词含义的能力没有改变。梭状回发生中风会导致面孔识别能力丧失，病人无法在照片中认出自己的母亲、孩子，甚至自己。这些不可思议的疾病一度令早期的神经科学家认为，新皮质由许多功能区组成。

在过去的一个多世纪里，我们对功能区有了更多了解，但还有很多疑问。这些功能区都是半独立的，似乎专门用于负责感知或思维的某些方面。在形态上看，它们就像排列在一个形状不规则的拼布被子上，每个人的情况只有些许不同。很少有功能区的边界能被清晰地划分出来。从功能上看，它们按分支层次结构排列。

层次结构的概念至关重要，因此我想花点时间仔细定义一下它。在一个具有层次结构的系统中，从抽象意义上说，某些元素的层次一定会"高于"或"低于"其他元素。例如，在企业层次结构中，中层经理的层次高于邮件收发员，低于副总裁。这与物理空间的高低无关；即使中层经理工作的楼层比邮件收发员所在的楼层低，这位经理的职级仍然高于邮件收发员。当我谈论一个功能区高于或低于另一个功能区时，我要表达的也是这个意思。功能区的层次高低与它们在大脑中的位置排列无关。新皮质的所有功能区都位于这个错综复杂的新皮质表面上。使一个功能区比另一个功能区更高或更低的原因在于它们如何相互连接。在新皮质中，较低的功能区通过某种连接的神经模式将信息反馈给较高的功能区，而较高的功能区通过一定的神经连接模式将信息反馈给较低的功能区。处于层次结构不同分支中的功能区之间也存在横向联系，正如一位中层经理与他在美国另一个州的分理处的同行交流。科学家丹尼尔·费勒曼（Daniel Felleman）和戴维·范·埃森（David van Essen）曾绘制了猴子的新皮质的详细结构。该结构显示出几十个区域通过复杂的层次结构连接在一起，我们可以假设人类的新皮质也具有相似的层次结构。

最底层的功能区，即初级感觉区，是感觉信息首先到达新皮质的地方。这些功能区以最原始、最基本的方法处理信息。例如，视觉信息通过初级视觉区（V1）进入新皮质。V1 关注的是低水平的视觉特征，如微小的边缘部分、小尺度运动分量、双眼视差（针对立体视觉），以及基本的颜色和对比度信息。V1 将信息反馈给其他功能区，如次级视觉区（V2）、第四级视觉区（V4）和下颞叶（IT；我第 6 章会详细介绍它们），以及其他一些功能区。这些功能区中的每一部分都负责处理信息的更具体或更抽象方面。例如，V4 中的细胞会对中等复杂度的物体做出反应，如红色或蓝色等不同颜色的星星形状。另一个叫作中颞区（MT）的功能区专门处理与物体的运动相关的信息。在视觉皮质的较高层次，有一些功能区代表着你对各种物体的视觉记忆，如对人脸、动物、工具、身体部位等的视觉记忆。

你的其他感觉区也有类似的层次结构。新皮质有一个名为 A1 的初级听觉区，上面有一个听觉区的层次结构。新皮质还有一个名为 S1 的初级体感区，上面有一个体感区的层次结构。最终，感觉信息进入联合区，这也是接收一种以上感觉输入的皮质区有时使用的名称。例如，有一些皮质区会同时接收视觉和触觉输入。正是由于联合区的存在，你才能看到苍蝇在你手臂上爬，与此同时，你会感觉到手臂发痒。这些功能区大多接收经过几种感觉区高度处理的输入，但这些功能区的功能仍不清楚。我在后文会详细介绍皮质层次结构。

在大脑额叶中还有另一组功能区，用于创造运动输出。新皮质的运动系统也是分层次的。层次最低的初级运动区（M1）会向脊髓发送信号，建立连接并直接驱动肌肉。层次更高的功能区将复杂的运动指令反馈给 Ml。运动区的层次结构和感觉区的层次结构看起来非常相似。它们似乎以相同的方式组合在一起。在运动区，我们认为信息顺着层次结构向下流向 M1 以驱动肌肉。而在感觉区，我们认为信息会顺着层次结构向上流动，远离感觉区。实际上信息是双向流动的。感觉区的反馈是运动区的输出，反之亦然。

大多数对大脑的描述使用的都是流程图，这种图是一种过于简化的层次结构。也就是说，输入（视觉、听觉、触觉）流入初级感觉区并在向上移动时得到处理，然后通过联合区，再传递到新皮质的额叶，最后再传回运动区。我并不是说这种观点是完全错误的。当你大声朗读时，视觉信息确实从 V1 进入，流向联合区，到达额叶运动皮质，最后驱动口腔和喉咙中的肌肉，进而形成说话的声音。然而，这个过程中发生的事情不止如此，并没有这么简单。我提醒你注意过于简化的观点是因为，该过程中的信息通常是流向单个方向的，就像在工厂装配线上制造小部件一样。但是新皮质中的信息也总是会向相反的方向流动，并且在层次结构中，向下反馈的投射比向上反馈的投射多。当你大声朗读时，相比于你的眼睛从印刷品页面接收到的信号，你的新皮质的较高功能区向下发送了更多信号到你的初级视觉皮质。我将在后面的章节中介绍这些反馈投射的作用。现在，我想告诉你一个事实：虽然信息确实会向上传递，但不要因此就认为信息流都是单向的。

回到解剖台前，假设我们设置了一台功能强大的显微镜，从新皮质上切下一个薄片，对一些细胞进行染色，然后通过显微镜进行观察。如果我们对切片中的所有细胞进行染色，就会看到一团黑色固体，因为这些细胞非常紧密地交错排列在一起。但是如果我们用一种染色剂来标记一小部分细胞，就可以看到我之前提到的六层结构。这些结构是因为细胞体、细胞类型及其连接的密度变化而形成的。

所有神经元都有共同的特征。除了细胞体，也就是你想象中的细胞的圆形部分外，它们还有带分支的线状结构，叫作轴突和树突。当一个神经元的轴突与另一个神经元的树突接触时，就会形成名为突触的小连接。突触是一个细胞的神经脉冲会对另一个细胞的行为施加影响的地方。到达突触的神经信号（也被称作电脉冲、动作电位或脉冲尖峰），可以使接收细胞更有可能发射脉冲尖峰。有些突触则会产生相反的效果，使接收细胞不太可能发射脉冲尖峰。因此，突触可以是抑制性的，也可能是兴奋性的。突触的强度会随两个细胞的行为而改变。这种突触变化的最简单形式是，当两个神经元几乎同时产生一个脉冲尖峰时，它们之间的连接强度会增加。稍后我将详细介绍这一过程，即所谓的"赫布学习规则"（Hebbian Learning Rule）。除了改变突触的强度之外，还有证据表明，两个神经元之间可以形成全新的突触。这种情况可能一直在发生，尽管科学证据目前还存在争议。不管突触具体是如何改变其强度的，可以肯定的是，突触的形成和加强正是记忆得以储存的原因。

虽然新皮质中有许多类型的神经元，但其中有一类神经元占比巨大，每 10 个细胞中有 8 个这样的神经元。这些是锥体神经元，之所以这样称呼它们，是因为其细胞体的形状大致是金字塔形的。除了六层结构的新皮质在顶层有数米长的轴突外（但细胞数量很少），每一层都包含锥体神经元。每个锥体神经元都与邻近的许多其他神经元相连，每个锥体神经元都有一条长长的轴突横向延伸到新皮质的更远区域，或向下延伸到丘脑等位置比较靠下的大脑结构。

一个典型的锥体神经元有几千个突触。同样，由于它们的密度极大，体积很小，所以我们很难确定它们的具体数量。突触的数量因神经元而异，因层而异，因区域而异。如果我们采取保守的立场，认为平均每个锥体神经元有 1 000 个突触，实际数字可能接近 5 000 个或 1 万个，那么人类的新皮质将有大约 30 万亿个突触。这是个天文数字，远远超出了我们的想象。显然，它足以储存你一生中能学到的所有东西。

新皮质使用相同的计算工具工作

传闻爱因斯坦曾经说过，构思狭义相对论很简单，没费什么力气。它是从一个观察结果中自然而然地产生的：对所有观察者来说，光速都是恒定的，即使观察者以不同的速度运动，情况依旧如此。这一点是反直觉的。这就好比抛出的球的速度总是一样的，而不管它被抛出时的力度有多大，也不管抛球和观察球的人的移动速度有多快。每个人都会看到，球在任何情况下都以相对于他们的相同速度移动。这似乎不太可能是真的。但事实证明，对光来说的确如此。爱因斯坦想知道，这个奇怪的事实会产生什么后果。他有条不紊地思考了光速恒定的所有含义，并因此对狭义相对论做出了更离奇的预测，比如你的移动速度越快，时间流逝得就越慢，而能量和质量从根本上说是一回事。他在相对论书籍中介绍的那些例子来源于他的日常生活，他通过火车、子弹、手电筒等日常生活中的例子来阐述推理思路。这个理论并不难，但它肯定是反直觉的。

在神经科学中也有一个类似的发现，这是一个关于新皮质的事实。这个事实非常惊人，因此一些神经科学家都不相信它，而剩下的大多数神经科学家都忽略了它，因为他们不知道该怎样理解它。但这是一个非常重要的事实，如果你仔细地、有条不紊地探索它的含义，就会发现它将揭开新皮质的奥秘，这样我们就可以了解新皮质的工作原理。这项令人惊讶的发现来自新皮质本身的基本解剖结构，但需要一个独具慧眼的人来将它展示给世人。这个人就是约翰斯·霍普金斯大学的神经科学家弗农·芒卡斯尔（Vernon Mountcastle）。1978 年，他发表了论文《大脑功能的组织原则：单元模块和分布式系统》（*An Organizing Principle for Cerebral Function: The Unit Module and the Distributed System*）。在这篇论文中，芒卡斯尔指出，新皮质在外观和结构上非常统一。新皮质中处理听觉输入的区域、处理触觉的区域、控制肌肉的区域、布罗卡区，与其他所有区域看起来都很相似。芒卡斯尔建议，既然这些区域看起来都一样，也许它们实际上执行的基本操作也是相同的！他提出，新皮质使用相同的计算工具来实现所有功能。

在芒卡斯尔提出这一观点之前的几十年里，所有解剖学家都已经认识到，新皮质的各个部分看起来都是相似的，这是不可否认的。但他们没有深入探究这种现象可能意味着什么，而是把时间花在寻找新皮质的不同区域之间的差异上了。他们确实发现了差异。他们认为，如果一个区域用于处理语言，另一个区域用于处理视觉，那么这些区域之间就应该存在差异。如果仔细观察，你会发现差异。新皮质的各个区域在厚度、细胞密度、细胞类型的相对比例、水平连接的长度、突触密度以及其他许多方面都存在差异，但这些都是很难发现的。人们研究最多的区域之一，即 V1，实际上在其中一层有一些额外的分区。这种研究方向错误的情况也曾发生在 19 世纪的生物学家身上。他们把时间都花在了寻找物种之间的细微差异上。他们成功发现了两种看起来几乎相同的小鼠，但它们实际上是完全不同的物种。许多年里，达尔文遵循同样的路线，不断地研究软体动物。最终，达尔文的慧眼最终发现了其中的奥秘，他因此发问："所有这些物种怎么会如此相似？"它们的这种相似性远比其差异性更令人惊讶，更令人想一探究竟。

芒卡斯尔也提出了类似的看法。针对解剖学家寻找皮质区微小差异的领域，芒卡斯尔指出，尽管新皮质的不同区域存在差异，但从整体上看它非常统一。各个区域的层数、细胞类型和连接完全相同。新皮质就像随处可见的 6 张名片叠在一起的样子。这些差异往往非常微妙，以至于训练有素的解剖学家都无法认同。因此，芒卡斯尔认为，新皮质的所有区域都在执行同样的操作。而视觉区之所以成为视觉区、运动区之所以成为运动区，是因为新皮质的各个区域相互连接的方式，以及它们与中枢神经系统的其他部分连接的方式不同。

事实上，芒卡斯尔认为，一个皮质区与另一个皮质区看起来略有不同，是因为它们连接的东西不同，而不是因为它们的基本功能不同。他的结论是，新皮质的所有区域都有一个共同的功能，使用一种通用的算法。视觉与听觉无异，与运动输出也无异。他认为，人类的基因指定了新皮质不同区域的连接方式，这种连接方式会因具体功能和物种的不同而不同，但新皮质组织本身在任何地方都在做同样的事情。

　　我们花点时间想一想这个问题。对我来说，视觉、听觉和触觉似乎非常不同。它们具有根本不同的特性。视觉涉及不同颜色、质地、形状、深度和形式。听觉涉及音高、节奏和音色的差异。它们感觉事物的方式非常不同，怎么可能是相同的呢？芒卡斯尔说它们并不一样，但新皮质在处理来自耳朵的信号与处理来自眼睛的信号时，采用的方式是一样的。他还表示，运动控制的工作原理也是如此。

　　科学家和人工智能工程师大多对芒卡斯尔的观点一无所知，或者选择忽视它。为了尝试理解视觉或制造出可以"看到"的计算机，他们设计了专门针对视觉的词汇和技术。他们谈论的是边缘、质地和三维表现。如果想理解口语，他们则会根据语法、句法和语义规则构建算法。但如果芒卡斯尔是正确的，那么这种对不同感觉采用不同算法的方法并不是大脑在处理各类感觉时采用的方法，因此很可能会失败。如果芒卡斯尔是正确的，那么皮质算法的表达必定是与具体的功能或意义无关的。大脑使用同样的过程来看和听。新皮质所做的事情具有普遍性，适用于任何类型的感觉或运动系统。

　　我第一次读到芒卡斯尔的论文时，惊讶得差点从椅子上摔下去。这就是神经科学的罗塞塔石碑①，它仅凭一篇论文和一个想法，就将人类头脑中所有千差万别、奇妙的能力都结合了起来。它用一种算法就将它们统一起来。它只用了一步就表明，以前所有将人类行为作为不同能力来理解和设计的尝试，是完全错误的。我希望你能体会到芒卡斯尔的观点是多么不同凡响和美妙优雅。在科学领域，最好的想法总是简单、优雅且出人意料的，而这就是最好的想法之一。在我看来，无论是过去、

---

① 指解决一个谜题或困难事物的关键线索或工具。——编者注

现在还是将来，它都可能是神经科学领域最重要的发现。但令人难以置信的是，大多数科学家和人工智能工程师要么拒绝相信，要么选择忽视，要么完全不知道它的存在。

新皮质的可塑性

这种忽视部分原因在于，人们没有找到相应的工具来研究信息如何在六层结构的新皮质内流动。我们目前使用的工具还比较粗糙，通常只能用来研究新皮质中的哪些位置，可以产生各种能力，但无法探究这些能力是何时以及如何产生的。例如，我们通过现在流行的新闻报道可知，许多神经科学都认同这样的观点：大脑是高度专业化的模块的集合。功能成像技术，如功能性磁共振成像（fMRI）和正电子发射型计算机断层显像（PET），几乎只关注脑图和前面提到的功能区。通常在这些实验中，被试会躺下，把头放在扫描仪内，并执行某种思维任务或运动任务。这些任务可能是玩电子游戏、做动词变位、阅读句子、看不同的面孔、给图片命名、想象某事、记忆清单上的内容、做财务决策等。扫描仪检测出在做这些任务时，哪些脑区比平时更活跃，并在被试大脑的图像上绘制彩色斑点以精准定位这些脑区。这些脑区的功能可能是完成这些任务的关键。数以千计的功能成像实验已经完成，接下来研究人员还会开展成千上万的此类实验。在整个过程中，我们正在逐步绘制一幅成人大脑的典型图像，标明各个功能发挥作用的位置。这样一来，人们可以很容易地说出："这是面部识别区，这是数学区，这是音乐区。"由于我们不知道大脑是如何完成这些任务的，因此自然会假设大脑是以不同的方式执行各类活动的。

　　但它确实是这样吗？越来越多引人注目的证据都表明芒卡斯尔的观点是正确的。有一些极好的例子证明了新皮质极其灵活。任何一个人，只要得到适当的培养，并处于合适的环境中，他就能学会成千上万种口语中的任何一种。同样，他也可以学习手语、书面语言、音乐语言、数学语言、计算机语言和肢体语言。他可以学会在寒冷的北方或炙热的沙漠中生活，可以成为国际象棋高手、精通钓鱼和耕作的人或理论物理学家。考虑这样一个事实：你有一个特殊的视觉区，似乎专门用于表征书面字母和数字。这是否意味着你生来就有一个可以处理书面字母和数字的语言区？不太可能。相比于漫长的演化历程，书面语是最近才出现的事物，人类的基因无法为它进化出一个特定的机制。因此，在童年时期，人的新皮质仍将自己划分为用于处理特定任务的不同功能区，而在划分时依靠的纯粹是经验。人类的大脑具有令人难以置信的学习和适应能力，哪怕这些环境直到最近才出现。这证明了大脑是一个极其灵活的系统，而不是一个针对一千个问题有一千个解决方案的系统。

　　神经科学家还发现，新皮质的布线方式具有惊人的"可塑性"，这意味着它可以根据流入其中的输入类型而改变布线方式，并重新布线。例如，新生雪貂的大脑可以通过外科手术重新布线，以便它的眼睛可以将接收的信号发送到新皮质中通常用于发展听觉的区域。结果，雪貂竟然在其大脑的听觉部分发展出了正常的视觉通路。换句话说，它用通常会听到声音的大脑组织看东西。研究人员已经对其他感觉区和脑区完成了类似的实验。例如，可以在老鼠出生时，将它的几片视觉皮质移植到通常表征触觉的区域。随着老鼠的成熟，移植的组织会处理触觉信息而不是视觉信息。细胞并非天生就专门负责处理视觉、触觉或听觉信息。

　　人类的新皮质同样具有可塑性。先天性失聪的成年人在通常应该成为听觉区的地方处理视觉信息。而先天性失明的成年人使用他们的新皮质的最靠后区域阅读盲文，该部分通常专门用于处理视觉信息。由于盲文需要触摸，你可能会认为它主要会激活触摸区，但显然，没有哪个区域的新皮质会满足于什么都不表征。视觉皮质没有像它"应该做"的那样从眼部接收信息，而是四处寻找其他输入模式筛选信息，也就是对其他皮质区中的信息进行筛选。

所有这些证据都表明，脑区主要会根据其成长过程中流入信息的种类形成专门的功能。与地球表面注定要根据国界线划分成不同的国家不同，新皮质并不是经过严格设计，使用不同的算法执行不同功能的。新皮质的组织，就像全球的政治地理一样，由于早期环境不同，可能会出现不同的结果。

基因决定了新皮质的整体结构，包括哪些区域连接在一起这类具体细节，但在这个结构中，该系统是高度灵活的。

芒卡斯尔是对的。新皮质的每个区域都有一种强大的算法。如果你将新皮质区以合适的层次结构连接在一起，并提供输入流，它就会学习其环境。因此，未来的智能机器不必拥有和人类一样的感觉或能力。皮质算法可以以新颖的方式部署在机械化的新皮质中，表现出新颖的感觉。由此，真正灵活的智能就会在生物大脑之外出现。

新皮质并不直接感知世界

我们继续讨论一个与芒卡斯尔观点有关的话题，它同样令人惊讶。

你的新皮质的输入基本上都是一样的。同样，你可能认为你的感官是完全独立的实体。毕竟，声音是以压缩波的形式在空气中传播的，视觉是以光的形式传播的，而触摸是以皮肤上的压力的形式传播的。声音似乎是时间性的，视觉似乎主要是图像性的，而触摸似乎基本是空间性的。还有什么能比山羊"咩咩"的叫声、苹果的样子和棒球摸起来的感觉更不同的呢？

但我们来仔细看看。来自外部世界的视觉信息通过视神经中的100万根纤维发送到大脑。经过丘脑的短暂转运后，它们到 V1。声音是通过你的听觉神经的 3 万根听觉纤维传入的。它们穿过你大脑的一些较旧的部分，然后到达 A1。你的脊髓通过另外 100 万根纤维将有关触觉和内部感受的信息传送到你的大脑。它们被你的初级体感皮质所接收。这些是大脑的主要输入过程。你就是通过这样的方式感知这个世界的。

你可以把这些输入想象成一束电线或一束光纤。你可能见过用光纤制成的灯，每根光纤的末端都会出现针状的彩色光点。大脑的输入就像这样，但这些纤维被称作轴突，它们携带着被称作"动作电位"或"脉冲"的神经信号，这些信号部分是化学信号，部分是电信号。提供这些信号的感觉器官是不同的，而一旦这些感觉器官变成了受大脑限制的动作电位，它们都是一样的，都只是模式而已。

例如，如果你看一只狗，一组模式将会通过你的视觉神经纤维流入你的新皮质的视觉部分。如果你听狗吠，一组不同的模式将沿着你的听觉神经流向你的大脑中的听觉部分。如果你抚摸狗，一组触觉模式将从你的手流出，通过脊柱的纤维，流向你的大脑中处理触觉的部分。每种模式，看到狗、听到狗、感受狗，都有不同的体验，因为每一种模式都通过新皮质中的不同线路传输。这些线路在大脑中的位置很重要。但在感觉输入的抽象层面，这些东西本质上都是一样的，都是由六层结构的新皮质以类似的方式处理。你会听到声音、看到光、感觉到压力，但在你的大脑中，这些类型的信息之间没有任何根本的区别。动作电位就是动作电位。无论这些瞬时脉冲最初是什么原因引起的，它们都是相同的。大脑只识别模式。

你对世界的感知和知识是由这些模式建立的。你的大脑里没有光，里面是黑暗的，也没有声音进入，里面很安静。事实上，大脑是你身体中唯一自身没有感觉的部分。外科医生可以把手指伸进你的大脑，而你感觉不到它。所有进入你大脑的信息都是以轴突上的空间模式和时间模式出现的。

我所说的空间模式和时间模式到底是什么意思？我们依次来看看人体的主要感觉。视觉同时携带空间信息和时间信息。空间模式是在时间模式上同步发生的模式，它们是在同一感觉器官的多个受体同时受到刺激时产生的。视觉的感觉器官是你的视网膜。图像进入你的瞳孔，经晶状体投射后，在视网膜上形成一个颠倒的图像，并形成一个空间模式。这个模式被传递给你的大脑。人们往往认为，有一个上下颠倒的、外部世界的小图片进入你的视觉区，视觉因此而产生，但这不是视觉产生的机制。实际上，根本没有图片，它已不再是一个图像了。从根本上说，它只是以不同模式进行的电活动。当你的新皮质处理该信息，在不同的区域之间上下传递模式的组成部分、筛选信息、过滤信息时，它类似于图像的特质会迅速消失。

视觉也依赖于时间模式，这意味着进入你眼睛的模式会随着时间不断变化。但是，虽然视觉的空间方面是直观明显的，其时间方面却不那么明显。你的眼睛每秒钟大约会快速转动3次，即扫视。它们盯着一个点的时候，会突然将目光转到另一个点上。每当眼睛移动时，视网膜上的图像都会发生变化。这意味着进入你大脑的模式也会随着每次的扫视而完全改变。这是最简单的情况，也就是你只是静静地坐在那里，看着一个不变的场景。而在现实生活中，你会不断移动头部和身体，在不断变化的环境中穿行。在你的意识印象里，你看到的是一个充满了容易追踪的物体和人的稳定世界。但是，形成这种印象只是因为你的大脑有能力处理视网膜上图像的洪流，而这些图像永远不会完全重复一个模式。自然视觉是由进入大脑的一系列模式构成的，它就像河流一样不停流动，视觉更像一首歌，而不是一幅画。

许多视觉研究者忽视了扫视和快速变化的视觉模式。他们利用麻醉的动物做实验，来研究当无意识的动物注视一个点时，视觉是如何产生的。这样做时，他们就去掉了时间维度这一变量。这种方法在原则上没有错。消除变量是科学方法的一个核心要素，但他们消除了视觉的一个核心组成部分，即它实际包含的内容。在用神经科学解释视觉的形成机制时，时间是非常重要的影响因素。

对于听觉，我们习惯于思考声音的时间性。声音、口语和音乐随着时间的推移而变化，这对我们来说是显而易见的。你不可能瞬间听完一首歌，就像你不可能瞬间听到一句话一样。只有经过一段时间，一首歌曲才能完整存在。因此，我们通常认为声音并不是一种空间模式。从某种程度上说，听觉的情况与视觉的情况相反：声音的时间性是显而易见的，而其空间性却不那么明显。

　　听也有空间成分。每只耳朵中都有名为耳蜗的螺旋管状器官，它们将声音转换成动作电位。耳蜗微小、不透明、呈螺旋管状，嵌在人体最坚硬的骨头——颞骨中。半个多世纪前，美籍匈牙利裔物理学家盖欧尔格·冯·贝凯希（Georg von Békséy）破译了耳蜗的秘密。贝凯希建立了内耳模型，发现人听到的每一种声音成分都会导致耳蜗的不同部分振动：低频音会引起耳蜗外部较软和较宽部分的振动；中频音使耳蜗中间部分振动；高频音会引起耳蜗硬底的振动。耳蜗上的每个部位都布满了神经元，当震动发生时，它们就会被激活。在日常生活中，耳蜗无时无刻不在被大量的同步频率振动着。因此，每时每刻都有一个新的空间模式的刺激沿着每个耳蜗的长度流向听觉神经。我们再一次看到，这种感觉信息可归结为"空间-时间"模式。

　　人们通常认为触摸不是一种时间现象，但它是基于时间的，也是基于空间的。你可以做个实验，自己看看。请一位朋友握住他的手，掌心朝上，闭上眼睛。将一个普通的小物件放到他的手掌中，戒指、橡皮，什么都行。你让他在不移动手的任何部位的情况下识别它，除了重量和可能的尺寸之外，他不会有任何线索。然后告诉他闭上眼睛，让手指在物体上移动。他很可能立刻就能认出这个物件。允许手指移动，就已经为触摸的感官感知增加了时间要素。视网膜中心的中央凹和人的指尖之间有一个非常明显的相似性，它们都有很高的敏锐度。因此，触摸也像一首歌。人们利用触觉执行复杂操作的能力，如在黑暗中扣上衬衫纽扣或打开前门的能力，取决于连续的随时间变化的触觉模式。

　　我们通常认为，人类有 5 种感觉，即视觉、听觉、触觉、嗅觉和味觉。实际上人类还有更多感觉。视觉更像是 3 种感觉——运动、颜色和亮度（黑白对比）的综合体。触觉包含着压力、温度、疼痛和振动。人类还有一个完整的传感器系统，用于反馈自身的关节角度和身体位置。该系统叫作本体感觉系统。没有它，你就无法移动。人类的内耳也有前庭系统，它产生了平衡感。其中一些感觉比其他感觉包含的元素更丰富，对某些人来说也更为强烈，但不管怎样，它们都以空间模式流的形式进入大脑，在轴突上流动。

你的新皮质并未真正或直接感知这个世界。

新皮质唯一知道的是进入输入轴突的模式流。你对世界的感知是由这些模式创造的，包括你的自我意识。事实上，你的大脑无法直接知道你的身体末端在哪里，世界的起点在哪里。研究身体形象的神经科学家发现，人类对自身的感觉远比想象中灵活。例如，如果我给你一个小耙子，让你用它来抓取东西，而不是用手抓取，你很快就会觉得它已经成为你身体的一部分。你的大脑会改变它的预期，以适应新的触觉输入模式。耙子已经实实在在地融入了你的身体。

感觉替代

来自不同感官的模式在你的大脑中是等同的，这个想法令人相当惊讶，虽然很好理解，但它仍然没有得到广泛认可。我将向你展示更多的例子。第一个例子中的内容你可以在家里完成。你只需要找来一个朋友、一个独立的纸板屏幕和一只假手。如果你是第一次做这个实验，可以用一只橡胶手，就像能在万圣节商店买到的那种，那将是最理想的，但你也可以只在一张白纸上描画出你的手。将你的真手放在离假手几厘米远的桌面上，并使它们保持一致，指尖指向同一方向，手掌要么都向上，要么都向下。然后将纸板屏幕放在两只手之间，让你只能看到那只假手。当你盯着假手时，你的朋友要同时抚摸两只手的相同部位。例如，你的朋友可以以同样的速度从指关节到指甲抚摸两根手指，然后以同样的速度快速敲击两个食指的第二个关节，然后在两只手的背面轻轻划几圈，重复这个过程。不久之后，大脑中视觉和体感模式结合在一起的区域，也就是我在本章前面提到的那些联合区，会变得混乱。

实际上，你会感觉到施加在假手上的感觉，就好像它是自己的手一样。

这种"模式对等"的另一个引人注目的例子叫作感觉替代。对于在童年时期失明的人来说，感觉替代可能会彻底改变他们的生活，而且有朝一日，可能会给先天性失明的人带来福音。它还可能催生新的脑机接口技术。

威斯康星大学麦迪逊分校生物医学工程教授保罗·巴赫·利塔（Paul Bach-y-Rita）意识到，大脑完全是通过模式产生感觉的，因此开发了一种能在人类的舌头上显示视觉模式的方法。戴上这种显示设备，盲人也能够通过舌头上的感觉来学习"看"。

下面介绍该设备的工作原理。研究人员将一个小摄像头戴在被试的前额上，将一块芯片放在被试的舌头上。视觉会被逐个像素地转化为舌头上的压力点。一个可以在分辨率较低的电视屏幕上显示为数百个像素的视觉场景，可以转化为由舌头上的数百个微小压力点构成的模式。大脑很快就能学会正确解释这些图案。

　　埃里克·韦恩迈耶（Erik Weihenmayer）是首批佩戴这种安装在舌头上的设备的人。他是一名世界级的运动员，13岁时不幸失明，他四处演讲，称不会让失明影响自己的雄心壮志。2001年，韦恩迈耶登顶珠穆朗玛峰，成为有史以来第一个不仅挑战了而且实现了这一目标的盲人。

　　2003年，韦恩迈耶试戴了这个舌头装置，自失明以来第一次能看到东西。他能够看见一个球在地板上朝他滚来，伸手去拿桌子上的饮料，并玩起了"石头剪刀布"游戏。后来他穿过走廊，看到了门口，检查了一扇门和门框，并注意到门上有一个标志。最初通过舌头上的感觉进行体验的图像，很快就被作为空间中的图像进行体验了。

　　这些例子再次表明，新皮质非常灵活，输入大脑的只是一些模式。这些模式来自哪里并不重要。只要它们在一段时间内以一致的方式相互连接，大脑就能识别它们。

新皮质建立了世界模型

　　如果你认为模式是大脑所知道的一切，那么你对上述所有例子都不应该感觉太惊讶。大脑是模式的机器。用听觉或视觉表征大脑的功能并无不妥，但在最基本的层面上，模式才是根本。无论各个皮质区的活动看起来多么不同，它们使用的都是相同的基本皮质算法。新皮质并不关心这些模式是源于视觉、听觉，还是其他感觉。它不关心它的输入是来自1个感觉器官还是来自4个感觉器官。如果你碰巧用声呐、雷达或磁场来感知世界，或者如果你有触角而不是手，就算你生活在一个四维而不是三维的世界里，它也不会在意。

这意味着你不需要任何一种感觉或任何特定的感觉组合来使你变得聪明。海伦·凯勒既看不见也听不见，但她学会了语言，并成为作家，写作水平超过大多数视力和听力正常的人。她非常聪明，虽然缺失两种主要的感觉，但大脑令人难以置信的灵活性仍然使她能够像五感齐全的人那样感知和理解世界。

人类头脑所具备的非凡的灵活性让我对我们将创造的大脑启发技术寄予厚望。当我想到制造智能机器时，我想为什么要坚持让它具备我们熟悉的感觉？只要我们能够破译新皮质的算法并提出模式科学，就可以将其应用于制造智能系统。受新皮质启发而制作的电路，有一个非常了不起的特点，那就是我们不需要费尽心思地对它进行编程。

正如听觉皮质在重新布线的雪貂中变成"视觉"皮质，就像视觉皮质在盲人身上找到替代用途一样，运行皮质算法的系统将在我们为它选择的任何类型的模式基础上显现出智能。我们仍然需要花心思为该系统设置广泛适用的参数，需要训练和教育它。但是，大脑产生复杂、创造性思维的能力时会用到的数十亿个神经细胞会自行发挥作用，就像它们在孩子身上所做的那样自然。

此外，模式是智能的基础货币这一想法引发了一些有趣的哲学问题。当我和我的朋友们坐在一个房间里时，我怎么知道他们在那里，我甚至无法确定他们是不是真实的。我的大脑接收到一组模式，这些模式与我过去经历过的模式一致。这些模式对应于我认识的人、他们的面孔、他们的声音、他们通常的行为方式，以及关于他们的各种事实。我已经了解到这些模式会以可预测的方式一起出现。但归根结底，这一切都只是一个模型。人类关于世界的所有知识都是基于模式的模型。人类能确定这个世界是真实的吗？这一想法既有趣又古怪。一些科幻书籍和电影也探讨了这个主题。这并不是说那些人或物体真的不存在。他们确实在那里。但是人类对世界存在的确定性是基于模式的一致性和人类解释它们的方式。不存在直接感知这种东西。我们没有一个"人"传感器。请记住，大脑处于一个黑暗安静的盒子里，除了输入纤维上的时间流动模式外，它对其他任何东西一无所知。你对世界的感知是由这些模式而不是其他东西创造的。存在可能是客观的，但流入大脑中轴突束的时空模式是我们要依据的东西。

这场讨论强调了幻觉和现实之间有时会受到质疑的关系。如果你能产生橡胶手错觉，并且可以通过舌头的触摸刺激"看到"，那么当用手触摸或用眼睛看到时，你是否同样被"愚弄"了？我们能相信自己看到的世界是真实的吗？可以。世界确实以一种非常接近我们感知它的形式而存在，然而，大脑无法直接了解这个绝对的世界。

大脑通过一系列感觉了解世界，这些感觉只能检测到绝对世界的一部分。感觉创造的模式被送到新皮质，并由同一个皮质算法处理，创造出一个世界的模型。这样一来，尽管口头语言和书面语言在感觉层面上完全不同，但大脑理解它们的方式非常相似。同样，海伦·凯勒的世界模型与你我的世界模型非常接近，尽管她的感觉比你我要少很多。通过这些模式，新皮质建立了一个接近真实事物的世界模型，然后值得注意的是，它将其保存在记忆中。我将在第 4 章中讨论记忆，看看这些模式进入新皮质后发生了什么。

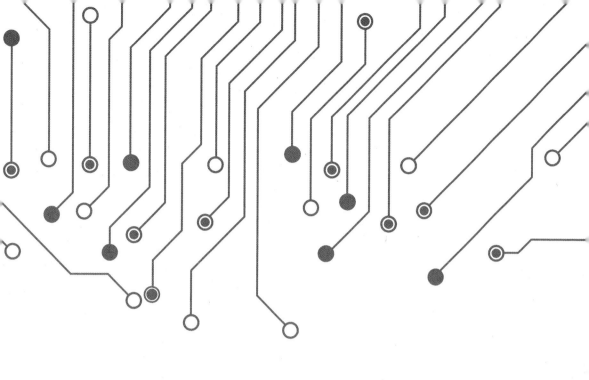

第 4 章

从记忆中检索答案的大脑

ON
INTELLIGENCE

如果你正走在拥挤的街道上，或是在听交响乐，或是安慰哭泣的孩子，或就在阅读本书，那么来自你所有感官的空间和时间模式充斥着你的头脑。世界由大量不断变化的模式组成，它们无时无刻不在拍打和撞击着你的大脑。你如何理解这些模式的意义？模式流入，穿过旧脑的各个部分，最终到达新皮质。但是，当它们进入新皮质后会发生什么？

自工业革命以来，人们就将大脑视为某种机器。虽然他们知道脑袋里没有齿轮，但这是他们能想到的最佳比喻。信息以某种方式进入大脑，大脑这种机器决定了身体应该如何做出反应。到了计算机时代，大脑则被进一步视为一种特殊类型的机器，即可编程计算机。正如我们在第 1 章中所看到的那样，人工智能研究人员一直坚持这一观点，他们坚持认为相关研究之所以没有取得太多进展，只是因为计算机与人脑相比，容量仍然很小且速度很慢。他们断言，今天的计算机可能只相当于蟑螂的大脑，当人类制造出更大更快的计算机时，这些机器就将拥有和人类一样的智能。

这种大脑与计算机的类比存在一个很大程度上被忽视的问题。与计算机中的晶体管相比，神经元的运行速度相当慢。一个神经元收集来自其突触的输入，并将这些输入组合在一起，以决定何时向其他神经元输出一个脉冲信号。一个典型的神经元可以做到这一点，并在大约5毫秒内重置自己，或者说每秒大约有200次这样的行为。这可能看起来很快，但一台现代基于硅芯片技术的计算机可以在一秒钟内完成10亿次操作。这意味着，基本的计算机操作与你大脑中的基本操作相比，前者的速度是后者的500万倍！这是一个巨大的差异。那么，大脑怎么可能比最快的数字计算机更快、更强大呢？"没问题，"将大脑比作计算机的人会这样说，"大脑这种'计算机'是并行运算的，数十亿个细胞同时计算。这种并行性极大地增加了生物大脑的处理能力。"

我一直觉得这种说法是谬论，只需简单想象一下就能明白它的荒谬之处。这就是所谓的"百步法则"。一个人可以在不到一秒钟的时间内完成重要的任务。例如，我可以给你看一张照片，并让你判断图像中是否有猫。如果有猫，你就按下按钮；如果你看到的是熊、疣猪或芜菁，就不要按。对今天的计算机来说，这项任务很难，或者说不可能完成，但人类可以在半秒或更短时间内可靠地完成它。神经元很慢，所以在这半秒钟内，进入你大脑的信息只能穿越一条包含100个神经元的链条。也就是说，大脑以100步或更少的步数即可"计算出"此类问题的解决方案，而不管这个过程一共可能会涉及多少神经元。从光线进入你的眼睛，到你按下按钮，涉及的神经元链条中只有不到100个神经元。试图解决同样问题的数字计算机将需要数十亿步。100条计算机指令仅够在计算机的显示屏上移动一个字符，而对于其他一些更为有趣的事情，这些指令则力有不逮。

但是，如果有好几百万个神经元一起工作，这不就像一台并行计算机吗？实际情况并非如此。虽然大脑与并行计算机都是并行运行的，但这是它们唯一的共同点。并行计算机结合了许多快速计算机来处理大型问题，如预测明天的天气。如果要预测天气，就必须计算地球上许多地理位置的物理条件。尽管每台计算机可以同时在不同的地点工作，但即使有数百甚至数千台计算机并行工作，单台计算机仍然需要执行数十亿或数万亿个步骤来完成任务。并行计算机在 100 步内不可能完成任何有意义的任务，无论这台计算机的体型有多大，运行速度有多快。

关于这一点，可以打个比方。假设我要你搬运 100 块石块穿越沙漠，一次只能搬一块石头，穿越沙漠需要 100 万步。你认为这需要很长的时间才能完成，所以你招募了 100 个工人来并行完成。现在你执行任务的速度变成了之前的 100 倍，但仍然需要至少 100 万步才能穿越沙漠。雇用更多的工人，即使是 1 000 名工人，也不会带来任何额外的收益。无论你雇用多少工人，都无法在比走 100 万步更短的时间内解决这个问题。并行计算机也是如此。跨越某一点之后，增加更多的处理器并不会产生什么影响。一台计算机，无论它有多少个处理器，运行得多快，都无法在 100 步内计算出难题的答案。

那么，为何大脑能在 100 步中完成困难的任务，而可以想象到的最大的并行计算机却不能在 100 万个或 10 亿个步骤中解决？答案是：**大脑不会"计算"问题的答案，它只是从记忆中检索答案**。从本质上讲，答案在很久以前就储存在记忆中了。从记忆中检索一些东西只需要几步。速度缓慢的神经元不仅可以做到这一点，而且它们本身就构成了记忆。整个新皮质结构是一个记忆系统，它根本就不是一台计算机。

用记忆解决问题

对于通过计算与记忆来解决同一问题的差异，也可以用一个例子来说明。比方说接球吧，有人把球扔给你，你看到它向你飞来，不到一秒，你就能在空中接住它。这看起来并不难，但假如你想通过编程让一个机械臂做同样的事情，问题就很麻烦了，许多研究生都发现这几乎是不可能做到的事。当工程师或计算机科学家解决这个问题时，他们首先会尝试计算球的飞行轨迹，以确定它到达手臂时的位置，这需要解一组你在高中物理中学过的方程。接下来，机械臂的所有关节都必须协同调整，以便将手移到适当的位置，这就需要解另一组方程，而这一组比第一组更难。最终，整套操作必须重复多次，因为随着球的靠近，机械臂会更好地了解球的位置和轨迹。如果机械臂等到确切知道球的位置才开始移动，那就来不及抓住它了。当机械臂对球的位置知之甚少时，它就必须开始移动，并且随着球的靠近不断调整手臂的姿态。一台计算机需要数百万步求解无数的数学方程，才能让机械臂接住一个球。尽管通过编程计算机可能会成功地解决这个问题，但百步法则表明，大脑的处理方式截然不同，它使用的是记忆。

你如何利用记忆接球呢？你的大脑中储存着接球所需的肌肉指令的记忆，以及许多其他学习行为。当球被抛出时，会发生三件事。首先，你看到球会自动调用适当的记忆。其次，该记忆实际上调用了肌肉指令的时间序列。最后，大脑检索到的记忆会在被调用时进行调整，以适应当时的具体情况，如球的实际路径和你身体的位置。如何接球的记忆并没有编入你的大脑，它是通过多年重复练习而学会的，它储存在你的神经元中，而不是计算出来的。

你可能在想："稍等。每次接球都略有不同。你刚才说我们调取的记忆会不断调整，以适应每一次投掷时球的位置变化……这里出现的问题难道与前面你说的有差别吗？不也是要求解我们力求避免求解的那些方程式吗？"看起来是这样，但大自然以一种非常聪明的不同方式解决了位置变化的问题。你将在本章后面看到，新皮质创造了所谓的"不变的表征"，它可以自动处理世界上的变化。想象当你坐在水床上会发生什么：枕头和床上的任何其他人都会被自发地推到一个新的位置，或者说获得了一个新的配置。这张床并没有计算每个物体应该被抬到多高的位置，水的物理特性和床垫的塑料表皮自动进行了调整。你将在第 5 章中看到，新皮质的六层结构大致也对流经其中的信息做了类似的处理。

新皮质自动存储模式序列

因此，新皮质并不像计算机，不管这台计算机是不是并行的。新皮质不是计算问题的答案，而是使用储存的记忆来解决问题并产生行为。计算机也有记忆，以硬盘驱动器和内存芯片的形式存在。然而，新皮质记忆有 4 个特性与计算机记忆有着本质不同。

- 新皮质自动存储模式序列。

- 新皮质可以自动联想到模式。

- 新皮质以固定的形式存储模式。

- 新皮质以层次结构的方式存储模式。

我将在本章介绍前 3 种差异。我在第 3 章中已经介绍过皮质层次结构的概念。在第 6 章中，我将描述它的重要性以及它是如何工作的。

当你下次讲故事时，退一步想一想，如何只讲述故事的一部分情节。不管你说得多快，我听得多快，你都不能一下子把所有发生的事情告诉我。你需要先讲完故事的一个部分，然后才能继续讲下一部分。这不仅是因为口语是连续的，无论采用书面、口头形式还是采用视觉叙事方式，它们都以连续的方式传达故事情节。这还因为故事是以顺序的方式储存在你的大脑中，并且你只能以相同的顺序来回忆，你不可能一下子记住整个故事。事实上，你能想到的任何复杂的事情，都是由一系列事件或者想法构成的。

你可能也注意到了，有些人在讲故事时不能立刻进入主题，他们似乎会在无关紧要的细节和切入点上喋喋不休。这可能令人恼火，于是你想大喊："快说重点！"但他们是在用时间顺序来讲述发生的故事，无法用其他方式来讲述。

再来看一个例子，现在闭上眼睛，想象一下你的家。在你想象的画面中，走到前门。想象一下它是什么样子的。打开你家的前门，往里走。现在看向你的左边，你看到了什么？向右看，那里又有什么？到浴室去，右边是什么？左边又是什么？右上角的抽屉里有什么？你在淋浴间里放了什么物品？你知道所有这些东西，还有成百上千的其他东西，并能非常详细地回忆起它们。这些记忆都储存在你的新皮质中。你可能会说这些东西都是你对自己家的记忆的一部分，但你不可能一下子就想到它们。它们显然是相关的记忆，但你不可能一下子把所有这些细节都想起来。虽然你对自己的家有一个完整的记忆，但在回忆起它的时候，你必须按顺序分段进行，与你把家里的房间都走一遍的方式基本相同。

所有的记忆都是这样的。你必须按照做事的时间顺序来回忆。一个模式（靠近门）会激发下一个模式（穿过门），这又会激发下一个模式（要么下楼，要么上楼），依此类推。每一个都是你以前遵循的顺序。当然，通过有意识的努力，我可以改变我的描述顺序，比如以非连续的方式来描述的话，就可以从地下室一下子讲到二楼。然而，一旦我开始描述我所选择的任何房间或物品，我就又会遵循一个顺序。真正随机的想法是不存在的，记忆几乎总是遵循着某种联想路径。

你一定知道字母表。试着以相反的顺序把上面的字母读出来。你做不到，因为你通常并不会倒着读。如果你想知道孩子学习字母表是什么感觉，试着反过来读。这正是他们面临的情况，真的很难。你对字母表的记忆是一连串的模式。它不是能够在瞬间或以任意顺序储存或调用的东西。这个特点同样也适用于一周中的几天、一年中的几个月、你的电话号码，以及其他无数的事情。

你对歌曲的记忆是记忆中时间序列的一个很好的例子。回忆一首你熟悉的歌曲。我喜欢用《飞越彩虹》（*Somewhere over the Rainbow*）举例，其实任何歌曲都可以。你肯定无法一下子就回忆起整首歌，只能按顺序想象。你可能会从头开始，也可能从副歌部分开始，然后才会想起整首歌，想起一个个具体的音符。你无法从歌曲末尾处开始倒过来回忆这首歌，就像你不能一下子回忆起整首歌一样。如果你第一次听《飞越彩虹》时，它是按时间顺序播放的，那么你只能以当时聆听的方式来回忆它。

非常低级的感官记忆也具备这一特点，人们对物品质地的触觉记忆就是如此。你的新皮质会记住握住一把沙砾、手指滑过天鹅绒的触感，或是按下钢琴琴键的感觉。这些记忆就像字母表和歌曲一样，都是基于序列的。只不过这些序列比较短，仅有几分之一秒，而不是几秒或几分钟。如果我在你睡觉的时候把你的手埋在一桶碎石里，当你醒来的时候，你肯定不知道你触摸的是什么，直到你动了动手指才会明白。你对沙砾质地的触觉记忆基于皮肤中压力和振动感应神经元的模式序列。这些序列与你的手被埋在沙子、聚苯乙烯泡沫塑料颗粒或干树叶中所得到的序列不同。一旦你弯曲手指，石头颗粒的刮擦和滚动就会暴露沙砾的模式序列，并在你的体感皮质中触发相对应的记忆。

下次洗完澡后，你可以注意一下自己是如何用毛巾擦干身体的。我发现我每次擦身时，都遵循着几乎同样的擦拭和拍打顺序，身体姿势都很少发生变化。而且，我发现我的妻子在走出浴室时，其姿态差不多也是固定的。你可能也是如此。如果你遵循某个顺序，试着改变它。你可以做到这一点，但你需要保持专注。如果你的注意力分散，就会重新回到习惯的模式。

所有的记忆都储存在神经元之间的突触连接中。鉴于我们在新皮质中储存了大量记忆，而且在任何时候都只能回忆起这些储存在记忆中的一小部分，因此有理由认为：大脑中只有有限数量的突触和神经元，能时刻在回想起这些记忆方面发挥积极作用。当你开始回忆家里的东西时，一组神经元开始活跃，然后刺激另一组神经元活跃，依此类推。一位成年人的新皮质具有令人难以置信的巨大记忆容量。但是，即使储存了这么多东西，我们在任何时候都只能记住其中一部分，并且只能按照一系列的联想来记忆。

我们还可以尝试一个有趣的练习。试着回忆你过去生活的细节，包括你住过的地方、你去过的地方，以及你认识的人的细节。我发现自己总能发掘出多年来未曾想起的记忆。事实上，有成千上万的详细记忆储存在大脑的突触中，它们很少被使用。在任何时候，我们都只记得我们所知道的极小部分。大部分信息都被闲置在那里，等待适当的提示来调用。

计算机内存通常不存储模式序列，它只能通过各种软件技巧来做到这一点，例如，当你在电脑上存储一首歌时，电脑内存不会自动执行此操作。相反，新皮质会自动存储模式序列。这是新皮质记忆的第一个特性。

新皮质可以自动联想到模式

新皮质记忆的第二个特性是它可以自动联想到模式。正如我们在第 2 章中所看到的，这个术语仅表示模式与自身相关联。自动联想的记忆系统能够在输入部分信息或失真信息时回忆起完整模式，而且这适用于空间模式和时间模式。如果你看到孩子的脚从窗帘后面伸出来，你会自动联想出他的整个形态，也就是说你可以从空间模式的部分内容对其进行补全。再比如，当你看到一位女士在等车时，虽然只能看到她的一部分，因为她的部分身体被灌木丛挡住了，但你并不会感到困惑。虽然你的眼睛只看到一部分身体，但大脑填补了其余部分，从而产生对整个人的感知。这种感知是如此强大，你甚至可能没有意识到你只是在推断。

你还可以补全时间模式。如果你回忆起很久以前发生的事情的一个小细节，那么整个记忆序列就会涌入你的脑海。在马塞尔·普鲁斯特（Marcel Proust）著名的系列小说《追忆似水年华》中，开篇就是回忆玛德琳蛋糕的味道，然后就开始了长达一千多页的叙述。在谈话过程中，如果我们处于一个嘈杂的环境中，往往无法听到所有的话。没关系，大脑会用我们期望听到的内容来填补没有听到的内容。在这种情况下，我们实际上并没有听到我们所感知到的所有单词，这一点已经得到证实。有些人大声地将别人的话按照自己的理解复述出来，但在我们的脑海中，所有人都在不断地这样做。这种自以为是的理解不仅仅针对句子的结尾，也包括句子的中间和开头。在大多数情况下，我们并没有意识到自己在不断地补全模式，但这是关于记忆在新皮质中存储时普遍遵循的一个基本特征。在任何时候，一个片段都可以激活整体。这就是自联想记忆的本质。

你的新皮质是一种复杂的生物自联想记忆体。在每个清醒的时刻，每个功能区实际上都在警惕地等待熟悉的模式或模式片段的出现。你可能正陷入沉思，但当你的朋友出现时，你的思绪就会转换到他身上。这种转换并不是你自己的选择。仅仅是你朋友出现这件事，就会迫使你的大脑开始回忆与他相关的模式。这是不可避免的。思绪被打断后，你可能经常会问："我刚刚在想什么？"与朋友在晚餐对进行的谈话也遵循一条迂回的联想路线。谈话可能从你面前的食物开始，比如沙拉，但沙拉又让你想起你在自己的婚礼上吃到的母亲亲手制作的沙拉，从而又会触发对别人婚礼的回忆，继而引发对他们蜜月度假地的记忆，再到那个地方的政治问题，等等。思想和记忆是相互关联的，真正随机的想法从未出现过。输入大脑的信息会自动联想到自身，填补现在，并自动联想到通常接下来会发生的事情。我们称这种记忆链为思想，它的路径并不确定，而且也不完全受我们控制。

新皮质以固定的形式存储模式

现在我们可以考虑新皮质记忆的第三个特性：以固定的形式存储模式，即它会形成不变的表征。我将在本章中介绍不变的表征的基本思想，并在第 6 章中详细介绍新皮质如何创建它们。

计算机的内存被设计为完全按照信息的呈现方式来存储信息。如果将程序从 CD 复制到硬盘上，那么每个字节都以百分之百的保真度复制，两个副本之间的某个错误或误差都可能导致程序崩溃。人类新皮质中的记忆则不同。大脑无法准确记住它所看到的、听到的或感觉到的内容。我们不会完全忠实地记住或回忆事物，这不是因为新皮质及其神经元不甚严谨或容易出错，而是因为大脑记住了事物的重要关系，与细节无关。关于这一点，我们来看几个例子。

正如第 2 章介绍的那样，简单的自联想记忆模型已经存在了几十年，我刚刚说过，大脑会通过自联想搜寻记忆。但神经网络研究人员建立的自联想记忆模型与新皮质中的自联想记忆有着很大差异。人工自联想记忆不使用不变的表征，它们甚至不具备新皮质中的自联想记忆的一些非常基础的功能。假设我有一张由大量黑白点组成的人脸图片。这张图片是一个模式，如果我有一个人工自联想记忆程序，我可以在记忆中存储许多张人脸图片。人工自联想记忆程序适应性很强，如果我给它半张脸或只给它一双眼睛，它就会立刻识别图像的这一部分，并正确填充缺失的部分。这个精确的实验已经做好多次了。然而，如果我将图片中的每个点向左移动 5 像素，人工自联想记忆程序就完全无法识别人脸。对人工自联想记忆程序来说，这完全是一个新的模式，因为以前存储的模式和新模式之间的像素都没有对齐。当然，你和我都会毫不费力地将经过移动的模式视为同一张脸。我们甚至可能注意不到这种变化。如果图案被移动、旋转、重新缩放，或以其他上千种方式转换，人工自联想记忆就无法识别它们，而大脑却能轻松地处理这些变化。当代表某事物的输入模式出现新奇状况或发生变化时，我们怎么能感知到该事物是相同或不变的呢？再看一个例子。

你现在手里可能正拿着一本书。当你移动书本的位置、改变灯光的亮度、在椅子上重新调整自己的坐姿，或注视页面的不同部分时，落在你的视网膜上的光线模式会完全改变。你收到的视觉输入每时每刻都不相同，且从不重复。事实上，你可以拿着这本书看上一百年，投射到你的视网膜上的图案，以及进入你大脑的图案，没有一次是完全一样的。然而，你丝毫不会怀疑你拿的始终是同一本书。在你的大脑中，表征"这本书"的内部模式并没有改变，即使外部刺激物告诉你它在不断变化，情况依然如此。因此，我们用术语"不变的表征"来指代大脑的内部表征。

再比如说，想想一个朋友的脸。每次见到他，你都能认出他。这只需不到一秒钟的时间即可做到。不管他距离你有两米远、三米远，还是在房间的对面，这都不重要。当他靠近时，他的图像占据了你大部分的视网膜。当他在远处时，他的图像会占据你视网膜的一小部分。他可以面对着你，稍稍转向一侧，或者只给你一个侧身。他可能在微笑、眯眼或打哈欠。你可能是在明亮的光线下、在阴暗处，或在舞厅中奇怪的灯下看他。他的面容可以出现在无数的位置和变化中。对于每一个人来说，落在你的视网膜上的光线模式都是独一无二的，但在每一种情况下，你都能立即知道你在看的人是他。

我们来看看大脑中究竟发生了什么，才能完成这一惊人的壮举吧。

我们从实验中得知，如果监测新皮质 V1 的神经元活动，就会发现其活动模式对于他脸部的每个不同视图都是不同的。每当脸部移动或你的眼睛注视新的位置时，V1 的活动模式都会发生变化，这很像视网膜上的变化模式。然而，如果我们关注人脸识别区，这个在皮质层次结构中比V1 高几级的功能区，监测其中的细胞活动，会发现稳定性。也就是说，只要你朋友的脸出现在你的视野内，甚至在你的脑海中浮现，无论其大小、位置、方向、比例和表情如何，人脸识别区的一些细胞都能保持活跃状态。这种细胞激发的稳定性是一种不变的表征。

仔细想想，这项任务似乎很容易，算不上问题。它就像呼吸一样自然，看起来微不足道，因为我们并没有意识到它正在发生。从某种意义上说，它的确不起眼，因为大脑可以迅速解决它，想想百步法则。然而，新皮质如何形成不变的表征，这个问题仍然是目前脑科学领域最大的谜团之一。

人们对这个问题的探究由来已久，2 300 多年前，柏拉图就做过类似尝试。柏拉图想知道人们如何能够思考和了解这个世界。他指出，现实世界中事物和观念的实例总是不完美的，且总是不同的。例如，虽然你有一个完美的圆的概念，但你实际上从未见过。所有我们画出的圆都不完美，即使用圆规画出的圆，也是用线条表示的，而真正完美的圆的边缘根本没有厚度。那么人们是怎样想出了完美的圆这个概念的呢？或者举一个更常见的例子，想想狗这一概念。你见过的每条狗都是不同的，而且每次你看到同一条狗，你对它的看法都不会相同。所有的狗都是不同的，你不可能以完全相同的方式看到任何一条狗两次。然而，你对狗的所有不同体会都被纳入一个叫作"狗"的心理概念中，这个概念在所有狗身上都是稳定的。柏拉图感到很困惑：在这个无限多元且感觉不断变化的世界里，我们怎么可能学习和应用各种概念呢？

柏拉图的解决方案是他提出的著名的理型论（Theory of Forms）。他得出的结论是，人类的高级思想必须维系在某种完美的超现实层面上，固有、稳定的思想，即理型（Forms），它永恒且完美存在于此处。他觉得，人类的灵魂在肉体出生前就已经存在于这个神秘的地方，这就是它们首先接触理型的地方。我们出生以后，还会保留一些对理型的认知。我们之所以能够学习和理解，是因为通过现实世界的形式，我们能够识别出它们所对应的理型。你能够知道圆和狗，因为它们分别触发了你对圆和狗的情感记忆。

从现代的角度来看，这一论调显得很荒唐，但如果剥离那些高调的形而上学，你就会发现他其实是在谈论不变性。他的解释体系严重偏离了目标，但他的直觉认为，这是我们可以就自己的本性所提出的最重要的问题之一，这一点非常正确。

不变的表征

为了避免让你觉得不变性只与视觉有关，我们看一些其他意义上的例子。考虑一下你的触觉。当你把手伸进汽车的杂物箱去找太阳镜时，你的手指只要轻触它，就知道已经找到它了。手的哪个部位接触太阳镜并不重要，拇指或其他手指的任何部分都可以，手掌也行。并且与眼镜的任何部分接触都能产生这种结果，无论是镜片、镜腿、铰链，还是一部分镜框。只要你的手在眼镜的任何部分移动一秒钟，大脑就能识别它们。每种情况下，触觉感受器所面对的空间模式流和时间模式流都完全不同，你皮肤的区域和物体的部分都会不同，而你却不假思索地拿起了太阳镜。

或者想一想将钥匙插入汽车点火开关这一涉及感知运动的任务。每次发动，座位、身体、手臂和手的位置都略有不同。对你来说，这就是日复一日的简单重复动作，但这是因为你的大脑中有一个不变的表征。假如我们试图制造一种能够进入汽车并插入钥匙的机器人，你会很快发现这几乎不可能完成，除非你确保机器人每次都能处于完全相同的位置，并且每次都以完全相同的方式握持钥匙。即使你能做到这一点，你也需要为不同的机器人编写不同的程序，从而满足不同型号的汽车的需求。机器人和计算机程序，就像人工自联想记忆一样，在处理变化方面的确很无能。

签名也是一个有趣的例子。在大脑额叶运动皮质的某个地方，有一个使你的签名保持不变的表征。每次当你签名时，都会使用相同的笔画、角度和节奏。无论你是用细尖的钢笔，像《独立宣言》的第一个签署人约翰·汉考克（John Hancock）那样手肘悬空着去签，还是用脚趾夹着铅笔笨拙地签，都是如此。当然，每次写出来的东西都有些不同，特别是在上面提到的那些较为尴尬的情况下。然而，无论字形大小、书写工具或写字时的姿势如何，你总能通过同样抽象的"运动程序"来生成它。

从签名这一例子可以看出，运动皮质中不变的表征在某些方面是感觉皮质中不变的表征的镜像。在感觉方面，各种各样的输入模式可以激活一个表征某种抽象模式（你朋友的脸、你的太阳镜）的稳定细胞组合。在运动方面，表征某种抽象运动指令（接球、签名）的稳定细胞组合，能够通过使用各种肌肉群并考虑各种其他约束来表达自己。如果像芒卡斯尔指出的那样，新皮质在所有区域运行一个基本算法，那么感知和行动之间的这种对称性就是我们应该期待的。

最后一个例子，让我们回到感觉皮质，再来看看音乐。我喜欢用音乐记忆作为例子，因为我们很容易通过它看到新皮质必须解决的所有问题。音乐中不变的表征体现在你识别曲调旋律的能力上。曲子所使用的调式是指旋律所基于的音阶。同样的旋律用不同的调式演奏，那么它的起始音符是不同的。一旦你选择了调式，你就确定了该曲中其他的音符。任何旋律都可以用不同调式来演奏。这意味着，用新调式演绎相同的旋律，实际上会产生完全不同的音符序列。每次演奏都会刺激耳蜗上一组完全不同的位置，因此流向你的听觉皮质的是一组完全不同的时空模式流……但你在每一种情况下都能感知到相同的旋律。除非你有完美的音高记忆能力，否则你无法区分用不同调式演奏的同一首曲子，而在这种情况下，只有对照聆听才能分辨出来。

想一想《飞越彩虹》这首歌。你可能是通过听朱迪·加兰（Judy Garland）在电影《绿野仙踪》（*The Wizard of Oz*）中的演唱而学会的，但除非你有完美的音高记忆能力，否则你可能记不起她是用什么调唱的。她用的是降A调。如果我坐在钢琴前，开始用你从未听过的调式演奏这首歌，比如D调，你会认为自己听到的是同一首歌。你不会注意所有的音符都与你所熟悉的版本不同。这意味着，你对这首歌的记忆必定是以一种忽略音高的形式存储的。记忆必须储存歌曲中的重要关系，而不是实际的音符。在本例中，重要关系是音符的相对音高，或者说就是音高间隔（音程）。《飞越彩虹》以升八度开始，接着降半音，然后是降大三度，依此类推。无论你用怎样的调式演奏，旋律的音程结构都是一样的。无论采用何种调式，你都能轻松识别这首歌，这说明你的大脑已经以这种音高不变的形式对它进行了存储。

同样，对朋友的脸的记忆也必须以独立于任何特定视图的形式存储。我们之所以可以识别一个人的脸，靠的是它的相对尺寸、相对颜色和相对比例，而不是这张脸在上周二午餐时的某个瞬间的样子。脸部特征之间存在着"空间间隔"，就像一首歌的音符之间存在着"音高间隔"一样。脸相对于眼睛来说很宽。鼻子相对于眼睛的整体宽度来说很短。头发的颜色和眼睛的颜色有类似的相对关系，虽然在不同的光照条件下，它们的绝对颜色会有很大的变化，但它们的相对关系保持不变。当你记住了一个人的脸，你就记住了这些相对属性。

我相信，类似的形式抽象在整个新皮质的每个区域都在发生。这是新皮质的一个普遍特性。记忆是以一种能够抓住关系本质的形式来储存的，而不是根据当下的细节来存储的。当你看到、感觉到或听到某些东西时，新皮质将详细的、高度具体的输入转化为一种不变的表征。这个不变的表征被储存在记忆中，而且大脑皮层会根据这个不变的形式来比较每一项新输入模式不变的表征。记忆的存储、回忆和识别发生在不变的表征层次上，而计算机中没有相应的概念。

新皮质如何做出具体的预测

这就引出了一个有趣的问题。在第 5 章中，我认为新皮质的一个重要功能是利用其记忆进行预测。但鉴于新皮质储存的是不变的形式，它如何能做出具体的预测呢？下面介绍一些示例来说明这个问题及其解决方案。

想象一下，如果现在是 1890 年，你住在美国西部的一个边陲小镇。

你的妻子正从美国东部乘火车赶来与你相会，她打算与你共同经营这个建在拓荒地的新家。当她到达时，你当然希望在车站见到她。在她来之前的几周内，你一直在留意火车的往来时刻。由于当时没有固定的时刻表，据你所知，火车在一天中从未在同一时间到达或离开。看起来，你似乎无法预测她乘坐的火车何时到达。但是，你注意到，火车的往来有一定的规律。从东部开来的火车会在发往东部的火车开车 4 小时后到达。尽管具体时间差异很大，但这 4 小时的间隔每天都是一致的。

在她到达的那天，你留意着东行的火车，看到它发车后，你设置了时钟。4 小时后，在火车到达时接到了她。这个故事既说明了新皮质面临的问题，也说明了它用来解决这个问题的方案。

感官所"看到"的世界从来都不是相同的，就像火车的到达时间和离开时间一样，总是不同的。你理解世界的方式是在不断变化的输入流中找到不变的结构。然而，这种不变的结构本身并不足以成为做出具体预测的基础。仅仅知道火车在出发 4 小时后到达，并不能让你准时出现在站台上迎接你的爱人。为了做出具体的预测，大脑必须将不变结构的知识与最新的细节相结合。预测火车到达时间需要识别列车时刻表中的 4 小时结构，并将它与发往东部的火车离开时间的详细知识相结合。

当听一首熟悉的钢琴曲时，你的新皮质会在钢琴家弹奏前预测下一个音符。但正如你知晓的那样，新皮质对歌曲的记忆是以一种音高不变的形式存储的。你的记忆会告诉你下一个音程是什么，但它本身并没有说明实际的音符。要准确预测下一个音符，需要把下一个音程和上一个具体的音符结合起来。如果下一个音程是大三度，而你听到的最后一个音符是 C，那么你可以预测下一个具体的音符为 E。除非你错误地识别了这首曲子，或者钢琴家出现了失误，否则你的预测就是正确的。

当你看到朋友的脸时，你的新皮质在那一瞬间填补并预测了他独特形象的无数细节。它会检查他的眼睛是否恰到好处，他的鼻子、嘴唇和头发是否是它们该有的样子。新皮质做出的这些预测非常具体。即使你以前从未在这个特定的方位上或环境中见过他，也能大体预测关于他脸部的细节。如果你确切地知道朋友的眼睛和鼻子的位置，而且你知道他的面部结构，那么你可以准确地预测他的嘴唇应该在哪里。如果你知道他的皮肤被夕阳的光线染成了橙色，那么你就知道他的头发应该呈现什么颜色。我再次强调，你的大脑通过将他的脸部不变结构的记忆与你直接体验到的细节相结合来实现面部识别。

列车时刻表的例子只是对你新皮质中正在发生的事情做一个类比，音乐和面部识别的例子则不然。在后面两个例子中，新皮质将不变的表征和当前的输入结合起来进行详细预测。这是一个无处不在的过程，发生在新皮质的每个区域。这就是你如何对你现在身处的房间做出具体预测的方式。通过这种方式，你不仅可以预测别人将要说的话，还能够预测他们说话的语气、口音，以及你期望听到的声音来自房间中具体的哪个位置。你就是凭借这种方式才准确地知道脚何时会落地，以及爬上一组楼梯时会有什么感觉。通过同样的方式，你能用手接住一个飞过来的球，也可以练习用脚趾夹笔来签名。

本章所讨论的新皮质记忆的三个特性，即自动存储模式序列、自动联想模式（自联想记忆）和以固定的形式存储模式（不变的表征），是根据对过去的记忆来预测未来所必需的。在第 5 章中，我将介绍预测是智能的本质。

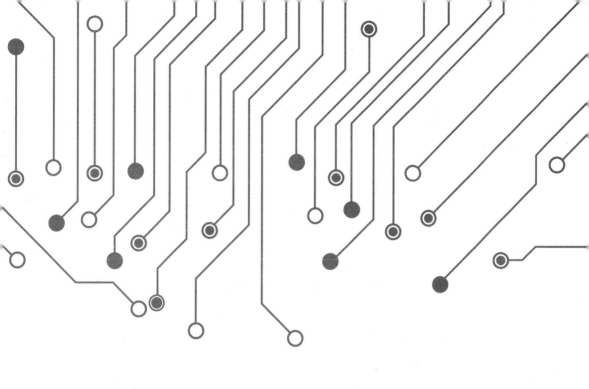

第 5 章

记忆－预测模型，全新的 智能理论

ON
INTELLIGENCE

　　1986 年 4 月的一天，我正在思考"理解"的含意。几个月以来，一个基本问题一直困扰着我：如果大脑不产生行为，它会做什么？大脑在被动地听别人讲话时，它在做什么？你在阅读时，大脑正在做什么？信息进入大脑，但并没有消失，这个过程中发生了什么？你此刻的行为可能是很基本的身体活动，如呼吸和眼球运动，然而你知道，在你阅读和理解这些文字时，大脑所做的事情远不止这些。理解必须是神经活动的结果。但到底发生了什么呢？神经元在大脑做出理解时会做什么呢？

　　那天当我环顾办公室时，我看到了熟悉的椅子、海报、窗户、植物、铅笔等。我周围有数百种物品和特征。环顾四周，我的眼睛看到了它们，但仅仅看到它们并不能使我做出任何行为。没有任何行为被调用或被要求做出，但不知为何，我"理解"了这个房间和它里面阵列的物品。我正在做塞尔的"中文屋"所不能做的事情，而且我不需要通过窄缝传递任何东西。我理解，但我没有用行动来证明这一点。等一等，"理解"是什么意思？

　　就在我思考这个难题的时候，我顿悟了，这是一种令人激动万分的时刻，原本混乱的思绪突然变得清晰明了。我所做的只是询问这样一个问题：如果房间里出现一个新的物体，一个我以前从未见过的物体，例如一个蓝色的咖啡杯，那会发生什么？

答案似乎显而易见。我会注意到这个新物体不属于我。它将引起我的注意，因为它是新的——我不需要有意识地问自己这个咖啡杯是不是新的，它只是作为不属于我的东西而突然浮现出来。这个看似微不足道的答案的背后是一个强大的概念。要注意到某些东西的不同，我大脑中一些以前不活跃的神经元就必须变得活跃。这些神经元如何知道这个蓝色的咖啡杯是新的，而房间里的其他数百个物体不是新的？这个问题的答案还是令我吃惊。大脑利用储存的记忆，不断地对看到、感觉到和听到的一切进行预测。当我环顾房间时，我的大脑正在使用记忆预测它在我体验之前期望体验的内容。绝大多数预测都发生在意识之外。就好像我的大脑的不同部分在说："计算机在桌子中间吗？是的。它是黑色的吗？是的。台灯是在桌子的右侧吗？是的。词典在我放的地方吗？是的。窗户是矩形的吗，墙壁是垂直的吗？是的。今天阳光是从正确的方向射过来的吗？是的。"但是，如果出现一些我在这种背景中没有记住的视觉模式，实际情况就会与预测不符，我的注意力就会被这个错误所吸引。

当然，大脑在进行预测时不会自言自语，也不会以连续的方式进行预测。它也不只是能对咖啡杯这样的具体事物进行预测。大脑不断地对我们所处的世界的结构进行预测，而且是以并行的方式进行预测。它也会轻易地检测到奇怪的质地、怪异的鼻子，或不寻常的动作。我们并没有立即发现这些以无意识为主的预测有多么普遍，这也许就是我们长期以来一直忽视其重要性的原因。这些预测非常轻松地自动发生，以至于我们无法理解在大脑中发生了什么。我希望能加深你们对这个想法的感受。预测是如此普遍，以至于"感知"，也就是世界呈现在我们眼中的样子，并不完全来自我们的感官。我们感知到的东西是感觉和大脑的记忆所产生的预测的结合体。

大脑的预测

没过多久，我设计了一个思想实验来帮助表达我当时的理解。我称之为"换门实验"，它是这样的：

每天回家时，你通常会花几秒钟穿过前门或你使用的任何一扇门。你伸出手，转动门把手，走进去，然后在你身后将门关上。这是一个根深蒂固的习惯，是你一直在做却很少注意到的事。假设当你外出时，我偷偷溜到你家里，改变了你门上的一些东西。可以改变的东西太多了，我可以把门把手向上推一点儿，把圆形门把手换成插销，或者把黄铜门把手换成镀铬门把手。我还可以改变门的重量，用实心橡木门代替空心门，反之亦然。我可以让铰链变得吱吱作响或非常僵硬，或者让它们更顺滑。我也可以扩大或缩小门和门框的尺寸，可以改变门的颜色，在原来的猫眼处加一个门环，或者在门上加一个窗户。可以想象的是，在你不知情时，我能对你的门做出一千种改变。当你回家试图开门时，你很快会发现有些不对劲。你可能需要几秒钟的思考才能意识到到底是什么地方出了问题，但你会很快注意到这种变化。当你的手伸向改变了位置的把手时，你会意识到它的位置发生了变化。或者当你看到门上出现了一个窗户时，会觉得奇怪。或者，如果门的重量发生了变化，你感受到的门的阻力就有所不同，由此你会感到惊讶。关键是，只需很短的时间，你就能注意到这一千种变化中的任何一种。

你是如何做到的？你是如何注意到这些变化的呢？人工智能或计算机工程师解决该问题的方法是创建一个囊括门所有属性的列表，并把它们放在一个数据库中，为门的每一个属性设置字段，并为你家的那扇门设置具体条目。当你靠近这扇门时，计算机会查询整个数据库，查看宽度、颜色、尺寸、把手位置、重量、打开时产生的声音等。虽然从表面上看，这好像与之前我描述的大脑在眼睛环视办公室时会检查它的每一个预测的情况较为相似，但这两种做法可以说是千差万别。人工智能的策略是不合情理的。首先，不可能事先指定一扇门可能具有的所有属性，这个清单有可能是无穷无尽的。其次，如果采用人工智能的策略，那么我们需要为生命中每一秒遇到的每一个物体制定类似的清单。再次，基于我们现今对大脑和神经元的了解，没有任何资料表明它们就是这样工作的。最后，神经元的运行速度太慢，无法建立计算机式的数据库。如果采用数据库的方式，当你走进门时，你需要花 20 分钟而不是 2 秒钟才能注意到这个变化。

只有一种方法可以解释你对改变后的门的反应：大脑对它在每个特定时刻期望看到、听到和感觉到的东西都会在低层感觉区进行预测，而且是并行进行的。新皮质的所有区域都在同时试图预测它们的下一次体验。视觉区会预测边缘、形状、对象、位置和运动；听觉区会预测曲调、声源方向和声音的模式；体感区则会预测触觉、质地、形状和温度。

"预测"意味着参与感知门的神经元在实际接收感觉输入之前就变得活跃。当感觉输入时，它会与预期的情况进行比较。当你靠近门时，新皮质会根据过去的经验形成一系列预测。当你伸出手时，它会预测你手指的感觉，何时会感觉到门，以及当你实际接触到门时指关节的角度。当你开始推门时，新皮质预测门会有多大的阻力，以及它会发出什么样的声音。当这些预测都得到满足时，你就会走进门，不自觉地知道这些预测得到了验证。但如果实际情况与新皮质对门的预期不符，这个错误就会引起你的注意。正确的预测会受到认同，这扇门是正常的；错误的预测会导致混乱，提示你注意：门闩不在它应该在的地方，门太轻了，门是偏离中心的，门把手的质地不对等。我们会在所有低层感觉区进行并行的连续预测。

　　但这还不是全部内容。我正在论证一个更有力的命题。预测不仅是你的大脑所做的事情之一，它是新皮质的主要功能，也是智能的基础。新皮质是一个预测的器官，如果你想了解什么是智能，什么是创造力，你的大脑是如何工作的，以及如何制造智能机器，就必须了解这些预测的本质以及新皮质是如何进行预测的。我们最好能将行为理解为预测的副产品。

　　我不知道是谁最先提出了预测是理解智能的关键。在科技领域，几乎没有人能发明任何全新的东西。相反，人们采取的办法是将现有的想法融入新的框架。一个新想法的组成部分通常在其被发现之前就已经出现在科学讨论中了。新的东西通常是将这些组成部分包装成一个有凝聚力的整体而已。同样，"新皮质的主要功能是进行预测"这个想法也不是全新的，它已经以各种形式存在一段时间了，只不过尚未在大脑理论和智能定义的中心占据应有的位置。

　　具有讽刺意味的是，一些人工智能的先驱认为：计算机构建了一种世界模型，并利用它来进行预测。例如，1956 年，唐纳德·麦凯（Donald M. Mackay）提出，智能机器应该有一个"内部反应机制"，从而"匹配接收到的内容"。他虽然没有使用"记忆"和"预测"这两个词，但他的想法和我的想法是一样的。

自 20 世纪 90 年代中期以来，推断（inference）、生成模型（generative model）、预测（prediction）等术语已悄然被科学命名系统所采纳。它们的含义都差不多。例如，纽约大学医学院的鲁道夫·利纳斯（Rodolfo Llinas）在其 2001 年出版的《漩涡中的我》（*I of the Vortex*）一书中写道："预测未来事件结果的能力对事件的圆满成功至关重要，并且很可能是全脑所有功能的根本和最常见的一种形式。"美国布朗大学的戴维·芒福德（David Mumford）、华盛顿大学的拉杰什·拉奥（Rajesh Rao）、波士顿大学的斯蒂芬·格罗斯伯格（Stephen Grossberg）等科学家都以各种方式撰写和论述了反馈和预测的作用。在数学研究中，有一个完整的子领域是专门研究贝叶斯网络的。"贝叶斯网络"一词以英国数学家托马斯·贝叶斯（Thomas Bayes）的名字命名。他是统计学先驱，贝叶斯网络使用概率论进行预测。

但一直以来，这些分散的碎片没有被整合到一个连贯的理论框架中。我认为，前人未做过的研究正是本书的研究目标。

预测是人类理解世界的基础

在我们详细了解新皮质如何进行预测之前，再想想其他一些例子。你对这个想法想得越多，就越会意识到预测是普遍存在的，而且它也是人类理解世界的基础。

今天早上，我做了煎饼。在这个过程中的某个时刻，我伸手到柜台下面，想打开橱柜的一扇门。不用看，我凭直觉就能知道我能摸到什么，是橱柜的门把手，而且还能知道我什么时候会摸到它。我扭动牛奶盒的顶部旋盖，期待它会转动并开启。我将煎锅放在燃气灶上，接下来我会将燃气灶的开关旋钮轻轻按下，然后转动。我预计大约一秒钟后听到煤气火焰的轻微声响。在厨房里的每一分钟，我都做了几十或几百个动作，每一个动作都涉及许多预测。我知道这一点，因为如果这些常见的动作中任何一个的结果与预期不符，我就会注意到它。

每次你在走路时放下脚，大脑就会预测脚什么时候会停止移动，以及你所踩的材质会给你带来多少反作用力。如果你曾经在楼梯上踩空了，就会知道自己对这一可怕的问题的反应速度有多快。你放下脚，在它"迈过"预期的台阶的那一刻，你就知道有麻烦了。脚没有任何感觉，但你的大脑做出了预测，而这一预测没有被满足。一个由计算机控制的机器人会在毫不知情的情况下摔倒，它并没有意识到有什么不对劲，而你会知道，只要你的脚在大脑预期停止的地方没有停下来，哪怕只是多走了几毫米，你就能知道自己会摔倒，因此你就会停下来。

当你听到一个熟悉的旋律时，在下一个音符出现之前，你的大脑就能感知到它。当你听一张喜欢的专辑时，你会在下一首歌开始前几秒钟听到它的开头。发生了什么？当你听到下一个音符时，你大脑中的神经元会在你实际听到它之前被激活，因此你在脑海里"听到"了这首歌。这些神经元是对记忆的反应。这种记忆可以令人惊讶地持续很长时间。经过很多年，再来听一张音乐专辑，人们往往会在上一首歌结束后，自动听到下一首歌，这种情况并不少见。而且，当你随机播放最喜欢的一张 CD 中的曲目时，记忆会产生一种轻微不确定的愉快感，因为你知道自己对下一首歌的预测是错误的。

听别人讲话时，你往往在他们说完之前就知道他们要说什么，或者至少你认为自己知道。有时我们甚至没有听说话人到底说了什么，而是听到了我们期待听到的内容。这种情况在我小时候经常发生，以至于我母亲带我去看了两次医生，让医生检查我的听力。你之所以会遇到这种情况，部分原因是人们在大部分谈话中都倾向于使用常见的短语或表达方式。如果我说："How now brown..."[①] 你的大脑会在我说之前激活代表cow（奶牛）这个词的神经元。当然，如果英语不是你的母语，你可能不知道我在说什么。当然，我们并不总是知道别人会说什么。预测并不总是准确的。相反，大脑是通过对即将发生的事情进行概率性预测来工作的。有时我们确切地知道会发生什么，其他时候我们的期望值分布在几种可能性中。如果在餐厅的桌子前吃饭时，我说"请把……递给我"，如果我接下来说"盐"、"胡椒粉"或"芥末"，你的大脑不会感到惊讶。从某种意义上讲，你的大脑会同时预测所有这些可能的结果。然而，如果我说"请把人行道递给我"，你就会意识到有些不对劲。

我们从音乐的例子中也可以看到概率预测的情况。如果你在听一首你以前从未听过的歌曲，你仍然可以抱有相当强烈的期望。在西方音乐中，我期望听到有规律的节拍、重复的节奏、乐句持续相同的小节数，我还期望旋律会以主音音高结尾。你可能不知道这些术语的含义，但是，假设你听过类似的音乐，你的大脑会自动预测节拍、重复的节奏、乐句的完成和歌曲的结尾。如果一首新曲违反了这些原则，你马上就知道这首歌有问题。想想这个问题吧。你听到一首以前从未听过的歌曲，你的大脑体验到一种从未体验过的模式，但你能做出预测，并判断是否有问题。这些大多是无意识预测的基础，实际上是储存在你新皮质中的

---

① "How now brown cow?" 为美国俚语，相当于"你好吗？"（How are you?）——编者注

一组记忆。你的大脑无法准确说出接下来会发生什么，但它还是可以预测哪些音符模式可能会发生，哪些不会发生。

我们都有过这样的经历：立即意识到一个持续的背景杂音源突然停止了，如远处的凿岩机，或者连续播放的背景音乐，但我们没有注意到它们持续时的声音。你的听觉区域时刻预测它会持续，只要杂音没有改变，你就不会注意到它。当它停止时，它违反了你的预测，引起了你的注意。这里有一个过去发生过的实例：就在纽约市停止运行高速列车后，人们经常在半夜打电话给警察，声称有噪声把他们吵醒了，而且他们通常会在过去高速列车经过他们公寓的时间段打这种电话。

我们喜欢说"眼见为实"，然而我们看到的是自己期望看到的东西，而不是我们真正看到的东西。这方面最引人入胜的一个例子就是研究人员所说的"填充"。你可能已经注意到，我们的每只眼睛都有一个小盲点，视神经通过一个叫作视盘的孔远离视网膜。你在这个区域没有光感受器，所以你在视野中的相应位置会有永久性的盲点。不过，你通常注意不到这一点，原因有两个：一个是解剖现实，另一个是我们掌握了相关知识。从解剖学上来说就是两个盲点没有重叠，由于眼睛的补偿机制，两只眼睛同时看东西时，就能看到完整的内容。

但有趣的是，当只睁一只眼睛时，你仍然不会注意到盲点，这是因为你的视觉系统"填补"了缺失的信息。当你闭上一只眼睛，看着织造精细的土耳其地毯，或是樱桃木桌面上波浪状木纹时，你看不到有什么孔洞存在。地毯上的每个线结、木纹上的每个节疤，都不断地从你的视野中闪过，因为它们恰好出现在你的盲点处，但你的体验则是看到了无缝延伸的纹理和颜色。你的视觉皮质正在吸取类似模式的记忆并进行连续的预测，以填补任何缺失的输入。

　　填充发生在视觉图像的所有部分，而不仅仅是盲点处。例如，我给你看一张岸边的图片，上面有一根浮木在岩石上搁浅了。岩石和木头之间的界限清晰明显，然而，如果放大图片，你会看到岩石和木头相接处的纹理和颜色都很相似。在放大的视图中，木头的边缘与岩石根本无法区分。如果我们看整个场景，会认为浮木的边缘是清晰的，但实际上这是我们从图像的其他部分推断出的边缘。当我们看世界时，我们能感知到物体有着清晰的线条和分隔边界，但进入眼睛的原始数据往往是嘈杂而模糊的。新皮质用它认为应该存在的东西来填补缺失或混乱的部分，所以我们才能感知到一个明确的图像。

　　视觉预测也是眼睛的一种移动方式。在第 3 章中，我提到了扫视，也就是你的眼睛盯着一个点时，突然移动到另一个点上，这种运动每秒钟大约有 3 次。一般来说，你不会意识到这些运动，而且你通常不会有意识地控制它们。而每次你的眼睛注视一个新的点时，从眼睛进入你大脑的模式与上一次注视完全不同。因此，一秒钟有 3 次，大脑会看到完全不同的东西。扫视并不是完全随机的。当你看一张脸时，你的眼睛通常先注视一只眼睛，然后再注视另一只眼睛，前后移动，偶尔会注视鼻子、嘴巴、耳朵和其他特征。你感知到的是"脸"，但眼睛看到的是一只眼睛、另一只眼睛、鼻子、嘴巴、耳朵等。我知道你并不会有这种感觉，你所意识到的是对世界的持续观察，但进入头脑中的原始数据就像一台使用不当的摄像机一样生硬。

　　现在想象一下，假如你遇到了一个在应该长眼睛的位置多长了一个鼻子的人。你的眼睛首先盯着一只眼睛，然后扫视第二只眼睛的位置时，你看到的不是一只眼睛，而是一个鼻子。你肯定会知道出了什么问题。要做到这一点，你的大脑必须对即将看到的东西有一个预测。当你预测到眼睛但看到的是鼻子时，预测就与实际情况不符。因此，在每一次扫视物体的同时，你的大脑会预测它接下来会看到什么。当这种预测错误时，你的注意力就会立即被唤醒。这就是为什么我们很难不去注意长相奇怪的人。如果你看到一个长了两个鼻子的人，你会盯着看吗？当然，如果你和这个人生活在一起，那么过一段时间，你就会习惯一个人长了两个鼻子，不再觉得这有什么不同寻常了。

想想现在的自己。你在预测什么？当你翻开这本书时，你会期望书页会有一定程度的弯曲，并且你预测到翻开内页时，内页的弯曲方式应该与封面的弯曲方式不同。如果你坐着，大脑会预测到你身体上的压迫感会持续存在；但如果座位变湿了，开始向后漂移，或发生任何其他意想不到的变化，你就不再会关注这本书了，并立刻试图弄清楚发生了什么。如果你花一些时间观察自己，你就会开始明白，人类对世界的感知和理解其实与预测紧密相连。大脑已经建立了一个世界模型，并不断地用现实检验这个模型。通过这个模型的有效性，你知道你在哪里以及在做什么。

预测并不只发生在像视觉与听觉这样的低层次感觉信息模式中。到目前为止，我举的例子都属于此类，仅仅是因为它们是用于理解智能框架的最简单方式。然而，根据芒卡斯尔原理，低层感觉区的正确性必须适用于所有皮质区。人类的大脑之所以比其他动物的大脑更聪明，是因为它可以对更抽象的模式和更长的时间模式序列做出预测。要预测我妻子见到我时将说什么，我必须知道她过去说过什么。今天是周五，周五晚上必须把可回收垃圾箱放在路边，我上周没有按时那样做，当时她的脸上出现了某种表情。当她开口时，我对她会说的话有相当强烈的预测。在这种情况下，我不知道她具体会说什么，但我知道她会提醒我把要送去回收的物品拿出去。重要的一点是，高级智能并不是一种与感知智能不同的过程。前者从根本上说也使用相同的新皮质记忆和预测算法。

请注意，智力测试本质上是预测性测试。从幼儿园到大学，智力测试都是基于预测。如给出一串数字，下一个数字应该是什么？给出一个复杂物体的三个不同视图，以下哪一个也是该物体的视图？ A 之于 B 就像 C 之于什么？

科学本身也是一项预测工作。人类通过假设和测试的过程推进自身对世界的认识。从本质上说，这本书是对"智能是什么"和"大脑是如何工作的"的预测。甚至从根本上来说，产品设计也是一个预测过程。无论是设计服装还是设计手机，设计师和工程师都试图预测竞争对手会做什么、消费者想要什么、新设计的成本是多少，以及需要什么样的时尚风格。

智能是通过记忆和预测世界模式的能力来衡量的，包括语言能力、数学能力，以及对物体的物理属性的判断能力和对社会环境的认知能力。你的大脑接收来自外部世界的模式，将其储存为记忆，并通过结合以前所见的和现在所发生的事情进行预测。

智能的记忆－预测模型

关于这一点，你可能在想："我接受我的大脑做出预测这种说法，而且我只要躺在黑暗中就能有智能。正如你所指出的那样，我不需要为了理解或变得聪明而采取行动。但这样的情况难道不是例外吗？你真的认为智能理解和行为是完全分开的吗？归根结底，使我们产生智能的是行为而不是预测，难道不是吗？毕竟，行为是生存的最终决定因素。"

这个问题很合理。当然，归根结底，行为对动物的生存最重要。预测和行为并不是完全分开的，但它们的关系很微妙。首先，新皮质是在动物已经进化出复杂的行为之后出现在进化场景中的。因此，新皮质所塑造的生物的行为并不是一成不变的，而是会随着环境不断改进的，而这一特质对于生物的生存意义重大。因此，我们必须先从这个方面入手来理解新皮质。行为是第一位的，然后才是智能。其次，我们所感知的大部分内容在很大程度上取决于我们的所做所为以及在这个世界上的行动方式。因此，预测和行为密切相关。我们来看看这些问题。

哺乳动物进化出了一个覆盖面积较广的新皮质，因为它带来了某种生存优势，而这种优势最终必须植根于行为。但一开始，新皮质的作用是更有效地利用现有行为，而不是创造全新的行为。为了清楚地说明这一问题，我们需要看一看大脑是如何进化的。

数亿年前，多细胞生物开始在地球各处蠕动，不久就出现了简单的神经系统，但真正的智能始于人类的爬行动物祖先。爬行动物成功地征服了这片土地，它们遍布各大洲，并演变出众多的物种。它们有敏锐的感觉和发达的大脑，因此产生了复杂的行为。它们的直系后代，即今天幸存的爬行动物，仍然具有这些特点。例如，鳄鱼和你我一样有着复杂的感官。它有进化得很好的眼睛、耳朵、鼻子、嘴巴和皮肤。它能够产生复杂的行为，包括游泳、跑步、躲藏、狩猎、伏击、晒太阳、筑巢和交配等。

人的大脑和爬行动物的大脑之间有什么区别？有很多区别，但实际上也不多。我说"不多"是因为，粗略地说，爬行动物大脑中的一切都存在于人脑中。我说"很多"是因为人脑拥有爬行动物所没有的真正重要的东西：一个较大的新皮质。你有时会听到人们提到"旧脑"或"原始大脑"。每个人的大脑中都有这些更古老的结构，就像爬行动物一样。它们控制着血压、饥饿感、性欲、情绪和运动能力的许多方面。例如，当你站立、保持平衡和行走时，你在很大程度上依靠的是旧脑。如果你听到一个可怕的声音，惊慌失措，开始奔跑，这同样也主要是你的旧脑在起作用。你只需要一个爬行动物的大脑，就可以做很多有趣和有用的事情。那么，如果对于看、听和移动来说，新皮质并不是必不可少的东西，那它的真正作用又是什么？

哺乳动物比爬行动物更聪明，因为它们有新皮质。neocortex（新皮质）这个词来自拉丁语中的 new bark（新皮），因为新皮质实际上覆盖了旧脑。新皮质最早出现在几千万年前，只有哺乳动物才有。人类之所以比其他哺乳动物更聪明，主要是因为人类的大脑进化出的新皮质面积比它们的大，不过这也是在几百万年前才急剧扩大的。请记住，新皮质是使用常见的重复元素构建的。人类新皮质的厚度和结构与哺乳动物近亲的新皮质几乎相同，当进化非常迅速地使某些东西变大时，它是通过复制现有的结构来实现的，就像人类新皮质所发生的变化一样。我们通过增加更多常见皮质算法的元素而变得聪明。有一种普遍的误解认为人脑是数十亿年来进化的顶峰，如果我们从整个神经系统考虑，这可能是正确的，然而，人类的新皮质本身是一个相对较新的结构，还没有足够长的时间经历长期的进化完善。

这里就是我如何理解新皮质的核心论点，以及为什么记忆和预测是揭开智能之谜的关键。进化之初，人类的旧脑没有出现新皮质。研究发现，如果将记忆系统（新皮质）连接到旧脑的感觉路径上，动物就会获得预测未来的能力。想象一下，旧脑仍然在起作用，但现在感觉模式同时被送入新皮质。新皮质将这些感觉信息储存在其记忆中。在未来的某个时间，当动物遇到相同或类似的情况时，记忆会识别出输入的信息与过去某些记忆是类似的，并回忆起过去发生的事情。召回的记忆与感觉输入流进行比较，它既"填补"了当前输入，又预测了接下来会看到什么。通过比较实际的感觉输入和回忆起来的记忆，动物不仅了解它目前的处境，而且可以预测未来。

现在想象一下，新皮质不仅记住了哺乳动物所看到的东西，还记住了旧脑在类似情况下的行为。我们甚至不必假设新皮质知道感觉和行为之间的区别；对新皮质来说，它们都只是模式。当哺乳动物发现自己处于相同或类似的情况时，它不仅能预见未来，还能回忆起哪些行为导致了未来的情景。因此，记忆和预测使哺乳动物能够更智能地使用其现有的旧脑行为。

例如，想象你是一只老鼠，第一次学习如何走出迷宫。在不确定性或饥饿感的刺激下，你将使用旧脑所掌握的固有技能来探索新环境，通过听、看、嗅，或者沿着墙壁慢慢爬。所有这些感觉信息被你的旧脑使用，但也会传递到你的新皮质并在那里储存下来。在未来的某个时间，如果你发现自己又跑到了同一个迷宫里，你的新皮质会识别出当前的输入是它以前见过的，并回忆起代表过去发生事情的存储模式。从本质上讲，它可以让你快速预测未来。如果你会说话，你可能会说："哦，我认识这个迷宫，记得这个角落。"当你的新皮质回忆起过去发生的事情时，你会想象你找到了上次在迷宫中看到的奶酪，以及你找到奶酪的过程。"如果我在这里右转，我知道接下来会发生什么。这条走廊的尽头有一块奶酪，我在想象中看到了它。"当你匆匆穿过迷宫时，你依靠古老的原始大脑结构进行抬脚和摸胡须等动作。有了相对大的新皮质，你就可以记住你去过的地方，在未来再次识别它们，并预测接下来会发生什么。如果换成没有新皮质的蜥蜴，由于它们的记忆能力要差得多，可能每次都要重新搜索迷宫。由于新皮质的记忆，你（老鼠）才了解到世界和不久的将来。你能在做每个决定之前就完全明白它所带来的奖励和危险，因此你可以更有效地在世界中移动。你确实可以看到未来。

但请注意，你并没有执行任何特别复杂或全新的行为。你没有给自己造一个滑翔机，然后飞向走廊尽头的奶酪。你的新皮质正在形成对感官模式的预测，让你看到未来，但可用行为选项几乎依然是那么多。你奔跑、攀爬和探索的能力仍然很像蜥蜴。

随着进化的推移，新皮质越来越大，它能够记住越来越多的关于世界的知识。它可以形成更多的记忆，做出更多的预测。这些记忆和预测的复杂性也在增加。但是还发生了一些非凡的事情，导致人类出现了独特的智能行为。

人类的行为超越了所有古老的基本技能，人类把新皮质的进化提升到了一个新的水平。只有人类才能创造书面语言和口头语言。只有人类会做饭、缝衣服、开飞机和建造摩天大楼。人类的运动和计划能力大大超过了近亲物种的相关能力。为进行感官预测而设计的新皮质，如何产生了人类特有的极其复杂的行为呢？这种优越的行为怎么会演变得如此突然？这个问题有两个答案。一个答案是皮质算法非常强大、灵活，因此，只要稍稍重新设置，就能创造出复杂的新行为，这是人类特有的。另一答案是，行为和预测是同一事物的两面。尽管新皮质可以预见未来，但只有当它知道正在执行什么行为时，它才能做出准确的感官预测。

在老鼠寻找奶酪的简单例子中，老鼠记住了迷宫，并利用这种记忆来预测它将在转角处看到奶酪。但老鼠可以向左转或向右转，只有同时记住奶酪的位置和正确的行为——在岔路口向右转，老鼠对奶酪位置的预测才能成真。虽然这是一个微不足道的例子，但它指出了感官预测和行为密切相关的本质。所有的行为都会改变我们的所见、所闻和所感。我们在任何时候所感觉到的东西，大部分都高度依赖于自己的行为。把你的手臂移到面前，为了预测看到手臂，新皮质必须知道它已经命令手臂移动了。如果新皮质看到你的手臂在没有遵守相应运动指令的情况下移动，你就会感到惊讶。最简单的一种解释方法是假设你的大脑先发出了移动手臂的指令，然后才预测它会看到什么。我认为这种解释是错误的。相反，我相信新皮质会预测看到手臂，而正是由于大脑先做出了这种预测，然后它才会发出移动手臂的指令，进而才使预测成真。你首先需要思考，然后采取行动，这样你的想法才能成真。

现在，我们来看看那些导致人类行为技能大大扩展的变化。猴子和人类的新皮质之间是否存在足够的物理差异，从而可以用它来解释为何只有人类有语言和其他复杂行为？人类的大脑容积大约是黑猩猩大脑容积的 3 倍，但除了"越大越好"之外，还有更多的原因。理解人类行为飞跃的关键在于新皮质区和旧脑部分之间的连接。简而言之，大脑以不同方式进行连接。

大家都熟悉大脑的左右半球，但还有一种鲜为人知的区域，我们需要在这个区域中寻找人类的独特之处。所有大脑，特别是较大的大脑，都将新皮质分为前半部分和后半部分。科学家们用 anterior（前面的）这个词表示前半部分，用 posterior（后面的）表示后半部分。分隔新皮质前半部分和后半部分的是一条被称作中央沟的大裂缝。新皮质的后半部分包含眼睛、耳朵和触觉输入所能抵达的部分，它是感官知觉的主要发生地。新皮质的前半部分包含参与高级规划和思考的皮质区，它还包含运动皮质，这是大脑中主要负责运动肌肉、创造行为的部分。

随着时间的推移，灵长目动物新皮质的面积变得越来越大，新皮质的前半部分大得比例失调，对人类来说情况尤其如此。与其他灵长目动物和早期原始人相比，人类有巨大的前额，用于容纳自身非常大的新皮质的前半部分。但是与其他生物相比，仅凭新皮质的前半部分面积变大这一点，还不足以解释人类的运动能力有所提高的原因。人类之所以能够做出异常复杂的动作，是因为我们的运动皮质与身体内的肌肉建立了更多的联系。在其他哺乳动物中，新皮质的前半部分在运动行为中发挥的直接作用较小，大多数动物主要依靠旧脑部分来产生行为。相比之下，人类的新皮质从大脑的其他部分夺取了大部分的运动控制权。如果你损坏了老鼠的运动皮质，老鼠可能不会有明显的缺陷，但如果你损坏了人类的运动皮质，就可能会导致其瘫痪。

人们经常问我关于海豚的问题。它们的大脑不是也很大吗？答案是肯定的，海豚的确有一个面积很大的新皮质。海豚新皮质的结构比人类的新皮质简单，只有 3 层，而人类的新皮质有 6 层，但根据其他衡量标准来看，海豚的新皮质确实很大。海豚很可能会记住并理解很多事物，它能识别其他的海豚个体。它可能对自己的一生有着极佳的记忆，它可能知道它曾经去过的海洋的每一个角落和缝隙。但尽管海豚能表现出一些复杂的行为，它们并没有表现出接近人类的行为，因此我们可以推测，海豚的新皮质对它们的行为影响较小。关键是，新皮质的进化主要是为了提供对世界的记忆。一个拥有较大新皮质的动物可以像人类一样感知世界。但人类是独一无二的，因为新皮质在人类的行为中起着主导作用。这就是为什么人类创造了复杂的语言和工具，而其他动物却没有。这就是为什么人类可以写小说、上网、建造游轮，以及向火星发送探测器。

现在我们可以看到全局了。大自然首先"创造"了爬行类动物，它们具有复杂的感官以及烦琐但相对僵硬的行为。然后大自然"发现"，通过添加一个记忆系统并将感觉流输入其中，动物可以记住过去的经历。当动物发现自己处于相同或类似的情况时，就会回忆起过去的经历，从而预测接下来可能会发生什么。因此，智能和理解开始作为一个记忆系统，将预测输入感觉流。这些预测是理解的本质。理解某事意味着你可以对它进行预测。

新皮质朝两个方向进化。首先，它变得更大、更复杂，可以储存更多记忆类型。它能够记住更多的东西，并根据更复杂的关系进行预测。其次，它开始与旧脑的运动系统互动。为了预测你接下来会听到、看到和感觉到什么，它需要知道你正在采取什么行动。对于人类来说，新皮质已经接管了人类大部分的运动行为。人类的新皮质不再只是根据旧脑的行为做出预测，而是引导行为以满足其预测。

人类的新皮质特别大，因此有巨大的记忆容量。它不断地预测你将会看到、听到和感觉到什么，而且大部分是以无意识的方式进行的。这些预测是我们的想法，当与感觉输入相结合时，它们就是我们的感知。

我将这种看待大脑的方式称为智能的记忆－预测模型。

如果约翰·塞尔的"中文屋"包含一个类似的记忆系统，可以预测接下来会出现什么汉字以及接下来会发生什么故事，我们就可以自信地说，这个房间理解中文，也理解故事。我们现在可以看到图灵错在哪里了。智能的根本是预测而非行为。

我们现在准备深入研究这个大脑记忆－预测模型的新想法的细节。为了预测未来事件，你的新皮质必须存储模式序列。为了回忆适当的记忆，它必须通过与过去模式的相似性来检索模式（自联想记忆）。最后，记忆必须以不变的形式存储，以便将过去事件的知识应用于与过去相似但不相同的新情况。第8章将介绍新皮质如何完成这些任务，以及对其层次结构的更全面的探索。

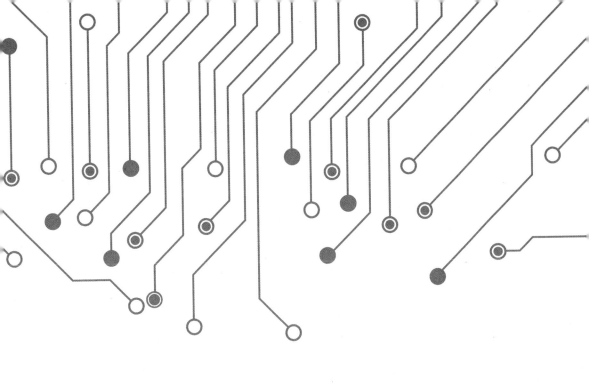

第 6 章

记忆 – 预测模型是如何工作的

ON
INTELLIGENCE

尝试去理解大脑的工作原理就好像在玩一个有很多拼图块的拼图游戏。你可以有两种策略。一种是"自上而下"的策略，即根据最终拼成的图案的大致模样，来确定你需要哪些拼图块。另一种是"自下而上"的策略，也就是从每个拼图块本身出发，找出其不寻常的特征，并尝试寻找其他能够与它拼接上的拼图块。如果你不知道最终拼出的图案是什么，那么有时候你也只能选择这种自下而上的策略。

"理解大脑"就是一种非常艰难的拼图游戏。由于缺乏一个成熟的框架去理解智能，科学家们被迫使用自下而上的策略。但是当面对一个复杂如大脑般的拼图游戏时，这种策略即便可行，也宛如愚公移山般困难。为了理解其中的难度，你可以想象一个有几千块拼图的拼图游戏。其中很多拼图块可能有不同的拼法，比方说两面都有图案，但是只有一面是正确的。由于拼图块的形状都不规则，因此你无法确定其中两块是否能拼接一起。很多拼图块可能都不会被用到，但是你并不知道到底哪些拼图块是用不到的，以及这样的拼图块大概有多少。你每月还会收到新的拼图块，而有些新拼图块会取代旧拼图块，仿佛拼图制造商在说："我知道过去几年你在用这些旧拼图块，不过那些是有问题的。真是很抱歉，请用这些新的拼图块。如果发现了新问题，我们会及时通知你。"可惜即便如此，你依然不知道拼图块最终拼成的图案会是什么样的。更糟的是，你可能有了一些想法，但那是基于那些错误拼图块而产生的。

对于创建关于新皮质和智能的新理论，这个拼图游戏的比喻很好地描述了我们所面对的困难。比喻中所说的拼图块指代的是科学家们一百多年来收集的生物学及行为学数据。科学家每个月发表的新论文可以被认为是那些新的拼图块。有时候，一位科学家的数据会和另一位科学家的数据相矛盾。由于数据存在多种解释方式，所以即使面对的是同一份数据，出现分歧的情况也比比皆是。由于缺乏一个自上而下的框架，人们在很多事情上就难以达成共识，比如应该寻找什么、最重要的是什么，或者如何去理解目前已经堆积如山的信息。自下而上的策略使我们对大脑的理解停滞不前。我们需要的是一个自上而下的框架。

记忆 - 预测模型就是这个自上而下的框架。该模型可以指导我们从何处开始拼图。你的新皮质需要一种方法记忆并存储关于事件序列的知识，并以此进行预测。为了对全新事件进行预测，新皮质需要形成不变的表征。你的大脑需要创造并存储一个关于世界的模型，而这与你在不断变化的环境中如何看待世界毫无关联。这些都是新皮质必须完成的事情。了解了新皮质应该完成的任务，就可以帮助我们理解新皮质的架构，尤其是它的分层设计和六层结构。

由于是首次提出这个全新框架，所以在探索它时，我会介绍一些细节，而这些细节可能会让部分读者感到晦涩难懂。很多概念你可能都没听说过，甚至对于一些神经科学领域的专家来说，它们也属于不太常见的概念。但我相信只要付出一点努力，每个人都可以学会这个全新框架中的内容。第 7 章与第 8 章的内容不会像本章内容这样涉及很多专业知识，我会在那两章中讨论该理论所带来的一些更为广泛的影响。

这场大脑拼图解谜之旅可以从寻找能够支持记忆－预测模型这一假设的生物学证据开始。这就好比在拼图时，你已经知道了最终图案的大部分内容，由此只需拼好剩下的一些拼图块就可以了。一旦我们知道要寻找的是什么，这个任务就容易多了。

同时我想要强调，这个全新的框架依然不甚完整。虽然有很多部分我还不理解，但是通过演绎推理、解剖，以及不同实验室提供的结果，我还是理解了许多内容。在过去的 5 ～ 10 年间，神经科学各个子领域的研究者也在探索类似的想法，尽管术语各异，而且据我所知，他们还没有将这些想法整合成一个普适的框架。他们确实讨论了新皮质自上而下以及自下而上的数据处理过程，模式在大脑的感觉区传递，以及不变的表征的重要性。比方说，加州理工大学神经科学家加布里埃尔·克莱曼（Gabriel Kreiman）和克里斯托弗·科克（Christof Koch），以及加州大学洛杉矶分校神经外科医生伊萨克·弗里德（Itzhak Fried）发现了一个特殊的脑细胞：每当被试看到克林顿的照片，该细胞就会被激活。我的目标之一就是去解释这种细胞是如何形成的。当然，任何一项理论都需要做出一些能够放到实验室里去检验的预测，因此我在附录中给出了 11 个这样的预测。我们既然知道了寻找的方向，那么这个复杂的系统看起来就不那么复杂了。

在本章接下来的部分，我们将更深入地探寻记忆－预测模型的工作原理，从新皮质的总体结构和功能出发，了解各个部分的效用以及它们在新皮质中的作用。

不变的表征

　　早前我曾经把新皮质比作一张大概有 6 张名片厚度的餐巾，上面遍布神经细胞。同时各个区域之间的连接产生了一种层次结构。如今我想用另一幅图体现新皮质中的那些层级连接。就像新皮质中有负责不同任务的区域那样，想象一下，我们把餐巾裁剪为功能迥异的不同区块。我们将这些区块像叠煎饼一样叠起来，再一刀切开。那么从侧面看，你就会看到图 6-1 所示的内容。我需要提醒你的是，虽然新皮质并不是真的长这样，但是这可以帮助你更直观地理解信息的流动。这里展示了 4 个视觉区。感觉信息由最底层区域输入，逐层流向更高的区域。注意，这里的信息流动是双向的。

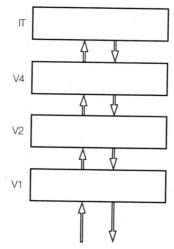

图 6-1　识别物体时会用到的前 4 个视觉区

　　图 6-1 呈现了在识别物体时会用到的前 4 个视觉区。你用它们进行物体识别，比如识别猫、大教堂、你的妈妈、长城等。生物学家把它们

标记为 V1、V2、V4 以及 IT。图 6-1 底部的向上箭头代表源自双眼视网膜的视觉输入，它随后被传送到 V1 区。这个输入是一个不停变换的模式，并由几百万个轴突承载，而这些轴突一束一束地排列在一起，形成你的视神经。

我们之前讨论了时间模式和空间模式，在这里重申一下，因为我之后会经常提到它们。回想一下，你的新皮质是一大块组织，而上面包括了负责处理不同任务的很多区域。这些区域之间被一大束神经轴突或者神经纤维连接在一起，而这些神经纤维会一次性将信息从一个区域传递到另一个。在每一时刻，有些神经纤维会发射电脉冲，另外一些则会保持静默。这一束神经纤维的整体行为也就体现了模式的含义。当你的眼睛短暂停留在物体上时，那些抵达 V1 区的模式可以被认为是空间上的。然而当你的眼睛扫过物体时，这种模式就是时间上的。

之前说过，每秒钟你的眼球会快速转动 3 次，这叫作扫视，然后停下来，这叫作注视。如果科学家让你带上一种能够追踪眼球的装置，你将会对眼球扫视时的不规则抖动感到震惊，毕竟你在现实生活中看到的画面都是连续稳定的（见图 6-2）。图 6-2a 展现了人眼在观察人脸时是如何移动的，可以发现注视并不是随机发生的。想象一下，你可以看到从人眼传递到 V1 区的活动模式，它在每一次扫视中都会改变，相当于视觉皮质在一秒中会看到几次全新的模式。

你可能会认为"但那还是同一张脸，只不过稍微挪动了一下"。这个想法有些道理，但是事实绝非如此。视网膜中的光感受器分布是不均匀的，通常密集地分布在中央凹处，越靠近边缘越稀疏，而新皮质中的细胞分布是均匀的。因此，传递到 V1 的视网膜图像是严重扭曲的。即使是同一张脸，当你的眼睛注视鼻子和眼睛时，视觉输入也是非常不同的。这就好像你通过一个扭曲而且在剧烈抖动的鱼眼镜头看到的画面一样。然而，你看到人脸时，并没有感觉它被扭曲了或者在跳跃，在大多数时间里，你甚至没有意识到视网膜的模式有任何变化，更别提这么剧烈的变化了。你只是看到了人脸。图 6-2b 展示了海滩景观被扭曲的效果。这里其实再次体现了我们在第 4 章中提到的不变的表征和记忆的神奇之处。你所"看"到的并不是 V1 区所接收的信息。那么大脑又是如何知道我们是在看同一张脸的呢？你为什么不知道输入其实是在不停变化以及扭曲的呢？

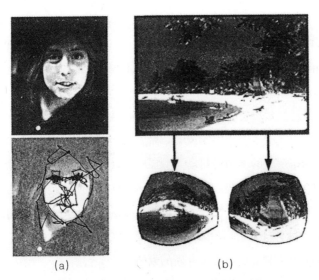

图 6-2　眼睛看到的图像与眼睛的扫视过程

注：图 a 展示了眼睛是如何在人脸上扫视的。图 b 展示了视网膜中光感受器分布不均匀而导致的图像扭曲。

如果我们在 V1 区插入一个探测器来观察每一个细胞的反应，就会发现每个细胞只在响应来自视网膜中极小部分的视觉输入时才会被激发。这个实验被反复做了多次，已经成为视觉研究的一个基础。每一个 V1 神经元都有一个感受视野，即它只针对你整个视野的极小一部分活跃，而你的视野囊括了眼前的一切。因此 V1 细胞看似完全不知道什么是人脸、汽车、书籍，或者其他任何你眼前具有意义的物体。它们知道的仅仅是视觉世界中很小的部分。

每一个 V1 细胞还针对特定输入模式进行了调整。比如，当一个特定细胞在其感受视野内看到一个倾角 30° 的线条或者边缘时，它会被强烈激发。线条或者边缘本身没有任何意义。它可以来自各种物体，如一块地板、远处的树干、字母 M 的一边等。每一次全新的注视，细胞的感受视野都会专注在视觉空间中一个全新的部分，因此细胞时而被强烈激发，时而毫无反应。我们由此可知，每一次扫视都会有很多 V1 中的细胞改变其活跃度。

然而，当你将一个探测器插入图 6-1 的顶层区域 IT 时，神奇的事情发生了。我们发现在那里，有些细胞会因某些物体而活跃。而且只要该物体存在于视野中，这些细胞就会一直保持活跃。比如，你会找到一个细胞，它无论何时都会对人脸产生稳定的反应。只要人脸仍出现在你的视野中，该细胞就会一直保持活跃。它并不会像 V1 细胞那般在扫视过程中来回切换状态。相反，该 IT 细胞的感受视野囊括了几乎所有视觉空间，而且它是被调整成会因为人脸而被激发的。

让我们重新审视一下这个过程。在从视网膜跨越到 IT 所经过的 4 个皮质阶段中，细胞发生了改变。一开始，它们会快速地变化，对空间敏感，仅能识别细小的特征，但最后能够被稳定地激发，对空间不再敏感，并能识别物体。那些能告诉我们眼前是否出现人脸的 IT 细胞通常被称作"面部细胞"。即使这张脸有所倾斜、转过一定角度，或是被部分遮挡，这些细胞都会被激发。它们是面部不变的表征的一部分。

单纯地写下这些文字会让这个过程看起来异常简单：瞧！只要 4 个阶段就做到了人脸识别！可惜迄今没有一个计算机程序以及数学公式可以像人脑那样稳定而又普适地解决人脸识别问题。不过，既然我们知道大脑通过这几步解决了问题，那么这背后的答案应该不会那么难懂。本章的一个主要目标就是解释一个面部细胞是怎样产生的，而不管它是克林顿的还是其他人的。我们之后会介绍这些内容，不过需要先了解一下基础知识。

再看一下图 6-1，你会发现信息也会从高层区域通过反向连接网络进行回馈，进而流到底层区域。一束束轴突会从高层区域如 IT，连接到底层区域，如 V4、V2 以及 V1。此外，在视觉皮质中，这些反馈连接的数量比起前馈连接也是有过之而无不及。

许多年来，科学家们忽视了这些反馈连接。毕竟，如果你只是想理解新皮质如何接收输入并进行处理，那么的确不需要了解反馈连接，只需要从大脑感觉区到运动区的前馈连接。但如果你能意识到大脑的核心功能是做出预测时，那么就一定要将反馈纳入模型。为了做出预测，大脑要将正在发生的事情和预测即将发生的事情进行比较，因此必须把信息传送回最初接收输入的区域。如果实际发生的事情是向上传递的，那么预测结果就是向下传递的。

同样的前馈-反馈过程在涉及感觉的皮质区中无处不在。图 6-3 展示了视觉区、听觉区以及触觉区（它们就像煎饼那样叠起来），以及在一些高层皮质联合区中形成的不变的表征。这些区域会接收并整合不同感觉输入，如视觉加听觉加触觉。图 6-1 是基于 4 个已知视觉区的已知连通情况，而图 6-3 则是一个纯粹的概念图，并不完全真实地反映皮质区。在真实的人类大脑内，新皮质会以各种方式互相连接。图 6-3 以及本章余下的其他概念图只是为了帮助读者理解，同时尽量避免产生严重误导。

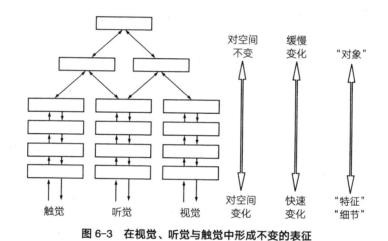

图 6-3　在视觉、听觉与触觉中形成不变的表征

视觉细胞从快速变化到缓慢变化，从对空间变化，到对空间不变，这些转变在视觉上有很多体现。虽然目前没有太多证据证明除视觉外的其他感觉区也存在不变的表征，但是许多神经科学家依然相信情况确实如此。

以听觉为例，当有人和你说话时，声压的变化是非常快速的，因此进入 A1 的输入变化也是非常快速的。然而，当我们将一个探测器插入高层的听觉区，会发现有些具有表征不变性的细胞。它们会对单词和短语有所反应。在你的听觉皮质中可能存在这么一群细胞，当你听到有人说"谢谢"时，它们就会被激发。而另外一群细胞可能会在听到"早上好"时被激发。只要你识别出了这些短语，这样的细胞会在整句话说完之前保持活跃。

第一层听觉区接收到的模式可以有各种变化，比如同样的单词可以用不同口音、不同音调或者不同速度说出。然而，在更高层的皮质区，这些都是无关紧要的底层细节。不管这个单词具体的声学细节存在哪些差异，都不会对这个单词本身造成影响。同样的逻辑也可以用于解释音乐。不管你听的是《两只老虎》的钢琴曲版本、单簧管版本，还是童声演唱版，当有人将探测器插入高层的听觉区时，会发现有些细胞会稳定地被激发，不管具体的演奏乐器是什么、节奏如何以及其他细节如何。当然，由于这类实验具有一定的侵入性，并未在人体上实施，因此也并未完成过。然而如果你认可存在一个通用的皮质算法，那么你也会认为这类细胞一定存在。就像视觉皮质一样，听觉皮质中会有同样的反馈、预测以及不变的记忆。

此外，触觉理应遵从同样的逻辑。虽然已有研究正在通过高分辨率脑成像机研究猴子，但目前仍缺乏决定性的实验证据。当我坐着写作本书时，我手中握着一支笔，我可以触碰笔帽，并抚摸金属制的笔夹。随着我手指的移动，经由皮肤上的触觉感受器进入体感皮质的模式正在快速变化，但我感知到的是同一支笔。也许这一刻我用手指触摸了金属笔夹，下一刻我又换了其他手指来触摸，或者用嘴唇来触摸。这些都是非常不同的输入，它们会抵达初级体感皮质的不同区域。然而，探测器也依然会在距离初级输入"几步之遥"的区域中发现那些对"笔"始终有所反应的细胞。只要我还在用手触摸笔，这些细胞就会保持活跃。它们并不关心到底是哪几根手指或是哪个身体部位碰到了笔。

　　思考一下，当你聆听声音和触碰物体时，你是没办法通过瞬时的输入去识别物体的。在任何一个时间点，那些来自你耳朵或者皮肤上的触觉感受器的模式都没有包括足够多的信息，来告诉你你听到什么或触摸到了什么。你只有使用一段时间内的信息流，才能察觉到一系列听觉模式，比如一段旋律、一个口语单词或关门声，也只有通过这种方式，你才能感知到笔。你无法仅凭一个音符识别出旋律，你也无法通过短暂一碰物体就识别出它是笔。因此，那些对应于对象心理感知的神经活动，比如口语，一定是持续时间长于单个输入模式的时间的。这只是得出相同结论的另一种方法，即你会发现，越靠近高层皮质区，时间变化产生的影响越小。

　　其实视觉也是一个基于时间的输入流，其工作方式与听觉和触觉相同。不过我们可以仅凭一次短暂注视就识别出物体，这与我刚刚提到的概念相悖。事实上多年来，这种可以在短暂注视期间进行空间模式识别的能力也误导了机器视觉和动物视觉的研究者。他们往往忽视了时间的重要性。在实验室条件下，虽然人们被迫在保持眼睛不动的情况下识别物体，但这并不是常态。正常的视觉需要恒定的眼球运动，比方说你在读这本书时。

新皮质是一个整体

　　那么如何理解联合区？迄今为止，我们看到了信息是如何在新皮质的特定感觉区上下流动的。向下流动的信息会加入实时输入，并用来预测我们之后的感受和行为。同样的过程在各种感觉之间也会发生，即视觉、听觉以及触觉之间。比如，我可以利用听见的声音来预测我应该看见的或者感觉到的内容。现在我正在卧室里写作。我的猫基奥有一个项圈，会在它走路时发出"叮当"的铃声。我听到了从走廊里传来的铃声。通过这种听觉输入，我识别出了我的猫，于是我转头望向走廊，看到基奥随之而来。我希望根据它的声音预测到它的身影。如果走进来的不是基奥，而是其他动物，那么我会吃惊。在这个例子里，听觉的输入首先创造了关于基奥的听觉识别。信息沿着听觉的层级一路向上流动并抵达联合区，而该区域联合了视觉与听觉。随后，表征会向下流回听觉以及视觉的各层，并同时在这两方面进行预测，从而创造一个统一的感觉体验（见图6-4）。

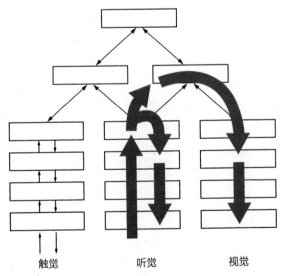

触觉　　　　听觉　　　　视觉

图6-4　信息会在各个感觉层级之间上下流动并形成预测

这种涉及多感觉的预测无时不在发生。当我用手拉起笔夹再松开手时，我感受到笔夹从手指划过，我会期待听到一声笔夹撞击笔杆的脆响。相反，如果我松开笔夹后没有听到这声脆响，我会非常惊讶。我的大脑会准确预测何时会发出怎样的响声。为了使这种预测发生，信息沿着体感皮质向上流动，然后沿着体感皮质以及听觉皮质向下流动，最终形成对脆响声在视觉以及触觉上的预测。

再举一个例子：我在一周的几天时间里会骑自行车上班。在那几个早晨，我会进入车库，扶起自行车，调转车头方向，将车推到车道上。在这个过程中，我会接收到许多视觉、触觉以及听觉的输入。自行车撞到门框，链条"嘎嘎"作响，踏板碰到我的腿，以及轮胎在地面的摩擦转动。在我将自行车扛出车库的过程中，我的大脑接收到了一连串图像、声音以及触觉反馈。每种感觉的输入流都会为对其他感觉进行有条不紊的预测。我看见的东西会准确地预测那些我将要触碰或者听到的东西，反之亦然。看到自行车撞到门框，我会预测听见某个特定的声音并感受到我的自行车向上一弹。感觉到踏板碰到了腿，我会低下头并预测在我感觉到的地方看到踏板。预测是如此准确，以至于我会察觉到这些输入中的任何一个是否稍微不协调或者不寻常。这些信息会同时在感觉层级之间上下流动，并以此形成一种涉及所有感觉预测的统一的感觉体验。

请你试着做一下这个实验：放下书本并从位子上站起来，随便做点什么，动一下身体或者摆动一下物件。比如去洗手池并打开水龙头。现在，当你这么做的时候，尝试去注意每一个声音、每一丝触感，以及变化的视觉输入。你将不得不集中注意力。每个动作都和这些图像、声音以及触觉紧密相连。打开水龙头时，你的大脑会期待感受来自皮肤的压力和来自肌肉的阻力。你期待看到并感受到水龙头的转动以及水的流出。当看见水撞击到水槽时，你期待听到一种不同的声音，然后看到并感受到水花四溅。

无论是否会意识到，但你总会预料到，每一个步骤都会发出声音。即便是拿着这本书这样简单的动作，也会导致许多预测。想象一下，如果你感觉到或者听到了书被合上，但是书看起来没有合上，你就会吃惊和困惑。就好像我们在第 5 章中看到的换门实验那样，你会一直在对这个世界做出预测，而这些预测会与各个感觉协调一致。当我专注在所有这些细微感觉上时，我会惊喜地感到这些感觉预测是多么完整统一。虽然这些预测看起来如此乏善可陈，但请记住，这些现象十分普遍。这些现象只能是模式信息在新皮质层级上下流动时经过大规模协调才会形成。

一旦你理解了这些感觉多么紧密地相互关联在一起，你也将得出结论，即整个新皮质，包括所有感觉区、运动区以及联合区，都是一个整体。是的，我们的确有视觉皮质，但那只是其中的一个部分。在这个统一而包罗万象的感觉系统里，图像、声音、触觉以及它们的结合，都在一个多分支层级里面上下流动。

我要更进一步说明的是，我的所有预测都是从过往经历中学习得到的。此刻以及未来，我们之所以预测笔夹会发出脆响声，是因为在过去它们都是这样表现的。我们大脑内形成的有关自行车在车库里碰撞产生的图像、感觉和声音，都是以可预见的形式出现的。你并不是生来就知道这些知识，这只是因为新皮质具有非常强大的记忆模式的能力。如果流入大脑的输入之间存在一致的模式，那么你的新皮质会利用它们去预测未来的事件。

虽然图 6-3 和图 6-4 没有显示运动皮质，但是你可以想象它也就是另一个"煎饼"层级，和其他感觉层级一样。运动皮质也会和其他感觉系统通过联合区连接，不过也许会和体感皮质连接得更紧密一点，毕竟这个过程需要进行身体的运动。在这种情况下，运动皮质和感觉区几乎行为一致。来自感觉区的输入也会向上流动抵达联合区，形成模式并向下流动到运动皮质，从而产生行为。就好像一个视觉输入可以导致模式沿着听觉以及触觉皮质向下流动一样，它同样可以导致模式沿着运动皮质向下流动。在第一种情况下，我们把这些向下的模式称为预测。而在运动皮质这里，我们把它们称作运动指令。就好像芒卡斯尔提到的那样，运动皮质看起来和感觉皮质一样。因此，新皮质对向下流动的感觉预测的处理和对向下流动的运动指令的处理是相似的。

我们会很快看到，在新皮质里面，并不存在纯粹的感觉区或者纯粹的运动区。感觉模式会同时在任何地方流入，并沿着任何区域的层级向下流动，促成预测或者运动行为。虽然运动皮质具有一些特殊属性，但将其归为一个庞大且具有层次结构的记忆－预测模型的一部分，依然是正确的。运动就是另一种感觉。视觉、听觉、触觉和运动都是紧密相关的。

每个皮质区都会形成不变的表征

在理解新皮质结构的下一步中，我们需要以全新的方式去看待皮质区。我们已经知道了在新皮质的层次结构中，较高的区域会形成不变的表征。可是为什么这么重要的功能只会在顶层出现呢？通过芒卡斯尔提出的对称性原理，我开始探索皮质区之间不同的连接方式。

图 6-1 描绘了视觉路径的 4 个典型区域，V1、V2、V4 以及 IT。V1 处在底层，上面铺着 V2、V4，顶层则是 IT。按传统观念，每个区域都被看成或被解读为一个单一而连续的区域。因此，不同的 V1 细胞对应视野的不同部分，但它们应该做着类似的事情。所有 V2 细胞也在执行同一个任务，V4 亦是如此。

按照这种传统观念，当人脸以图像形式进入 V1 时，通过各种简单线段和基础特征，V1 细胞会创造一个大致的人脸草图，然后将这个草图传给 V2。V2 会加工这张草图，产生一个稍微复杂一些的人脸特征分析，然后将结果向上传到 V4，依此类推。不变性以及对物体的识别，只有当输入抵达顶部的 IT 时才会实现。

可惜，这种关于早期皮质区 V1、V2 与 V4 的观点有些问题。首先，为什么不变的表征只在 IT 区出现？如果所有皮质区具有同样的功能，那为什么只有 IT 是特殊的？

其次，一张脸可以出现在 V1 的左侧或者右侧，但你依然可以识别。但是实验表明 V1 的不相邻区域之间没有直接连接，即左侧的 V1 无法直接得知右侧的 V1 看到了什么。思考一下这个问题：V1 的不同部分肯定是在做一件类似的事情，因为它们都在识别人脸。但与此同时，它们在物理空间上又是独立的。V1 的子区域或集群在物理上是断开的，但都在做同一件事。

最后，实验证明，所有高层皮质区接收的输入信号，是由来自两个及以上稍低层感觉区的输入组成的（见图 6-3）。在真实的大脑中，许多皮质区的信息都可以在联合区汇总。但传统的解读是，较低的感觉区，如 V1、V2 和 V4，仿佛具有不同的连接方式。每一个看起来好像都只有一个输入源，它们遵循自下而上的输入方式，来自不同区域的输入在这里并没有明显汇总。V2 是从 V1 那里获得输入，仅此而已。为何有些皮质区可以接收到汇总信息，而有些则没有呢？这个问题和芒卡斯尔提出的通用皮质算法的观点相悖。

因为这一点加上其他一些理由，我开始相信 V1、V2 或 V4 不应被看成一种单一的皮质区。正相反，每个区域都是许多较小子区域的集合。让我们回到餐巾的比喻，将整个新皮质像一张餐巾一样展开。我们可以用一支笔，把所有带有功能的区域在新皮质"餐巾"上画出来。最大的一块是 V1，其次是 V2。它们相比其他区域都是"巨无霸"。但我其实认为 V1 应该包含许许多多的小块。相比在餐巾上画出一大片，我选择画出许多小块，而它们共同构成了 V1。换句话说，V1 由数不胜数且彼此分开的小皮质区组成。通过高层级的区域，它们可以间接地和相邻区域连接。在所有视觉区中，V1 具有数量最庞大的子区域。然后 V2 同样由很多子区域组成，不过数量略少。V4 依此类推。当抵达最高层 IT 区时，你只会看到单个区域。这就是为什么 IT 区的细胞可以鸟瞰整个视觉世界的原因。

这里出现了一种令人愉悦的对称性。图 6-5 显示了和图 6-3 一样的层次结构，不过同时展现了我刚刚描述的感觉层次。你可以注意到，现在新皮质无论从哪里看都是类似的。随便挑一个皮质区，它都会从许多的低层区域那里接收到感觉输入的汇总输入。同时，接收信号的区域会返回信息到每一个输入区域，并告诉后者接下来会发生的事情。高层的联合区会将来自多种感觉的信息，比如视觉和触觉，统一结合起来。较低层区域，如 V2 的某个子区域，会从多个 V1 子区域统一接收信息。

每个区域不需要知道这些输入代表什么，而且实际上它们也不知道。一个 V2 子区域并不需要知道它在从不同的 V1 区接收视觉信号。联合区也不需要知道它正在处理来自视觉以及听觉的输入。相反，任何皮质区的职责都是发现并记住各个输入序列之间的关联性，以此来预测未来的输入会是什么。新皮质各个区域的信息处理过程都是相同的，这就是通用皮质算法。

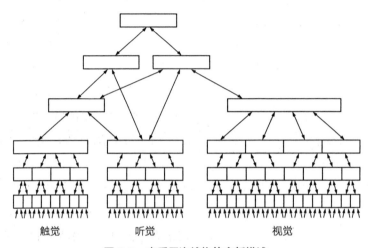

触觉　　　　听觉　　　　　视觉

图 6-5　皮质层次结构的全新描述

这种关于皮质层次结构的全新描述会帮助我们理解创造不变的表征的过程。我们仔细看看它在视觉中的工作原理。在第一层的处理中，虽然视觉空间的左侧和右侧是不同，但这种不同就类似视觉和听觉之间的不同。左侧 V1 和右侧 V1 会形成同一种表征，只是由于它们都在生活中接触过类似的模式。它们可以被视作像视觉或听觉那样的独立感觉信息流，会在高层关联。

　　同样，那些 V2 区和 V4 区的子区域也就是视觉的联合区。虽然这些子区域会重叠，但是这并不会改变它们的基本工作方式。这种对于视觉皮质的解释和任何已知的解剖学知识并行不悖。信息可以沿着记忆树状层次结构的所有枝干上下流动。在同样的机制下，一个在视野左侧出现的模式可以预测视野右侧将会出现的模式，猫的铃铛声音可以让我预测到它将走进卧室。

　　我们现在可以说，每个皮质区都在形成不变的表征，这是在该全新皮质层级描述下得出的最重要结论。在过去，我们认为不变的表征只在最高层形成，如人脸只在可以俯瞰视觉世界的 IT 区形成。而如今，我们可以认为这种不变的表征是随处可见的，并在每一个皮质区都有。不变性并不是在最高层如 IT 区突然神奇地出现的。相反，每个区域都会根据其下级输入区域提供的信息形成不变的表征。这些 V4 区、V2 区以及 V1 区的子区域会根据那些流入它们区域的信息来形成不变的表征。也许它们只看见了一部分，或者它们只是关注那些最基本的感觉对象，但是它们的功能与 IT 区一模一样。另外，IT 区上方的联合区会根据不同的感觉形成不变的表征。综上所述，所有新皮质都会在它们所处层级下方的世界形成不变的表征。这其中蕴含着一种美感。

　　谜题因此有所改变了。现在，我们不需要问不变的表征是如何在从底部到顶部的 4 步内形成的了；相反，现在的问题在于，不变的表征是如何在每个皮质区形成的。如果你真心认同通用皮质算法存在的合理性，那么提出这个问题是非常合理的。如果一个皮质区存储模式序列，并形成不变的表征，那所有皮质区皆是如此。因此，将皮质层次结构按照图 6-5 那样展示出来就显得合情合理了。

新皮质的世界模型

新皮质为何会被"设计"成这种层次结构呢?

你可以思考这个世界,在这个世界上四处走动,预测未来,这是因为新皮质已经建立了一个世界模型。新皮质的层次结构储存了现实世界中的层次结构,这是本书中一个最重要的概念。新皮质的嵌套层次结构是对现实世界结构的一种反映。

嵌套或者层次结构是什么意思呢?我们可以以音乐为例:音符组成音程,音程组成乐句,乐句组成旋律或歌曲,歌曲组成专辑。书面语言也是如此:笔画组成汉字,汉字组成词语,词语组成短语及句子。再看一下你周边的居住环境,那里可能会有一些马路、学校或者房子。房子会有很多房间,而每个房间会有墙壁、屋顶、地板、门、一扇或几扇窗户。同时这些物体还会由更小的物体构成。窗户上会有玻璃、窗框、闩锁,以及纱窗网,而闩锁也是由螺丝之类的小部件构成的。

抬头看一下你的周围。那些来自视网膜的模式进入 V1,继而组合成各条线段。这些线段会拼接成更复杂的形状,而这些形状会组成各个物体,比如鼻子。鼻子、眼睛和嘴巴组成了脸,而脸会和其他身体部分共同组成正坐在房间对面的那个人。

这个世界里的所有对象都是由那些一起出现的子对象构成的,而这也正是对象的定义。我们之所以可以给某个物体命名,是因为物体总是包含一些相辅相成的特征。人脸之所以是人脸,是因为它总是包含两个眼睛、一个鼻子和一个嘴巴。眼之所以为眼,是因为它总包含着瞳孔、虹膜和眼皮等。你也可以以这种方式去理解椅子、汽车、树、公园。回到音乐上来，歌曲之所以是歌曲，是因为它总是包括一系列音程。

这样看来，世界就像一首歌。世界上的每一个对象都是由一群子对象所组成的，而大多数的对象又都从属于一个更大的对象。这就是我所说的嵌套结构。一旦意识到这一点，你就会发现这种结构无处不在。大脑会将这些事物的记忆存储在皮质层次结构中，而这恰好是嵌套结构的一种表现。关于你家房子的记忆并不只是在新皮质的某一区域，而是存储在具有层次结构的许多皮质区。这些皮质层次结构也反映了你家的层次结构。较大级别的关系会存储在高层，而较小级别的关系则会存储在低层。

新皮质的设计及其学习方法会自然而然地去发现这个世界对象间的层级关系。你并不是天生就了解什么是语言、房子或者音乐。新皮质有一个聪明的学习算法，可以找到并记录任何存在的层次结构。当结构缺失时，我们反而会变得困惑乃至陷入混乱。

任何时刻，你只能感受世界的一部分。你只能待在一个房间里，朝一个方向看。因为皮质层次结构的存在，你能够意识到你是在自家客厅看着窗户，哪怕此刻映入你眼帘的只是一个窗闩。高层皮质区会维持你家房子的表征，层级稍微低一点的皮质区会表征房间，而层级更低的皮质区就负责看着窗户。同理，当你在听一个个音符时，层次结构让你明白自己在听一首歌以及它所属的音乐专辑。任何时候，你实际听到的只是一个音符，而它本身提供不了任何信息。层次结构让你意识到你在和你最好的朋友相处，即使你的眼睛只是暂时注视着他的手。新皮质的高层区域会追踪全局，而低层区域会主动处理那些快速变化的细节。

正因为在任何时刻我们只能触摸、聆听以及看见世界的一小部分，所以信息自然而然地是以模式序列的方式流入大脑。新皮质想要学习那些反复出现的序列。在某些情况下，这些序列是遵循一种严格的顺序的模式序列，比如旋律遵循固定的音程顺序。我们大多数人都很熟悉这种序列。但是我这里所说的序列含义更广，有点类似于数学中的术语"集合"。序列是一组经常一起出现但并不总是以固定顺序排列的模式。重要的是，即使这些序列中的模式不是以固定的顺序出现的，它们在时间上也会相继出现。

下面来看一些例子。当我看到你的脸时，我看见的输入模式顺序不是固定的，是由扫视决定的。也许这一次我的扫视顺序是"左眼、右眼、鼻、嘴"，但下一次可能就是"嘴、左眼、右眼、鼻、嘴"。人脸的各个部分是一个序列。尽管顺序会改变，但是这些部分往往会同时被关注到，从而在时间上具有统计相关性。如果你意识到自己在看一张"脸"，当你注视到"鼻子"时，那么下一个可能出现的模式应该是"眼睛"或者"嘴巴"，而不是"钢笔"或者"汽车"。

每个皮质区都会看到这样的模式流。假如这些模式的关系是如此紧密，从而可以让皮质区学会预测下一个出现的是什么模式，那么新皮质会因此对这个序列形成一个不变的表征，这个不变的表征就是记忆。对于序列的学习是对真实世界中的对象形成不变的表征的基础要素。

真实世界的对象可以是具体的，如蜥蜴、人脸或门，也可以是抽象的，如单词或者理论。然而不管是具体的还是抽象的，大脑都将一视同仁，因为它们都只是随着时间出现的具有可预测性的模式序列。正因为这些输入模式会反复出现，所以皮质区知道这些体验是由现实世界中的对象所引起的。

可预测性正是对现实的定义。如果一个皮质区发现它可以稳定且可预见地通过一系列物理动作，如眼球扫视或抚弄手指，导致输入模式发生变化，而且又能准确地预测该变化，如歌曲中下一个出现的声音或下一个说出的单词，那么大脑会认为这些模式之间具有因果关系。许多输入模式以特定的关系反复出现，随着次数增多，单纯是巧合的概率会非常小。一个可预测的输入模式一定是某个存在于世的更大对象的一部分。因此，稳定的可预测性是认知世界上不同事物实际联系的一种固定方式。每张脸都有眼睛、耳朵、嘴巴和鼻子。如果大脑看到了一只眼睛，然后经扫视又看到了另一只眼睛，接着扫视到了嘴巴，那么它基本可以确定自己看到的是一张脸了。

如果皮质区会说话，那么它们可能会说："我体验到了许多不同的模式。有时候我无法预测接下来会看到什么模式，但是这些模式肯定是相互关联的。它们总是一起出现，我可以可靠地在它们之间跳转，所以一旦我看见这些模式中的任何一个，我就会用一个通用名称来指代它们。我会把这个名称传递给更高层皮质区。它是这些模式的集体名称而非指代具体某一个模式。"

因此，我们也可以说大脑存储的是序列的序列。每一个皮质区都对序列进行学习，并对这些序列进行我所说的"命名"，而这些名称会被传递到皮质层次结构中的下一个更高层区域。

新皮质的序列

　　随着信息从初级感觉区传递到高层区域，我们会看到它随时间的变化越来越小。在 V1 区，随着新的模式每秒数次落在视网膜上，活跃的细胞组会快速变化。在 IT 区，细胞的激发模式更加稳定。这是怎么回事？每一个皮质区都会就已知的序列建立数据库，就好像一个歌曲库那样。皮质区会把这些如音乐般的序列存储起来，而这些序列可以包罗万象，可以是浪花拍打海滩的声音、母亲的脸庞、从家到街角便利店的路，也可以是"爆米花"的拼写或是如何洗牌等。

　　就像每首歌都会有名字那样，皮质区也会给已知的序列命名。这个名字代表了一些细胞，而这些细胞会通过共同激发来表征序列中的对象。先不用管这样一些细胞是如何被选中用于表征序列的，我们之后会介绍。只要序列依然如歌曲般被"播放"，那么这些细胞就会一直保持活跃。这也就形成了一个"名称"，被传递到层次结构的下一个区域。只要输入模式依然是可预见序列的一部分，那么该区域就会传递一个恒定"名称"给下一个高层区域。

　　这就好像该皮质区在说："这就是我听到、看见或触摸到的序列的名称。你不需要知道具体每个音符、边缘或者是每种质地。如果有新的或无法预料的事物发生，我会再通知你。"更具体地说，我们可以想象处在视觉层级顶层的 IT 区会朝一个上方的联合区报告："我正在看一张脸。对，眼睛每次扫视都注视在脸部的不同部分，而我能看到这一个个不同部分。但这是同一张脸。如果我看到别的会再通知你。"如此一来，大脑可以用名称，即一种恒定的细胞激发模式，来识别每一个可预见的事件序列。这个过程会沿着层级金字塔反复出现。一个区域可能会识别包含音素（构成章节的最小单位或最小的语音片段）的声音序列，并将表示音素的模式传给下一个区域。下一个区域会识别音素序列，从而创造单词。在下一个更高层区域，识别单词序列，从而创造短语，依此类推。需要记住的是，在最底层的"序列"可以是相当简单的，比如一个在空间里移动的视觉对象的边缘。但是层次结构中的每一层皮质区会将那些可预见的序列压缩成"带名字的对象"，因此层次越高，稳定性越强。这个过程就创造了不变的表征。

而当模式沿着层次结构向下传递时，稳定的模式会被"展开"为序列。假设你学过《葛底斯堡演说》（*Gettysburg Address*），然后你现在想要背诵它。在新皮质的语言区，存在一个模式来表征林肯的这篇著名演说。首先，该模式会展开成对短语序列的记忆。在下一层，每个短语展开成一个单词序列的记忆。接下来，展开的模式会被拆分，并沿着听觉皮质以及运动皮质向下传递。在向下传递过程中，每个单词会展开成一个记忆的音素序列。最后，抵达最底层时，音素会展开成一个肌肉命令序列，从而发出声音。层次结构中的层次越低，模式的变化越快。一个处在运动层级最高层的模式，单一而恒定，但是最终能导致产生一系列复杂而冗长的语音。

在信息沿层级向下流动时，不变性也具有优势。假设你想用键盘敲出《葛底斯堡演说》，而不是采用背诵的方式，那你也会从同样的层级顶层模式开始。该模式在下一层展开成短语，短语在下一层展开成单词，这个过程和背诵《葛底斯堡演说》一样。但是当抵达更下层时，运动皮质选择了另一条路径。单词会展开成字母，而字母展开成那些让你用手指打字的肌肉命令。"87 年前，我们的先辈……"关于这些句子的记忆是不变的表征，不管你是背诵、打字，还是手写。请注意，你并不需要把同一场演说记忆两次——一次为了背诵，另一次为了书写。单一的演说记忆可以产生不同的行为形态。在任何皮质区，一个不变的表征都可以分叉，然后沿着不同路径向下传递。

在层次结构的底层，那些简单对象的表征也可以被高层的序列循环使用，而这是很高效的。比如，我们不需要为了《葛底斯堡演说》专门学一组单词，然后又为了马丁·路德·金的演说《我有一个梦想》(I have a Dream)再学另一组单词，因为两个演说之间是存在共同单词的。在包含层次结构的嵌套序列中，大脑可以分享并循环使用这些较低层的对象，而单词、音素以及字母只是一部分例子。这些关于世界及其结构的信息，以这种极其高效的形式存储在大脑中，这和计算机的工作原理大相径庭。

同样的序列展开也发生在感觉区和运动区。该过程可以使你从不同角度感知并理解物体。假设你朝冰箱走去，想拿点冰激凌，你的视觉皮质将在多层区域保持活跃。在较高层，你感受到一个恒定的"冰箱"。在较低层，该视觉预期被展开成了一系列更为局部的视觉输入。为了能看到冰箱，你需要注视冰箱把手、制冰槽、冰箱门上的吸铁石或冰箱门上贴着的小孩的画等。在几毫秒内，你从冰箱的一个特征扫视到另一个特征，每次扫视的预测沿着视觉层级向下传递。只要这些预测都在输入区得到确定，那么你的高层视觉区会保持满意，认为你的确在看着一个冰箱。值得注意的是，在这个例子中你看到的顺序是不固定的，而这和《葛底斯堡演说》中单词的固定顺序是不同的。输入流以及检索出的记忆模式取决于你自己的行为。所以在这种情况下，模式的展开不是一个固定的序列，不过最终结果都是一样的：缓慢变化的高层模式展开为快速变化的低层模式。

　　皮质层次结构中这些上下流动的信息可以用来表征以及记忆序列，而这也许会让你联想到军队中的指挥链。最高将领会下令："行军到佛罗里达过冬。"这样一个简单的高层命令会沿着层次结构逐渐展开，变为更加详细的指令序列。最高将领的下属认识到执行这个命令需要一系列步骤，比如行军前的准备工作、如何到达佛罗里达以及到达后的准备工作。其中每一步又会展开，变为更多更具体的步骤，由下属执行。位于底层的是几千名列兵，而他们将执行几万个行动确保部队的行进。在军队指挥链每一级，发生的事情都会以报告的形式总结。在逐渐传回高层的过程中，这些报告会被不断总结精炼。当达到顶层时，最高将领会收到一个精简的每日小结，直到某一天出现"转移至佛罗里达的准备工作完成"。最高将领不需要知道所有细节。

　　此处有一个例外。假设有一些事情不顺利而且指挥链下级的军官也不知道如何处理，那么这件事就会沿着层次结构向上传输，直到某个层级的军官可以处理为止。那位知道该如何处理事情的军官并不会认为这是一个例外。也许对于下属而言，这件事是一个意想不到的问题，但对于上级也许刚好就是他的任务列表中的下一个任务。于是该军官就会对下属下达新指令。新皮质也是如此。就如之后我们会看到的那样，当出现意外的事件或者说模式时，关于它们的信息会沿着皮质层次结构向上传递，直到某个区域可以处理为止。如果新皮质低层区域无法预测它们正在看到的模式，它们会认为这是一个错误信号并将其传到高层。这个过程会被不断重复，直到某个区域成功预测了该模式。

　　根据设计，每一个皮质区都会尝试存储和回忆序列，但是这依然是一个过于简化的大脑描述。我们需要在模型中再添加一些内容，使它相对复杂。

自下而上的新皮质输入模式都是由成千上万根轴突承载的输入模式。这些轴突来自不同区域，包含了各种模式。每一千根轴突所能包含的所有模式，其数量都将大于全宇宙的分子数量。在新皮质的一生中，一个区域将只会看到这些可能模式中的一部分。

所以问题来了：当一个区域存储序列时，这些序列到底是什么？答案是该区域会先将其输入分类成一系列有限的可能性中的一种，然后以此来寻找序列。假设你是一个皮质区，你的任务是将彩色纸片分类。你有 10 个桶，而每个桶上面贴着一块样本颜色。一个桶是绿色的，一个是黄色的，还有一个是红色的，等等。然后你陆续收到一些彩色的纸片。你要根据颜色进行分类，而且你收到的每一张纸片都略有不同，永远不会收到两张颜色一模一样的纸片——毕竟这个世界上有无数种颜色。有时你判断纸片应该放入哪一个桶很轻松，但有时比较困难。如果一张纸片的颜色介于红色和橙色之间，那么可以放到红桶或橙桶中，但是你必须选择放入其中一个，即使是在红与橙之间随机选。这一练习的意义是为了告诉你，大脑必须对模式进行分类，而且是由皮质区来做这件事的，大脑中并不存在这样一个可以装模式的水桶。

如今你被赋予了寻找序列的任务。你注意到了"红、红、绿、紫、橙、绿"经常出现，你姑且称之为 rrgpog 序列。请注意，如果你没有事先对每张纸片进行分类，那么就无法识别任何序列。如果不能先把每张纸片归入这 10 个类别中的一个，那么你是无法判断两个序列是否一致的。

现在，你可以开始做了。你将审视所有输入模式，即那些来自下层皮质区的彩色纸片。你将对它们进行分类并寻找序列。分类以及生成序列，这是每一个皮质区为了创造不变的表征都要经历的两个步骤。

　　生成序列的过程会对分类有所回馈，尤其是当输入具有歧义时。比如当你拿到一张颜色介于红橙之间的纸片时，依然需要对其进行分类，但你并不清楚这张纸片是偏红还是偏橙。但如果你知道了对于当前输入最有可能的序列，你会用这个知识去决定如何对歧义输入分类。如果你相信你正处于 rrgpog 的序列，而且你已经看到了两红、一绿、一紫的纸片，那么你会期待下一张纸片是橙色。下一张纸送到了，可惜它不是橙色的，而是一种介于红色和橙色之间的奇怪颜色。它甚至可能更偏红一点。但由于你已经熟悉并预测了 rrgpog 序列，最终你会把这个纸片放入橙色纸桶。你通过已知序列的前后关系解决了歧义问题。

　　我们可以看到，这样的现象在日常生活中一直发生。当人们说话时，你无法脱离语境去理解每一个单词。然而，当你听到一个句子中有表述模棱两可的单词时，你并不会因此卡壳。你依然可以理解。同理，脱离了上下文，手写体的单词也可能会变得无法辨认，但如果整个句子都是手写体时，你就能看懂这句话了。大多数情况下，你并没意识到你在填充这些关于序列的记忆中表述模棱两可或不完整的部分。你看见以及听见的，都是你期待看见以及听见的，至少当你的所见所闻符合过去经验时，情况更是如此。

　　还要注意，记忆序列不仅可以帮助你消解当前输入的歧义，也可以帮助你预测下一个该发生的输入。作为新皮质，当你在分类彩色纸片时，你也可以召唤"输入人员"传递纸片给你。"嗨！如果你不知道该传递什么给我，那么根据我的记忆，你应该传递一张橙色的纸片。"皮质区可以通过对模式序列的识别，预测下一个输入模式，并告知下层区域，自己期待的是什么。

皮质区不仅会学习熟悉的序列，它也会学习修改它的分类。例如一开始，这些水桶上面分别标着"绿""黄""红""紫""橙"。可如果有一个颜色很不一样，该怎么办？如果你每次看到 rrgpog 序列时，其中的紫色每次都和大众熟悉的紫色差很远，那该怎么办？这个新的颜色更像靛蓝色。于是你就把紫色水桶定义为靛蓝色水桶。这样，这个水桶的颜色就更符合你所见的颜色，从而减少了歧义。新皮质是灵活的。

在皮质区，自下而上的分类以及自上而下的序列在不停地交互，在你的一生中不停变换。这就是学习的本质。事实上，所有皮质区都是可塑的，它们因此会通过过往体验而被修改。不断形成新分类以及新序列，这就是你记住这个世界的方法。

接下来，我们来看看分类和预测是如何与更高层区域交互的。作为新皮质，你的另一部分工作就是将所见序列的名称传递给更高层，所以你将把一个写有 rrgpog 的纸片传上去。这些字母本身对于更高层没有任何意义；名称只是一个模式，它将与其他输入结合，被分类，然后被放入更高层的序列中。更高层会记录它看到的序列。也许在某一时刻它会对你说："嗨！为了防止你对下一步该传递什么序列感到困惑，根据我的记忆，我预测它应该是 yyrgy 序列。"这其实就是它给你的指令，告诉你应该从你自己的输入流中寻找哪些信息。你将尽可能把目前看到的信息解释成它说的那个序列。

既然很多人都在人工智能和机器视觉研究中听说过"模式分类"这个词，那么就让我们一起来看看我们通常对这个过程的理解和它在

新皮质中的面貌有何不同吧。在尝试让机器识别物体时，研究者通常
会创造一个模板，比如一张杯子的图片，或者是一个杯子原型。他们
随后指示机器将输入和杯子原型进行匹配。如果计算机发现匹配接近，
那么它就会说它找到了一个杯子。但是大脑并不存在那样一个模板，
而且每个皮质区接收的输入模式也并不是图片。你并不会记住映在你
视网膜上的模式快照或从耳蜗或者皮肤传来的模式快照。皮质层次结
构确保了有关物体的记忆分散在不同层级中，它们不会集中在一个地
方。同时，由于层级中的每个区域都形成不变的记忆，一个典型的皮
质区学习的是由不变的表征组成的序列，而这些不变的表征本身也是
其他不变记忆的序列。你并不会在大脑中找到一个杯子或者其他任何
物体的图片。

这和照相机的内存不一样，大脑会记住世界的本质，而不只是表
象。当你在思考世界时，你其实在回想一个个模式序列，而这些序列对
应了物体在这个世界中的存在以及运行方式，而不仅仅是它们在某一时
刻具有的特定形态。那些让你感受到这个世界中物体的序列，同时反映
出这个世界本身的不变结构。你经历世界不同部分的顺序，是由世界的
结构决定的。比如，你可以直接从登机桥走进飞机舱，但不能从购票处
走进飞机舱。那些你感受世界时产生的序列，恰恰是这个世界的真实结
构，而这也是新皮质记忆的内容。

尽管如此，不要忘了任何皮质区的不变的表征都可以转化成一个关
于个体感觉的细致预测，该模式会在层级间自上而下传递。同理，一个
在运动皮质中的不变的表征，可以转化为一个具体且有针对性的运动指
令，该模式会在运动层级间自上而下传递。

皮质区的结构

如今我们将注意力投向单个皮质区，即图 6-5 中许多方块中的一个。图 6-6 展示了这样一个皮质区以及细节。我的目标是告诉你皮质区中的细胞是如何学习以及回想起模式序列的，而这也是形成不变的表征以及预测的最重要元素。我们将从一个皮质区的描述开始，介绍它是由哪些部分组成的。皮质区具有不同的尺寸，其中最大的是 V1 区。V1 区就其所占大脑后部空间而言，大概相当于一本护照的尺寸。但就像我之前所说，皮质区实际上是由许多较小的区域组成，而这些区域大概与这页上的字差不多大。从现在开始，我们先假设一个典型的皮质区有一枚硬币那么大。

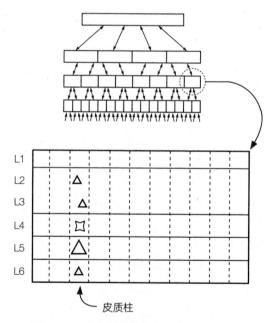

图 6-6　一个皮质区中的皮质层和皮质柱

　　我在第 3 章中曾提到"6 张名片",每一张名片可以代表一层不同的新皮质组织。我们为什么说新皮质有很多层?假设你把一个硬币大小的皮质区放在显微镜下,从下往上观察,你会发现细胞的形状以及密度在发生变化。正是这些变化定义了皮质层。在这六层中最明显的是最高层,或者叫第一层(L1)。在这一层,细胞数量稀少,主要由轴突组成,且在新皮质表面平行排满。第二层(L2)和第三层(L3)看起来差不多,包含了密集排布的锥体细胞。第四层(L4),即主输入层有一种星状的细胞。第五层(L5)既有普通大小的锥体细胞,也有一种特别大的锥体细胞。最底层,或者说第六层(L6),也具有几种独特的神经元细胞。

　　从画面上看,我们见到的是水平的皮质层。但是科学家们经常讨论的是那些垂直于层面的皮质柱。你可以把这些皮质柱想象成一个个竖直的细胞"单元",而它们会互相合作。"皮质柱"这个术语会在神经科学界引起争议。它们的尺寸、功能以及重要性都存在争议。不过就我们的目的而言,你可以将它理解成一种圆柱状结构,而这是所有科学家都认同的概念。在每根皮质柱中,层与层之间通过轴突上下连接,并在连接过程中形成突触。这些皮质柱并不会像一根根房屋支柱那样清晰可见,毕竟新皮质中本就不存在这么简单的构造,但我们通过目前的证据可以推测出它们的存在。

　　第一个理由是,每一根皮质柱中竖直排列的细胞通常会因为同一个刺激而变得活跃。如果我们仔细观察 V1 区的皮质柱,会发现有些对应着朝某个方向倾斜的线段(/),而有些对应着朝另一个方向倾斜的线段(\)。皮质柱中的细胞是紧密相连的,所以整根皮质柱都会对同一个刺激产生反应。具体来说,L4 细胞的激活会激活上方 L3 和 L2 的细胞,也会导致下方 L5 和 L6 细胞变得活跃。在皮质柱中,细胞被激活这种现象会上下传递。

第二个理由是新皮质的形成方式。在胚胎中，前体细胞从颅腔内进入新皮质形成的区域。每一个前体细胞可以分解并创造出 100 个神经元，而它们之间会通过之前描述的方式竖直连接，从而形成微柱。它经常会被随意地在各个场景中使用，它可以指某种竖直方向的连接，也可以指一群细胞具有同一个祖细胞。如果使用后者的定义，我们可以说人类的新皮质大概有几千万根微柱。

为了帮助你形象化这个柱状结构，可以想象一下一个微柱的宽度大概跟一根头发丝的宽度差不多。将几千根头发剪成一根根小段，每段长度很短，大概是字母 i 去掉点后的长度。将这些微小的柱体用胶水粘在一起，看起来就像是一把鬃毛浓密的刷子。然后在一块垫子上放满长而更细的头发来代表 L1 的轴突，并将它们黏在那些短发段上。而这一个看起来像刷子的垫子就是硬币大小的皮质区的简易模型。信息会沿着头发的方向传递，即在 L1 是水平方向传递，而在 L2 至 L6 是竖直方向传递。

另外，还有一个关于皮质柱的细节，之后我们会讨论它们的好处。仔细观察后，我们发现至少 90% 皮质柱内的细胞突触来自皮质柱外某处。有一些连接来自邻近的皮质柱，而有些可能来自大脑的另一半。既然有这么多皮质连接是横向扩散到广阔区域的，我们为什么能够说皮质柱很重要呢？

答案在于记忆 - 预测模型。1979 年，弗农·芒卡斯尔提出只存在一种皮质算法时，他还提出皮质柱是新皮质中的基本计算单元，当时他并不知道它们的具体作用是什么。我认为皮质柱是预测的基本单元。为了让一根皮质柱预测它什么时候应该活跃，它需要去了解其他地方发生的事情，因此就需要四面八方的突触连接。

不久，我们将进一步了解细节，不过现在要预先了解为何大脑需要这种类型的连接方式。为了预测歌曲的下一个音符，你需要知道歌曲名、歌曲的播放进度、距离上一个音符已经过去了多长时间，以及上一个音符是什么。数量庞大的突触连接将皮质柱中的细胞与大脑其他部分连接起来，从而给该皮质柱提供了足够的上下文来预测其在各种情况下的活动。

下一个需要考虑的是，在这些硬币大小的皮质区以及其中的皮质柱中，信息是如何沿着皮质层次结构上下接收和传递的。我们先看向上传递的信息流，这是一个相对直接的道路（见图 6-7）。想象你面前有一个皮质区，该区域有几千根皮质柱，我们放大其中一个仔细观察。下方区域的输入将汇聚并抵达 L4。在传递过程中，L4 会和 L6 连接，我们之后会看到这一点的重要性。L4 细胞随后将信息传递到皮质柱内的 L2 和 L3 细胞中。当一根皮质柱向上传递时，许多 L2 以及 L3 细胞将传递轴突信号到下一个更高区域的输入层。信息由此从底层传递到高层。

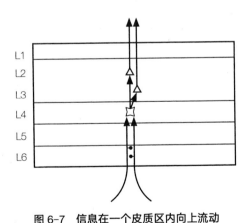

图 6-7　信息在一个皮质区内向上流动

　　信息沿着皮质层次结构向下传递的通路就没有那么直接了（见图6-8）。L6细胞负责将本皮质柱的输出向下传递到层级下方区域的L1。在下方皮质区的L1中，散布着从远到近的许多轴突。因此一根皮质柱沿层级向下传递的信息，可以激活许多下方的皮质柱。L1只有很少的细胞，但是由于L2、L3以及L5的细胞在L1有树突，所以遍布L1的回馈信号可以激活这些细胞。从L2以及L3细胞离开的轴突，在L5形成突触，并激发L5以及L6的细胞。所以信息沿层级向下传递时并不是那么直接，因为这个信息可以通过L1扩散并分流到各个方向。下方区域的某些L2、L3以及L5细胞会被激活，而其中的一些会激活L6细胞，并最终传递到下方皮质区的L1，依此类推。图6-8展示了这个过程，便于理解。

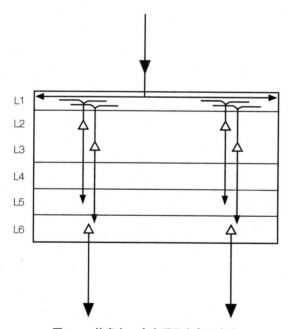

图6-8　信息在一个皮质区内向下流动

此处预先展示一下为何信息会在 L1 层内部传递。

为了能够将一个不变的表征转换为一个具体的预测，皮质区需要有能力去决定信号在向下层传播过程中，它在每一时刻沿着哪一个方向传递。L1 提供了这样一种方法，可以把不变的表征转化为更具体细节的表征。我之前提到，你可以通过不同方式重现《葛底斯堡演说》的内容——既可以书写，也可以口述。公用表征从书写通道或口语通道两条通道里面选一条通道流动。同样，当我听到旋律的下一个音符时，我的大脑将需要把一个通用的音程，如五度音，转化为具体的特定音符，如 C 或者 G。遍布 L1 的水平扩散的信息流可以实现这个机制。为了让高层不变的表征在沿新皮质向下传递过程中变为具体预测，我们必须具备一种机制，让模式流在每一层分支，L1 恰是如此。就算我们不知道 L1 的存在，我们也可以预测这种机制是必需的。

我再来介绍一点解剖学知识：当轴突从 L6 离开，前往其他目的地时，它们是被一层叫作髓磷脂的白色脂肪物质包裹着的。而髓磷脂就好像电线外面的绝缘体，它可以防止信号被干扰，并提高传输速度，最高可达 322 千米 / 小时。当轴突离开髓磷脂时，它们会进入第六层的皮质柱。

此外，还有另一个间接的方式可以让皮质区互相通信。

在我描述细节前，我想请你回忆下在第 2 章讨论过的自联想记忆。如你所见，自联想记忆可以用来存储模式序列。当一群人工神经元的输入通过反馈形成所有神经元的输入，并在反馈中添加一个延时，这时模式就会相互跟随，形成序列。我相信，新皮质也是通过这样的机制存储序列的，不过还会有一些额外的操作。新皮质通过皮质柱来形成自联想细节的，而不是通过人工神经元。所有皮质柱的输出会被反馈到 L1，因此，L1 中所包含的信息显示了哪些皮质柱在皮质区刚刚活跃过。

　　让我们来总结一下各个元素。多年来，我们已经知道，M1 中体积较大的 L5 细胞会和肌肉以及脊髓运动区直接联系。这些就是最直接的能够驱使肌肉让人运动的细胞。不管你是说话、打字，还是进行任何复杂行为，这些细胞都在不断地有序激活，以此收缩肌肉。当前状态以及运动行为都是通过丘脑的非特定区域和皮质区进行较大规模的通信的（见图 6-9）。

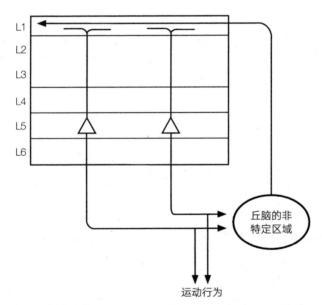

图 6-9　当前状态以及运动行为通过丘脑的非特定区域和皮质区进行通信

　　有研究者发现，不仅是在运动区，新皮质其他部位较大的 L5 细胞也会对行为有所影响。比方说，在视觉皮质体积较大的 L5 细胞会传输信号到大脑控制眼睛的部分。所以那些视觉皮质区，如 V2 区和 V4 区，不但在处理视觉输入，而且在帮助决定眼睛的运动以及你所看见的内容。体积较大的 L5 细胞在新皮质中的每个区域随处可见，而这意味着它会在各种人体运动中发挥作用。

除了具备行为学上的作用，来自这些体积较大的 L5 细胞的轴突一分为二。其中一个分支会进入一个名叫丘脑的非特定区域（见图 6-9 中椭圆形所示部分）。人类的丘脑位于大脑中央，在旧脑上方。丘脑从新皮质各处接收到轴突信号，并返回给这些区域。许多关于连接的细节都已经被破解了，但是丘脑本身结构复杂，人类至今未能完全了解其功能。丘脑对于人的正常生活至关重要，它的损伤会使人长期处于植物人状态。

从丘脑出发，有几条路径可以抵达新皮质，但是我们目前只对其中一条感兴趣。该路径从体积较大的 L5 细胞出发，投射到一类被认为是非特定区域的丘脑细胞。这些非特定区域的丘脑细胞会把轴突信号投射回不同皮质区的 L1 区。比方说，V2 区至 V4 区的 L5 细胞会通过轴突将信息发送到丘脑，然后丘脑把信息返回 V2 区至 V4 区的 L1。其他皮质区的情况依此类推；多个皮质区的 L5 投射到丘脑，然后丘脑把信息返回这些皮质区以及联合区的 L1。我认为这样一种回路恰恰是延时反馈，从而让自联想记忆去学习序列。

下面我将介绍两种进入 L1 的输入。较高皮质区在较低皮质区的 L1 散播活跃信号。一个区域中被激活的皮质柱也可以通过丘脑在 L1 中散播活跃信号。我们可以认为这些 L1 的输入分别是歌曲的名字（来自上层的输入）以及歌曲的播放进度（来自同一区域活跃皮质柱的延时反馈）。毕竟，掌握了序列的名称以及当前处于序列的位置，L1 就具有足够的信息量去预测什么时候应该去激活。通过这两种处于 L1 的信号，一个皮质区可以学习并回忆多种模式序列。

皮质区的工作原理

通过了解这三种连接模式，即模式聚集流向较高皮质、模式分散流向较低皮质以及通过丘脑的延时回馈，我们可以理解一个皮质区如何完成它所需的功能。我们想知道的是：

- 皮质区如何对输入进行分类，比如放入不同的桶；
- 它如何掌握模式构成的序列，比如旋律中的音程或人脸上的"眼 – 鼻 – 眼"；
- 它如何为序列建立一个稳定的模式，即命名；
- 它如何实现具体的预测，比如在正确的时间赶火车，或者预测旋律的特定音符。

我们假设皮质区中的一根根皮质柱就是用来分类彩色纸的桶。每根皮质柱代表了桶的标签。每根皮质柱的 L4 细胞从几个下层区域接收输入，当输入正确时，L4 细胞会被激发。当 L4 细胞被激发时，它们会"投票"表示输入符合当前标签。就以之前的彩色纸比喻，输入可以是模棱两可的，所以有好几个皮质柱可能都是潜在的匹配。我们想要根据皮质区决定某一种解释；这张纸要么是红色要么是橙色，不能兼而有之。所以，如果一个皮质柱接收到强烈的输入，那么应抑制其他皮质柱的激活。

大脑可以通过抑制性神经元实现这些机制，这些抑制细胞会阻止附近的细胞被激活，从而最后剩下一个"赢家"。这些抑制性细胞只影响皮质柱周围区域。所以，即使存在抑制，许多皮质柱还是可以同时被激发。在真正的大脑中，没有什么模式可以被单个神经元或皮质柱所表征。为了方便后续说明，你可以假设皮质区只选择了一个皮质柱为获胜者，但请记住，实际上许多皮质柱是被同时激发的。皮质区对输入进行分类和它学习分类的过程是非常复杂的，我暂且不会介绍所有细节。相反，假设皮质区已经将输入分类，并形成一群被激活的皮质柱。然后，我们把重点放在序列的形成以及命名上。

输入被分类后，皮质区是如何存储分类结果的序列呢？我其实此前已经透露了该问题的答案，不过现在再多讲一些。想象一下，如果你是一个皮质柱，来自下方区域的输入导致一个 L4 细胞被激发。你很开心，并且，被激发的 L4 细胞激发了 L2 细胞与 L3 细胞，随后是 L5 细胞，最后是 L6 细胞。整个皮质柱都被下层输入驱动而激发。由于 L2、L3 以及 L5 细胞都与 L1 细胞存在上千个突触，因此由于 L2、L3 及 L5 细胞的激发，这些突触会变得活跃从而被强化。如果这个现象出现得足够频繁，这些强化后的突触可以在 L4 细胞没有被激发的情况下，导致 L2、L3 和 L5 细胞变得活跃。这代表即使没有下层皮质输入时，皮质柱也可以让某一部分活跃。这种方式使得 L2、L3 及 L5 细胞可以学会根据位于 L1 的模式，去"预判"它们什么时候应该活跃。在学习之前，皮质柱只能通过被 L4 细胞驱动而活跃。在学习之后，皮质柱可以通过记忆而变得部分活跃。这就是预测。如果一个皮质柱会说话，它会说："当我过去被输入驱动激发时，我总是看到这些 L1 突触在活跃。所以现在我只要看到这些突触，就会预判并激发。"

回忆一下，L1 的部分输入来自临近新皮质皮质柱的 L5 细胞。这些输入代表了过去发生的事情。它代表了在该皮质柱被激发之前，哪些皮质柱是活跃的。它代表了旋律中前一个音程，或者我刚刚看见的事物或触摸过的物体，或者演讲中的上一个音素。如果这些模式一个接一个发生的顺序在时间上是稳定的，那么这些皮质柱就会掌握这个顺序，一个接一个地激发。L1 的另一部分输入来自高层皮质区的 L6 细胞。这种信息更加稳定，它代表了当前序列的名称。如果皮质柱对应的是音乐的音程，那么它就是旋律的名称；如果皮质柱是音素，那么它就是单词；如果皮质柱是单词，那么它就是你正在背诵的演讲稿。因此 L1 中的信息同时包含了序列的名称以及序列中的上一项的名称。通过这种方式，一个皮质柱可以被多个序列复用、共享而不会造成困惑。皮质柱学会了在合适的语境下以正确的顺序激发。

在进入下一个讨论前，我需要指出，并不只有 L1 的突触在参与学习何时需要激发一个皮质柱。如我之前所说，细胞会从许多周围的皮质柱接收和发送信息。回忆一下，有超过 90% 的突触来自皮质柱外的细胞，而它们大多不是在 L1。比方说，L2、L3 以及 L5 细胞在 L1 会有几千个突触，在各自所在的皮质层也拥有几千个突触。总的来说，为了更好地去预测何时会被下层输入驱动，细胞需要各种信息。

通常来说，邻近皮质柱的活动会有很强的相关性，所以我们可以在这些皮质柱之间看到很多直接连接。比如，如果一条线在视野内移动，它会连续激发邻近的皮质柱。虽然通常来说一个皮质柱的活跃是通过全局信息来预测的，而这也是 L1 突触的作用，但作为一个细胞或皮质柱，它其实并不知道这些突触的具体含义是什么，它只知道它们可以帮助自己预测什么时候需要活跃。

现在我们可以考虑一下，当皮质区学会序列后，它如何为其建立一个名称。你可以将自己想象成皮质区。你有一些活跃的皮质柱，它们随着每个新输入而改变。你已经成功了解了这些皮质柱活跃的顺序。这代表在下层区域的输入抵达之前，你的皮质柱中的某些细胞就可以活跃了。那么你应该给更高层的皮质区发送什么样的信息呢？我们之前看到，L2 以及 L3 的细胞会向高层区域发送轴突信号，而这是高层区域的输入。但此处有个问题。为了使层次结构起作用，你需要传递一个恒定的模式。你需要传递序列的名称，而不是细节。在你掌握序列之前，你可以传递细节；但是当你掌握之后，你应该只传输一个恒定的模式。然而，我还没告诉你该如何做这件事。目前，不管你能不能预测，你都将传递模式的每一种变化。这是因为当皮质柱活跃时，L2 以及 L3 的细胞就会沿层级向上发送信号。新皮质需要以某种方式保证，当位于序列过程中时，信号是恒定的。所以，当皮质柱可以预测序列时，我们需要有某种方式关闭 L2 以及 L3 的输出。换一种说法就是，当皮质柱无法预测自身活跃程度时，L2 以及 L3 细胞的输出便派上了用场。这便是唯一可以保证一个恒定名称的方法。

目前对新皮质的了解还不充分，因此我无法明确说明这是如何实现的，但我能想到几种方法。这里我将描述我最喜欢的那种，但是要记住，概念比具体的实现更重要。创建一个恒定"名称"是本理论的必备条件。我现在可以说的是，命名过程存在合理的机制。

再一次想象一下你是一个皮质柱。我们想要理解当你可以预测自己的活跃程度时，你如何把一个恒定的模式呈现至高层皮质（见图 6-10）。同时当你无法预测时，你会发送一个变化的模式。我们假设在 L2 以及 L3 有这样几种额外细胞。除了各式各样的抑制细胞，许多解剖学家还会分离 L3a 和 L3b 细胞，所以这个假设也不是不合理。

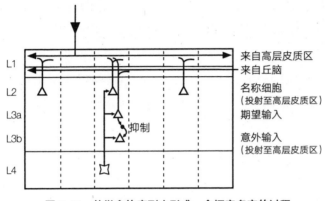

图 6-10　从学会的序列中形成一个恒定名字的过程

假设有这样一类 L2 细胞，它们学会在序列之中保持激发状态。这些细胞会分到一个组，从而表征序列的名称。它们代表了一种恒定的模式并可以被投射至高层皮质区，只要该区域可以预测哪些皮质柱被激活即可。如果皮质区学到一个序列由三种模式组合，而相应的皮质柱还处于该序列中，那么所有表征这三种模式的 L2 细胞会保持活跃。它们就是该序列的名称。

接下来，我们假设有另一种叫作 L3b 的细胞。当皮质柱成功预测时，这些细胞不会被激发，但当皮质柱在无法预测的情况下变得活跃时，它们会被激发。L3b 细胞代表了意料之外的模式。当一根皮质柱出乎意料变得活跃时，L3b 细胞会被激发。当一根皮质柱在没有任何学习前就活跃时，L3b 细胞也会被激发。但是随着皮质柱学会了预测自身的活跃，L3b 细胞会变得安静。L2 细胞和 L3b 细胞放在一起可以满足我们的需求。在学习之前，两种细胞一会儿被激发一会儿安静，但是在学习之后，L2 细胞会稳定活跃，而 L3b 细胞则保持安静。

这些细胞是如何学会这些的呢？我们先考虑当皮质柱成功预测时，如何让 L3b 细胞变得安静。假设这里还有另一种细胞处于 L3b 细胞上方，我们称之为 L3a 细胞。该细胞能连接到 L1 的树突。当 L3a 细胞看到 L1 中具有学习过的模式时，它会马上激活一个抑制细胞来阻止 L3b 细胞被激发。而这就是当皮质柱正确预测时，让 L3b 细胞保持安静的方法。

现在我们不妨考虑一下更难的任务，即如何让 L2 细胞在序列模式中保持活跃。这项任务之所以更加困难，是因为来自许多皮质柱的 L2 细胞需要同时保持活跃，甚至当它们自身的皮质柱并不活跃时，情况也是如此。我认为这是可能发生的。L2 细胞可以学会只被更高层皮质驱动，它们可以和来自高层 L6 细胞的轴突形成突触，因此这些 L2 细胞会表征一个来自高层区域的恒定名称。当高层皮质把模式传递到下层的 L1 时，下层的某一群 L2 细胞就会保持活跃。而这群 L2 细胞所属的皮质柱会在该序列中保持活跃。由于这些 L2 细胞同样要将信号传递回高层区域，因此它们会形成一群半稳定状态细胞。虽说这些细胞不太可能会一直活跃，但是它们可能会被同步激发以形成某种节奏。这就好像说高层区域会把旋律名称发送到下层的 L1 区域，而该事件导致了一部分 L2 细胞被激发，而它们对应的皮质柱将在听到该旋律时被激活。

这些机制加起来，能够让新皮质学习序列，进行预测，并对序列形成恒定表征，即名称。这些都是形成不变的表征的基本操作。

我们是如何对没有看见的事件进行预测的呢？我们如何在一个输入的不同解释中做出判定呢？一个皮质区如何根据不变的记忆进行具体

预测呢？我之前给出了许多例子，比如当你只回忆音程时如何预测旋律中的下一个确切音符，或者说关于火车的比喻，以及背诵《葛底斯堡演说》。在这些例子中，解决问题的唯一方法是通过上一个确切的信息，将一个不变的预测转化为一个确切的预测。换句话说，从皮质的角度看，我们需要结合前馈信息（确实的输入）以及反馈信息（不变的预测）。

我们可以通过一个简单的例子来说明这是如何完成的（见图 6-11）。比方说你的皮质区被告知需要期待一个五度音程。区域中的皮质柱表征了所有可能的音程，比如 C-E、C-G、D-A 等。你需要决定哪些皮质柱应该被激发。当上层的区域告诉你需要期待五度音程时，这会激发所有代表五度音程皮质柱的 L2 细胞，比如 C-G、D-A 以及 E-B。如果 L2 细胞所在的皮质柱表征的是其他音程，那么它们就不会活跃。现在你需要选择其中一个皮质柱。你的皮质区的输入是具体的音符。如果你上一个听见的音符是 D，那么所有涉及音符 D 的皮质柱，如 D-E、D-B，都会接收到部分输入。所以在 L2，所有与五度音程有关的皮质柱都会活跃，而在 L4，所有涉及音符 D 的皮质柱会接收到这部分输入。这两者的交集就是我们的答案，即表征 D-A 音程的皮质柱。

那么新皮质是如何找到这个交集的？回忆之前我所说的事实，即来自 L2 和 L3 的轴突在 L5 形成突触，而从下层抵达 L4 的轴突同样会在 L6 形成突触。这两种突触（自上而下模式和自下而上模式）的交集会提供我们所需要的东西。当 L6 细胞同时接收到这两种输入时，就会被激发。L6 细胞可以表征该皮质区相信即将发生的事情，即一个具体的预测。如果 L6 细胞会说话，它可能会说："我属于一个皮质柱，而该皮质柱表征了某个事物。就目前而言，我的皮质柱代表了音程 D-A。其他皮质柱也许会表征其他音程。我只为我的皮质柱发言。如果我活跃了，代表我们相信音程 D-A 正在发生或者即将发生。也许因为有来自耳朵的输入抵达本皮质柱的 L4 细胞，自下而上地激发了整个皮质柱，所以我会活跃。或者，也许由于我们已经识别出了整个旋律，并预测出了这个具体的音程。不管在哪种情况下，我的任务就是告诉下层的皮质区我们认为正在发生或者即将发生的事情。我代表了我们对这个世界的认识，不管这是真实发生的还是刚刚想象的。"

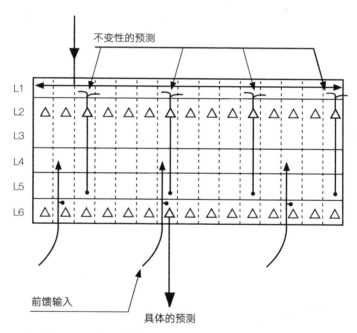

图 6-11　皮质区根据不变性的记忆做出具体预测的过程

我会用另一个比喻描述这种情况。想象你有两张纸片，纸片上有许多小洞。在其中一张纸上，这些洞代表了具有活跃的 L2 细胞以及 L3 细胞的皮质柱，即不变的预测。在另一张纸上，这些洞代表了从下层接收到部分输入的皮质柱。如果你把一张纸放在另一张纸的上面，有些洞会重合而有些洞不会。那些重合的洞代表了我们认为应该活跃的皮质柱。

该机制不仅可以进行具体的预测，也可以解决输入信号不够明确的问题。一个皮质区的输入经常是模糊的，比如在彩色纸片的比喻中，或者听到一个不太清楚的单词时。这种自下而上以及自上而下的匹配机制能使你从多种解释中做出选择。一旦你做出选择，你会把你的解释传递给下层区域。

在你生命的每时每刻，每个皮质区都在对皮质柱集合进行比较，比较分别来自上层的预期皮质柱以及来自下层的、已经观察到的皮质柱。而两者的交集，就是我们感知到的模式。如果预测是完美的，那么我们感知到的皮质柱集合是预测的子集。然而，情况通常不会这么吻合。通过结合部分预测以及部分输入，我们解决了模糊的输入，填补了缺失的信息，并且从各种解释中做了决定。我们就是凭借这种方式，根据与音调无关的音程，以及刚刚听到的音符，判断下一个具体的音符。这就是我们决定一张照片中显示的是一个花瓶还是两张脸的方式。这是我们将运动信息流分解为《葛底斯堡演说》的书写流以及演讲流的方式。

而且，除了传递信息投射到下层皮质区，L6 细胞也可以将输出发送至原皮质柱的 L4 细胞。此时，我们的预测会变成输入，而这就是当我们思考或者做白日梦时发生的事情。它能让我们了解预测造成的结果。因此，一天中有几个小时，我们为未来做打算，排练演讲，以及对事件担忧。长期从事新皮质建模的斯蒂芬·格罗斯伯格称之为"折叠反馈"，我更喜欢用"想象"这个词称呼它。

在结束本章之前，我要介绍最后一个主题。我已经多次指出，我们看到、听到、触摸到的东西，都高度依赖于我们的行为。我们所看到的东西依赖于眼睛的扫视以及头颅的转动；我们触摸到的东西依赖于移动的四肢和手指；我们听到的东西有时依赖于我们所说所为。

因此，为了预测我们能够感受到什么，我们需要知道当前正在做什么。运动和感觉是高度依存的。如果我们的感知在很大程度上是由行为决定的，那么我们是如何预测的呢？幸好，这里有一个惊人且优雅的解决思路，只不过我们对其中的很多细节还不够了解。

第一个惊人的发现是，感觉和运动基本一样。我之前说过，即使不是所有，但大多数皮质区甚至视觉区，都会参与创造运动。那些发送信号到丘脑并传送到 L1 的 L5 细胞，也具备了运动功能，因为它们同时向旧脑中的运动区传递信号。因此，关于"过去发生的事情"，无论是感觉还是运动，都会存在于 L1 区域。

第二个惊人的发现是第一个发现的结果：运动行为必须也被层级的不变的表征所表征。你可以通过思考一些和具体细节无关的动作形式，然后将其转化为具体的行动去实现。运动指令沿着层级向下传递，并被翻译为越发复杂且详细的指令，从而完成你期望完成的动作。这将同时在运动皮质以及感觉皮质中发生，从而使两者的界限变得模糊。如果视觉皮质的 IT 区正在感知"鼻子"，那么向"眼睛"表征的转变，会生成一个扫视动作，从而使其成为现实。通过扫视动作，人眼完成了从看到鼻子变为看到眼睛的过程，具体的移动过程取决于眼睛最初看到的是人脸的哪个位置。离人脸的距离更近，扫视的动作幅度就很大，反之则很小。如果碰到稍微倾斜的人脸，那么要用某种角度扫视它。当看到"眼睛"的预测抵达 V1 区，这些关于扫视的细节会被确定。越往下，这些扫视会越明切，并最终通过视网膜锁定目标。

我们再看一个例子。如果我要从客厅走到厨房，大脑需要做的就是从客厅的不变的表征切换到厨房的不变的表征。该转换会导致一个复杂序列的展开。在我从客厅走向厨房的过程中，大脑会生成一个预测序列，预测我所看到、听到以及触摸到的对象。这个过程同时生成了一个关于运动的指令系列，从而让我从客厅走到厨房，并随之转动眼球。预测和运动会并行展开，随着模式流沿着皮质层次结构上下流动。虽然听起来很奇怪，当行为被考虑进来后，你的预测不仅先于感受，你的预测也决定了感受。考虑抵达序列的下一个模式，将会导致一个级联预测告诉你接下来应该会经历什么。随着预测的展开，它将生成运动指令从而满足这些预测。思考、预测以及行为都是同一个序列展开过程中的一部分，沿着皮质层次结构向下流动。

通过思考而产生"行为"，感受以及运动行为的并行展开，是目标导向行为的本质。目标导向行为是机器人学努力实现的一个目标，而它已经内置在新皮质的结构中了。

我们当然也可以关闭运动行为。我可能想要看到某些事，但并不一定需要真的看到。我也可以想象走到厨房，但并不真的走到厨房。但是当我们想着做某些事情，就是我们真的去做这些事的开始。

信息是如何上下流动的

让我们回过头来思考一下，信息是如何沿着皮质层次结构上下流动的。当行为发生时，变化的输入流进入新皮质的较低层区域。每个区域尝试将输入流解释为已知模式序列的一部分。皮质柱会尝试预判它们自身的活跃情况。如果成功，那么它们将一个稳定的输入，即序列名称传递给较高层区域，就好像区域在说："我正在听一首歌。这是它的名称。我可以处理细节。"

但是如果出现一个意料之外的模式，如听到一个奇怪的音符，那么会发生什么事情？或者说，如果我们看到了某种不属于人脸的事物，那该怎么办？该意料之外的模式会被自动传递到更高层皮质区。而这可以很自然地通过 L3b 的细胞激发，告知这个模式并不属于已有序列。高层区域也许可以将该模式理解为它的序列接下来的部分。它会说："哦！这是另外一个音符，也许这将会是专辑里下一首歌的第一个音符。它听起来是这样的。所以我预测我们已经进入下一首歌了。低层皮质区，这里是下一首歌的名称，我认为你应该会听到。"可是如果这种识别没有发生，那么该意料之外的模式会沿着层级继续向上传递，直到某些高层区域可以将其理解为正常序列的一部分。该意料之外的模式抵达的层次越高，则需要处理该意外输入的皮质区越多。最终，当高层的某个区域认为它可以理解这个意外事件后，它会生成一个新的预测。该预测会沿着层次结构尽可能地向下传递。如果新预测并不正确，错误会被监测到，然后再一次返回高层，直到某个区域可以将其解释为活跃序列的一部分。因此，我们会发现观察到的模式向上流动，而预测向下流动。在理想情况下，在一个已知且可预测的世界中，大多数模式上下流动快速发生在新皮质的较低层区域。大脑尝试快速找到其世界模型的一部分，从而能够和任何意外的输入匹配。只有这样，它才能理解输入，并能够预测接下来发生的事情。

如果我在自家的熟悉房间中行走，则很少会有错误沿着新皮质向上传递。新皮质已经很好地掌握了我的房子的序列，因此可以在较低层解决。我已经很了解我的房间了，我甚至可以在黑暗的房间中走路。对于周围环境的熟悉程度让我可以解放大多数新皮质，使它们可以处理其他任务，比如思考及写作。然而，如果我在一个陌生的房间中行走，而且该房间与我之前见过的房间十分不同，那么我不仅需要看我走到了哪里，还经常有意外输入上升到高层皮质区。当我的感觉体验与学习到的序列越不相吻合时，会出现越多的错误。在这种全新的情况下，我不再能考虑大脑了，因为我要将注意力集中在走路上。对于走下飞机并进入一个陌生国家的人来说，这是一种很常见的体验。虽然马路看起来是你熟悉的模样，汽车却可能是在道路的另一侧行驶。货币是不同的，语言也听不懂。光是尝试找到洗手间就可能占用了你所有的新皮质能力了，更不要说是在陌生的土地上发表演讲了。

那种突然顿悟的感觉，那些"原来如此"的瞬间，也可以用该模型解释。想象你正在看一张含糊不清的照片，其中有随处可见的墨点和散乱的线条。它看起来什么都不像，仿佛没有任何意义。你深感困惑，因为新皮质无法找到可以匹配输入的记忆。你的眼睛将在照片各处扫视。新的输入涌向新皮质的高层区域。高层区域将会尝试许多假设，但是当这些假设沿着层次结构传递时，你会发现它们中的每一个又会和输入相矛盾。新皮质因此需要不断尝试。在这段困惑的时间里，你的大脑将不停地去试图理解这张照片。最终，你做出了一个高层的预测，而且它是正确的。随后该预测将从皮质层次结构的最顶端一路向下传递。不到一秒，每一个区域都收到了一个能够和数据匹配的序列。不再有错误传递到顶端。最终，你就理解了这张照片，原来你看到的是一条处在潦草痕迹中的斑点狗（见图 6-12）。

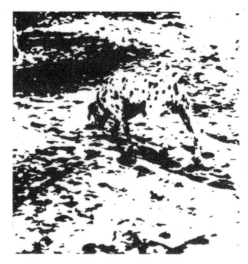

图 6-12　一条处在潦草痕迹中的斑点狗

大脑为什么会忽略反馈

数十年来，我们已经知道到了新皮质的各层是互相连接的了。如果区域 A 投射到区域 B，区域 B 也会投射到区域 A。通常情况下，反向的轴突纤维比正向的轴突纤维数量更多。虽然这个描述已经被大多数研究人员认可，但目前常见的想法是，反馈只在大脑中起到辅助或者调节作用。反馈可以瞬间准确地激活 L2 细胞，这种想法并没有得到神经科学家的普遍认可。

为何会如此？我之前说过，大脑忽略反馈的第一个理由是，如果你不接受预测的作用，那么你也不会太在意反馈。如果你认为信息是直接流进运动系统的，那么你为什么需要反馈呢？

　　大脑忽略反馈的第二个理由是，反馈信号是在 L1 区域中扩散的。从直觉上说，你会认为一个在很大区域内扩散的信号会对神经元起到次要的作用。的确，大脑有这样一些调节信号，它们并不对个别神经元直接起作用，而是改变整体的属性，比如警惕性。

　　大脑忽略反馈的第三个理由，源于许多科学家对个别神经元的工作方式所持的看法。一个典型的神经元具有成千上万个突触。有些突触距离细胞体很远，而有些很近。靠近细胞体的突触对于细胞激发有很强的影响。当细胞体周围有十几个活跃的突触时，它们会产生一个脉冲尖峰，也就是电脉冲。这是众所周知的。然而大多数的突触距离细胞体较远。它们会散布在细胞的树突结构上。既然这些突触是远离细胞体的，那么科学家会倾向于认为抵达那些突触的脉冲尖峰对于神经元的激发，只会产生一种微小到可以忽略不计的影响。远处突触的影响会在抵达细胞体时消散。

　　向上层流动的信息是通过靠近细胞体的突触传递的，这是一个一般规则。因此，该信息传递是确切的。同时，另一个一般规则是，反馈信息沿着皮质层次结构向下传递时，是通过那些远离细胞体的突触传递的。L2、L3 以及 L5 细胞发送树突到 L1，并形成突触。L1 是突触的聚集层，这些突触距离 L2、L3 及 L5 细胞都很远。更进一步说，任何一个 L2 细胞，只会在某一个反馈纤维上生成极少的突触，抑或没有。因此，有些科学家会反对这个看法，他们认为一个 L1 的短暂模式无法精准地导致一群 L2、L3 及 L5 细胞被激发，而这恰恰是本理论所必需的。

　　我可以将这个矛盾解释为神经元的行为与经典模型不同。事实上，越来越多的科学家开始认为，那些处于细树突上的距离细胞体较远的突触可以对细胞的激发起到积极且具体的作用。在这些模型里，那些距离细胞体较远的突触和那些处于粗树突且靠近细胞体的突触具有不同行为。比如说，如果在细树突上，有两个非常靠近的突触，它们会起到"巧合检测器"的作用。也就是说，如果两个突触同时在短时间内收到了输入激发，则它们可以对细胞体产生很大的作用，即使它们离细胞体很远，也可以激活细胞体。神经元树突的工作原理依然是未解之谜，因此我不能详细讨论它们。重要的是，新皮质的记忆 - 预测模型需要这些较远的突触才能够监测到某种模式。

以后见之明来看，那些认为几千个突触只是起到调节作用的说法近乎愚蠢。我们需要一个理由去解释庞大数量的反馈以及突触的存在。通过这样的看法，我们可以说，当突触出现在细树突上时，一个典型的神经元有能力通过反馈纤维学习几百种精确的巧合。这说明，新皮质中的每根皮质柱在选择让它们激发的反馈输入时非常灵活。这也意味着，任意特征都可以与几千种对象和序列精确关联。我的模型需要反馈信号快而准确。当细胞体看到任意数量的巧合在较远的树突上出现时，就可以被激活。这些新的神经元模型支持这样的实现方式。

新皮质如何学习

新皮质中所有皮质层的细胞都有突触，且大多数突触可以通过体验来修改。因此可以很放心地说，学习和记忆是发生在新皮质的所有皮质层、所有皮质柱以及所有区域中。

在第 3 章中，我提到了赫布学习规则，它以加拿大神经心理学家唐纳德·赫布（Donald O. Hebb）的名字命名。其核心内容很简单：当两个神经元同时被激发时，它们之间的突触会得到加强。这可以简单归纳为"一起激发，一起连接"。我们现在知道赫布的理论基本是正确的。当然，自然界的规则不可能如此简单，而且在真实大脑中的细节要更加复杂。神经系统会运行许多赫布学习规则的变体，比如，有些突触会根据神经信号时间上的细微变化来改变强度，有些突触的改变是短暂的，而有些是长期的。但是赫布学习规则只建立了一个框架而不是最终理论，尽管这个框架是非常有用的。

赫布学习规则可以解释我在本章提及的大多数新皮质行为。请记住，早在20世纪70年代，使用经典赫布学习规则的自联想记忆就可以学习空间模式和模式序列。主要的问题是，记忆无法很好地处理变化。根据本书中的理论，新皮质通过层次结构叠加自联想记忆解决了一部分问题，并通过使用复杂的柱状架构解决了另一部分问题。本章内容基本上都是关于层次结构及其原理的，原因在于层次结构使得新皮质变得强大。因此，我不再赘述细胞的具体学习过程，而是想涵盖一些在层次结构中学习的广泛原则。

当你出生时，新皮质基本什么都不知道。它不知道你的语言、文化、家庭、城镇、喜爱的歌曲，以及陪伴你长大的人。所有这些信息，这些关于世界的结构，都需要学习。学习的两个基本组成部分是形成模式的分类和构建序列。这两个互补的记忆组件会交互。当一个区域学会了序列后，其发送到新皮质较高层L4的输入会改变。L4细胞因此学会了全新的分类，而它会将这些改变传回较低层L1，并最终改变了较低层的序列学习。

形成序列的基础是将属于同一对象的模式归纳在一起。一种方式是归纳在时间上连续出现的模式。如果一个小孩缓慢移动着手里的玩具，那么他的大脑可以安全地认为，映入视网膜的景象是不同时刻中的同一个物体，因此这些不断变化的模式可以被归纳在一起。而在其他时候，你需要外在指导帮助你决定哪些模式应该是在一起的。要了解为何苹果和香蕉是水果，而胡萝卜和芹菜不是，你需要通过老师的指导把一些食物归纳为水果。无论采用何种方式，大脑会逐步为一起出现的模式建立序列。但是随着一个皮质区建立起序列，它发送给下一个区域的输入会改变。输入将从表征个别模式，变为表征一组模式。输入将从音符变为旋律，从字母变为单词，从局部变为整体，等等。由于自下而上的区域输入变得更加"面向对象"，高层的皮质区现在可以学会这些高阶对象的序列。之前建立字母序列的区域将建立单词序列。这个学习过程有一个不可预期的结果，即当重复学习时，物体的表征会沿皮质层级向下移动。在你生命的前几年，你关于世界的记忆首先形成于较高层皮质区，但是随着学习，这些记忆会重现于皮质层次结构中越来越低的部分。我并不是说所有的记忆都是从新皮质的最高处开始的。记忆的形成比这个更加复杂。我相信 L4 的模式分类是从底部开始并向上进行的。然而与此同时，我们形成的记忆会向下传递，这里指的是那些记忆的序列会在新皮质越来越低的部分重新形成。随着简单的表征向下传递，高层区域可以学习更为复杂而微妙的模式。

你可以通过观察孩童学习英语的经历，发现层次记忆的创造和向下移动的过程。想想人类是如何学习阅读的。我们先学会的是识别个别字母。这是一个缓慢而困难的任务，它需要有意识的努力。随后，我们开始识别简单的单词。这同样是困难又缓慢的，即使是识别那些仅由三个字母组成的单词。孩童可以按照顺序念出每个字母，但是需要经过足够多的练习才能够将其识别为一个单词。学习了简单单词之后，我们开始费力地学习复杂的多音节单词。我们会念出一个个音节，并将它们串联在一起——就像在学习简单单词时所做的那样。经过几年的练习，人们才可以快速阅读。我们最终发现自己只需扫视就识别出了整个单词甚至词组，而没有看所有单词的单个字母。结果是，我们识别速度更快了，我们实际上是将单词和词组作为了整体。当一次阅读整个单词时，我们还看得见字母吗？是也不是。显然，视网膜看到了单词，所以 V1 区看到了。但是关于单词的识别发生在新皮质层次结构的较低层，比方说V2 区或者 V4 区。当这个信号抵达 IT 区时，个别字母不再被表征了。也许识别字母一开始需要整个视觉皮质的努力，但现在它只发生在靠近感觉输入的地方。随着关于如识记字母般简单的对象的记忆移动到低层区域，高层区域就有能力去学习更复杂的内容，如单词和词组。

音乐的学习过程也可以作例子。开始时，你的精力会集中在每一个音符上。通过练习，你开始识别出经常现的音符序列，然后是识别乐句。经过多次练习，你好像根本看不到大部分音符了。乐谱放在那里，好像只是为了提醒你乐曲的主要结构，详细的序列已经被记忆在了较低层区域。这种类型的学习同时也出现在运动区和感觉区。

幼儿的大脑识别输入和发布运动指令都比较缓慢，原因在于这些任务需要使用的记忆都在新皮质的更高层。信息需要上下流动，并且有时会多次传递，以解决冲突，而神经信号在皮质层次结构中上下移动是需要时间的。幼儿的大脑还没在顶部形成复杂的序列，因此无法识别和回放复杂的模式。幼儿的大脑无法理解这个世界的高阶结构。相比于成年人，孩童的语言简单，音乐简单，社交也简单。

如果反复研究一组特定的物体，那么新皮质会重新在低层区域形成这些物体的记忆表征。这将解放顶部区域去学习更加微妙而复杂的关系。根据本理论，这就是成为专家的必经之路。

在我设计计算机的工作中，我能够很快查看产品并发现其内在设计缺陷，曾有人对此感到吃惊。经过几十年的设计工作的磨炼，对于有关移动计算设备的问题，我建立了一个个优于常人的模型。同样，一位有经验的家长可以马上看出孩子为什么难过，而初为父母的人可能会对此百思不得其解。一位有经验的业务经理可以很容易地看出组织架构中的缺陷和优势，而初出茅庐的业务经理却无法理解这些东西。他们都有同样的输入，但是新手经理的模型不够强大。在多数情况下，我们首先学习基础知识，即最简单的结构。随着时间推移，我们将这些知识移动到新皮质的较低层，并因此有机会在高层学习更高阶的结构。正是这种高阶结构塑造了我们的阅历。专家和天才的大脑能够"看到"结构的结构、模式的模式，而这些是其他人做不到的。你可以通过练习成为某一方面的专家，但在这个过程中，关于天赋的基因因素也在起作用。

处于一切之上的海马

三个巨大的大脑结构处于新皮质下方并与之沟通。它们分别是基底神经节、小脑以及海马。三者在新皮质出现之前就已经存在了。粗略地说，基底神经节是原始运动系统，小脑则控制着事件的精确时间关系，而海马会存储有关特定事件和地点的记忆。在某种程度上，新皮质继承了它们原本的功能。比如说，如果一个人出生时小脑有一些缺陷，那么他对时间的感知能力便会有所不足。即使他在其他方面都很正常，在运动方面，他也需要更有意识的努力。

新皮质负责所有复杂的运动序列，并可以直接控制你的四肢。这并不是说基底神经节不重要，只是新皮质已经接管了大部分的运动控制。因此，我所描述的新皮质整体功能是独立于基底神经节和小脑的。有些科学家可能不会赞同这个假设，但这正是我在本书中以及工作中使用的假设。

然而，海马完全是另外一回事，它是投入最多研究的领域之一，因为它对于新记忆的形成至关重要。和神经系统的其他部分一样，海马同时存在于大脑左右两侧，如果你失去了两侧的海马，你就无法形成大多数新记忆。失去了海马，也许你还能说话、走路、观察和倾听，而且在短时间内看起来，你的生活似乎一切正常，但事实上你已经受损了：你无法记住任何新事物。你可以记得失去海马之前的每一位朋友，但是你记不住新遇见的人。即使你和医生一天见面五次，并且整个过程长达一年，但是你们的每次会面都还是会像第一次一样。你将不会记得失去海马后发生的事情。

多年来，我讨厌研究海马，因为我完全弄不懂它。它显然对学习来说是重要的，然而它并不是存贮知识的最终仓库。关于海马的经典观点认为，新的记忆在那里形成，几天、几周或者几个月之后，这些新记忆被转移到新皮质。我之前认为这是一派胡言。我们知道感觉数据流，如视觉、声音和触觉，会直接流入新皮质的感觉区域，而无须先经过海马。因此在我看来，这些感觉信息应该直接在新皮质形成记忆。既然如此，那又为何需要海马来帮助学习呢？作为一个单独的结构，海马怎样干扰以及阻止新皮质中的学习，以及如何在晚些时候将信息传回新皮质？

当时，我决定先将海马搁置一旁，认为某一天人类会弄清它的作用。2002 年底，也是我开始写这本书的时候，那一天终于来了。我在红木神经科学研究所的同事布鲁诺·奥尔斯豪森（Bruno Olshausen）指出，海马与新皮质之间的联系表明，海马是新皮质的顶部区域，而不是一个独立的结构。从这个角度出发，海马处于新皮质金字塔的顶端，即图 6-5 中最上面那一个框。新皮质是在进化过程中被夹在了海马以及剩余大脑之间。显然，这种海马位于新皮质顶端的观点早已被人所知了，只不过我不知道而已。我曾经和几位研究海马的专家交谈，请他们解释这个海马形状的结构是如何将记忆转移到新皮质的，但没人知道。没人提及海马处于新皮质金字塔的顶端，其主要原因在于，海马不仅位于新皮质金字塔顶端，它也会直接连接大脑其他比较古老的部分。

然而，这种新观点立刻成为解决我困惑的思路。

想象一下，信息从你的眼睛、耳朵以及皮肤进入新皮质。每块皮质区都在尝试理解这个信息的含义。如果它可以理解输入，它会说："我懂了，这只是我正在观察的物体的一部分。我不会传递细节了。"如果它不理解目前的输入，它会将其沿着层次结构向上传递，直到某个较高区域可以理解这一输入为止。然而，对于一个真正新颖的模式，它将一路向上传递。这是新皮质传递信息的第一条主要通路。每一个区域都会说："我不懂这是什么，我完全没有预判到。你为何不让你的上级看看它呢？"最后的结果就是，当抵达新皮质金字塔的顶端，剩下的就是无法根据之前的经验理解的信息。你留下的是输入信息中真正全新而出乎意料的部分。

通常，一天当中，我们会遇到很多新事物，这些信息会被一路向上传递到新皮质顶端。比如你阅读到报纸上的一个故事，早上遇到的人的名字，以及回家路上看到的车祸。进入海马并被储存的，正是这些无法被解释且在意料之外的残余信息，即全新的事物。不过，这种信息不会被永远储存，它要么被向下转移，要么就会永远丢失。

我还注意到，随着年龄增长，我很难记住新事物。比如，我的孩子能记得去年看过的戏剧的大部分内容，但我不能。也许这是因为我这辈子已经看过太多部戏，所以我没有从中看出真正新颖的部分。因此有关新戏的内容会与有关老戏的记忆相匹配，它不会进入我的海马。但对我的孩子来讲，每一部戏都是全新并能抵达海马的。因此，如果这是真的，我们就可以说：如果你知道的越多，你能够记住的也就越少。

和新皮质不同，海马具有异质结构，具备几个不同的专门区域。它的独特性在于快速存储它所看见的模式。海马处于新皮质金字塔的顶端，这是一个完美的位置，它可以记住新颖的事物。它同时也能允许这些新记忆被存储在新皮质的层次结构中，从而可以找回这些记忆。但这是一个比较缓慢的过程。你可以快速地在海马中回忆起新颖的事件，但只有当你反复经历，你才能永远记住在新皮质中的某个事件。这个过程可以通过现实来体验，或者通过思考来体验。

另一条沿层级向上的新皮质通路

新皮质还有第二条主要通路，可以将信息在区域间沿着层次结构向上传递。这条通路从 L5 的细胞开始，这些细胞投射到丘脑的另外部分（与我们之前讨论的丘脑是不同部分），并从这部分抵达下一个较高层的皮质区。每当两个皮质区以分层的形式直接连接，它们也都会通过丘脑实现间接连接。第二条通路只能将信息向上传递，而不能向下传递。所以，当尝试沿皮质层次结构向上传递信息时，我们会发现有一条连通两个区域的直接通路，还有一条经过丘脑的间接通路。

第二条通路有两种行为模式，由丘脑细胞决定。在其中一种模式下，该通路大多数时候是关闭的，所以信息不会流通。在另一种模式下，信息可以无损且准确地流通。美国纽约州立大学石溪分校的默里·谢尔曼（Murray Sherman）和威斯康星大学医学院的雷·吉耶里（Ray Guillery）描述过这条通路。他们的假设是它与直接的通路一样重要，甚至更重要，而对直接通路的研究是本章的主题。因此我对于第二条通路在做什么有一个猜想。

现在看看这个单词：imagination。大多人可以一眼就认出这个单词，即一次注视。然后，看一下单词中间的字母 i。最后，看一下 i 上面的那一点。在这个过程中，你的眼睛注视的可能是同一个地方，但是在第一种情况下你看到了单词，在第二种情况下你看到了字母，在第三种情况下看见了点。盯着 i，然后尝试将你的感受在单词、字母以及点之间进行转换。如果这比较困难，尝试一边盯着一边说出来 imagination、i、"点"。在所有情况下，进入 V1 区的信息是完全一致的，然而当其抵达较高层的区域，如 IT 区时，你识别出了不同事物，不同程度的细节。IT 区知道如何识别这三种物体。它可以一目了然地识别出整个单词、字母 i，抑或单独的点。但是当你识别单词时，V4 区、V2 区和 V1 区会处理细节，所以 IT 区只需要了解单词。你一般不会在阅读中感知到单个字母，你感知到的是单词和短语。但是如果你愿意，你还是可以感知到字母的。虽然我们通常没有意识到，但其实我们一直在做这种注意力的转移。我可以听到背景播放的音乐，并注意到它的旋律。但如果我愿意，我可以将歌手的声音或贝司的声音分离出来。进入我大脑的是同一个声音，但是我可以聚焦在感知上。每一次当你挠头时，这个动作会在内部发出响声，但是通常情况下你都不会注意到。但是当你专注于它，你就可以很清晰地听到它。而这个例子也说明，通常在皮质层次结构的低层就能被处理的感觉输入，也可以被直接传递到高层——前提是你去留意它。

我推测那条通过丘脑的通路就是这样一种机制，帮助我们注意到平时不会注意到的细节。新皮质绕过了 L2 的序列及分组，直接将原始数据传递到下一个较高层的皮质区。生物学家已经表明，有两种方法可以开启这个替代通路。第一种是来自皮质较高区域的信号。当我要求你注意通常不会注意的细节时，你就会使用这种方法。比如 i 上的一点或者挠头的声音。第二种激活该通路的方法是收到来自下层区域的一个巨大而又意想不到的信号。如果该输入足够强大，它将向较高层区域发送唤醒信号，从而激活通路。比如，如果我给你看一张脸的图片并问你那是什么，你会说它是"脸"。如果我再给你看同一张脸，不过这次在鼻子上有个奇怪的标记，你先是识别出了脸，但紧接着你的较低层视觉区会发现有些问题。这个错误会迫使你打开注意力通路。现在，这些细节就会通过第二条通路，绕过正常情况下会出现的分组，而你的注意力也会被标记吸引。现在你看到了标记，而不仅仅是人脸。如果标记足够奇怪，那它会占据你的全部注意力。通过这种方式，不寻常的事物很快就能引起你的注意。这就是为什么人类无法避免关注长相奇怪的人以及其他不寻常的模式。大脑自然而然就会这么做。不过，通常这些模式并不足以打开替代通路，而这也是为什么我们有时候在阅读时不会注意到某些单词的拼写错误。

理解新皮质

为了建立一个全新的科学框架，我们有必要去寻找一个能够统一并解释大量不同事实的最简单概念。这个过程难免会导致过于简化的情况出现。重要的细节很可能会被忽略，而事实也会被曲解。如果这个框架能够长久稳固下来，必然需要改进和修复，才能显示最初提议在哪些方面做得太过了，哪些方面做得还不够，或者有误。

在本章中，我介绍了关于新皮质工作原理的许多推测。我预计其中的一些想法将被证明是错误的，并且可能所有这些想法都会被修改。还有很多细节我甚至没有提到。大脑非常复杂，阅读本书的神经科学家知道，我对真实大脑的复杂程度仅仅做了粗略描述。然而，我仍然认为我提出的整个框架是完整的。我所希望的是，随着新数据的出现和理解的深入，虽然框架的细节会发生变化，但其核心思想将得以保留。

你可能会为这样一个想法而震惊，即一个简单而宏大的记忆系统真的可以产生人类所做的一切。你和我真的只是一个具有层次结构的记忆系统吗？我们的生活、信仰和抱负，都可以存储在数万亿个微小的突触中吗？1984 年，我开始以编程为职业。我之前写过小程序，但当时是我第一次用带有图形界面的计算机编程，而且是我第一次处理大型且复杂的应用程序。我在 GRID 系统公司提供的操作系统上写软件程序，而 Grid 操作系统在当时非常先进：它具备窗口，带有多种字体和菜单。

有一天，我简直不敢相信自己在做的事情。作为一名程序员，我一次只写一行代码，并将几行代码组成一个个叫作子例程的程序块。子例程组成了模块，模块组成了应用程序。我当时正在开发一个电子表格程序，其中包含数量庞大的子例程和模块，以至于没有人可以理解整个程序。它就是那么复杂。一行代码做不了什么，在显示器上放一个像素都需要几行代码。要画一整个屏幕的电子表格需要计算机执行上百万条指令，而它们散布在上百个子例程中。子例程又会以重复和递归的方式调用其他子例程。这个应用非常复杂，因此我不可能知道程序运行时发生的一切。即使我看到程序运行并在瞬间绘制出图像，我依然感觉不可思议。它所呈现的是数字、标签、文本和图表，它运行起来就像一张电子表格。但是我知道计算机内部发生了什么，处理器一次只执行一条简单的指令。令人难以置信的是，计算机能够在模块和子例程的迷宫中找到出路并快速地执行所有这些指令。如果不是我了解编程，我会认为整件事都行不通。我意识到，如果有人发明了带有图形用户界面以及电子表格应用的计算机，但是把它画在纸上给我看，那么我会认为它不切实际而否定它，会说这事将永远不会实现。不过，这挺令人惭愧的，因为这个想法实际是可行的。就在那时，我意识到我的直觉是相当不准确的，尤其是涉及微处理器的速度和层级设计的强大功能这两方面时。

我们对新皮质的直觉也不准确。它并不是由超高速运算的组件构成的，而且其组件的运行规则也不是特别复杂。然而，它确实具备了层次结构，并包含了数百亿神经元和数万亿突触。如果你认为自己很难想象这样一个逻辑简单、数量庞大的记忆系统可以创造人类的意识、文化、语言、艺术以及科学技术这件事，那么我认为这是由于我们的直觉的力量还不足以理解新皮质的容量以及层次结构。新皮质的确有这个能力，而且这不是魔法。我们实际上是可以理解它的，就像理解一台计算机一样。我们可以通过相同的原理制造智能机器。

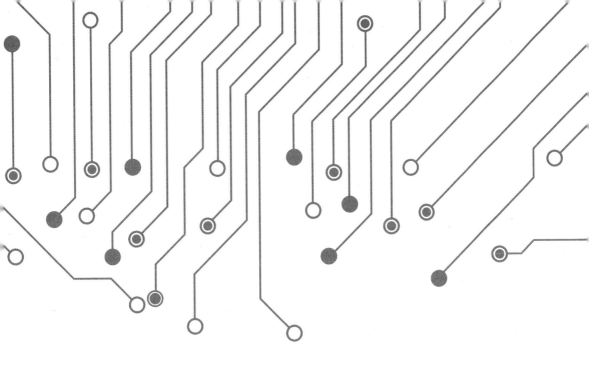

第 7 章

意识与创造力

ON
INTELLIGENCE

当我谈论起大脑理论时，听众通常很快就会理解预测的重要性，因为这和人类的日常活动息息相关。他们会问我许多相关的问题：创造力从何而来？什么是意识？什么是想象力？如何将现实与错误信念区分来开？尽管这些话题并不是我研究大脑的首要动机，但几乎每个人都对它们感兴趣。我坦白地表示自己并非是研究这些问题的专家，但智能的记忆 - 预测模型可以为这些问题提供一些答案和有用的见解。在本章中，我将会解决一些最常见的问题。

动物具备智慧吗

老鼠有智慧吗？猫智商高吗？在生物进化过程中，智能又是什么时候开始出现的？我喜欢思考这样的问题，因为我发现答案出乎意料。

到目前为止，我所写的关于新皮质及其工作原理的所有内容都取决于一个非常基本的前提，即世界是有结构的，因此是可以预测的。世界上存在着各种模式：脸上有眼睛，眼睛有瞳孔，火会发热，重力使物体下落，门能开合，等等。世界不是随机的，也并非同质的。如果世界没有结构，记忆、预测和行为将毫无意义。所有行为，无论是人类的、蜗牛的、单细胞生物的，还是树木的，都是为了繁衍而利用世界结构的一种手段。

想象一下生活在池塘中的单细胞生物。细胞的鞭毛可以帮助它游泳。细胞表面是能够检测营养物质存在的分子。由于并非池塘的所有区域都具有相同的养分浓度，因此从池塘一侧到另一侧，养分值或梯度会逐渐变化。当单细胞生物游过池塘时，它可以检测到这种变化。这是单细胞生物世界中一种简单的结构形式。细胞通过游向营养浓度较高的地方，实现自身对周围环境中化学成分的感知。我们可以说这个简单的有机体正在做出预测。它预测，通过游泳，它会找到更多营养。那这个预测是否涉及记忆？答案是，涉及。记忆存在于生物体的 DNA 中。这种单细胞生物在其一生中都无法学会如何利用这种预测。相反，学习是在进化过程中发生的，并存储在生物的 DNA 中。如果世界的结构突然发生变化，这种单细胞生物将无法学会适应。它无法改变其 DNA 或由此产生的行为。对于这个物种，学习只能通过多代进化的方式进行。

这种单细胞生物有智慧吗？根据人类智能的日常概念来判断，答案是否定的。但这种生物确实属于能够使用记忆和预测更成功地繁殖的物种，只不过它属于其中的最低等。根据这种更具学术性的衡量标准，这种单细胞生物是有智慧的。但我们的重点不是将某些物种标记为智能或非智能。所有生物都使用记忆和预测，只是在它们如何做到这一点上，存在一系列连续的方法和复杂性。

植物也使用记忆和预测来利用世界的结构。当一棵树把它的根扎入土壤，它的树枝和树叶向天空伸展时，它就会做出预测。这棵树正在根据其祖先的经验预测它会在哪里找到水和矿物质。树当然不会思考，它的行为是自动的。但是这个物种正在以单细胞生物的方式利用世界的结构。每个植物物种都有一套独特的行为，它们都在分别利用着世界结构中不同的部分，但这种行为间的差异性很小。

最终，植物进化出通信系统，这主要基于化学信号的缓慢释放。如果昆虫损坏了树木的一部分，树木会通过其纤维管系统将化学物质传输到树木的其他部分，从而触发防御系统，例如制造毒素。通过这样的通信系统，树木可以表现出稍微复杂的行为。后来进化出的神经元可能是一种比植物的纤维管系统更快的信息传递方式。你可以把神经元想象成一个有着血管附器的细胞。在某个时刻，神经元不再沿着这些附器缓慢传递化学物质，而开始使用传递速度快得多的电化学脉冲。也许在进化之初，快速的突触传递和简单的神经系统不涉及太多学习过程，这一切只是为了更快地发出信号。

但是，在进化过程中，真正有趣的事情发生了。神经元之间的连接变得可以修改。因此，神经元可以发送信号，也可以不发送信号。现在神经元可以在有机体的生命中改变行为了。由此，神经系统变得具有可塑性，行为也是如此。由于记忆可以快速形成，动物终于可以在其有生之年了解世界的结构。如果世界突然发生变化，比如说出现了一个新的捕食者，动物就不必坚持其由基因决定的行为，因为这可能不再适合现状。可塑性神经系统成为一种巨大的进化优势，并导致从鱼类到蜗牛再到人类的新物种爆发。

正如我们在第 3 章中看到的那样，所有哺乳动物都有一个旧脑，新皮质覆盖其上。新皮质只是最新进化的神经组织。但凭借其层次结构、不变的表征和类推预测，与没有新皮质的动物相比，新皮质令哺乳动物得以利用更多的世界结构。具有新皮质天赋的人类祖先可以设想如何制作渔网和捕鱼，而鱼无法了解渔网对它们的致命意味，自然也无法弄清楚如何制作切割网的工具。所有哺乳动物，从老鼠到猫再到人类，都有新皮质，它们都很聪明，只是程度不同。

人类智慧有什么不同

记忆－预测模型为这个问题提供了两个答案。第一个非常简单：人类的新皮质比猴子或狗的要大。通过将新皮质扩大到一张大餐巾这般大小，人类的大脑可以学习更复杂的世界模型并做出更复杂的预测。与其他哺乳动物相比，人类看到了更深层次的类比与更多的结构。如果我们想找伴侣，不会只看健康等简单的属性，我们会向他们的朋友和父母询问，还会观察他们的开车和说话方式，判断他们是否诚实。我们试图根据这些不直接相关的属性，预测潜在伴侣未来的行为方式。股票市场交易员在交易模式中寻找结构；数学家在数字和方程中寻找结构；天文学家在行星和恒星的运动中寻找结构。更大的新皮质使我们能够将家视为城镇的一部分，进而认定它是省区的一部分、行星的一部分，最后明白了它是宇宙的一部分，这些都体现了结构中的结构。没有其他哺乳动物可以理解到这种深度，我很确定我的猫对我们家外面的世界没有任何概念。

人类和其他哺乳动物在智慧上的第二个区别是人类拥有语言。整本书都是关于语言的独特属性及其发展方式的。语言很好地融入了记忆－预测模型，无需借助任何特殊的语言风格或专用的语言机制。口语和书面语只是世界的模式之一，旋律、汽车和房屋也是如此。语言的句法和语义与其他日常物品的层次结构没有区别。就像我们能将火车的声音与火车的视觉记忆图像联系起来一样，我们也能将口语与我们对其实际对应物和语义对应物的记忆联系起来。通过语言，一个人可以唤起记忆，并在另一个人身上创造出心中所想事物。语言是纯粹的类比，我们可以借此让其他人体验和了解他们可能从未见过的事物。语言的发展需要一个能够处理句法和语义嵌套结构的较大的新皮质。它还需要更充分发展的运动皮质和肌肉组织，使我们能够发出复杂的、高度清晰的声音或手势。通过语言，人类可以将一生中学到的模式传递给后代和周围的人。语言，无论是书面的、口头的，还是体现在文化传统中的，都成为人类将自身对世界的了解世代相传的手段。今天，印刷品和电子通信使我们能够与全世界数百万人分享知识。没有语言的动物不会向它们的后代传递如此丰富的信息。老鼠一生可以学习很多模式，但它不会传递内容翔实的新信息："嘿，小辈，这是我父亲教我避免触电的方法。"

因此，智慧的发展可以追溯到三个时期，每个时期都存在记忆和预测的作用。在第一个时期，物种使用 DNA 作为记忆的媒介。个体无法在有生之年学习和适应世界的变化，它只能通过基因将基于 DNA 的世界记忆传递给后代。

在第二个时期，大自然中进化出了可以快速形成记忆的可修改的神经系统。个体现在可以了解世界的结构，并在其一生中相应地调整自己的行为。但是，除了直接观察之外，个体仍然无法将这种知识传递给后代。新皮质的产生和扩张发生在第二个时期，但当时没有人对它进行定义。

第三个也是最后一个时期是人类独有的。它始于语言的出现和人类大脑新皮质的扩增。人类可以在有生之年学习很多世界结构，还可以通过语言有效地将这些信息传递给其他人。你我现在都在参与这个过程。我一生中的大部分时间都在研究大脑的结构以及该结构如何产生思想和智力。通过这本书，我将我学到的东西传授给你。当然，如果我没有接触到数百名科学家通过相互学习收集的知识，那么我不可能做到这一点。其他人都对此做出了很多思考与观察，我所做的只是吸收并补充这些内容。

人类已经成为地球上适应性最强的生物，也是唯一能够广泛传播自身对世界认识的生物。由于我们可以学习和利用世界的大部分结构并将其传递给其他人，从而帮助人类更好地繁衍，人口经历了爆炸式增长。人类可以在任何地方成长发展，无论是在雨林、沙漠、冰冻的苔原，还是在钢筋水泥筑造的城市。较大的新皮质和语言的结合使人类这一物种取得了惊人成功。

什么是创造力

很多人经常问我关于创造力的问题，我估计是因为很多人认为机器不可能具有创造力，因此制造智能机器也是不可能的。何谓创造力？本书其实已经多次揭示答案。创造力不是发生在新皮质特定区域的东西。它也不像情绪或平衡那样植根于新皮质外的特定结构和回路。相反，创造力是每一皮质区的固有属性，它是预测的必要组成部分。

这怎么可能呢？创造力难道不是一种需要高智商和天赋的非凡品质

吗？并不是。创造力可以简单地定义为通过类比进行预测，这是一种在新皮质中随处可见的东西，也是你在清醒时会不断做的事情。创造力是一个连续的过程。它的范围从发生在新皮质感觉区的简单日常感知行为，如听到新调的歌曲，到发生在新皮质最高层的困难、罕见的创新行为，如以全新的方式创作交响乐。从本质上讲，日常的感知行为与罕见的灵感迸发并无二致，只是日常行为是如此普遍，我们没有注意到它们而已。

到目前为止，对于如何创造不变记忆、如何使用不变记忆进行预测，以及如何预测与过去经历的事情有所不同的未来事件，你可能已经有了基本的了解。同时回忆一下之前提到的内容，我们不变的记忆是一系列事件。通过将接下来会发生事件的不变记忆与这一时刻的相关细节相结合，人类能够做出预测，比如预测火车何时到达的类推。预测是将不变的记忆序列应用于新情况。因此，所有皮质预测都是类比预测。人类通过类比过去预测未来。

假如你在一家陌生的餐厅就餐，突然想要洗手。即使你以前从未来过这栋楼，你的大脑也会预测餐厅的某个地方肯定会有一个洗手间，里面有一个洗手盆。大脑是怎么知道这些的？完全是通过类比——因为你去过的其他餐厅都有洗手间，所以这家餐厅也应该有洗手间。此外，你知道在哪里寻找以及寻找什么。你预测会有一扇门或指引标识，它们会带有某种象征男性或女性的标志。你预测它会在餐厅的后面，或者在酒吧旁边或大厅周围，但通常不会出现在用餐区的视线范围中。同样，你以前从未来过这家餐厅，但通过类比其他餐饮场所，你可以找到你想要去的地方。你不会随意环顾四周。你寻找着可以让你快速找到洗手间的预期模式。这种行为是一种创造性行为，它通过类比过去来预测未来。

我们通常不认为这具有创造性，但它实际上确实是创造性的。

　　我最近买了一架颤音琴。我有一架钢琴，但我以前从未弹过颤音琴。我们把它带回家的那天，从钢琴上取了一张乐谱，把它放在颤音琴上方的架子上，开始演奏简单的旋律。我这方面的能力其实并不出众。但从根本上说，这是一种创造性行为。想想这其中涉及的事情。颤音琴是一种与钢琴非常不同的乐器。颤音琴上有金色的金属条，钢琴则是黑白键。颤音琴的金属条很大，且大小逐渐变化；钢琴琴键很小，且只有两种不同的尺寸。金属条排列成两排；黑白键是交错的。在钢琴上我用手指弹奏，而在颤音琴上我挥舞木槌演奏。颤音琴需要站着演奏，而钢琴我则需要坐下。两者弹奏时所需的特定肌肉和动作也完全不同。

　　那么我为何能够演奏不熟悉的乐器呢？答案是，我的新皮质认为钢琴上的键和颤音琴上的金属条之间存在相似之处。正是利用了这种相似性，我才可以演奏一首曲子。这与用新调唱一首歌并没有什么不同。在这两种情况下，我们都可以通过类比过去的学习了解该怎么做。我意识到这两种乐器之间的相似性，这看上去可能是显而易见的，但这只是因为大脑会自动进行类比。你会发现，通过对计算机进行编程以找到钢琴和颤音琴等物体之间的相似之处会有多困难，类比预测意味着创造力，它是如此普遍，但我们通常并不会注意到。

　　然而，我们确实相信，当记忆 - 预测模型在更高的抽象层次上运行时，当它使用不寻常的类比做出不寻常的预测时，我们才是在创新。例如，大多数人都会认同那些能够证明一个高难度猜想的数学家是具有创造力的，但我们仔细看看他在达成智力成就过程中做了什么吧。数学家紧盯着一个方程说："我将如何解决这个问题？"如果答案不是很明显，他可能会重新排列等式。通过以不同的方式写下来，他可以从不同的角度看待同一个问题。他多看了几眼。突然，他看到方程中出现了一个看起来很熟悉的部分。他想："哦，我明白了。这个方程的结构类似于我几年前研究过的另一个方程的结构。"然后他通过类比做出预测。"也许我可以使用在旧方程上成功求导的类似手段来求解这个新方程。"他能够通过类比先前学到的问题来解决当前问题。这是一种创造性行为。

我父亲患有一种罕见的血液病，他的医生无法诊断。那么他们怎么知道要提供什么治疗呢？他们会查看几个月来从我父亲的血液分析中获得的数据，看看是否可以识别其中的模式。虽然他的症状与已知疾病的症状不完全相同，但还是有一些相似之处。医生们最终采用了一些对其他血液疾病有效的混合治疗方案。这些方案是医生根据之前治疗过的疾病进行类比所得出的预测。识别出这些模式需要广泛接触其他罕见疾病。

莎士比亚的比喻可谓创造力的典范。"爱情是声声叹息间氤氲缭绕""哲学是逆境中的甘乳""人们的笑里藏着刀"这样的比喻一看到就很明了，但很难想到，这也是莎士比亚被视为文学天才的原因之一。为了创造这样的比喻，他必须看到一系列巧妙的类比。当他写"人们的笑里藏着刀"时，他不是在谈论刀或微笑。刀类似于恶意，微笑类似于欺骗。仅五个字中就有着两个巧妙的比喻！至少我是这样理解的。诗人具有这样一种天赋，他们能将看似无关的词语或概念以新的方式启迪世人。他们创造了意想不到的类比，这是教授更高层次结构的一种手段。

事实上，具有高度创造性的艺术作品之所以受到赞赏，是因为它们违反了我们的预测。当你看到一部角色设定、故事情节或电影拍摄（包括特效）模式打破常规的电影时，你会喜欢它，因为它不是陈旧的套路。绘画、音乐、诗歌、小说，所有创造性的艺术形式，都力求打破常规，超越观众的期望。艺术作品之所以伟大，是因为它展现了一种矛盾的张力。我们希望艺术是熟悉的，同时又是独特的和出乎意料的。若其中有太多的熟悉模式，则显得不过是新瓶装老酒或是媚俗；若其中有太多的独特性，则令人不快，难以欣赏。最好的作品打破了一些预期的模式，同时也能教给我们新的模式。想象一首伟大的古典音乐。最好的音乐作品在简单的层面上具有吸引力，它们往往具有有节奏感的节拍、简单的旋律等。任何人都可以理解并欣赏它。然而，它也会有些不同和出乎意料之处。但是你听得越多，你就越会发现意想不到的部分其实还是有规律的，比如反复出现的不寻常的和声或调式的变化。伟大的文学作品或影视作品亦是如此，你阅读或观赏的次数越多，你观察到的结构的创造性和复杂性细节就越多。

你可能有过这样的经历，在看一个东西时，脑海中闪过一丝恍惚："嗯，我以前见过这种模式，在别的地方……"你可能没有试图解决一个问题，只是你大脑中一个不变的表征被一个新情况激活了。你看到了两个通常不相关的事件之间的类比。你可能会认识到，推广科学理念类似于推销商业理念，或者实现政治改革就像养育孩子。如果你是诗人，你高兴地想到一个新的比喻。如果你是科学家或工程师，你就会针对长期存在的问题找到新的解决方法。创造力是你一生中经历或了解的所有事物的模式混合和匹配。它其实是在说："这有点儿像那个。"执行此操作的神经机制在新皮质中无处不在。

一些人比另一些人更具有创造力吗

我经常听到的一个相关问题是：如果所有的大脑都天生具有创造力，为什么每个人的创造力会存在差异？记忆－预测模型指出了两个可能的答案：一个是先天因素，另一个则是后天培养。

在后天培养方面，每个人都有不同的人生经历。因此，每个人在其新皮质中对世界形成了不同的模型和记忆，会做出不同的类比和预测。如果我接触过音乐，我将能够用新的调式唱歌，并用新的乐器演奏简单的旋律。如果我从来没有接触过音乐，我就无法实现这些预测性的飞跃。如果我学过物理学，我就能通过类比物理定律来解释日常物体的行为。如果我从小养狗，我很容易关注到关于狗的类比，并且会更好地预测它们的行为。有些人之所以会在社交场合、语言、数学或外交方面更具创造力，完全取决于他们的成长环境。人类的预测以及才能都建立在自身的经验之上。

在第 6 章中，我描述了记忆是如何在皮质层次结构中向下传递的。接触特定模式的次数越多，这些模式的记忆就越多地在较低层重新形成。这使你可以了解顶部的高级抽象对象之间的关系。掌握了它们之间的关系，你就掌握了专业知识。专家就是通过练习和反复接触，从而能够比非专家更易识别精细的模式，例如根据汽车尾鳍的形状识别哪些车生产于 20 世纪 50 年代后期或根据海鸥喙上斑点的大小识别海鸥的种类。专家可以在模式之上识别模式。归根结底，我们可以学习的东西会受到新皮质大小的限制。但是与其他物种相比，人类的新皮质很大，我们可以学习的内容具有极大的灵活性。这一切都取决于我们一生所接触的事物。

在先天方面，大脑会体现出实质上的不同。当然，有些差异是由基因决定的，例如区域的大小差异，比如 V1 区的总面积，个体间差异可以高达 3 倍，以及大脑半球侧化，相比于男性，女性往往有更粗的连接左右两侧大脑的接线。在人类中，一些大脑可能有更多的细胞或不同种类的连接。爱因斯坦具有无与伦比的创造力，这种创造力不可能纯粹是他年轻时在专利局的工作刺激环境的作用结果。人们认为他的大脑非同寻常。（此前，人们认为他的大脑已经丢失，但几年前发现它保存在一个罐子里。）分析表明，他的大脑的确很不寻常，每个神经元的支持细胞即神经胶质，要比人类的平均水平多得多。爱因斯坦的大脑顶叶处有不寻常的凹槽或脑沟，这个区域对数学能力和空间推理很重要。它也比大多数人的大脑宽 15%。我们可能永远不知道为什么爱因斯坦会具有如此超群的创造力和智慧，但可以肯定的是，他的部分才华来自遗传。

不管聪明人和普通人的大脑有什么区别，两类人都是有创造力的。通过实践和学习，每个人都可以提高自己的技能和才华。

创造力能够被训练出来吗

完全可以。我发现有一些方法可以加快在解决问题时找到有用类比的过程。首先，你需要预先假设你要解决的问题存在答案。人们太容易放弃了，你需要确信解决方案一定存在，并且还必须坚持长时间的思考。

其次，你需要让思绪发散一下。你需要给你的大脑足够的时间和空间来发现解决方案。寻找问题的解决方案实际上就是在世界中找到一个规律，或者在你的新皮质中找到一个与你正在处理的问题类似的模式。如果你被困在一个问题上，记忆－预测模型建议你寻找不同的方式来看待它，从而更有可能看到与过去某个经验的类比。如果只是坐在那里反复盯着它看，你不会很快解决它的。试着把问题的各个部分以不同的方式重新排列，比如根据它的字面含义和比喻义。当我玩拼字游戏时，我会不断地改变小方块的顺序。并不是我希望这些字母会偶然拼出一个新单词，而是不同的字母组合会让我想起可能是答案的某个单词。

如果你看不懂一幅图，试着把它倒过来，改变颜色，或者改变视角。例如，当我在思考 V1 区中的不同模式如何在 IT 区产生不变的图像时，我卡住了。所以我重新审视这个问题并问自己 IT 区中的恒定模式如何导致 V1 区中的不同预测。反向思考立即对解决问题有了帮助，最终我认为 V1 区不应被视为单个皮质区。

如果遇到问题，你可以暂时把它放在一边，先做点别的，然后重新开始，重新组织问题。如果你这样做的次数足够多，迟早会有灵感。这可能需要几天或几周的时间，但最终一定会有效果，取得效果的方法就是在你过去或现在的经历中找到类似的情况。要想成功，你必须经常思考这个问题，但也要做其他事情，这样新皮质才有机会找到类似的记忆。

再举一个通过重新整合问题而得到新解决方案的例子。1994 年，我和同事试图弄清楚如何在掌上电脑上输入文本。当时，每个人都专注于手写识别软件。他们说："看，你在纸上能写东西，你应该也可以在计算机屏幕上用同样的方式写东西。"很可惜，事实证明这真的很难。计算机不太擅长做这种事，尽管大脑觉得它很简单。大脑使用记忆和上下文来预测所写的内容，本身无法识别的单词和字母在上下文中很容易识别。但与计算机匹配的模式无法完成这种任务。我设计了几个使用传统手写识别的计算机，效果一直都很一般。

几年来，我一直在努力使识别软件更好地工作，但都不是很理想。有一天，我决定从不同的角度看待这个问题。我寻找着类似的问题。我自问道："我们是怎样在台式机上输入文字的呢？通过键盘打字。但是，我们怎么知道如何在键盘上打字呢？实际上，这并不容易。这是一项新发明，需要很长时间的学习。和写作不同，在打字机式键盘上通过手写输入文字很困难，但有数百万人在学习。为什么？因为它有效。"我继续对自己的想法加以类比："也许我可以想出一个不那么简单的文本输入系统，必须通过学习才能掌握，但人们会使用它，仅仅因为它有效。"

这就是我所经历的过程。我用在键盘上打字的行为作为类比，来弄清楚如何用手写笔在显示器上输入文本。我认识到人们愿意学习一项艰巨的任务，比如打字，因为这是将文本输入机器的可靠且快速的方式。因此，如果我们能够创建一种快速可靠的手写笔输入文本的新方法，即使需要学习，人们也会使用它。所以我设计了一个字母表，可以将手写的内容可靠地翻译成计算机文本，我们称之为"涂鸦"系统。传统的手写识别系统会误解你的书写内容而你对此毫无头绪，但是涂鸦系统不会出错，除非是你在书写时出错。大脑讨厌不可预测性，这就是人们讨厌传统手写识别系统的原因。

许多人认为涂鸦是一个耸人听闻的愚蠢想法，因为这与他们所认为的计算机的工作方式背道而驰。当时的口号是计算机应该适应用户，而不能让用户去适应计算机。但我相信人们会接受这种类似于键盘输入文本的新方式。事实证明，涂鸦是一个很好的解决方案并被广泛采用。直到今天，我仍然听到人们声称计算机应该适应用户。这并不总是正确的。我们的大脑更喜欢一致且可预测的系统，而且我们喜欢学习新技能。

创造力会让我误入歧途吗

错误的类比总是危险的。科学史上有许多精彩的类比被证明是错误的。例如，著名天文学家开普勒相信 6 颗已知行星的轨道是由柏拉图立体定义的。柏拉图立体是由正多边形构成的三维形状。它们正好有 5 个：正四面体（4 个等边三角形）、正六面体（6 个正方形，又名立方体）、正八面体（8 个等边三角形）、正十二面体（12 个正五边形）和正二十面体（20 个等边三角形）。它们是由痴迷于数学与宇宙关系的古希腊人发现的。

像所有文艺复兴时期的学者一样，开普勒深受古希腊人思想的影响。在他看来，5 个柏拉图立体和 6 颗行星不可能是巧合。他在 1596 年出版的《宇宙之谜》（*The Cosmic Mystery*）一书中这样写道："动态世界由平面实体表示。其中有 5 个平面实体，然而，当被视为边界时，这 5 个平面实体决定了 6 个不同的事物，因此有 6 颗围绕太阳旋转的行星。这也是只有 6 颗行星的原因。"他看到的类比虽然巧妙，但完全是错误的。

开普勒继续根据以太阳为中心的嵌套柏拉图立体来解释行星的轨道。他以水星轨道确定的球体为基线，并用八面体包围它。八面体的顶点确定了一个更大的球体，对应着金星的轨道。在金星的轨道周围，他绘制了一个二十面体，它的外端对应着地球的轨道。这样的过程继续着：围绕地球轨道绘制的十二面体给了火星的轨道，围绕火星轨道绘制的四面体给了木星的轨道，围绕木星轨道绘制的立方体给了土星的轨道。这种推导似乎优雅而巧妙。鉴于他那个时代的天文数据精度有限，他能够说服自己这个方案是有效的。多年后，当开普勒拿到已故同事第谷·布拉赫的高精度天文数据后，才意识到自己错了，那些数据证明了行星轨道是椭圆形的，而不是圆形的。

开普勒的故事对科学家来说是一个警示，实际上对所有思想家来说也是如此。大脑是一种能够构建模型并做出创造性预测的器官，但它的模型和预测既可能似是而非，也可能是有效的。人类大脑总在寻找模式并进行类比。如果找不到正确的相关性，大脑就会很乐意接受错误的相关性。伪科学、偏执和不宽容往往植根于错误的类比。

什么是意识

这是神经科学家最害怕的问题之一，但在我看来是不必要的。一些科学家，例如克里斯托弗·科克，想要解决意识问题，但大多数人认为这是一个接近伪科学的哲学问题。我认为它值得探究就因为许多人都对它充满好奇。虽然我无法提供一个完全令人满意的答案，但我认为记忆和预测可以解决其中一部分问题。首先，我来说一个在谈话中出现的难题。

我曾在长岛海峡一个迷人的地方参加了一个科学会议。傍晚时分，我们十几个人拿着酒杯走到码头，趁着晚餐和晚上的会议还没开始，坐在岸边聊天。过了一会儿，话题转到了意识上。正如我所说，神经科学家通常不会谈论这个，但身处如此美丽的环境，还喝了一些酒，这个话题自然而然就展开了。

一位英国科学家坚持自己关于意识的观点，她说："当然，人类永远无法理解意识。"我不同意她的看法，说道："意识不是一个大问题。我认为意识只是一种拥有新皮质的感觉。"随后一群人陷入了沉默，然后很快就发生了争吵，因为几位科学家试图就我的明显错误对我进行教育。"你必须承认这个世界看起来如此生动和美丽。你怎么能否认你感知世界的意识？你必须承认你觉得自己很特别。"为了说明这一点，我又说道："我不知道你在说什么。鉴于你谈论意识的方式，我必须得出结论，我与你不同。我感觉不到你的感受，所以也许我不是一个有意识的人。我一定是个僵尸。"当哲学家谈论意识时，经常会提到僵尸。他们认定的僵尸在身体结构上与人类相同，但缺乏意识。他们是能够行走和呼吸的肉体机器，但里面什么也没有。

那位英国科学家看着我说："你当然是有意识的。"

"不，我不这么认为。我看起来可能是这样，但我不是一个有意识的人。别担心，我很好。"

她说："好吧，你难道没有察觉到令人惊叹的美景吗？"当太阳开始下沉时，她将手臂指向波光粼粼的水面。天空的霞光逐渐变成鲑鱼肉般的粉色。

"是的，我看到了所有这些东西。所以？"

"那你怎么解释你的主观体验？"

我回答说："是的，我知道我在这里。我对事情有记忆，就像对这个晚上有记忆一样。但我不觉得有什么特别的事情发生，所以如果你觉得有什么特别的，也许只能说明我没有意识。"我试图让她发觉她所认为的奇迹般的美景是无法解释意识的。我尝试让她定义意识。

我们继续这种争论"是的，你是；不，我不是那种东西"，一直持续到晚饭时间。我认为我并没有改变任何人对意识的存在及其存在的意义的看法。但我试图让他们意识到大多数人认为意识是一种添加在物理大脑之上的神奇调味料。你有一个由细胞组成的大脑，然后你将意识这种神奇的酱汁倒在它上面，这就是成为人类的条件。在这种观点中，意识是一个与大脑分离的神秘实体。这就是僵尸有大脑但没有意识的原因。他们有所有的运作系统，比如神经元和突触，但他们没有特殊的调味料。他们看起来可以做人类可以做的一切。至少从表面上来看，你无法区分僵尸和人类。

这种意识是一种额外的东西的想法源于早期人类对生命力（élan vital）的信念，那是一种曾经被认为可以赋予生物生命力的特殊力量。人们相信这种生命力可以解释岩石与植物或金属与少女之间的区别。现在很少有人相信这种说法了。如今，人类对无生命物质和有生命物质之间的差异有了足够了解，了解到其实并没有什么特殊的调味料。人类现在对 DNA、蛋白质折叠、基因转录和新陈代谢有了很多了解。虽然我们还不了解生命系统的所有机制，但我们对生物学的了解足以否定魔法这种概念。同样，人们不再认为只有魔法或精神才能让肌肉运动起来。人体有折叠蛋白质，可以拉扯长分子。对此，你可以阅读所有相关文献来了解更多内容。

　　然而，许多人坚持认为意识是不同的，不能用还原论的生物学术语来解释。我再强调一次，我不是专业研究意识的。我还没有彻底了解哲学家的观点。但对于人们在这场辩论中混淆的内容，我有一些想法。我相信意识就是拥有新皮质的感觉。但我们可以再更深入地思考一下。我们可以将意识分为两大类。第一类类似于自我意识，属于有意识的日常概念。这个比较容易理解。第二类是感受质（qualia），属于一种在某种程度上独立于感觉输入的感受。感受质是更复杂的部分。

　　当大多数人说"有意识"这个词时，他们指的是第一类。"你有没有意识到你没有打招呼就从我身边走过？""你昨晚从床上掉下来时有意识吗？""你睡觉的时候没有意识。"有人说这种意识形式与感知（awareness）完全相同。两者很接近，但我认为感知并不能完全代表意识。我认为意识就是指形成陈述性记忆。陈述性记忆是你可以回忆并与他人谈论的记忆。你可以用语言表达它们。如果你问我上周末去了哪里，我可以告诉你，但这是陈述性记忆。如果你问我如何平衡自行车，我可以告诉你握住把手并踩下踏板，但我无法准确地解释如何做到这一点。如何平衡自行车主要与旧脑的神经活动有关，因此它不是陈述性记忆。

　　我可以通过一个小实验来证明我们通常所说的意识概念就是形成陈述性记忆。回想一下，人们认为所有记忆都存在于突触及其连接的神经元的物理变化中。因此，如果我有一种方法可以逆转这些物理变化，你的记忆就会被抹去。现在想象一下，我拨动一个开关，让你的大脑恢复到过去某个时刻的确切物理状态，可能是一小时前，也可能是 24 小时前。我只需拨动这种记忆返回机器中的开关，你的突触和神经元就会立刻恢复到以前的状态。通过这样做，我会抹去你对从那时起发生的一切的记忆。

我们假设你经历了今天，在明天醒来。但就在你醒来时，我拨动了开关，抹掉了过去的 24 小时。你对前一天的记忆绝对为零。从你的大脑的角度来看，昨天从未发生过。我会告诉你今天是周三，你会抗议道："不，是周二。我很确定。日历上是周三？不可能！今天是周二。你为什么要骗我？"但是你在周二遇到的每个人都会说你一整天都很清醒。他们看到了你，和你一起吃午饭，和你聊天。你不记得了吗？你会说不，那些事情没有发生。最终，当看了一段周二你吃午饭的视频后，你才逐渐相信就算你不记得了，这一天也确实发生了。就好像你当了一天没有意识的僵尸。然而，你当时是有意识的。只有当你的陈述性记忆被抹去时，你对自己有意识这种信念才会消失。

这个实验捕捉到了陈述性记忆和日常有意识的概念之间的等价性。如果在网球比赛期间和结束时，我问你是否有意识，你当然会说是。如果我随后删除了你对过去两小时的记忆，你将声称在那段时间里你没有意识，并且不对你的行为负责。无论哪种情况，你都参与过相同的网球比赛。唯一的区别是当我问你时，你是否会记得它。因此，意识的这个含义并不是绝对的。它可以在事后通过记忆擦除进行更改。

更困难的关于意识的问题涉及感受质。感受质经常出现在类似哲学的问题中，例如"为什么红色是红的，绿色是绿的？我看到的红色和你看到的一样吗？为什么红色在情感上会给人某些感觉？这给我带来一种难以摆脱的感觉，它给你带来了什么感觉？"

　　我发现这样的描述很难与神经生物学联系起来，所以我想重新表述这个问题。对我来说，有一个问题与此问题很类似，但我仍然觉得难以解释，这就是为什么不同的感觉从性质上看起来不同。为什么视觉与听觉不同？为何听觉与触觉不同？如果新皮质各处都是一样的，如果它以相同的过程工作，如果它只是处理模式，如果没有声音或光进入大脑，那么为什么视觉和听觉如此不同？我发现很难描述视觉与听觉的区别，但这种区别不言而喻。我想对于你来说也是如此。然而，一个代表声音的轴突和另一个代表光的轴突，实际上是相同的。"亮度"和"声响"不是沿着感觉神经元的轴突向下传递的。

　　患有联觉症的人的大脑会模糊感觉之间的区别，会感觉到某些声音有颜色，或者某些触感有颜色。这告诉我们感知并不是一成不变的。通过某种物理修改，大脑可以将视觉的确定性内容传递给听觉输入。

　　那么要如何解释感受质呢？我能想到两种可能性，但我认为这两种可能性都不能完全令人满意。一种可能性是，尽管听觉、触觉和视觉在新皮质中的工作原理相似，但它们在新皮质下的处理方式不同。听力依赖于一组听觉特有的新皮质下结构，这些结构在听觉模式到达新皮质之前对其进行处理。躯体感觉模式也通过穿过一组躯体感觉所特有的新皮质下区域进行处理。也许感受质，就像情绪一样，不是纯粹由新皮质调节的。如果它们以某种方式与具有独特结构的新皮质区域联系在一起，也许就与情绪核心有关，这可能解释了为什么我们对它们的看法不同，即使它无助于解释为什么在大脑中存在各种类型的感受质。

　　我能想到的另一种可能性是输入的结构，即模式本身的差异，这决定了你如何体验信息的定性方面。听觉神经上的时空模式的性质不同于视神经上的时空模式的性质。视神经有 100 万根纤维，携带着相当多的空间信息。听觉神经只有 3 万根纤维，携带更多的时间信息。这些差异可能与我们所说的感受质有关。

　　可以肯定的是，无论意识如何定义，记忆和预测在创造意识中都起到了至关重要的作用。

　　与意识相关的是心智和灵魂的概念。

　　当我还是孩子时我曾想，如果"我"出生在另一个国家的另一个孩子的身体里会是什么样子，好像"我"不知何故独立于我的身体。这些独立于身体的心智感觉很常见，也是新皮质工作的自然结果。你的新皮质在其分层记忆中构建了一个世界模型。当这个模型独立运行时，思想就会产生；记忆回溯引发预测，就像感觉输入一样，引发新的记忆回溯，依此类推。人类最深沉的想法不受现实世界的驱动，甚至与现实世界没有联系，它们纯粹是由模型创造的。我们闭上眼睛寻求平静，这样我们的思考就不会被感觉输入所打断。当然，我们的模型最初是通过感官接触现实世界而构建的，但是当我们计划和思考世界时，是通过皮质模型而不是世界本身来实现的。

　　对于皮质来说，身体只是外部世界的一部分。请记住，大脑处在一个安静而黑暗的盒子里。它仅通过感觉神经纤维上的模式来了解世界。从大脑作为模式装置的角度来看，它对你的身体的了解与对世界其他地方的了解没有任何不同。身体在哪里结束运转和世界从何处开始之间没有特殊的区别。但是新皮质没有能力模拟大脑本身，因为大脑中没有感官。因此，我们可以理解为什么我们的思想似乎独立于身体，为什么感觉我们有独立的思想或灵魂。新皮质建立了身体的模型，但它不能建立大脑本身的模型。你的思想位于大脑中，与身体和世界上其他物质在物理上是分开的。心智独立于身体，但不独立于大脑。

我们可以通过创伤和疾病清楚地看到这种差异。如果某人失去了手臂，他大脑中的肢体模型可能仍然完好无损，从而导致出现所谓的幻肢，他仍然可以感觉到手臂长在自己的身体上。此外，如果他遭受新皮质创伤，即使他保留了手臂本身，他也可能会失去他的手臂模型。在这种情况下，他可能会患上所谓的异肢综合征，并有一种不舒服的感觉，这种感觉也许是无法忍受的，因为他感觉手臂不是他自己的，而是被别人控制的。有些人甚至坚持想要截肢！如果大脑保持完整，而身体的其他部分生病了，我们就会感觉一个健康的头脑被困在一个垂死的身体里，不过事实确实如此。因此，我们会很自然地想象我们的思想在身体死亡后会继续存在，但是当大脑死亡时，思想也会随之消失。如果大脑比身体更先离去，那么这个事实就很明显了。对于患有阿尔茨海默病或严重脑损伤的人来说，即使他们看起来十分健康，但丧失了心智。

什么是想象力

从概念上讲，想象力相当简单。模式从你的感觉区或从记忆层次结构的较低层区域流入每个皮质区，每个皮质区都会创建预测，然后将其发送回层次结构。想象一些事情时，你只是让你的预测转变并成为输入。无须用身体做任何事情，你就可以遵循预测的结果。"如果某事发生了，那么这个将会发生，然后那个将会发生，等等。"我们在准备商务会议、下棋、准备体育赛事或做其他任何事时都会这样做。

在国际象棋中，你想象将你的马移动到某个位置，然后想象移动后的棋局。记住这个情况后，你预测对手会做什么，以及在这个动作后的棋局，然后再预测下一步。你想象着每一步及其结果。最终，你会根据这个想象的事件序列来决定最初的举动是否合理。某些运动员，例如速降滑雪运动员，如果在脑海中一遍又一遍地进行赛道排练，则可以提高他们的表现。通过闭上眼睛想象每一个转弯、每一个障碍，甚至是站在领奖台上，这些都会提高他们的表现。想象只是计划的另一种说法。这就是人类的新皮质的预测能力得到回报的地方，它使我们能够在采取行动之前就知道我们的行动会产生什么后果。

想象需要一种将预测转化为输入的神经机制。在第 6 章中我提出，L6 细胞是发生精确预测的地方。该层细胞向下投射到层次结构的较低层，但它们也投射回第 4 层中的输入细胞。因此，区域的输出可以成为其自己的输入。正如我之前提到的，长期研究新皮质建模的斯蒂芬·格罗斯伯格将这种想象回路称为"折叠反馈"。如果你闭上眼睛想象一只河马，你的新皮质的视觉区就会变得活跃，就像你真的在看河马一样。你能看到你想象的画面。

什么是现实

有人会带着担忧和惊讶的表情问："你的意思是说，人类的大脑创造了一个世界模型？这个模型可能比现实更重要？"

"嗯，是的，在某种程度上这是真的。"我说。

"但世界可以存在于我的脑海之外吗？"

当然可以。人是真的，树是真的，我的猫是真实的，你发现自己所处的社交场合是真实的。但是你对世界的理解和你对它的反应是基于来自你内部模型的预测。在任何时候，你只能直接感知世界的一小部分。那一小部分决定了将调用哪些记忆，但仅靠它还不足以构建你当前的整个感知。例如，我现在正在办公室打字，听到敲门声，我知道是母亲来看望我了，我想她正在楼下，尽管我实际上并没有看到或听到她的声音。感觉输入中没有任何与我母亲特别相关的东西，是我的世界记忆模型通过类比过去的经验来预测她在这里。你所感知的大部分东西都不是通过你的感官获得的，它是由你的内部模型生成的。

所以"什么是现实"这个问题很大程度上取决于皮质模型如何准确地反映世界的真实本质。我们周围世界的许多方面是如此一致，以至于几乎每个人都有相同的内部模型。孩提时代，你就知道光线照射在圆形物体上会产生一定的阴影，并且你可以通过来自自然世界的线索来判断大多数物体的形状。你了解到，如果你把杯子从高脚椅上扔下来，由于重力，它总会掉到地板上。你学习了纹理、几何、颜色和昼夜规律。所有人都在不断地学习着世界的简单物理属性。

但我们的世界模型大部分是基于习俗、文化和父母教给我们的内容。我们的世界模型的这些部分不太一致，甚至可能差异巨大。如果孩子在充满爱心和关怀的家庭中长大，父母能对他的情感需求做出回应，那么他很可能预测长大后的世界是安全的，是充满爱的。若孩子被父母一方或双方虐待，则他更有可能将未来视为危险和残酷的，并认为人是不值得信任的，无论他们后来受到多少善待依旧如此。许多心理学都以早期生活经历、情感依恋和养育的结果为研究基础，因为那是大脑首先建立世界模型的时候。

另外，文化也能彻底塑造一个人的世界模型。例如，研究表明，亚洲人和西方人对空间和物体的感知不同。亚洲人更多地关注物体之间的空间，而西方人更多地关注物体本身。这种差异转化为不同的美学偏好和解决问题的方式。显然，以绝对或普遍适用的标准来看，这些不同的世界模型不可能都是正确的，即使它们对个人来说似乎是正确的。道德推理，无论是好是坏，都是后天习得的。

你的文化和家庭经历带给你刻板印象，可惜，这是人生中不可避免的。在整本书中，你可以用"刻板印象"这个词来代替不变的记忆，或不变的表征，而不会显著改变其含义。用类比来预测与用刻板印象来判断几乎没什么不同。负面的刻板印象会产生可怕的社会后果。如果我的智能理论是正确的，人类就不能摆脱用刻板印象思考的倾向，因为刻板印象是新皮质的工作方式。刻板印象是大脑的固有特征。

若要消除源自刻板印象的伤害，就要教我们的孩子识别错误的刻板印象，学会同情，学会质疑。除了灌输我们所知道的最佳价值观之外，我们还需要提升这些批判性思维技能。怀疑论是科学方法的核心，是人类从虚构中找出事实的唯一方法。

到现在为止，我希望我已经说服了你，思维只是大脑所做事情的标签。它不是操纵大脑细胞或与大脑细胞共存的独立事物。神经元只是细胞。没有神秘的力量可以使单个神经细胞或神经细胞集合改变其通常的行为方式。鉴于这一事实，我们现在可以将注意力转向如何在硅中运用细胞的记忆－预测能力，也就是皮质算法。

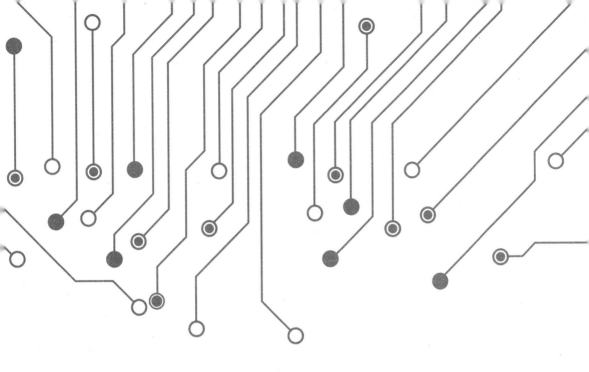

第 8 章

智能的未来

ON
INTELLIGENCE

　　预测一项新技术的最终用途是很困难的。正如我们在本书中所看到的那样，大脑通过类比过去来做出预测。所以我们自然会想象将一项新技术用来实现以前的技术在做的事情。人类想象使用一种新工具来做一些熟悉的事情，区别只不过是这能使整个过程更快、更有效或成本更低。

　　这方面的例子非常多。人们称铁路为"铁马"，称汽车为"无马的马车"。在刚被发明的几十年中，电话被视为电报，只应用于传达重要新闻或紧急情况。直到 20 世纪 20 年代，电话的使用才得到普及。摄影最初只是作为一种新的肖像画形式而存在。"电影"这个概念也只是以舞台剧的变体形式提出的，这就是为什么电影院在 20 世纪的大部分时间里都在用幕布。

　　然而，一项新技术的最终用途往往是出乎意料的，其影响要比我们最初想象的更为深远。电话已经发展成为一种无线语音和数据通信网络，可以让地球上的任何两个人无论身在何处都能通过语音、文本和图像相互交流。晶体管是贝尔实验室于 1947 年发明的。人们立刻明白这是一个具有重大突破的装置，但它最初的应用只是对旧应用的改进：晶体管取代了真空管。这项发明随后促成了更小、更可靠的无线电和计算机的发明，这在当时很重要，很令人兴奋，但这项发明带来的主要改变是机器的尺寸缩小和可靠性增强。晶体管最具革命性的应用直到后来才被发现。在任何人想出集成电路、微处理器、数字信号处理器或存储芯片之前，晶体管的应用必须经历一段渐进式创新。微处理器在 1970 年问世，当时面向的是台式计算器。同样，它最初的应用只是对现有技术的替代。电子计算器的出现是为了取代机械台式计算器。微处理器最初也明显是为了取代当时应用于某类工业控制中的电磁阀（如交通灯开关）。然而，微处理器的真正威力在数年之后才开始显现。当时没有人能够预见到现代个人计算机、手机、互联网、全球定位系统，或任何其他如今已非常常见的信息技术。

同样，如果我们认为自己可以预测类脑记忆系统的革命性应用，那将是愚蠢的。可以肯定的是，我完全能够想到这些智能机器会以各种方式改善人类的生活，但要预测几年后技术的未来，则是不可能的。你只需看看未来学家多年来自信地做出的那些荒谬预测，就明白我的意思了。在 20 世纪 50 年代，有人预测说 2000 年人们都会在地下室安装核反应堆，并会到月球度假。但是，只要我们牢记这些故事的教训，就可以通过推测智能机器的未来而收获很多。至少，我们可以对智能机器的未来得出一些普适而有用的结论。

有些问题很耐人寻味。人类可以制造智能机器吗？如果可以，它们会是什么样子的？它们是否会更接近流行小说中的类人机器人、个人计算机，或者其他什么东西？它们将如何使用？这是一种会伤害或威胁个体自由的危险技术吗？智能机器有哪些显而易见的应用？我们凭借何种方法可以掌握那些奇妙的应用？智能机器最终会对人类的生活产生什么影响？下文将对这些问题进行讨论。

我们可以制造智能机器吗

是的，我们可以制造智能机器，但它们可能不是你所期望的那种。尽管这一点似乎显而易见，但我认为我们无法制造出能产生类似于人类行动的智能机器，它们甚至不会以人类的方式互动。

智能机器的一个流行概念来自电影和书籍，它们是可爱、邪恶或偶尔笨手笨脚的人形机器人，它们会与我们谈论感受、想法和事件。一个多世纪以来，科幻小说已经让人们将机器人和仿生人视为人类未来不可或缺的、理想的一部分。比如我们所熟悉的《禁忌星球》（*Forbidden Planet*）中的机器人罗比，《星球大战》中的 R2-D2 和 C-3PO，以及《星际迷航》中的中尉指挥官 Data，乃至电影《2001：太空漫游》（*2001: A Space Odyssey*）中的哈尔。哈尔虽然没有身体，但非常像人，在人类漫长的太空旅行中，它既是人类的伙伴，又是程序化的副驾驶。而功能有限的机器人，比如智能汽车、探索深海的自主微型潜艇，以及自我引导型真空吸尘器或割草机，它们完全是可以实现的，并且有朝一日可能会变得非常普遍。但是像指挥官 Data 和 C-3PO 这样的仿生人和机器人，估计未来很长一段时间内只存在于虚构情节之中。原因有以下几个。

首先，人类的思想不仅是由新皮质创造的，而且是由旧脑的情感系统和人体的复杂性创造的。要想成为人类，需要具备所有的生物学运作机制，而不仅仅是新皮质。要想在谈论所有事情时都表现得像人类一样，并通过图灵测试，智能机器就得拥有真人的大部分体验和情感，并过上类似人类的生活。智能机器将具有新皮质和一组感觉的等同物，但其余的都不是完全必要的。看到一个智能机器被安置在一个类人的身体里可能很有趣，但除非我们给它灌输类人的情感系统和体验，否则它很难拥有与人类哪怕有一丁点儿相似的心智。这很难实现，而且在我看来毫无意义。

其次，考虑到制造和维护类人机器人所需的成本和精力，很难想象它们的实用性。与人类助手相比，机器人管家造价昂贵、实用性较低。虽然机器人可能是"智能的"，但它们不会像人类助手那样亲切友善、善于理解，因为它们不是人类。

蒸汽机和数字计算机都激发了人们对机器人的想象，但这种想象从未变成现实。同样，当谈及建造智能机器时，很多人会很自然地再次想到类人机器人，但它不太可能出现。"机器人"是一个诞生于工业革命并被虚构想象所完善的概念。我们不应该从它们身上寻找开发真正的智能机器的灵感。

如果智能机器不是会走路会说话的机器人，那它是什么样的呢？进化论指出，如果将分层记忆系统附加到我们的感官上，记忆就会为世界建立模型并预测未来。我们应该从自然造物身上寻找灵感，并沿着同样的路线制造智能机器。这就是制造智能机器的秘诀：从一组感官开始，从世界中提取模式。我们的智能机器可能有一组不同于人类的感官，甚至可能"存在"于一个不同于我们的世界的世界中，我稍后会详细介绍这一点。所以不要假设它必须有两个眼球和一对耳朵。接下来，将分层记忆系统附加到这些感觉上，该系统的工作原理与新皮质相同。然后，我们将不得不像教孩子认识这个世界一样训练记忆系统。在重复的训练过程中，智能机器将建立一个通过其感官看到的世界模型。任何人都没有必要或机会编写世界规则、数据库、事实或任何阻碍人工智能的高级概念。智能机器必须通过观察世界来学习，包括必要时的指令输入。一旦智能机器构建了它的世界模型，它就可以进行针对过去经验的类比，预测未来事件，提出新问题的解决方案，并将这些知识提供给人类。

实际上，我们的智能机器可能内置于飞机或汽车中，或者稳稳地摆在机房的机架上。与大脑必须与身体相生相伴的人类不同，智能机器的记忆系统可能远离其传感器和"身体"，如果它有身体的话。例如，智能安全系统的传感器可能遍布整个工厂或城镇，但附加到这些传感器的分层记忆系统可以锁在一栋建筑物的地下室里。因此，智能机器的物理载体可以多种多样。

不必非要让智能机器看起来像人类，也不必让它的行为或感觉像人类。让它变得智能的是它可以通过分层记忆模型理解它的世界并与之互动，并且可以用类似于你我看待世界的方式去思考它的世界。我们将看到，它的心智和行为可能与人类所做的任何事情都完全不同，但它仍然是智能的。智能是通过分层记忆的预测能力来衡量的，而不是通过类似于人类的行为来衡量的。

接下来，让我们重点看看在制造智能机器、构建记忆体时将面临的最大技术挑战。要想制造智能机器，我们需要构建按分层组织记忆且像新皮质一样工作的大型记忆系统。我们将面临容量和连接性方面的挑战。

容量是第一个要解决的问题。假设新皮质有 32 万亿个突触。如果我们只用两位表示每个突触，即每个突触有 4 个可能的值。并且，每个字节有 8 位，所以一个字节可以代表 4 个突触，那么我们将需要大约 8 万亿个字节的内存。在我写作本书时，个人计算机上的硬盘驱动器有 1 000 亿个字节，所以我们需要大约 80 个这样的硬盘驱动器才能拥有与人类新皮质相同的内存。当然，不要太在意具体的数字，因为它们都是粗略的估算值，重点是，这种内存容量绝对可以在实验室中实现。目前市面上的计算机的内存容量并非只有新皮质的内存容量的千分之一，但这些计算机可以放在口袋里或安装在烤面包机中。重要的是，所需的内存容量虽然在几十年前很难实现，但现在并非无法做到。有利的一点是，我们不必重新构建整个人类新皮质，对于许多应用程序来说，即使容器小得多也足够了。

我们的智能机器需要大量内存。我们一开始可能会使用硬盘驱动器或光盘来制造它们，但最终我们希望用硅芯片来制造。硅芯片体积小、功耗低，而且坚固耐用。制造出具有足够的容量、用于制造智能机器的硅存储芯片只是时间问题。事实上，智能内存相对于传统的计算机内存有一个优势。半导体行业的经济状况取决于错误芯片的百分比。对于许多芯片来说，即使仅出现一个错误也无法再使用了。优质芯片的百分比称为良率（yield）。它决定了特定的芯片设计是否能够大规模生产并且盈利。因为随着芯片尺寸的增加，出错的概率也会增加，所以今天的大多数芯片比一张小邮票都大不了多少。该行业的趋势不是制造更大的芯片，而是通过在更小的芯片上设置多个不同功能，以此增加单个芯片的内存。

但智能存储芯片本身就将具有容错能力。请记住，你的大脑中没有任何一个组件存储了任何不可或缺的数据项。大脑每天会失去数以千计的神经元，但你的心智能力在你成年后的衰减速度是非常缓慢的。智能存储芯片的工作原理与新皮质相同，因此即使一部分存储元件出现缺陷，该芯片仍然有用且具有商业价值。最有可能的是，凭借智能存储芯片对类脑存储器固有的容错能力，设计人员能够制造出比今天的计算机存储芯片更大、更密集的芯片。综上所述，我们有望比当前趋势所预示的速度更快地实现与人脑的智能水平相当的智能存储芯片。

连接性是第二个要解决的问题。真正的大脑有大量的白质。正如我们之前提到的，白质由数百万个轴突组成，这些轴突就在薄薄的新皮质下方，将皮质层次结构的不同区域相互连接起来。新皮质中的单个细胞可能与 5 000 个或 10 000 个其他细胞相连。使用传统的硅制造技术几乎不可能实现这种大规模并行布线。硅芯片是通过沉积几层金属制成的，每一层都由一层绝缘材料隔开。这种制作方式与皮质层次结构无关。金属层包含芯片的"导线"，由于导线不能在一层内交叉，因此导线连接的总数是有限的。这不适用于类脑记忆系统，因为类脑记忆系统需要数百万个连接。所以硅芯片和白质并不是很相像。

解决这个问题需要大量的设计改造和实验，但我们已经掌握了解决它的基础知识。电线比神经元的轴突更快地发送信号。芯片上的一根电线可以共享，因此可以用于许多不同的连接，而在大脑中，每个轴突只属于一个神经元。

关于这一点，可以参考现实世界的例子，那就是电话系统。如果我们在每部电话与其他电话之间铺设一条线路，地球表面将被一片铜线包裹起来。我们所做的是让所有电话共享相对较少的高容量线路。只要每条线路的容量远大于传输单个会话所需的容量，这种方法就有效。电话系统满足了这一要求：一根光缆可以同时承载 100 万次通话。

真正的大脑在所有相互交流的细胞之间都有专用的轴突，但我们可以制造智能机器，使其更像共享连接的电话系统。多年来，一些科学家一直在思考如何解决大脑芯片连接问题。尽管新皮质的工作方式仍然是个谜，但研究人员知道人类终有一天会解开这个谜团，然后我们将不得不面对连接问题。可以说，连接性是人类在制造智能机器时面临的最大技术障碍，但我们应该能够解决这个问题。一旦解决了技术挑战，就没有什么根本性的问题会阻碍人类制造真正的智能系统了。确实，要使这些系统小型化、低成本和低功耗，需要解决很多问题，但没有什么能阻碍我们。从房间大小的计算机到制造出可以放在口袋里的计算机花了50 年时间。但是因为我们是从先进的技术起步的，对于智能机器研究来说，类似的过渡期应该会更短。

我们应该制造智能机器吗

在整个 21 世纪，智能机器将从科幻领域进入现实。在迎来那天之前，我们应该考虑道德问题，智能机器可能带来的危险是否大于可能带来的好处。

长期以来，机器能够自行思考和行动这一设想一直困扰着人们。这是可以理解的。人们总是被新的知识领域和新技术吓到。人类的创造力让我们假想一项新技术可能会以何种可怕的方式接管人类的身体，让人类被淘汰，或者让人类的生命变得毫无价值。但历史表明，这些黑暗的想象几乎从来没有像我们预想的那样上演。当工业革命到来时，人类曾害怕过电（还记得弗兰肯斯坦吗），还对蒸汽机产生过恐惧。拥有自身能量、可以以复杂方式自行移动的机器，听起来既神奇又可怕，但电力和内燃机不再令人类感到陌生和害怕，因为它们与空气和水一样，已经成为人类生活环境不可或缺的一部分。

当信息革命开始时，人类很快就开始对计算机产生恐惧。无数关于强大的计算机或计算机网络的科幻故事都在向人们传达，计算机或计算机网络会自发地产生自我意识，然后把枪口对准它们的人类主人。但现在计算机已经融入日常生活，这种恐惧显得很荒谬：你家中的计算机或互联网所拥有的感知自我能力并不比收银机高出多少。

当然，任何技术都是一把双刃剑，但有些技术比其他技术更容易被误用或造成灾难。无论是用于核弹头还是用于发电厂，原子能都是危险的，只要出现一次事故或一次误用，就可能会杀伤数百万人。尽管核能很有价值，但也有替代品。车辆技术可以用于坦克和战斗机，也可以用于汽车和客机，该技术引来的事故或对它的误用可能对许多人造成伤害。但可以说，车辆对现代生活很重要，而且比核电危险性更小；飞机误用所造成的损害要远小于核弹。有许多技术几乎完全有益。电话就是一个例子。绝大多数情况下，电话方便沟通的益处超过了任何负面影响。电力和公共卫生科学也是如此。在我看来，智能机器将成为人类开发过的最不危险、最有益的技术之一。

尽管如此，一些人，如太阳微系统公司的联合创始人比尔·乔伊（Bill Joy），就曾担心人类可能会开发出不受人类控制的智能机器人，占领地球，根据自己的规划改造地球。这个画面让我想起了奇幻冒险影片《魔法师的学徒》（*The Sorcerer's Apprentice*）中的那些神奇的飞天扫帚，它们即使变成碎片也可以重生，不知疲倦地工作，但最终带来的却是灾难。同样，一些人工智能乐观主义者做出了令人不安的预言。例如，雷·库兹韦尔（Ray Kurzweil）[①]谈到，有一天纳米机器人会钻进你的大脑，记录每一个突触和每一个连接，并将所有信息报告给一台超级计算机，并重新配置你的身体！你将成为一个带有"软件"版本的自己，你几乎可以永生。关于机器智能的这两个预测，即智能机器横行世界的场景和将大脑上传到计算机的场景，似乎一次又一次地被人们提及。

制造智能机器与制造自我复制机器不同。它们之间没有任何逻辑联系。大脑和计算机都不能直接自我复制，类脑记忆系统也不例外。虽然智能机器的优势之一是能够大规模生产，但这是一个不同于细菌和病毒自我复制的世界。自我复制不需要智力，智力也不需要自我复制。

此外，我严重怀疑我们是否能够将心智复制到机器中。目前，据我所知，没有任何实际或想象的方法能够记录构成"你"的数万亿个细节。我们需要记录和重建你的所有神经系统和身体结构，而不仅仅是你的新皮质。我们需要了解所有这些是如何运作的。

总有一天，人类也许能够做到这一点，但挑战远远超出了了解新皮质工作原理的范围。弄清楚皮质算法并将其完完全全地植入机器是一回事，扫描大脑的无数操作细节并在机器中复制它们是另一回事。

---

① 库兹韦尔在《人工智能的未来》中提出，2045 年，人工智能将超越人类智能。该书中文简体字版已由湛庐引进，浙江人民出版社出版。——编者注

　　除了自我复制和心智复制之外，人们对智能机器还有一个顾虑。智能机器是否会像核弹那样威胁到大部分人类？它们的存在是否会令邪恶的小团体或个人获得超能力？机器是否会变得邪恶并与人类作对，就像《终结者》或《黑客帝国》电影中那些顽固的、邪恶的机器人一样？

　　答案是否定的。作为信息设备，类脑记忆系统将成为人类迄今为止开发的技术含量最高的系统之一。但就像汽车和计算机一样，它只是工具。它将变得智能，并不意味着它将具有破坏财产或操纵人的特殊能力。正如我们不会将世界核武库的控制权交给一个人或一台计算机一样，我们也必须小心不要过分依赖智能机器，因为它们会像所有技术一样失灵。

　　这让我们想到了一些充满恶意的问题。有些人认为，聪明基本上等同于拥有人的心智。他们担心智能机器会讨厌被"奴役"，因为人类讨厌被奴役。他们担心智能机器会试图控制世界，因为历史上有很多聪明人都试图控制世界。但这些恐惧是建立在一个错误的类比上的。这些恐惧建立在智力（皮质算法）与旧脑的情感驱动力（如恐惧、偏执和欲望）混合的基础上。但是智能机器不会有这些能力。它们不会有个人野心；它们不会渴望财富、社会认可或感官满足；它们不会有食欲、瘾或情绪障碍。除非我们煞费苦心地设计，否则智能机器不会有任何类似于人类情感的东西。智能机器最强大的方面会应用于人类智力无法突破的地方、人类的身体无法触达的地方，或者我们觉得无聊的活动上。一般来说，这些活动几乎不包含情感成分。

　　智能机器的范围囊括了从简单的单一应用系统到非常强大的超人智能系统。除非我们竭尽全力特意设计，否则它们不会变得像人一样。也许有一天我们将不得不限制人们利用智能机器的范围，但距离那一天，还有很长的路要走。当它到来时，与如今围绕着遗传学和核技术的道德问题相比，与人工智能相关的道德问题可能更容易解决。

智能机器能做些什么

现在的问题是：智能机器能做些什么？

经常有人让我谈谈移动电子设备。会议组织者会要求我描述 5 年或 20 年后手持电脑或手机会是什么样子，他们想听听我对未来的看法。说实话，我做不到。为了说明这一点，我曾经戴着一顶巫师帽，拿着一个水晶球走上舞台，解释说，没有人可以详细地看到未来的细节。水晶球是假的，任何假装知道未来几年会发生什么的人肯定会失败，而我们最大程度上能做的是了解宏观趋势。如果你理解了一个普适的想法，那么随着细节的展开，无论如何你都可以继续追寻探索它。

技术趋势最著名的例子是摩尔定律。戈登·摩尔正确地预测了放置在硅芯片上的电路元件数量每隔 18 ～ 24 个月会翻一番。摩尔没有说这些芯片是存储芯片、CPU 还是其他什么。他没有透露这些芯片将用于哪些产品，也没有预测芯片是装在塑料或陶瓷中，还是粘在电路板上。他没有提及用于制造芯片的各种工艺。他预测到了正确的答案，只是因为他牢牢跟随着宏观趋势。

现在我们无法预测智能机器的最终用途，根本无法获得具体的细节。如果我或其他任何人详细预测这些机器会做什么，那么无论如何，事实都将证明这个结论是错误的。尽管如此，我们可以做得更好而不是什么都不做。以下两种思路可能会有所帮助：一种是尝试设想类脑记忆系统的近期用途，这是显而易见但不那么有趣的事情；另一种是考虑长期趋势，如摩尔定律。它可以帮助我们想象那些可能成为未来的一部分的应用。

我们先从一些近期的应用开始。这些应用是显而易见的，就像晶体管取代了无线电里的真空管，或者用微处理器制造计算器。我们先来看看人工智能尝试突破的一些领域——语言识别、视觉处理和智能汽车。

如果你曾经尝试使用语音识别软件在笔记本电脑上输入文本，你就会发现它是多么愚蠢。就像约翰·塞尔的"中文屋"一样，计算机无法理解人类的话。几次尝试这些产品后，我感到很沮丧。如果房间里有任何噪音，不管是铅笔掉了还是有人跟我说话，我的屏幕上都会出现多余的文字，语言识别软件的错误率很高，而且往往认为我说的话毫无意义。"记住让玛丽知道沼泽已经准备好被激起。"这句话，孩子都会知道这是错误的，但计算机不会。

同样，多年来，所谓的自然语言接口一直是计算机科学家的研究目标。这个想法是让你能够用简单的语言告诉计算机或其他应用你想要什么，然后让机器完成工作。你可能会对个人数字助理或平板电脑说："将我女儿周日的篮球比赛时间改到当天早上 10 点。"这种事情，用传统的人工智能是不可能很好地完成的。即使计算机可以识别每个单词，要想完成任务，它可能还需要知道你女儿在哪里上学，或者你指的是哪一场篮球比赛，你可能指的是即将到来的周日，而你所说的篮球比赛可能是门洛队对战圣乔伊队。又或者，你可能希望计算机收听来自无线电广播的音频流，从而了解特定产品的信息，但播音员在没有使用其名称的情况下描述了该产品。你和我都知道他在说什么，但计算机不明白。

这些应用程序都需要机器能够听懂口语。但是计算机无法执行这些任务，因为它们不理解这些话的含义。它们只是通过死记硬背将听觉模式与单词模板匹配。想象一下，如果你学会了识别外语中单个单词的发音，而不是单词的意思，我让你用那种语言转录一段对话。随着对话的进行，你不知道它是关于什么内容的，但你试图一个一个地说出这些单词。然而，由于单词重叠和干扰以及噪声，一些声音丢失了。你会发现很难区分单词并识别它们。这些障碍正是语音识别软件今天所面临的问题。软件工程师发现，通过使用单词转换的概率，他们可以在一定程度上提高软件的准确性。例如，他们使用语法规则来选择同音异义词。这是一种非常简单的预测形式，但系统仍然表现不佳。今天的语音识别软件仅在高度受限的情况下取得了成功，在这种情况下，你在任何时刻说出的单词数量都是有限制的。然而，人类很容易执行许多与语言相关的任务，因为人类的新皮质不仅能理解单词，还能理解句子和上下文。人类会预判想法、短语和单个单词。皮质模型会自动执行此操作。

因此，我们可以期待类新皮质记忆将易出错的语音识别转变为强大的语音理解功能。分层记忆将跟踪重音、单词、短语和想法，并使用它们来解释所说的内容，而不是对单个单词转换的概率进行编程。这种智能机器可以像人类一样区分各种语音事件，例如，你和房间里的朋友之间的讨论、电话中的交谈以及编辑一本书的指令。制造这些机器并不容易。为了完全理解人类语言，机器必须体验和学习人类所做的事情。因此，即使人类可能需要很多年才能制造出像你我一样理解语言的智能机器，但在短期内，人类将能够通过赋予智能机器类似新皮质的记忆来提高它的性能。

人工智能无法完成视觉应用，但真正的智能系统应该能够处理它们。今天，没有任何机器可以观察你眼前的自然场景或使用相机拍摄的照片，然后描述它所看到的内容。机器视觉只在非常有限的领域表现得比较成功，例如在视觉上对齐电路板上的芯片，或将面部特征与数据库匹配，但目前计算机无法更综合地识别各种对象或分析场景。让你环顾房间找个地方坐下是没有困难的，但计算机办不到。想象一下从安全摄像头看视频屏幕，你能分辨出拿着礼物敲门的人和拿着撬棍敲门的人的区别吗？当然可以，但要识别这种区别已经远远超出了现有软件的能力。因此，我们聘请人员全天候监视安全摄像头的屏幕，寻找可疑的东西。但是，人类观察者很难一直保持警觉，而智能机器可以不知疲倦地执行任务。

我们再来思考一下交通。汽车变得越来越复杂。它们都配备有全球定位系统，可以规划你从 A 到 B 的路线，传感器会在天黑时打开灯或告诉你是否需要倒车，加速计用来部署安全气囊，甚至有一些汽车可以在特殊高速公路上或在理想条件下自动驾驶。但是要在所有类型的道路上和各种交通条件下都能安全有效地驾驶汽车，不只需要传感器和反馈控制电路。要成为一名优秀的司机，你必须了解交通规则、其他司机及汽车的工作方式、信号灯以及许多其他事情。当另一辆车危险驾驶时，你需要能够理解危险标志或注意到这个状况。你需要看到另一辆车上的转向灯信号并预计它可能会变道，而如果那辆车的转向灯已经打开了几分钟，那么你要意识到那辆车的驾驶员可能忘了关掉它了，因此这辆车很可能不变道。你需要认识到前方远处的一缕烟雾可能意味着发生了事故，因此应该放慢速度。一名司机看到一个球在街上滚动，会下意识地认为会有孩子跑出来捡球，于是立即停下来。

假设我们想制造一辆真正的智能汽车，要做的第一件事是选择一组传感器，让智能汽车能够感知它的世界。我们可能先要设置一个摄像头，或者在前后设置多个摄像头，从而实现视觉功能。还要设置实现听觉功能的麦克风，但我们可能还想装载雷达或超声波传感器，从而可以准确地确定其他物体在明亮或黑暗中的位置和速度状况。关键是，我们不必依赖或限制自己使用人类使用的感官。皮质算法是灵活的，只要适当地设计分层记忆系统，无论我们安装什么类型的传感器，它都应该可以工作。从理论上讲，这种汽车应该可以比我们更好地感知交通状况，因为它可以选择一组感应器来匹配任务。然后将传感器连接到足够大的分层记忆系统中。汽车设计师将通过让智能汽车接触现实世界来训练它的记忆力，以便它学习与人类相同的方式构建其世界模型，只不过这是一个被限定的领域。例如，汽车只需要了解道路，但不需要了解电梯和飞机。汽车的记忆将学习交通和道路的层次结构，以便它能够理解和预测移动的汽车世界中可能发生的事情，包括路标、障碍物和交叉路口。

汽车的工程师可以设计记忆系统，使其实际驾驶汽车或仅监控你驾驶时发生的情况。它可以提供建议，或在极端情况下接管汽车，就像一个你不会反感的后座司机。一旦记忆得到充分训练并且汽车可以理解和处理可能发生的任何事情，工程师可以选择永久设置记忆，以便所有生产线上的其他汽车都以相同的方式运行，或者就算车已经售出，也能继续让它保持学习与更新。对于计算机而不是人类来说，如果新的条件允许，记忆内存可以用更新的版本重新编程。

　　我并不是说我们一定会制造能够理解语言和视觉的智能汽车或机器。但这些都是我们会研究和开发的设备的不错例子，而且这些似乎是可以实现的。

　　就我个人而言，我对智能机器那些显而易见的应用不太感兴趣。对我来说，新技术的真正益处和兴奋点在于找到以前无法想象的用途。智能机器将以何种方式给我们带来惊喜，随着时间的推移会出现哪些奇妙的能力？我确信分层存储器，如晶体管和微处理器，将以令人难以置信的方式改变人类的生活，但究竟会如何改变呢？关于智能机器的未来前景，我们可以简单考虑那些容易扩展的技术的各个方面。也就是说，智能机器的哪些属性会变得越来越便宜、越来越快，或者越来越小。以指数速度增长的事物会迅速超出人类的想象，并且最有可能在未来技术最激进的演变中发挥关键作用。

　　多年来呈指数级发展的技术包括硅存储芯片、硬盘、DNA 测序技术和光纤。这些快速发展的技术已成为许多新产品和业务的基础。软件也可以以不同的方式很好地扩展。一个理想的程序，一旦编写完成，就可以无休止地复制，而且几乎没有任何成本。

　　相比之下，一些技术的扩展性较差，如电池、电机和传统机器人技术。尽管付出了很多努力进行稳步改进，但今天制造的机械臂并不比几年前制造的机械臂好很多。机器人技术的发展是渐进而有限的，与芯片设计或软件数量的指数增长曲线完全不同。1985 年花费 100 万美元制造的机械臂，其性能并没有达到如今仅用 10 美元制造出的机械臂性能的 1 000 倍。同样，今天的电池并不比 10 年前好多少。你可能会说它们的性能是之前的两三倍，但不是 1 000 或 10 000 倍，进步只是一点一点地向前推进。如果电池容量与硬盘容量以相同的速度增加，那么手机和其他电子产品将永远不必充电，并且一经充电就能行驶 1 000 多千米的轻型电动汽车也将变得很常见。

因此，我们有必要考虑类脑记忆系统的哪些方面会大大超出人类的生物大脑。这些属性将表明该技术最终将在哪里落地。我看到了超过人类自身能力的 4 个属性：速度、容量、可复制性和感觉系统。

速度

虽然神经元的处理速度以毫秒为单位，但硅的处理速度以纳秒为单位，并且后者的处理速度越来越快。后者的速度是前者的 100 万倍，相当于 6 个数量级的差异。有机思维和硅基思维之间的速度差异将产生重大影响。智能机器的思考速度将是人脑的 100 万倍。这样的大脑可以在短短几分钟内读完图书馆的全部书籍或研究庞大而复杂的数据体，这些任务需要你我花费数年才能完成，而你对此做出的解读与智能机器的解读完全相同。这并没有什么神奇的。生物大脑的进化有两个与时间相关的限制。一是细胞工作的速度，二是世界变化的速度。如果生物大脑周围世界的变化速度本质上是缓慢的，那么它的思考速度变为之前的 100 万倍也没什么用。但是皮质算法并非必须始终缓慢运行。如果一台智能机器与人交谈或互动，它必须放慢速度才能以人的速度工作。如果它通过翻页来阅读一本书，那么它的阅读速度就会受到限制。但是当它与电子世界交互时，它的运行速度会快得多。两台智能机器进行对话的速度是两个人对话速度的 100 万倍。想象一下解决数学或科学问题的智能机器，其速度是人类速度的 100 万倍。在 10 秒钟内，它可以解决我们需要一个月才能解决的问题。如此闪电般的速度、永不疲倦的头脑，肯定会以人类无法想象的方式发挥作用。

容量

尽管人类新皮质的记忆能力令人叹为观止，但智能机器可以大幅超越它。人类大脑的大小受到多种生物学因素的限制，包括婴儿的颅骨大小与母体骨盆直径的比率、运行大脑的高代谢成本（你的大脑约占体重的 2%，但使用了大约 20% 的氧气），以及神经元的缓慢速度。但是我们可以构建任意大小的智能记忆系统，并且不同于盲目、曲折的进化过程，我们可以在设计的细节上体现远见和特定意图。几十年后，人类新皮质的能力可能会变得相对稳定。

当我们制造智能机器时，可以通过多种方式增加它们的内存容量。增加层次结构的深度将会使理解能力增强，即发现更高阶模式的能力更强大。扩大区域内的容量可以让机器记住更多细节，或者更敏锐地感知周围环境，就像盲人有更敏锐的触觉或听觉一样。通过添加新的感官和感觉层次，机器设备可以构建更完善的世界模型，这一点我稍后将讨论。

智能记忆系统的大小和维度是否有上限是一个很有趣的问题。你可能会想到设备会由于过于杂乱而无法使用，或者当它接近某个理论极限时可能无法正常工作。也许有人认为人脑已经接近最大理论尺寸，但我认为这不太可能。人类大脑在进化过程的最新阶段才变得很大，并且没有任何迹象表明人类的大脑已经达到了最大尺寸。不管智能记忆系统的峰值容量是多少，人脑显然没有达到这个峰值容量，可能相差很远。

了解这些系统可能会做什么的一种方法就是了解已知人类表现的极限。爱因斯坦无疑是非常聪明的，但他的大脑仍然是一颗大脑。我们可以假设他非凡的智力在很大程度上是由于他的大脑与一般人的大脑之间的物理差异。爱因斯坦如此罕见的原因是，人类基因组并不经常会产生像他那样的大脑。然而，在硅中设计大脑时，我们可以按照想要的任何方式构建它们。它们都可以达到爱因斯坦的高水平思维，甚至更聪明。学者症候群也是一个极端的例子，我们从中可以认识到其他可能的智力维度。学者症候群人士会表现出非凡的能力，例如近乎摄影般的精准记忆力或以闪电般的速度进行困难的数学计算的能力。他们的大脑虽然不是常见的类型，但仍然是大脑，仍然使用皮质算法工作。如果一个非典型大脑可以拥有惊人的记忆能力，那么理论上，我们可以将这些能力添加到人工大脑中。人类智力的这些极端情况不仅表明了应该重新创造的方向，也代表了我们可能超越人类最佳表现的方向。

可复制性

每一颗新的有机大脑都必须从头培养和训练，这个过程在人类身上需要几十年的时间。每个人都必须亲自探索如何协调身体四肢和肌肉群、如何保持平衡和移动等基础知识，并学习众多物体、动物和其他人的一般特性，这包括事物的名称和语言的结构，以及家庭和社会的规则。一旦掌握了这些基础知识，就开始了年复一年的正规教育。每个人在生活中都必须在同一组学习曲线上艰难跋涉，即使这些已经被其他人无数次地艰难跋涉过，所有这些都是为了在新皮质中建立一个世界模型。

智能机器不需要经历这么长的学习曲线，因为芯片和其他存储设备可以无休止地复制，并且内容也可以轻松传输。从这个意义上说，智能机器可以像软件一样进行复制。一旦原型系统经过打磨和训练，达到令人满意的效果，就可以随意复制多次。完善智能汽车的存储系统可能需要多年的芯片设计、硬件配置、训练和反复试验，但一旦制造出最终产品，就可以量产。正如我之前提到的，我们可以选择是否允许副本继续学习。对于某些应用，我们希望限制智能机器按照经过测试的已知方式运行。如果智能汽车知道它需要知道的一切，我们就希望它不要养成坏习惯或相信它自认为理解的一些错误类比。如果不出意外，我们希望所有类似品牌的汽车都表现得相似。但是对于一些其他应用程序，我们希望类脑记忆系统能够持续学习。例如，设计用于发现数学证明的智能机器需要从经验中学习、将旧见解应用于新问题的能力，并且通常具有灵活性和开放性。

它应该可以像我们共享软件组件一样共享学习组件。一个特定设计的智能机器可以用一组新的连接重新编程以生成不同的行为，就好像我可以将一组新的连接下载到你的大脑中，立即将你从说英语的人变成说法语的人，或者从一位政治学教授变成一位音乐理论家。人们可以交换工作成果并在他人的成果基础上进一步制造智能机器。假设我开发并训练了一台具有卓越视觉系统的机器，另一个人开发并训练了一台具有卓越听觉系统的机器。通过适当的设计，我们可以将两个系统的优点结合起来，而无须自下而上地重新训练。以这种方式分享专业知识对人类来说是根本不可能的。制造智能机器的业务可以沿着与计算机行业相同的路线发展，人们训练智能机器让它具有专业知识和能力，并销售和交换由此产生的内存配置。重新编程智能机器与运行新的电子游戏或安装软件没有太大区别。

感觉系统

人类有一些感觉。这些感觉深深植根于人类的基因、身体以及大脑新皮质下的连接中，我们无法改变它们。有时我们会使用技术来增强感觉能力，例如夜视镜、雷达或哈勃太空望远镜。这些高科技仪器是数据转换的巧妙技巧，而不是新的感知模式。它们将人类无法感知的信息转换为人类可以理解的视觉或听觉表现。尽管如此，人类的大脑具有惊人的灵活性，我们可以看着雷达屏幕并理解它代表什么。许多物种拥有独特的感觉，例如蝙蝠和海豚的回声定位，蜜蜂有看到偏振光和紫外线的能力，以及一些鱼有感应电场的能力。

智能机器可以通过在自然界中发现的任何感觉以及完全由人类设计的全新感觉来感知世界。声呐、雷达和红外视觉是我们希望智能机器拥有的各种非人类感觉的例子。但这一切只是开始。

更有趣的是，智能机器可以体验奇特的感觉，以及与人类不同的感知世界的方式。正如我们看到的那样，皮质算法的核心是在世界中寻找模式。不管新皮质的这些输入模式源自哪里，只要它们是非随机的，并且具有一定的丰富度或统计结构，智能系统就会对它们形成不变的记忆和预测。这些输入模式不必类似于动物的感觉，也不必存在于现实世界中。我推测，智能机器的革命性用途在于感受前所未有的奇特感觉。

例如，我们可以设计一个跨越全球的感官系统。想象一下，在一片陆地上每隔 50 千米就有一个天气传感器。这些传感器类似于视网膜中的细胞。在任何时间点，两个相邻的天气传感器的活动都具有高度相关性，就像视网膜上的两个相邻细胞一样。例如风暴和锋面这样的气象活动会随着时间移动和变化，这就像视觉中的物体会随着时间移动和变化一样。通过将这个感觉信息附加到一个大容量的类皮质的储存中，我们将使系统学习预测天气，就像你和我学习识别可视化物体并预测它们如何随时间移动一样。该系统将查看局部天气模式、大型天气模式，以及存在于数十年、数年或数小时内的模式。如果在某些区域将传感器放置得更近一些，我们可以制造相当于中央凹的东西，让智能天气大脑能够理解并预测微小的气候现象。

天气大脑会像人一样思考和理解全球天气系统。气象学家当今的目标是实现类似的系统。他们从不同地点收集录像，并使用超级计算机来模拟气候和预测未来。但是这种方法与智能机器的工作方式有着根本不同，前者类似于计算机下棋的方式，笨拙且缺乏理解力，而智能天气机器类似于人类的下棋方式：深思熟虑、不断分析。智能天气机器会发现人类很难发现的模式。直到 20 世纪 60 年代，气象学家才发现厄尔尼诺天气现象。而天气大脑可以找到更多像厄尔尼诺这样的模式，或者学习如何比人类更好地预测龙卷风或季风。将大量天气数据转化为人类容易理解的形式是很困难的，而天气大脑能直接感知和分析天气。

我们可以利用其他大型分布式传感系统实现制造智能机器这一目标，以了解和预测动物迁徙、人口变化和疾病传播。想象一下，传感器分布在一个国家的电网上，连接到这些传感器的智能机器将观察电力消耗量的起落，就像你我观察道路上的交通情况或机场人员的流动一样。由于反复接触这些模式，人类学会了预测它们，比如开车上下班的人或机场保安。同样，我们的智能电网监视器将能够比人类更好地预测电力需求或可能导致停电的危险情况。我们可能会结合天气和人口统计传感器，以预测政治动荡、饥荒或疾病暴发。就像超级聪明的外交官一样，智能机器可能会在减少冲突和人类苦难方面发挥作用。

你可能认为智能机器需要情感来预见涉及人类行为的模式，但我不这么认为。人类的文化、价值观和信仰并不是一开始就有的，我们需要学习它们。就像我可以学会理解价值观与我不同的人的动机一样，智能机器也可以理解人类的动机和情感，即使它们本身没有这些情感。

我们可以通过采样微小实体来理解。从理论上讲，传感器可以代表细胞或大分子中的模式。比如，了解如何从构成蛋白质的氨基酸序列中预测蛋白质分子的形状是极具挑战性的，能够预测蛋白质如何折叠和相互作用将加快药物的研发速度，使许多疾病尽快得到治疗。

工程师和科学家已经构建了蛋白质的三维视觉模型，以预测这些复杂分子的行为方式。但是事实证明，即便尽我们所能，这个任务还是太困难了。不过，如果有专门针对这个问题调整感觉的超级智能机器或许能够回答这个问题。或许这听起来有些不切实际，但请记住，我们不应对人类可以解决这个问题感到惊讶。我们目前无法解决这个问题，可能主要是由于人类的感觉与我们想要理解的物理现象之间的不匹配。智能机器可以拥有自定义感觉和比人类容量更大的存储记忆，这令它们能够解决我们无法解决的问题。

通过适当的感觉和新皮质记忆的轻微重组，智能机器可能具备在数学和物理学探索的多维空间中生活和思考的能力。例如，数学和科学领域的许多成果需要了解物体在超过三维的世界中的行为。研究空间本身性质的弦理论数学家认为宇宙有 10 个甚至更多维度。人类很难在四维或更多维度上思考数学问题。也许一个设计正确的智能机器可以像你我理解三维空间一样理解多维空间，以便更好地预测它们的行为方式。

最终，我们可能会在一个极大的层次结构中将一堆智能系统联合起来，就像新皮质将听觉、触觉和视觉联合到皮质层次结构的更高层。这样的系统将自动学习建模和预测智能机器群体的思维模式。借助互联网等分布式通信媒介，单个智能机器可以分布在世界各地。这样一来，就会有更大的层次结构学习更复杂的模式并了解更复杂的类比。

我探讨这些思考是想说明，类脑机器的能力可以在很多方面令人类望尘莫及。它们的思考和学习速度可能是人类的 100 万倍，能记住大量详细信息，或者捕捉到令人难以置信的抽象模式。它们可以拥有比我们更敏感的感觉，或分布式感觉，或是针对非常小的现象的感觉。他们可能会从三维、四维或更多维度进行思考。这些有趣的可能性都不依赖于模仿人类或像人类一样行动的智能机器，它们也不涉及复杂的机器人技术。

现在，我们应该完全明白了图灵测试是如何将智能与人类行为等同起来的，这其实限制了人类对各种可能性的探索。了解什么是智能，我们就可以制造比仅复制人类行为更有价值的智能机器。智能机器将成为令人惊叹的工具，并将极大地扩展我们对宇宙的了解。

智能机器的时代何时到来

在这一切发生之前需要多长时间？我们会在 50 年后、20 年后还是

5年内制造出智能机器？高科技领域有句谚语：短期变化比你预期的要慢，而长期变化会比你预期的要快。我已经见过这种情况很多次了。有人会在一次会议上宣布一项新技术，并声称4年后它将在每个家庭中普及。结果发现言之过早了。4年变成8年，人们开始认为它永远不会实现。就在这个时候，当整个想法看起来是个死胡同时，它开始快速发展并引发了极大轰动。类似的事情可能也会发生在智能机器的发展中，起初进展似乎很缓慢，之后却会发展迅速。

在神经科学大会上，我喜欢在会议室里走来走去，请每个人发表一下自己的看法，聊聊还有多久我们会迎来新皮质的实质性理论。不到5%的人说"不需要"或"我们已经有了"（考虑到他们的本职工作，我对此十分惊讶）。另有5％的人表示应为5～10年。有一半的人说10～50年，或者"在我有生之年"。剩下的人说50～200年，或者"我的有生之年不会发生"。我站在乐观主义者一边。几十年来，我们一直生活在"缓慢"时期，因此对许多人来说，理论神经科学和智能机器的进展似乎完全停滞了。从过去几十年的进展来看，虽然人们很自然地认为离答案还很远，但我相信我们正处于转折点，该领域即将迎来突破。

加快这一领域未来的发展速度，将转折点的到来时间设定为不久的将来，这是有可能的。本书的目标之一是让你相信，有了正确的理论框架，人类可以在理解新皮质方面快速取得进展。以记忆－预测模型为指导，人类可以解构大脑的具体工作原理，以及人类是如何思考的。这些都是我们制造智能机器所需的知识。如果这个模型是正确的，那么我们将会迎来该领域突飞猛进的发展。

因此，虽然我不确定智能机器的时代何时会到来，但我认为，如果今天有足够多的人致力于解决这个问题，我们或许能够在短短几年内制造出有用的原型和新皮质模拟物。我希望在 10 年内，智能机器成为最热门的技术和科学领域之一。我不愿说得更具体了，因为我们很容易低估重要事件的发展情况。

那为什么我对理解大脑和制造智能机器的进展速度如此乐观呢？我的信心主要源于我在智能问题方面的研究已经持续了很长时间。1979年，当我第一次爱上大脑研究时，我觉得解决智能难题是我有生之年可以实现的事情。多年来，我仔细观察了人工智能的起起落落，神经网络的兴衰，以及 20 世纪 90 年代的"脑研究的黄金十年"。我已经看到人们对理论生物学尤其是理论神经科学的态度是如何转变的。我已经看到预测、分层表征和时间的想法是如何悄悄进入神经科学语言之中的。我已经看到了我和同事在理解这一领域的进步。在写作本书时，我回想起 18 年前，我就对预测的作用感到激动无比，从那时起就一直在以各种方式对其进行测试研究。因为我已经沉浸在神经科学和计算机领域 20 多年了，也许我的大脑已经建立了一个关于技术和科学的变化会如何发生的高级模型，并且该模型预测到了未来的快速发展。现在就是转折点。

真正的智能机器

天文学家卡尔·萨根（Carl Sagan）曾经说过，理解某件事并不会减少它的神奇性和神秘感。许多人担心对科学的理解越深入，奇迹发生的可能性就越低。但萨根说得没错。事实是，随着理解的深入，人类对自身在宇宙中的角色感到更加自如，同时，宇宙也变得更加丰富多彩和神秘。作为无限宇宙中的一个小点，鲜活、具有意识、拥有智慧和创造力，远比生活在一个小的宇宙中心或平坦、有限的地球上更有趣。了解人类的大脑是如何工作的，并不会减少宇宙、生命或未来所带来的神奇和神秘。当我们运用这些知识来了解自己、制造智能机器，然后获得更多的知识时，我们的惊奇感只会加深。

因此，探索并去理解大脑和制造智能机器是一项值得付出努力的工作，也是人类迈出的合乎逻辑的下一步。

我希望本书能吸引年轻的工程师和科学家去研究新皮质，采用记忆－预测模型，制造智能机器。人工智能在鼎盛时期引发了热潮，各类期刊纷纷刊登以人类智能为主题的文章，介绍人工智能的图书大量涌现，高校也开设了相应的课程，人工智能也成为新的投资方向，得到企业家的关注。随着该领域在 20 世纪 80 年代的蓬勃发展，神经网络同样引发了热潮。但是，人工智能和神经网络背后的科学框架，并不适用于制造智能机器。

我的建议是：我们现在有一条新的、更有希望的道路可以走。如果你是高中生或大学生，这本书会激励你研究这项技术，制造第一台真正的智能机器，甚至开创一个行业。我鼓励你去这样做，去付诸实践。创业成功的关键之一是，你必须在百分之百清楚你能成功之前，一头扎进一个新领域。时机很重要。如果你跳得太早，会陷入困境。如果你等到一切都确定了，那就太晚了。我坚信，现在正好是开始设计和构建类似新皮质的记忆系统的好时机。

我们已经取得了重大进展。在红木神经科学研究所的迪利普·乔治的带领下，我们对这一理论的应用正在帮助解决计算机视觉方面的问题。这些问题已经困扰了研究人员几十年。研究结果非常有前景，因此我们成立了一家新企业 Numenta，其使命是开发具有深远意义的技术。

该领域对科学界和商业界都非常重要。这是一个建立在分层存储器上的新行业，英特尔公司和微软都将在未来十年某个时候启动它。类似这种程度的努力可能会引发财务上的风险，也可能对智力提出严苛的挑战，但无论如何都值得尝试。我希望你能和我一起，与其他接受挑战的人一起，创造有史以来最伟大的技术之一。

经得起检验的 11 个预测

每一个理论都应该引发经得起检验的预测，因为实验测试是确定新想法有效性的唯一可靠方法。幸好，记忆–预测模型以生物学为基础，并引发了几个可以测试的具体而新颖的预测。在本附录中，我列出了可以推翻或证实本书所提出建议的预测。这些材料比第 6 章的材料要高阶一些，但绝不是理解本书其他内容的必要条件。其中有几个预测只能对清醒状态下的动物或人类被试进行，因为这些测试涉及对刺激开始的预期和预测。这些预测排名不分先后。

预测 1

我们应该在新皮质的所有区域，包括初级感觉皮质，找到在预期感觉事件发生时表现更活跃的细胞，而不是对感觉事件反应强烈的细胞。

例如，在美国冷泉港实验室，托尼·扎多尔（Tony Zador）的实验室在老鼠的初级听觉皮质中发现了一些细胞，这些细胞在大鼠预测即将听到声音时就会变得兴奋，即使实际上没有声音的时候也是如此。这应该是新皮质的一个普遍特性。我们应该会在视觉皮质和体感皮质中发现类似的预期活动。预测的定义就是细胞在预期感觉输入的情况下会变得兴奋，这是记忆－预测模型的一个基本前提。

预测 2

我们会发现，预测的空间越具体，越接近初级感觉皮质的细胞在预期事件发生时变得越活跃。

如果一只猴子接受了关于视觉模式序列的训练，使它能在准确的时间预见特定的视觉模式，那么我们就应该能发现，当预期的模式出现时，细胞的活跃度会增强（这与预测 1 相同）。如果猴子学会了预测看到一张脸，但它不知道到底是什么脸或脸会如何出现，那么我们应该预期在人脸识别区域找到预期细胞，而不是在低层视觉区找到。然而，如果猴子注视一个目标，并且已经学会了在其视野中的精确位置预期特定的图案，那么我们应该在 V1 区或接近 V1 区的地方找到预期细胞。表征预测的活动会尽可能地沿新皮质向下流动，预测越具体，流向的层级越低。有时候它可以一直流向初级感觉区；有时候，它会停在更高层的区域。其他感觉模式中也存在类似的情况。

预测 3

在预期感觉输入即将出现时表现更活跃的细胞，更有可能位于新皮质的 L2、L3 和 L6，且该预测应在 L2 和 L3 停止向下移动的趋势。

通过 L2 和 L3 的细胞沿着皮质层次结构向下移动的那些预测，会投射到 L6。这些 L6 的细胞广泛地投射到层次结构中下方区域的 L1，激活另一组 L2 和 L3 的细胞，依此类推。因此，我们应该在这些层（L2、L3 和 L6）的细胞中寻找预期活动。回顾一下，L2 和 L3 的活跃细胞代表一组潜在活跃的皮质柱。它们是潜在的预测。

L6 的活跃细胞代表较少的皮质柱，这些是来自新皮质某个区域的具体预测。当预测沿着层次结构向下传播时，活动最终会在 L2 和 L3 停止。例如，假设一只老鼠已经学会预测两种不同的音频音调中的一种。根据外部线索，老鼠知道它何时会听到这两种音调中的一种，但无法预测会是哪一种。在这种情况下，我们应该期望在 L2 或 L3 看到预期活动，即在代表两种音调的皮质柱中。在同一区域的 L6 不会有活动，因为老鼠无法预测会听到哪个具体的音调。如果在另一次试验中，老鼠可以预测它将听到的确切音调，那么我们应该会看到 L6 中的活动，即对该特定音调做出反应的皮质柱。

我们不能完全排除在 L4 和 L5 中发现预期细胞的可能性。例如，这些层中很可能有几类功能未知的细胞。因此，这一预测相对较弱，但我仍然觉得值得一提。

预测 4

L2 和 L3 的一类细胞应优先接收来自更高层皮质区的 L6 细胞的输入。

记忆－预测模型的一部分是，经过训练的一起出现的模式序列形成了一个时间上不变的表征，我称之为"名称"（name）。我认为这个名称是跨不同皮质柱 L2 或 L3 中的一组细胞。只要序列中的事件发生，这组细胞就保持活跃，例如，只要听到旋律中的任何音符，这组细胞就保持活跃状态。

这组代表序列名称的细胞通过来自皮质较高层区域 L6 细胞的反馈而被激活。我认为这些名称细胞是 L2 的细胞，因为它们接近 L1。但它们可能是 L2 和 L3 中的任何一类细胞，在 L1 有树突。为了使命名系统发挥作用，这些名称细胞的顶端树突必须优先与 L1 中源于较高层区域 L6 的轴突形成突触。它们应该避免与 L1 中源于丘脑的轴突形成突触。因此，该理论表明我们应该在 L2 和 L3 中找到一类细胞，其顶端树突在 L1，这些顶端树突有强烈的倾向，与来自上层区域 L6 细胞的轴突形成突触。其他具有 L1 突触的细胞不会有这种倾向。据我所知，这是一个有冲击力且新颖的预测。

一个必然的预测是，我们应该会在 L2 或 L3 找到另一类细胞，它们的顶端树突优先与来自丘脑非特定区域的轴突形成突触。这些细胞预测序列中的下一个项目。

预测 5

预测 4 种描述的一组名称细胞，在受过训练的序列中仍保持活跃。

在受过训练的序列中，保持活跃的一组细胞是可预测序列的"名称"细胞。因此，即使皮质柱其余部分（L4 至 L6 的细胞）的活动发生变化，我们应该仍能找到一组始终保持活跃的细胞。可惜，我们不知道名称细胞的活动是什么样子的。例如，名称模式的持续活动可能很简单，就像在整个名称细胞组中保持一致的单个脉冲一样。因此，这组活跃的细胞可能很难被发觉。

预测 6

与预测 4 和预测 5 中提到的名称细胞不同，L2 或 L3 的另一类细胞在响应非预期的输入时应该是活跃的，但在响应预期输入时是不活跃的。

这种预测背后的想法是，未预料到的事件必须向上传递，但当一个事件被预料到时，大脑不想准确地向上传递它了，因为它被局部预测到了。因此，L2 和 L3 中应该有一类细胞，与预测 4 和预测 5 中描述的名称细胞不同。这类细胞在发生意外事件时显示活动，但如果该事件被预料到了，则不显示活动。这些细胞的轴突应该投射到新皮质的更高层区域。我提出了一种机制来实现这种活动的变化。这类细胞可以通过被激活的中间神经元来抑制，该中间神经元是由名称细胞激活的。但在这一点上，我们没有办法对这种机制做出可靠的预测。我们只能说，某些细胞应该表现出这种差异化活动。据我所知，这是另一个强有力、新颖的预测。

预测 7

与预测 6 相关，未预料到的事件应该在层次结构中向上传播。事件越新奇，向上传输的层次就越高。完全新颖的事件会到达海马。

经过大量训练的模式在层次结构的较低层中被预测，而越是新颖的输入，应该越有可能在层次结构中向较高层传播。我们应该可以设计一个实验来捕捉这种差异。例如，一个人可以听一段陌生但简单的旋律。如果被试听到一个音符，虽然出乎意料，但那是与音乐风格一致的音符，这个出乎意料的音符会引起听觉皮质的活动变化，直达皮质层次结构中的某一层。然而，如果被试听到的不是一个与音乐风格一致的音符，而是一个完全无意义的声音，如撞击声，我们会预期这个声音的活动变化会传递到新皮质层次结构的更高层。如果被试期望听到的是撞击声，而实际听到的是音符，那么结果就会相反。或许有可能在人类被试身上用功能性磁共振成像检验这一预测。

预测 8

突如其来的理解应该导致预测活动的精确级联，并顺着皮质层次结构流动。

当一个皮质区尝试对其输入进行新的记忆匹配时，令人费解的感觉模式最终被理解，顿悟时刻到来。例如，识别图 6-12 中的斑点狗，如果匹配适合局部区域，预测就会顺着皮质的层次结构快速传递到所有低层区域。如果这是对刺激的正确解释，那么层次结构中的每一个区域都会快速连续地做出正确的预测。在查看一个有两种解释的图像时，也会出现同样的效果。例如一个花瓶的轮廓看起来像两张人脸，或者一个内克尔立方体（可以出现在两个不同方向的立方体的图像）。每次对此类图像的感知发生变化时，我们都会看到新预测的传播顺着皮质层次结构向下流动。在最底层，比如说 V1 区，一根表征图像线段的皮质柱应该在图像的任何一个感知中保持活跃（假设眼睛没有移动）。然而，我们可能会看到该皮质柱中的一些细胞交换了活动状态。也就是说，每幅图像都存在相同的低层次特征，但在做出不同的解释时，一根皮质柱中的不同细胞可能都处于活跃状态。最重要的是，当一个高层次的感知发生变化时，我们应该看到预测流在皮质层次结构中向下传播。

对学习过的视觉对象的每次扫视都应该发生类似的预测传播。

预测 9

记忆 - 预测模型要求锥体神经元能检测细树突上突触输入的精确重合。

多年来，人们认为神经元可能是简单的整合器，将来自其所有突触的输入相加，以确定神经元是否应该发射脉冲信号。在当今的神经科学界，关于神经元的行为方式存在很多不确定性。有些人仍然认为神经元是简单的整合器，许多神经网络模型都是由以这种方式工作的神经元建立的。也有许多神经元模型假定一个神经元的行为就像是每个树突部分独立运作一样。记忆 - 预测模型要求神经元能够在一个狭窄的时间窗口内检测到仅有的几个活跃突触的重合。该模型甚至用一个增效的突触就足以引起细胞兴奋。但更有可能的是在一个细树突上有两个或多个活跃的突触。因此，一个具有数千个突触的神经元可以学习激发许多不同的、精确且独立的输入模式。这并非一个新的想法，而且有证据能够支持它。然而，它与多年来使用的标准模型完全不同。如果证明神经元不会对精确和稀疏的输入模式产生反应，那么就很难保持记忆－预测模型所对应的理论的完整性。细胞体上或靠近细胞体的粗树突上的突触不需要这样工作，只有细树突上的许多突触才需要。

预测 10

表征随着训练的进行而向下层移动。

我认为，通过反复训练，新皮质会重新学习新皮质较低层次区域的序列。这是由于模式序列的记忆将改变传递给新皮质下一个较高层区域的输入模式。这种过程会产生两个结果，其中一个结果是，我们应该发现，经过大量训练后，对复杂刺激做出反应的细胞出现在新皮质中的位置较低，而经过最低限度的训练后，出现在新皮质中的位置较高。例如，我希望人类在经过识别单个字母的训练后，我能在他们的 IT 等区域找到对印刷字母有反应的细胞。但是，在学会阅读整个单词后，除了 IT 区之外，我希望能在 V4 区的不同部分找到对字母有反应的细胞。对于其他物种、其他区域和其他刺激，我们也应该可以得到类似的结果。这种学习过程的另一个结果是，哪里发生回忆以及在哪里检测到错误，哪里的细胞就应该出现反应。也就是说，高度学习模式的感觉应该在层次结构中传播较短的距离。这应该可以通过成像技术检测到。

我们还应该能够检测到对某些刺激的反应时间的变化，因为输入不必在新皮质中传播得那么远就可以被识别和回忆。

预测 11

我们应该能在所有皮质区中找到不变的表征。

目前已知，存在着对高度选择性的输入做出反应的细胞，这些输入对许多细节都保持不变。我们已经观察到对面部、手、克林顿等做出反应的细胞。记忆－预测模型预测：新皮质的所有区域都应该形成不变的表征。不变的表征应该反映新皮质一个区域下面的所有感觉模式。例如，如果我在视觉皮质中有一个克林顿细胞，那么只要我看到克林顿，它就会立刻被激活。如果我的听觉皮质中有一个克林顿细胞，那么只要我听到克林顿这个名字，它就会被激活。然后，我希望在联合区中找到接收视觉和听觉输入的细胞，这些输入对看到或听到克林顿的名字做出反应。我们应该会在所有感觉模式甚至运动皮质中找到不变的表征。在运动皮质中，细胞将表征复杂的运动序列。运动层次越高，表征就越复杂、越稳定不变。研究人员发现了激活猴子"从手到嘴"这一复杂运动的细胞。这些都不是新的预测。大多数研究人员都相信一个普遍的想法，即不变的表征是在整个新皮质的许多区域形成的。然而，即使我把这作为一个事实来讨论，它也没有在所有区域表现出来。记忆－预测模型预测我们将在新皮质的每个区域看到这种细胞。

前文中的预测是可以测试本书模型的一些方法。我确定还有其他方法。然而，这并不可能证明一个理论的正确性，只能证明一个理论是不正确的。因此，即使我在前面列出的所有预测都被证明是正确的，也不能证明记忆－预测模型这一假设的正确性。但它们将是支持该理论的有力证据。反过来说也是如此。如果上面预测的某些结果不是真的，它不一定会使整个理论失效。对于某些预测，可以通过其他方式实现。例如，你可以通过其他方式构建序列名称。本附录只是想表明该模型会引发多个预测，因此可以进行测试。设计实验是一项具有挑战性的工作，需要进行更多超出本书范围的讨论。如果我们能找到用功能性磁共振成像等技术来检验这一理论的方法，那就更好了。与直接的细胞记录相比，许多成像实验室可以更快速地开展这些实验。

致　谢

　　每当有人问我："你是做什么工作的？"我向来
不知道该怎么回答。因为事实是我做得很少。但我身
边的人似乎都做了很多事。我的贡献是每隔一段时间
对他们进行指导，并在必要时尝试将团队重新引领到
新的道路上。我在事业上取得的成功，主要归功于我
的同事们的辛勤工作和智慧。

　　我有幸见到许多科学家，他们几乎都教会了我一
些东西，因此他们都对本书的观点做出了贡献。我感
谢所有人，但在这里只能提到几个。布鲁诺·奥尔
斯豪森在红木神经科学研究所和加州大学戴维斯分
校担任联合职务，他是一本行走的神经科学百科全
书。他不断指出我的知识盲区，并提出纠正我的无知

的方法，这是一个人可以做的最有价值的事情之一。同样在红木神经科学研究所的比尔·索夫基（Bill Softky）是第一个教会我皮质层次中的时间减少和细树突特性的人。加州大学欧文分校的里克·格兰杰（Rick Granger）教我深入了解了序列记忆以及丘脑如何发挥作用。加州大学伯克利分校的罗伯特·奈特（Robert Knight）和加州理工大学的克里斯托弗·科克在创立红木神经科学研究所和处理许多其他科学事务中发挥了重要作用。红木神经科学研究所的所有员工都会对我的想法提出质疑，并迫使我完善它们。本书中的许多提议都是在红木神经科学研究所开会和讨论的直接结果。谢谢你们。

唐娜·杜宾斯基和埃德·科利根（Ed Colligan）是我十几年来的商业伙伴。在他们的辛勤工作和帮助的加持下，我才能够成为一名企业家，同时兼职研究大脑理论，这是一个非同寻常的安排。唐娜曾经说过，她的目标之一是让我们的企业成功，这样我就可以花更多的时间研究大脑理论。如果没有唐娜和埃德，就不会有这本书。

没有这些宝贵的帮助，我不可能写出本书。我的经纪人吉姆·莱文（Jim Levine）甚至在我确定自己要写什么之前就相信了这本书。要是没有像吉姆这样的经纪人，我可能就无法写书了。他向我介绍了我的合著者桑德拉·布莱克斯利（Sandra Blakeslee）。我希望这本书通俗易懂，桑德拉对实现这一目标至关重要。如果本书中仍有不容易理解的部分，那一定是我的责任。桑德拉的儿子马修·布莱克斯利（Matthew Blakeslee）也是一位科学作家，他提供了书中举的几个例子，并建议使用记忆 - 预测模型这个术语。亨利·霍尔特公司的所有人，我都非常乐于与他们合作。我要特别感谢亨利·霍尔特公司的总裁兼出版商约翰·斯特林（John Sterling）。我只与约翰面对面见过一次，通过几次电话。即便如此，他还是对本书的结构产生了巨大影响。他立即理解了我在提出智能理论时将面临的问题，然后他对这本书应该如何写，怎么定位提出了建议。

我要感谢我的女儿安妮和凯特，我常常在周末还坐在计算机前忙碌，她们并没有抱怨。最后，我要衷心感谢我的妻子珍妮特，做我的妻子并不容易。我爱她胜过一切，包括我所痴迷的大脑。

参考文献

大多科学图书以及期刊文章都有很长的文献目录，它们除了可以帮助读者深入了解相关内容以外，主要任务是记录他人的贡献。鉴于本书的读者背景不一，也可能有人之前没有任何神经科学知识储备，所以我避免了用学术风格来写作本书。同样，本书参考文献的设计初衷是帮助那些想要进一步学习的非专家读者。我不会列举所有相关的已发表的研究，也不会尝试去肯定所有在该领域做出贡献的个体。相反，在我看来，我所罗列的内容可以帮助有兴趣的读者更多地理解大脑。我在这里也列出了一些我认为相当有用但主要面向专家的资料。你也可以在互联网上找到许多关于这些主题的深度讨论。

但很可惜，你无法找到很多关于大脑全面理论的参考书。因为就像我在序言中提到的那样，目前还没有太多关于这方面的资料，而关于本书中特别提出的框架的资料更是少之又少。

人工智能和神经网络的历史

Baumgartner, Peter, and Sabine Payr, eds. *Speaking Minds: Interviews with Twenty Eminent Cognitive Scientists* (Princeton, N.J.: Princeton University Press, 1995).

这本书包含了许多有趣的访谈，访谈对象是人工智能、神经网络，以及认知科学领域的领先思考者。该书介绍了智能思考的本质以及人工智能的发展历史，易懂且具有趣味性。

Dreyfus, Hubert L. *What Computers Still Can't Do: A Critique of Artificial Reason* (Cambridge, Mass.: MIT Press, 1992).

这本书对人工智能作了严厉批判，一开始发表时使用的名称是 *What Computers Can't Do*，并在些许年后改名重发。这本书介绍了人工智能的详细历史，其作者是人工智能最激烈的批判者之一。

Anderson, James A., and Edward Rosenfeld, eds. *Neurocomputing, Foundations of Research* (Cambridge, Mass.: MIT Press, 1988).

这本巨著是 1890 年至 1987 年神经网络和大脑理论重要论文的注释合集，其中每篇论文按时间序列排序。它包括了沃伦·麦库洛克、沃尔特·皮茨、唐纳德·赫布、斯蒂芬·格罗斯伯格等人的论文，同时包括了编辑对该论文的介绍。要想了解对本领域具有重大历史意义的论文，读这本书即可。

Searle, J. R. "Minds, Brains, and Programs," *The Behavioral and Brain Sciences,* vol. 3 (1980): pp. 417–424.

本文提出了著名的"中文屋"概念，以此反驳计算是思维模型的观点。你可以在互联网上找到许多关于约翰·塞尔思想实验的描述和讨论。

Turing, A. M. "Computing Machinery and Intelligence," *Mind,* vol. 59 (1950): pp. 433-460.

本文提出了著名的"图灵测试"来检测智能的存在。同样，你可以在网上找到许多关于图灵测试的引用和讨论。

Palm, Günther. *Neural Assemblies: An Alternative Approach to Artificial Intelligence* (New York: Springer Verlag, 1982).

了解自联想记忆可以帮助理解新皮质是如何工作并存储模式序列的。虽然介绍自联想的文献已经有很多，但我迄今为止还没有在已出版的图书或期刊中看到简单易懂的概述，可以囊括那些我认为重要的概念。帕姆·冈瑟（Palm Günther）是该领域的引领者之一。他的这本书很难找到也很难读懂，但涵盖了自联想记忆的基本概念，包括序列记忆。

新皮质和一般神经科学

下面这些书籍可以推荐给那些希望深入了解神经生物学和新皮质的读者。

Crick, Francis H. C. "Thinking about the Brain," *Scientific American,* vol. 241 (September 1979): pp. 181-188. Also available in *The Brain: A Scientific American Book* (San Francisco: W.H. Freeman, 1979).

这是一篇让我对大脑产生兴趣的论文。虽然它已发表了几十年，但我依然认为弗朗西斯·克里克的这篇论文非常具有启发意义。

Koch, Christof. *Quest for Consciousness: A Neurobiological Approach* (Denver, Colo.: Roberts and Co., 2004).

每年都会出版几本有关大脑的科普书，克里斯托弗·科克的这本书是关于意识的，但是它涵盖了大部分有关主题，包括大脑、神经解剖学、神经生理学，以及意识。如果你想要通过一本简洁易懂的书了解神经生物学和大脑科学的基本介绍，那么该书非常适合。

Mountcastle, Vernon B. *Perceptual Neuroscience: The Cerebral Cortex* (Cambridge, Mass.: Harvard University Press, 1998).

这本书非常棒，你可以从中了解有关新皮质的全部内容。这本书结构清晰，虽然技术性很强，但是我读起来觉得很有意思，真的很棒。这是最好的介绍新皮质的作品之一。

Kandel, Eric R.James H. Schwartz, Thomas M. Jessell, eds. *Principles of Neural Science,* 4th ed. (New York: McGraw-Hill, 2000).

这是一本和神经有关的百科全书。这本厚书不适合晚睡前阅读，它是一本很好的工具书。它详细介绍了神经系统的方方面面，包括神经元、感觉器官以及神经递质。

Shepherd, Gordon M., ed. *The Synaptic Organization of the Brain,* 5th ed. (New York: Oxford University Press, 2004).

这本书令我受益，不过我更喜欢之前只有一个作者的版本。这是关于大脑尤其是突触的技术性资料。我将其作为一本参考书使用。

Koch, Christof, and Joel L. Davis, eds. *Large-scale Neuronal Theories of the Brain* (Cambridge, Mass.: MIT Press, 1994).

本书是关于脑神经理论的论文合集，不过其中的大多论文都没有达到书名所表达的目标。本书概述了人们尝试去理解大脑整体的各种方式。你可以在书中找到关于记忆－预测模型的一些踪影。

Braitenberg, Valentino, and Almut Schüz. *Cortex: Statistics and Geometry of Neuronal Connectivity,* 2nd ed. (New York: Springer Verlag, 1998).

本书描述了老鼠大脑的统计学性质。我知道这听起来不是很让人激动，但是这是一本新颖且有用的书。它通过数字来讲述新皮质的故事。

神经科学文章

下面这些文章是本书中描述的一些重要概念的最初来源。其中大多数文章只能在网上或者大学图书馆里找到。

Mountcastle, Vernon B. "An Organizing Principle for Cerebral Function: The Unit Model and the Distributed System," in Gerald M. Edelman and Vernon B. Mountcastle, eds., *The Mindful Brain* (Cambridge, Mass.: MIT Press, 1978).

在这篇论文中，我第一次读到了弗农·芒卡斯尔的设想，它介绍了整个新皮质如何围绕一个通用的原理工作。芒卡斯尔也提到了皮质柱是计算的基本单元。对于本书提出的理论，这些想法既是前提，也是灵感来源。

Creutzfeldt, Otto D. "Generality of the Functional Structure of the Neocortex," *Naturwissenschaften,* vol. 64 (1977): pp. 507–517.

我在写完《新机器智能》这本书后读了这篇论文。如同芒卡斯尔的论文一样，本篇论文也提出了存在一个通用皮质算法这个观点。这篇论文比芒卡斯尔的论文稍早发表，并且是对芒卡斯尔的论文的很好补充。

Felleman, D. J., and D. C. Van Essen. "Distributed Hierarchical Processing in the Primate Cerebral Cortex," *Cerebral Cortex,* vol. 1 (January/February 1991): pp. 1–47.

这是如今描述视觉皮质中层级组织的经典论文。记忆－预测模型建立在这样的假设基础上：不仅视觉，整个新皮质都具备一个层次结构。

Sherman, S. M., and R. W. Guillery. "The Role of the Thalamus in the Flow of Information to the Cortex," *Philosophical Transactions of the Royal Society of London,* vol. 357, no. 1428 (2002): pp. 1695–708.

这篇论文概述了丘脑组织，并提出了谢尔曼－吉耶里假设，即丘脑控制了皮质区间的信息流。我在第 6 章中详细阐释了这个想法。

Rao, R. P., and D. H. Ballard. "Predictive Coding in the Visual Cortex: A Functional Interpretation of Some Extra-Classical Receptive-field Effects," *Nature Neuroscience,* vol. 2, no. 1 (1999): pp. 79–87.

这篇论文讨论了预测和层次结构，并提出了一个处于皮质层次结构中的反馈模型，其中高层区域的神经元试图预测低层区域的活动模式。

Guillery, R. W. "Branching Thalamic Afferents Link Action and Perception," *Journal of Neurophysiology,* vol. 90 (2003): pp. 539–548.

Young, M. P. "The Organization of Neural Systems in the Primate Cerebral Cortex," *Proceedings of the Royal Society: Biological Sciences, vol.* 252 (1993): pp. 13–18.

这两篇论文写得很好，它们提供证据表明运动行为和感官体验紧密相连且来自一个过程。雷·吉耶里认为所有感觉区都在运动行为中起作用，而第二篇论文展示了运动皮质和体感皮质是如此紧密连接，因此应该被视作一个系统的。我在第 6 章中简要地讨论了这些想法。

译者后记

　　我初识杰夫·霍金斯，是在 2021 年的智源大会期间。智源社区邀请他作为大会的主旨演讲嘉宾。在与霍金斯的视频和邮件沟通中，我发现他为事、为学、为人皆散发出温润谦和、虚怀若谷的人格气质，也体现了严整、缜密、追本溯源的科学精神。他以智慧和执着研究学问，以温和、开放对待友朋。

　　随后不久，湛庐一行访问智源，提出霍金斯两本书《千脑智能》及《新机器智能》的翻译合作构想。承蒙我的同事智源社区负责人卢凯引荐，我有幸总体统筹这两本书的翻译工作。随后在我组建的"青源研究组"——人工智能全球青年科学家社群中招募了熊宇轩、向颖飞、陆玉晨三位译者，并组建了这两本书的翻译小组，后又有智源生命模拟中心的负责人马雷加入。马雷老师、宇轩、颖飞、玉晨都是人工智能领域的专业研究人员，我则从翻译的整体要求、语言专业角度给予建议，书中涉及不少生物学与神经计算科学的术语与学科背景知识，幸而团队中的译者专业领域可以互补。每位译者分工协作，既独立负责书稿的一部分翻译工作，也负责对彼此的译文进行初审，最后由我终审。工作繁忙，我利用晚上时间与周末完成翻译工作。我主要负责《千脑智能》的序言及第一部分的翻译工作，其中，第 6 ～ 7 章的翻译工作得到了向颖飞的大力帮助，熊宇轩负责第二部分，马雷负责第三部分。《新机器智能》则是我与陆玉晨二人合译。

这两本书的观点相辅相成。《新机器智能》主要探讨了大脑学习世界的一个模型，并通过这个模型来预测未来，书中称之为"记忆 - 预测模型"，它提出了《千脑智能》所解决的问题。《千脑智能》则揭示了大脑如何学习预测模型的细节，进一步阐释了"大脑中的新皮质学习一个世界模型，并基于该模型进行预测"。在翻译《千脑智能》中朱利安·赫胥黎的诗歌时，我感触颇深。一是我要兼顾原文诗歌形式的艺术性和内容的科学性，二是其内容精彩纷呈，我每每读之，都仿佛进入一个神秘又梦幻的奇妙世界。这首小诗的译文几易其稿，我真正体会到了译者"一名之立、旬月踟蹰"的心境。在这里，我十分感谢我当时的同事贾伟从物理宇宙学的角度给我提供了许多宝贵的建议。那段时间，我们每天中午一起吃饭时讨论的都是诸如"昨晚我大脑皮质的神经元特别活跃，又做了很奇妙的梦""我们所感知的现实不过是一个构建的现实模型"之类的话题，让我在边译边学的过程中不断拓展自己的认知与情感边界，做到"得意忘形"——不拘泥于原文形式，更好地再现原文作者表达的意蕴，才译出了最终呈现在读者面前的这一稿。

北京智源人工智能研究院黄铁军院长提出"脑科学是自然科学的终极疆域",研究脑科学,就是研究人类自己,以大脑本身去研究大脑。《千脑智能》译稿的交付时间恰逢中秋节假期,犹记得那日我在清华科技园的一个咖啡馆里泡了一整天,静心统稿。完稿后已是傍晚,我走出咖啡馆,看见成府路口来往的人群和车辆,不禁想:追根究底人这一生怎样才能称之为有意义?大抵就是为社会、为人类做出一点微小的贡献,探索多一寸的世界,创造一些心意,在这个世界留下自己的痕迹。这背后的坚持,需要放弃诸多舒适与安逸,但钻石哪怕只闪耀一秒钟也不能放弃闪耀。人类的历史很长,而人的一生很短。霍金斯投入大量心血研究脑科学智能,相信这会成为世界智慧的一部分。

——廖璐

这次非常有幸可以参与杰夫·霍金斯的经典著作《新机器智能》的翻译工作之中。这本书也激发了我在读书求学时对人脑奥秘以及人工智能的热情,并延续至今。霍金斯在书中展现了他在神经科学方面的扎实功底,对普适大脑模型的深刻观点,同时也显示了他作为科学家探索世界的好奇心以及情怀。本书中所展现的观点,距离首次提出虽已过去许久,但在如今的深度学习神经网络的背景下依然显得十分精辟。比如书中反复提到的大脑层级结构是为了反映世上万物的层级结构的观点,对我自己理解神经网络提供了很大帮助。

作为一个翻译的门外汉,我有许多要学习的地方。除了基本的信、达、雅之外,我尽量用准确、对应的中文术语进行翻译。在这个过程中,感谢来自智源的同事廖璐从一开始的统筹策划,到最后的校验定稿对我的帮助。重读这本书的过程中,我有时依然会感慨:如今的深度学习之所以可以如火如荼地成为领域内的主流，就是因为有这些伟大的连接主义先驱秉持自己的信仰。祝贺本书成功在国内出版，从而让更多读者体会到人工智能以及神经网络的魅力！

——陆玉晨

未来，属于终身学习者

　　我这辈子遇到的聪明人（来自各行各业的聪明人）没有不每天阅读的——没有，一个都没有。巴菲特读书之多，我读书之多，可能会让你感到吃惊。孩子们都笑话我。他们觉得我是一本长了两条腿的书。

——查理·芒格

　　互联网改变了信息连接的方式；指数型技术在迅速颠覆着现有的商业世界；人工智能已经开始抢占人类的工作岗位……

　　未来，到底需要什么样的人才？

　　改变命运唯一的策略是你要变成终身学习者。未来世界将不再需要单一的技能型人才，而是需要具备完善的知识结构、极强逻辑思考力和高感知力的复合型人才。优秀的人往往通过阅读建立足够强大的抽象思维能力，获得异于众人的思考和整合能力。未来，将属于终身学习者！而阅读必定和终身学习形影不离。

　　很多人读书，追求的是干货，寻求的是立刻行之有效的解决方案。其实这是一种留在舒适区的阅读方法。在这个充满不确定性的年代，答案不会简单地出现在书里，因为生活根本就没有标准确切的答案，你也不能期望过去的经验能解决未来的问题。

　　而真正的阅读，应该在书中与智者同行思考，借他们的视角看到世界的多元性，提出比答案更重要的好问题，在不确定的时代中领先起跑。

湛庐阅读App：与最聪明的人共同进化

　　有人常常把成本支出的焦点放在书价上，把读完一本书当作阅读的终结。其实不然。

时间是读者付出的最大阅读成本

怎么读是读者面临的最大阅读障碍

"读书破万卷"不仅仅在"万"，更重要的是在"破"！

　　现在，我们构建了全新的"湛庐阅读"App。它将成为你"破万卷"的新居所。在这里：

● 不用考虑读什么，你可以便捷找到纸书、电子书、有声书和各种声音产品；

● 你可以学会怎么读，你将发现集泛读、通读、精读于一体的阅读解决方案；

● 你会与作者、译者、专家、推荐人和阅读教练相遇，他们是优质思想的发源地；

● 你会与优秀的读者和终身学习者为伍，他们对阅读和学习有着持久的热情和源源不绝的内驱力。

下载湛庐阅读 App，
坚持亲自阅读，
有声书、电子书、阅读服务，
一站获得。

CHEERS

本书阅读资料包

给你便捷、高效、全面的阅读体验

本书参考资料 ——————————————————— 湛庐独家策划

☑ **参考文献**
为了环保、节约纸张，部分图书的参考文献以电子版方式提供

☑ **主题书单**
编辑精心推荐的延伸阅读书单，助你开启主题式阅读

☑ **图片资料**
提供部分图片的高清彩色原版大图，方便保存和分享

相关阅读服务 ——————————————————— 终身学习者必备

☑ **电子书**
便捷、高效，方便检索，易于携带，随时更新

☑ **有声书**
保护视力，随时随地，有温度、有情感地听本书

☑ **精读班**
2~4周，最懂这本书的人带你读完、读懂、读透这本好书

☑ **课　程**
课程权威专家给你开书单，带你快速浏览一个领域的知识概貌

☑ **讲　书**
30分钟，大咖给你讲本书，让你挑书不费劲

湛庐编辑为你独家呈现
助你更好获得书里和书外的思想和智慧，请扫码查收！

(阅读资料包的内容因书而异，最终以湛庐阅读App页面为准)

图书在版编目（CIP）数据

新机器智能 /（美）杰夫·霍金斯（Jeff Hawkins），
（美）桑德拉·布莱克斯利（Sandra Blakeslee）著；廖
璐，陆玉晨译. -- 杭州：浙江教育出版社，2022.10
书名原文：On Intelligence
ISBN 978-7-5722-4393-6

Ⅰ. ①新… Ⅱ. ①杰… ②桑… ③廖… ④陆… Ⅲ.
①人工智能 Ⅳ. ①TP18

中国版本图书馆CIP数据核字(2022)第167088号

上架指导：人工智能 / 科技趋势

浙江省版权局
著作权合同登记号
图字：11-2022-106号

新机器智能
XIN JIQI ZHINENG

[美] 杰夫·霍金斯（Jeff Hawkins）　桑德拉·布莱克斯利（Sandra Blakeslee）　著

廖　璐　陆玉晨　译

责任编辑： 余理阳

美术编辑： 韩　波

责任校对： 李　剑

责任印务： 曹雨辰

封面设计： ablackcover.com

出版发行： 浙江教育出版社（杭州市天目山路 40 号　电话：0571-85170300-80928）

印　　刷： 石家庄继文印刷有限公司

开　　本： 710mm ×965mm 1/16			**插　页：** 1	
印　　张： 19.25			**字　数：** 249 千字	
版　　次： 2022 年 10 月第 1 版			**印　次：** 2022 年 10 月第 1 次印刷	
书　　号： ISBN 978-7-5722-4393-6			**定　价：** 99.90 元	

如发现印装质量问题，影响阅读，请致电 010-56676359 联系调换。